PHYSIOLOGIE EXPÉRIMENTALE

TRAVAUX

DU LABORATOIRE DE M. MAREY

ÉCOLE PRATIQUE DES HAUTES ÉTUDES

PHYSIOLOGIE EXPÉRIMENTALE

TRAVAUX

DU

LABORATOIRE DE M. MAREY

MEMBRE DE L'INSTITUT
PROFESSEUR AU COLLÈGE DE FRANCE

IV

ANNÉES 1878-1879

Avec 150 figures dans le texte

PARIS
G. MASSON, ÉDITEUR
LIBRAIRIE DE L'ACADÉMIE DE MÉDECINE
BOULEVARD SAINT-GERMAIN, EN FACE DE L'ÉCOLE DE MÉDECINE

1880

[illegible]

[illegible]

[illegible]

[illegible]

[illegible]

[illegible]

[illegible]

[illegible]

[illegible]

[illegible]

[illegible]

[illegible]

[illegible]

PRÉFACE

Dans les trois premiers volumes des Comptes Rendus des travaux de mon laboratoire, une large part était faite à la description des appareils inscripteurs et de leur mode d'emploi.

Mais en présence des développements considérables de la méthode graphique, il m'a semblé que ces descriptions partielles, revenant chaque fois qu'un nouveau travail en faisait naître le besoin, étaient doublement défectueuses. D'une part, elles entraînaient de fréquentes redites, et, d'autre part, elles restaient insuffisantes pour donner une idée exacte des applications générales de la méthode et des services qu'elle peut rendre.

Dans un traité spécial : *La Méthode graphique dans les sciences expérimentales* (1), j'ai rassemblé tous les documents

(1) Paris. G. Masson, 1878.

que j'ai pu recueillir sur ce sujet. Ce travail d'ensemble donne plus de clarté à l'exposition, en groupant, dans leur ordre naturel, les différents moyens de représenter et d'inscrire des phénomènes de plus en plus compliqués. En effet, la méthode graphique répond à deux besoins: c'est un moyen d'expression plus parfait que les autres, et qui, d'une statistique obscure ou d'un aride registre d'observations, tire une représentation claire et saisissante dont le souvenir se grave aisément dans la mémoire. C'est aussi un moyen d'investigation plus puissant qu'aucun autre, car avec des appareils spéciaux, on force le phénomène à tracer de lui-même la courbe qui le représente. Or, les appareils inscripteurs, très multipliés à leur origine et très divers dans leurs formes, peuvent se réduire à un petit nombre, mais sont susceptibles d'un très grand nombre de combinaisons. En décrivant chacune des principales combinaisons j'ai rappelé, à titre d'exemple et de type, l'une des expériences qu'elle permet de réaliser.

Cette méthode commune appliquée aux recherches les plus diverses, a l'avantage de fournir des résultats toujours comparables entre eux.

Ainsi, les résultats obtenus par M. François-Franck dans ses études sur *les nerfs irido-dilatateurs*, sur *les nerfs accélérateurs du cœur*, sur *l'effet des excitations du pneumogastrique et de ses branches*, viennent s'ajouter à ceux qui ont été publiés dans les trois premières années de ces *comptes rendus*. Chaque année s'accroît cette mine de documents authentiques qu'il suffira de consulter à des points de vue nouveaux pour y trouver la solution de nouveaux problèmes.

Le même auteur, avec le concours de M. Pitres, a appliqué la méthode graphique à l'étude des mouvements provoqués par les excitations du cerveau. Les beaux travaux de Fritsch, de Hitzig, de Ferrier, gagnent à être repris avec des moyens précis révélant la forme, l'intensité, la durée, le retard des mouvements qui succèdent aux différentes excitations du cerveau.

Nous signalerons également à l'attention des physiologistes une nouvelle conquête de la méthode graphique, la *calorigraphie*, autrement dit l'inscription continue des quantités de chaleur dégagées par un animal placé dans telle ou telle condition physiologique ou pathologique. Dans son mémoire sur *la chaleur animale*, M. d'Arsonval expose le principe de son calorimètre et ne donne que quelques exemples des expériences auxquelles il peut servir. Ces expériences ont surtout pour but de montrer le haut degré de précision de la méthode nouvelle.

M. Tatin, continuant ses recherches sur le vol mécanique, a fait faire à cette question un pas important en montrant qu'une machine peut se transporter dans l'air avec une dépense de travail beaucoup moindre que celle que l'on croyait généralement nécessaire. Il a montré que, même dans des conditions défavorables, une force d'un cheval transporterait un poids de 40 kilogrammes, ce qui prouve que la réalisation d'une machine volante est possible avec les moteurs dont on dispose de nos jours.

MAREY.

Paris, le 15 mars 1880.

PHYSIOLOGIE EXPÉRIMENTALE

Travaux du Laboratoire de M. le Professeur MAREY.

I

RECHERCHES SUR LES NERFS DILATATEURS DE LA PUPILLE

Par le Dr FRANÇOIS-FRANCK.

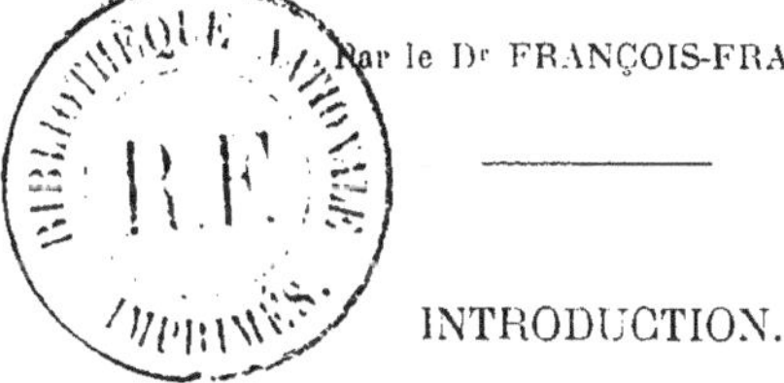

INTRODUCTION.

Avant d'aborder le sujet même de ce travail, je rappellerai en quelques mots les opinions relatives à l'influence des variations de la circulation sur les changements de diamètre de la pupille.

Les mouvements de resserrement de la pupille sont en général considérés comme directement produits par l'influence des filets du moteur oculaire commun sur le sphincter de l'iris : Herbert Mayo a démontré le fait dès 1823. Depuis cette époque l'action du moteur oculaire commun sur le sphincter irien a été admise comme classique, et tous les traités de pathologie rangent la dilatation pupillaire au nombre des symptômes de la paralysie de la 3e paire ; tout récemment M. Picard a apporté de nouvelles preuves en faveur de l'influence du nerf moteur oculaire commun sur le resserrement de la pupille.

Il semble par conséquent démontré que le resserrement de l'iris est sous l'influence directe de nerfs moteurs, agissant sur des éléments musculaires et en dehors de toute modification circulatoire.

En est-il de même pour les mouvements de dilatation de la pupille? Jusqu'à la découverte de l'action du sympathique cervical sur les vaisseaux de la tête, on a admis sans hésitation que le resserrement de l'iris observé à la suite de la section du sympathique au cou était dû à la suspension d'action de filets nerveux dilatateurs ; on a attribué à l'action directe de ces mêmes filets nerveux sur les fibres musculaires radiées de l'iris, la dilatation pupillaire produite par l'excitation du segment périphérique du cordon cervical. Mais depuis que Cl. Bernard a montré l'influence vaso-motrice du sympathique, un certain nombre d'auteurs ont pensé que la dilatation pupillaire produite par l'excitation de ce nerf, résulte de la diminution du calibre des vaisseaux et de l'afflux moins abondant du sang dans l'iris ; ils ont admis aussi que le resserrement pupillaire observé à la suite de la section du sympathique est dû à la distension des vaisseaux iriens par l'afflux d'une plus grande quantité de sang.

L'indépendance des mouvements de la pupille par rapport aux variations du contenu sanguin de l'iris a été ainsi mise en doute dans la *théorie vasculaire* qu'on a voulu substituer à la *théorie musculaire* (1).

Telle est sommairement la question qui se pose aujourd'hui. Beaucoup d'auteurs ont soutenu l'une ou l'autre théorie ; on a apporté,en faveur de chacune,des arguments d'une valeur incontestable ; de telle sorte qu'il semble aujourd'hui impossible de ne pas admettre que l'iris présente en effet des mouvements de dilatation et de resserrement subordonnés aux variations de son contenu sanguin, de même qu'il est nécessaire de reconnaître qu'indépendamment de toute modification circulatoire, l'iris peut se dilater et se resserrer, sous l'influence de nerfs directement dilatateurs et directement constricteurs.

Tout en reconnaissant que l'iris, en sa qualité de membrane vasculaire, peut et doit subir des alternatives de turgescence et de déplétion se traduisant, en raison de sa disposition particulière, par des changements de diamètre de

(1) *Voyez*, pour l'exposé et la discussion des opinions sur la cause des mouvements de l'iris, deux thèses importantes : celle de Chrétien (*Agrégation* 1876) et celle de Drouin (*Doctorat*, Paris, 1876).

l'orifice central, je me propose d'apporter dans ce travail quelques arguments nouveaux en faveur de l'indépendance relative des mouvements de l'iris par rapport aux variations de son contenu sanguin.

Cet exposé fera l'objet d'un premier chapitre qui servira, pour ainsi dire, d'introduction aux autres parties de ce mémoire. La démonstration préalable de l'indépendance des mouvements de l'iris, justifiera, en effet, les détails dans lesquels j'aurai à entrer ensuite sur le trajet des nerfs irido-dilatateurs, et sur leur association avec d'autres nerfs dans les mêmes cordons, ainsi que sur leur mode d'action.

CHAPITRE Ier.

DISSOCIATION DES MOUVEMENTS DE L'IRIS ET DES VARIATIONS DE LA CIRCULATION CÉPHALIQUE (1).

Mouvements subordonnés aux variations sanguines. — Dissociation des nerfs iriens dilatateurs et des nerfs vasculaires constricteurs : 1° au-dessus du ganglion cervical supérieur ; 2° au niveau des nerfs ciliaires. — Rapports des phases du resserrement des vaisseaux carotidiens et de la dilatation de la pupille sous l'influence de l'excitation du sympathique cervical. — Mouvements de la pupille chez les animaux morts d'hémorrhagie. — Mouvements de la pupille sans modifications de la pression intra-oculaire. — Conclusion : indépendance relative des changements de diamètre de la pupille par rapport aux variations de la circulation intra-oculaire.

§ Ier. *Mouvements subordonnés aux variations sanguines.*

La théorie qui subordonne les changements du diamètre de la pupille aux différents degrés de réplétion des vaisseaux de l'iris repose sur un certain nombre de faits bien démontrés :

1° Tous les tissus vasculaires, dont la texture est assez souple, présentent des changements de volume directement en rapport avec les variations de leur contenu sanguin. Ces gonflements et resserrements des tissus riches en vaisseaux sont, dans les conditions de circulation régulière, rhythmés avec la respiration qui agit mécaniquement sur la distribution sanguine périphérique, avec les battements du cœur qui déterminent la dilatation artérielle et avec le retrait consécutif des artères qui se vident dans les veines (2).

Le volume des organes vasculaires est aussi et nécessaire-

(1) Notes communiquées à la Société de biologie, le 28 juillet et le 3 août 1878 ; — à l'Académie des sciences, le 22 juillet de la même année.

(2) *Voyez* sur ce sujet notre travail *Sur les changements de volume des organes dans leurs rapports avec la circulation périphérique*. Comptes rendus du Laboratoire, 1876.

ment soumis à des variations périodiques qui résultent des mouvements spontanés, ondulatoires, rhythmiques des vaisseaux.

L'iris, en sa qualité de tissu vasculaire et de membrane éminemment souple et dilatable, présente des variations de turgescence du même ordre. Dans l'iris, ces variations de volume se traduisent, comme on le comprend aisément, surtout par des changements du diamètre pupillaire : la distension vasculaire doit théoriquement s'accuser par une projection vers le centre de la pupille, de tous les points de la petite circonférence de l'iris ; la déplétion des vaisseaux doit, au contraire, se traduire par un retrait de tous les points du bord libre de l'iris. De cette double modification résulte le rétrécissement de la pupille par afflux sanguin exagéré et sa dilatation par diminution de la réplétion vasculaire.

Ces variations existent incontestablement dans l'iris : on les observe sur l'animal vivant dont les mouvements respiratoires exercent une influence notable sur la circulation : par exemple, dans le cas d'obstacle au passage de l'air ; dans les mouvements respiratoires profonds qui suivent la double section des pneumogastriques, etc. (1). J'ai moi-même étudié l'influence toute mécanique de ces mouvements respiratoires, en montrant que, quand ils se produisent chez un animal dont on gêne la respiration en lui pinçant les narines, ils cessent de se produire si on ouvre largement la trachée. Il semble donc qu'on ne puisse pas invoquer ici une influence réflexe des actes musculaires de la respiration ou du contact de l'air sur la muqueuse respiratoire, puisque, d'une part, les mouvements de dilatation inspiratoire et de resserrement expiratoire de la pupille disparaissent quand on ouvre à l'air une voie libre par la trachéotomie, et que, d'autre part, ces mouvements s'exagèrent par la double section des pneumogastriques.

(1) C'est pendant l'inspiration que se dilate la pupille, comme l'ont vu Kussmaul. (*Unters. ueber den Einfluss welchen die Blutströmung auf die Bewegungen der Iris...*, Würzburg, 1855, § 28).

— Coccius (*Ophthalmometrie und Spannungsmessung am kranken Auge*. Leipzig, 1872).

— Mosso, *Sui movimenti idraulici dell' Iride*. Turin, 1875.

— Drouin (*Thèse de Paris*, 1876) cite les opinions de Cruveilhier, Vallée, etc. sur les modifications respiratoires de l'iris.

On peut de même expliquer, par l'afflux et la stase d'une plus grande quantité de sang, le resserrement qui s'observe chez les animaux que l'on suspend la tête en bas (1).

Ces variations dans la réplétion du réseau sanguin de l'iris rendent donc suffisamment compte d'un certain nombre de cas dans lesquels s'observe une variation du diamètre de la pupille (2).

Mais, tout en reconnaissant le fait comme réel, je crois qu'on a donné à ces changements de la circulation de l'iris une importance excessive dans l'interprétation des mouvements de la pupille. De ce que certaines influences, comme la syncope, l'asphyxie, le vomissement, etc., agissent manifestement pour provoquer le resserrement des vaisseaux et la dilatation de l'iris, était-on réellement autorisé à conclure que la dilatation de l'iris résulte du resserrement des vaisseaux ? Ces influences n'agissent-elles pas, à la fois, sur des nerfs du sympathique qui produisent le resserrement vasculaire et sur d'autres nerfs du même système qui déterminent la dilatation de l'iris ? C'est précisément sur la démonstration de l'indépendance des effets vasculaires et des effets iriens, que j'insisterai dans les paragraphes suivants.

§ 2. *Dissociation anatomique des nerfs iriens dilatateurs et des nerfs vasculaires constricteurs.*

La dissociation de ces deux ordres de filets nerveux n'est apparente anatomiquement qu'en deux points : 1° immédiatement au-dessus du ganglion cervical supérieur ; 2° au niveau des nerfs ciliaires. Quelquefois, on peut démontrer cet isolement anatomique dans d'autres points du parcours des nerfs, par exemple immédiatement au-dessous du ganglion cervical supérieur, ou bien au niveau de l'anneau de Vieussens ; mais ce sont là des cas de disposition anatomique exceptionnels

(1) Brown-Sequard, *Comptes rendus, Académie des sciences*, 1854. *Journal de la Physiologie*, 1859, *p.* 452.

(2) *Voyez* les expériences d'injection des vaisseaux oculaires, suivie de rétrécissement de la pupille : Grimelli. (*Mem. della med. contemp.* 1840.) Guarini. (*Gazette médicale*, Paris, 1845, p. 267.) — Gaddi. *Gazette médicale de Paris*, 1846, p. 511. — Rouget. *C. R. Société de biologie*, 1857. — Schœlcher. (*Exp. Beiträge zur Kentniss der Irisbewegung.* Dorpat, 1869.) — Mosso. *Movimenti idraulici dell' Iride* (Turin, 1875). — Debouzy, *Thèse*, Paris, 1875.

Je les ai rencontrés sur le chien plusieurs fois, dans un grand nombre d'expériences exécutées depuis trois ans. Mais je me contente de signaler ces faits qui, à cause de leur rareté, sont loin d'avoir l'importance des dissociations constantes dans le détail desquelles je vais entrer.

1° *Dissociation des nerfs irido-dilatateurs et des nerfs vaso-constricteurs du cordon sympathique cervical au-dessus du ganglion cervical supérieur.*

Cette dissociation a été constatée de la façon suivante (janvier 1877).

En étudiant sur un chien curarisé les effets de la section et de l'excitation des filets carotidiens du ganglion cervical supérieur sur la circulation et la température de l'hémisphère cérébral correspondant, j'avais été frappé de voir que l'excitation de chacun des troncs nerveux qui sont appliqués à la surface de la carotide produisait des modifications vasculaires manifestes dans le réseau carotidien profond, sans déterminer de dilatation pupillaire du côté correspondant.

Pensant alors que quelques filets carotidiens avaient dû échapper à ma dissection, je sectionnai le cordon sympathique au-dessous du ganglion cervical supérieur; le resserrement de l'iris se produisit. Je fis l'excitation du bout périphérique du sympathique attenant au ganglion cervical supérieur; la dilatation totale de l'iris en fut la conséquence. Il y avait donc des rameaux du ganglion cervical supérieur, autres que ceux qui étaient coupés et qui, pénétrant dans le crâne, produisaient la dilatation de l'iris.

Poursuivant la recherche de ces filets, je mis à nu l'extrémité supérieure du ganglion cervical supérieur, et je pus isoler ainsi deux rameaux assez volumineux qui pénétraient dans le crâne en dedans de la caisse du tympan. Avant de pratiquer la section de ces rameaux, j'enlevai la paroi interne de la caisse tympanique et suivis ces filets dans l'espace de 1 centimètre : ils étaient accolés l'un à l'autre et suivaient le canal carotidien. Chacun d'eux fut soulevé sur un fil et sectionné après ligature. Au moment de la ligature, l'iris présenta une dilatation rapide presque totale.

Après la section de ces branches, je répétai l'excitation du cordon sympathique au-dessous du ganglion qui n'était plus en continuité qu'avec les nerfs pneumogastrique et glosso-pharyngien, et l'anse de la première avec la seconde paire cervicales. L'iris subit encore une légère dilatation, mais, comme je le montrerai plus tard, c'était une dilatation réflexe résultant de la sensibilité du cordon sympathique, sensibilité due aux anastomoses que je viens d'indiquer.

L'excitation directe (1) du segment périphérique du plus externe de ces nerfs provoqua une dilatation pupillaire totale. Je n'observai qu'un effet douteux par l'excitation de l'autre rameau.

Il était donc prouvé que l'un des deux prolongements supérieurs du ganglion cervical supérieur, pénétrant dans le crâne par le canal osseux carotidien, contient des fibres dilatatrices de l'iris ou, pour ne rien préjuger, provoque la dilatation de l'iris.

Sur le même animal, je repris, après avoir constaté ce fait, l'excitation des nerfs satellites de la carotide interne, en m'attachant à observer l'iris pendant l'excitation; j'acquis de nouveau la certitude que ces nerfs, qui provoquent le resserrement des vaisseaux, restent sans action sur la pupille.

Il restait à rechercher avec soin si le rameau qui faisait dilater l'iris était sans action sur la circulation des branches de la carotide interne et notamment sur la circulation de l'iris.

Plusieurs procédés pouvaient être mis en usage pour étudier les effets de l'excitation du prolongement crânien sur la circulation carotidienne. L'exploration manométrique du bout phériphérique de la carotide, après ligature de la carotide externe, fournit des indications assez précises sur l'état des vaisseaux périphériques (2). L'examen direct des vaisseaux de la pie-mère au fond d'une trépanation, par le procédé de Donders; l'examen des vaisseaux du fond de l'œil à l'ophthalmoscope; de ceux de l'iris avec la loupe, comme l'a fait

(1) Pour faire facilement l'excitation de filets nerveux trop courts pour qu'on puisse appliquer sans cause d'erreur deux électrodes sur leur trajet, j'ai l'habitude de faire la ligature avec un fil métallique, de telle sorte que, pour l'excitation du nerf, ce fil qui soulève le rameau sert d'électrode.

(2) *Voyez*, à la fin de ce volume le chapitre de technique (*Explorations manométriques*).

M. Vulpian (1), fournissent aussi des renseignements importants. Ces différents procédés furent successivement employés dans la recherche des effets vasculaires de l'excitation du prolongement crânien du sympathique. Avec aucun d'eux et notamment avec l'exploration manométrique du bout supérieur de la carotide, il ne fut possible de constater la moindre modification dans la circulation artérielle intra-crânienne, tandis qu'à chaque excitation du rameau anastomotique l'iris présentait une dilatation totale.

Quand, au contraire, on excitait le bout supérieur des rameaux du ganglion cervical supérieur appliqués à la surface de la carotide, on produisait un resserrement vasculaire qui se caractérisait par l'élévation rapide et considérable de la pression dans le bout supérieur de la carotide.

Ces expériences, souvent répétées depuis janvier 1877, semblent établir déjà, *qu'il existe, dans le cordon sympathique du cou des fibres vaso-motrices et des fibres irido-dilatatrices qui se dissocient au-dessus du ganglion cervical supérieur : les fibres vaso-motrices constituent le plexus qui accompagne l'artère carotide et ses branches ; les fibres irido-dilatatrices forment un rameau indépendant des nerfs carotidiens qui va se jeter dans le ganglion de Gasser.*

2° *Nouvelle dissociation des nerfs irido-dilatateurs et des nerfs vasculaires au niveau des nerfs ciliaires.*

En étudiant un à un les nerfs ciliaires qui se détachent du ganglion ophthalmique, et se groupent autour du nerf optique, on rencontre deux ordres de filets : les uns commandent le

(1) Waller (*C. R. Académie des sciences*, 1856), a constaté sur le rat albinos que, pendant la dilatation pupillaire produite par l'atropine, les vaisseaux de l'iris deviennent flexueux, mais que leur calibre ne varie pas. M. Vulpian a répété cette expérience avec le même résultat dans son cours de 1873.

— Donders qui n'admet pas que les modifications pupillaires dépendent des changements de calibre des vaisseaux, a conclu d'expériences faites avec Kuyper (*Dissertation inaugurale*. Utrecht, 1859), que l'irritation du sympathique détermine le resserrement des vaisseaux de l'iris, même lorsque ceux-ci ont été dilatés par l'instillation de digitaline ou par l'évacuation de l'humeur aqueuse.

— D'après Schiff, les vaisseaux de l'iris sont sous la dépendance du trijumeau et non du sympathique cervical : après la section du sympathique au cou, on ne voit pas de dilatation des vaisseaux iriens (*Lezioni di fisiol. sperim.* 1872, p. 195. Note de P. Marchi).

resserrement de l'iris, ce sont les plus nombreux ; les autres en déterminent la dilatation.

Sans insister ici sur leur terminaison, sur leur provenance, sur leur action isolée ou combinée, points qui seront étudiés en détail dans le chapitre spécialement consacré aux nerfs ciliaires, je dirai seulement qu'il n'est pas possible de démontrer une modification dans la circulation oculaire produite par l'excitation de l'une ou de l'autre série de nerfs ciliaires indirects, pendant que s'opère soit le resserrement, soit la dilatation de l'iris. Cet examen de la circulation oculaire a été pratiqué : 1° en suivant à l'ophthalmoscope les variations de calibre des vaisseaux rétiniens ; 2° en explorant la pression intra-oculaire avec un manomètre chargé d'eau alcoolisée colorée avec de la fuchsine, et mis en rapport avec la chambre antérieure de l'œil. Avec l'un ou l'autre mode d'exploration, on n'a constaté aucune modification circulatoire intra-oculaire, quoique l'iris exécutât, sous l'influence de l'excitation des nerfs ciliaires indirects, des mouvements de dilatation totale ou de resserrement complet.

Voilà donc deux faits démontrés : d'une part, l'existence des nerfs irido-constricteurs et irido-dilatateurs dissociés des nerfs vasculaires dans l'orbite même, d'autre part, l'existence au-dessus du ganglion cervical supérieur, d'un rameau isolé du sympathique, dont la section produit le resserrement de l'iris, et dont l'excitation en provoque la dilatation, sans déterminer de modifications circulatoires ; ces deux faits plaident en faveur de l'indépendance des mouvements de l'iris par rapport aux changements de diamètre des vaisseaux.

Nous allons voir maintenant qu'on peut invoquer encore bien d'autres preuves à l'appui de cette indépendance : 1° le défaut de *synchronisme* entre les modifications circulatoires et les mouvements de l'iris, quand on sectionne et quand on excite le cordon cervical du sympathique ; 2° la possibilité de faire resserrer l'iris chez un animal mort d'hémorrhagie, quand on sectionne le cordon cervical du sympathique, et d'en produire la dilatation quand on excite le bout périphérique de ce cordon.

§ 3. *Défaut de synchronisme entre les modifications de la pupille et les changements de calibre des vaisseaux carotidiens.*

Disposition de l'expérience. — Sur un chat, ou de préférence sur un chien dont l'orifice pupillaire est plus régulier, on applique un blépharostat qui maintient écartées les paupières supérieure et inférieure, tandis que la 3ᵉ paupière est

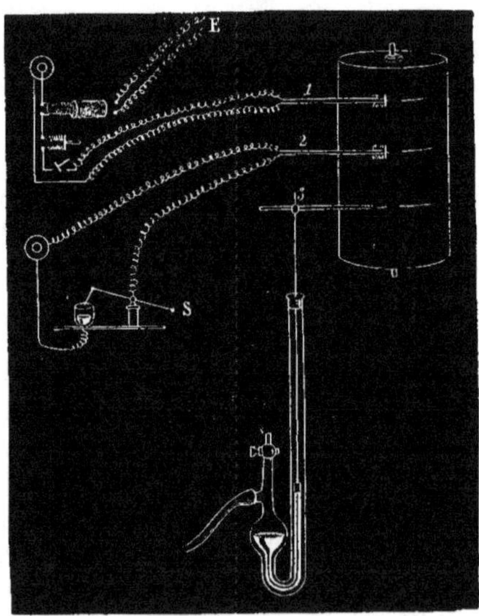

Fig. 1. — Schéma de la disposition de l'expérience pour inscrire simultanément les changements de calibre des vaisseaux carotidiens (manomètre en rapport avec le bout *périphérique* de la carotide), les variations du diamètre de la pupille (S 2, signal électrique) et les excitations du sympathique cervical (E 1).

accrochée et tirée en dedans à l'aide d'une petite serre-fine tendue par un fil de caoutchouc. On fixe, entre les deux branches horizontales de l'ophthalmostat, un fil vertical qui est disposé tangentiellement à la petite circonférence de l'iris et tombe à angle droit sur l'extrémité interne de son diamètre transversal. Le sympathique ayant été coupé au-dessous du ganglion cervical supérieur, la pupille reste rétrécie et ne présente qu'exceptionnellement des mouvements spontanés si l'animal est tranquille. On pourra donc, en visant avec une lunette le fil de reticule tendu en avant du globe de l'œil et qui est tangent à la petite circonférence de l'iris, déterminer avec exactitude le moment où le bord pupillaire s'écartera du reticule, c'est-à-dire le début de la dilatation de l'iris. Cet instant sera signalé par un observateur au moyen d'une touche électrique correspondant à un signal électro-magnétique inscripteur.

Si, en même temps que le tracé du signal des dilatations, on recueille la courbe de la pression récurrente dans le bout périphérique de la carotide, et si l'on inscrit les excitations envoyées au bout supérieur du sympathique cervical, il sera facile de voir dans quel ordre se produisent les phénomènes.

Le manomètre indique, avec un retard qui peut être considéré comme nul, étant donné la lenteur relative des phénomènes qu'il s'agit d'observer, le début du resserrement des vaisseaux produit par l'excitation du sympathique cervical. D'un autre côté, l'observateur signale avec un retard réel, variable suivant la rapidité avec laquelle il exécute les diverses opérations que comporte l'acte qu'il doit exécuter, le début de la dilatation pupillaire. Ce retard, variable aussi avec chaque observateur, n'est jamais inférieur à 1/10 de seconde, comme on s'en assure par des expériences de contrôle; par conséquent on doit admettre que le signal du début de la dilatation de l'Iris obtenu par le moyen que j'ai employé retarde toujours sur l'instant réel du début, même quand on emploie un signal électrique, et à plus forte raison quand on se sert, comme nous le verrons tout à l'heure, d'un signal à transmission par l'air. Cette condition, défavorable en soi, est ici avantageuse, car on est toujours sûr que l'indication du début du mouvement de dilatation ne sera pas donné trop tôt.

Les choses étant ainsi disposées, on envoie dans le segment périphérique du sympathique cervical, des excitations induites *de faible intensité*, dont le début, le rhythme et la durée sont indiqués par un signal electro-magnétique interposé dans le courant inducteur et sont inscrits sur le même cylindre qui va recevoir les autres indications : celle du resserrement des vaisseaux et celle de la dilatation de l'iris.

On obtient ainsi les trois tracés superposés que montre la figure suivante (fig. 2) :

Cette première expérience donne déjà ce résultat important, que *la dilatation de l'iris précède le resserrement des vaisseaux carotidiens.*

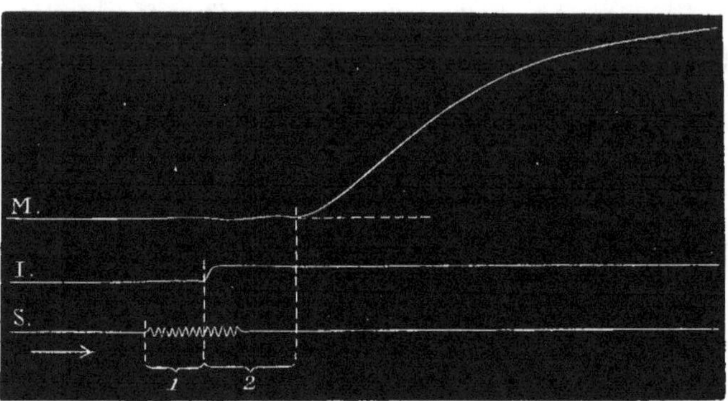

Fig. 2. — Inscription simultanée du resserrement des vaisseaux carotidiens (M) et du début de la dilatation de l'iris (I), par rapport à l'excitation du sympathique cervical (S). On voit que la dilatation pupillaire (période 1) commence avant le resserrement des vaisseaux (période 2).

La conclusion de ce premier fait, c'est qu'il est impossible de subordonner la dilatation de l'iris au resserrement des vaisseaux, puisqu'elle précède ce resserrement.

En poursuivant l'expérience, on constate, sans rien changer au dispositif qui vient d'être décrit, que *l'iris revient sur lui-même et achève de se resserrer, à la suite de l'excitation, un temps notable avant que les vaisseaux se soient relâchés.* Il suffit, pour mettre ce fait en évidence, de signaler, par l'ouverture du courant, la fin de la dilatation dont on avait signalé le début par la clôture du même courant.

On a ainsi l'indication des deux limites extrêmes du phénomène irien, le début et la fin de la dilatation, par rapport à l'indication continue fournie par le manomètre qui est en rapport avec le bout périphérique de la carotide.

Il y avait intérêt, pour compléter la démonstration, à obtenir l'indication des *phases* de la dilatation et non plus seulement le signal de son début et celui de sa fin. Pour cela, j'ai substitué au signal électrique un signal à transmission par l'air, formé de deux tambours à air conjugués; l'un de ces tambours est à la portée de la main de l'observateur qui examine les changemens de diamètre de la pupille et presse sur la membrane d'autant plus fortement que la pupille se dilate davantage; l'autre tambour inscrit sur le cylindre enregistreur la courbe des pressions de l'air qui lui est transmise par le premier.

On peut suivre ainsi, à la main pour ainsi dire, les phases de la dilatation de l'iris et obtenir une courbe qui serait superposable à celle du manomètre carotidien si la dilatation de l'iris était parallèle au resserrement des vaisseaux, mais qui doit s'en écarter en plusieurs points ou en tous ses points, si la dilatation de l'iris se produit plus tôt, acquiert plus tôt ou plus tard son maximum et cesse avant le resserrement vasculaire. Nous savons déjà, par l'inscription électro-magnétique, que le début de la dilatation de l'iris précède le début du resserrement des vaisseaux et que cette dilatation est terminée avant que les vaisseaux se soient relâchés. Nous allons voir que la dilatation de l'iris présente de plus des phases d'augmentation et de décroissance tout à fait différentes des phases correspondantes du phénomène vasculaire.

Voici l'un des tracés obtenus dans ces expériences (fig. 3) :

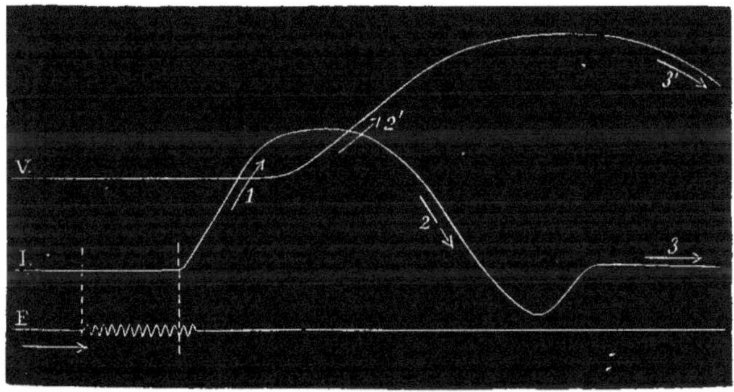

Fig. 3. — Comparaison des phases de la dilatation de l'iris (I) et du resserrement des vaisseaux carotidiens (V) sous l'influence de l'excitation (E) du cordon cervical du sympathique.

On voit ici que, comme dans l'indication avec le signal électro-magnétique, le début de la dilatation I précède le début du resserrement vasculaire V, et que la dilatation est terminée avant que les vaisseaux se soient relâchés. Mais on constate de plus qu'il n'y a aucun parallélisme entre les phases des deux phénomènes, ce qui était à prévoir, puisque leur début et leur fin ne concordent pas. En examinant ainsi un certain nombre de courbes, on arrive à constater que : 1° *Sous l'influence de l'excitation du segment périphérique du cordon cervical du sympathique, la dilatation de l'iris commence avant le resserrement des vaisseaux carotidiens; 2° cette dilatation arrive à son maximum avant que les vaisseaux se soient complètement resserrés; 3° l'iris reste dilaté un temps très court, tandis que le resserrement vasculaire persiste beaucoup plus longtemps; 4° aussi la pupille commence-t-elle à se resserrer pendant que les vaisseaux continuent à se contracter, 5° et le resserrement pupillaire est-il complet quand le relâchement des vaisseaux n'est pas encore effectué.*

On voit que les phases de la dilatation pupillaire diffèrent autant qu'il est possible des phases du resserrement des vaisseaux carotidiens, quand on excite le sympathique cervical.

Je ne donnerai pas ici de mesures exactes (1), pour cette seule raison que le retard de chacun de ces phénomènes, dilatation de l'iris et resserrement des vaisseaux, sur le début de l'excitation du cordon cervical du sympathique est absolument variable suivant un grand nombre de conditions, parmi lesquelles il faut signaler, avant tout autre, l'intensité de l'excitation du sympathique. Et non seulement ce retard varie de part et d'autre sous une même influence, mais de plus, le rapport de durée des deux retards n'est pas conservé. Il est, à mon avis, illusoire de donner une formule quelconque exprimant la valeur du retard de la dilatation pupillaire par rapport à l'excitation du sympathique ou par rapport au début du resserrement vasculaire. Ces rapports varient entre eux de telle sorte qu'*on peut arriver, en augmentant l'excita-*

(1) Arlt Jun. (*Arch. f. Ophthalmol.*, XV, 1. 294) a vu qu'en irritant le sympathique cervical sur des lapins, la pupille atteint son maximum de dilatation avant qu'il y ait une modification évidente des vaisseaux de l'œil. Donders avait déjà fait la même remarque. — Grünhagen (*Loc. cit.*) trouve, en opposition avec Arlt et Donders, que l'effet vasculaire de l'irritation du sympathique cervical est presque synchrone avec son effet irien. Ce dernier surviendrait après 0″,78, l'effet vasculaire se produisant 0″84 après l'excitation.

tion du sympathique, à les réduire au point de ne plus pouvoir saisir de différence entre le début de la dilatation pupillaire et celui du resserrement vasculaire. C'est même là le principal écueil de cette recherche, et j'ai dû me préoccuper d'employer, soit pour mes propres expériences, soit en vue des expériences qui pourraient être faites sur le même sujet, une valeur d'excitation telle qu'on puisse, à coup sûr, saisir la différence de synchronisme entre les mouvements iriens et vasculaires.

Comme on le sait, il est actuellement impossible de renseigner avec une rigueur suffisante sur l'intensité des excitations électriques qu'on a employées. Même quand on décrit minutieusement la nature, la grandeur, le nombre des éléments de pile employés, la longueur du circuit, la distance qui sépare la bobine inductrice de la bobine induite, la fréquence des interruptions, la durée de l'excitation, etc., on ne peut fournir d'indications assez précises pour qu'un autre expérimentateur puisse se faire une idée juste de la valeur des excitations reçues par le nerf.

J'ai donc renoncé, pour ce point spécial, aux moyens ordinaires, et j'ai eu recours aux décharges d'un condensateur de surface connue, chargé avec une pile déterminée (1). Les excitations reçues par le cordon cervical du sympathique, étaient obtenues par les décharges d'un condensateur équivalent à 1/10 de l'unité de l'association britannique (Micro farad). Ce condensateur était chargé par 20 petits couples Daniell. Les décharges étaient provoquées par un trembleur placé sur un circuit indépendant et dont les oscillations chargeaient et déchargeaient successivement le condensateur; la vitesse des oscillations était de 20 seulement par seconde (2).

Quand on augmente graduellement l'intensité des excitations, on voit les deux réactions, pupillaire et vasculaire, retarder de moins en moins sur le début des excitations, de sorte que bientôt l'observateur est dans l'impossibilité de signaler assez vite le début de la dilatation pupillaire. C'est donc une condition essentiellement défavorable, et ce

(1) Pour la description et la figure théorique, voir Marey, *La méthode graphique*, p. 517.

(2) Pour la description et le dessin de la disposition électrique employée dans ces recherches, voir le chapitre de technique à la fin du volume.

que l'on gagne en intensité du côté des réactions irienne et vasculaire, on le perd en netteté dans l'appréciation des rapports de ces réactions.

En résumé, pour obtenir avec la plus grande fidélité les indications successives de la dilatation de l'iris et du resserrement des vaisseaux, et surtout pour pouvoir suivre les phases de la dilatation pupillaire, il faut n'appliquer au cordon cervical du sympathique que des excitations très modérées, voisines de celles qui produisent l'effet minimum.

On peut alors nettement constater que les deux phénomènes ne sont pas synchrones, que la dilatation de l'iris *précède le resserrement des vaisseaux*, ce qui constitue un sérieux argument en faveur de la dissociation des effets vasculaires et iriens à laquelle nous allons apporter de nouvelles preuves.

§ 4. *Mouvements de la pupille provoqués chez les animaux morts d'hémorrhagie.*

Il semble que si une preuve de l'indépendance des mouvements de l'iris, par rapport aux variations de la circulation doit être décisive, c'est certainement celle qu'on tire de la production de ces mouvements chez un animal qui vient d'être tué par hémorrhagie artérielle.

Cependant il pourrait être fait à ce nouvel argument quelques objections, sans fondement, du reste : on pourrait, par exemple, supposer que dans les instants qui suivent la mort par hémorrhagie, les vaisseaux de l'iris ne sont pas vides de sang, et que c'est à l'évacuation de ce sang par le resserrement des vaisseaux qu'on doit d'observer encore la dilatation de l'iris quand on excite le cordon cervical du sympathique. Nous verrons que l'objection tomberait en présence de ce fait, qu'on peut renouveler plusieurs fois de suite la même expérience avec le même résultat.

Quand on a fait la section du sympathique cervical sur le lapin ou sur le chat, la pupille étant rétrécie du côté correspondant, on tue l'animal par l'ouverture de la carotide. On voit se dilater graduellement la pupille du côté sain, tandis que celle du côté où le sympathique a été coupé ne présente pas de dilatation ou ne se dilate, en général que d'une façon insignifiante (1).

Ce premier fait prouverait déjà que la dilatation de l'iris observée sous l'influence de l'hémorrhagie quand le sympathique est intact, ne résulte pas du phénomène mécanique, l'évacuation du sang des réseaux vasculaires de l'iris.

On obtient la démonstration de cette indépendance en excitant, aussitôt après la mort, le bout périphérique du sympathique cervical : la pupille présente une dilatation aussi rapide et aussi complète que quand la circulation était intacte. Ce phénomène ne paraît pas modifié dans ses phases par l'hémorrhagie, du moins dans les premiers instants de la mort.

Pour montrer que la dilatation de l'iris ne résulte pas de l'expulsion du sang produite par le resserrement des vaisseaux, il suffit de répéter l'excitation du sympathique cervical. La dilatation de l'iris se reproduisant, on est en droit de la considérer comme tout à fait indépendante des variations de la quantité de sang contenue dans l'iris : la première excitation, en effet, a nécessairement produit l'évacuation des vaisseaux iriens, en supposant qu'après l'hémorrhagie, il y restât encore du sang. L'étude des modifications qu'on peut produire dans le diamètre de la pupille après qu'un animal a été tué par hémorrhagie ne se borne pas aux faits essentiels qui viennent d'être indiqués. On suit très nettement la perte graduelle de l'excitabilité nerveuse, l'augmentation croissante du retard de la dilatation, la valeur de moins en moins grande de ce phénomène, et on arrive par degrés à la constatation de la perte complète de l'excitabilité nerveuse après avoir suivi toutes les phases de la disparition. Mais, quelque intéressante que soit cette étude, elle ne saurait trouver place ici : nous avons à insister seulement sur la démonstration de l'indépendance des variations circulatoires et des changements de diamètre de la pupille.

(1) L'immobilité de la pupille, du côté où le sympathique a été coupé, et pendant que l'hémorrhagie artérielle se produit, s'observe quand l'écoulement du sang n'est pas très rapide. Si, au contraire, on ouvre largement l'aorte, l'hémorrhagie devenant brusquement mortelle, on observe quelquefois une légère dilatation de la pupille de ce côté. Ce phénomène m'a paru lié à l'excitation passagère du système nerveux central, j'y reviendrai plus tard, à propos des réflexes vaso-moteurs et iriens.

Les effets iriens de l'excitation du sympathique cervical ne sont pas seuls conservés à la suite de la mort par hémorrhagie : on peut facilement aussi mettre en évidence l'influence des nerfs constricteurs de l'iris dans les mêmes conditions (1).

Si, en effet, on ouvre rapidement le crâne d'un animal qui vient d'être tué par l'ouverture de l'aorte et qu'on fasse la section du nerf moteur oculaire commun, sans avoir au préalable sectionné le cordon sympathique du même côté, on ne voit se produire aucune dilatation supplémentaire de la pupille : l'hémorrhagie avait produit une dilatation maxima qui ne peut être dépassée par la suppression des nerfs irido-constricteurs.

Si, au contraire, on fait la section du moteur oculaire commun du côté où le cordon sympathique était coupé et où la pupille présentait un certain degré de resserrement malgré la mort par hémorrhagie, on observe la dilatation pupillaire, ce qui paraît démontrer que l'action de l'hémorrhagie est centrale, puisque la pupille se dilate quand le sympathique est intact et au contraire se resserre si le sympathique est coupé et le moteur oculaire commun conservé.

Quand on a mis à découvert et sectionné le nerf moteur oculaire commun, si l'on en excite le bout périphérique, le resserrement de l'iris se produit. Ce n'est évidemment pas par suite d'un afflux sanguin plus considérable que survient ce resserrement; on ne saurait l'attribuer à une autre cause qu'à l'influence du nerf excité sur des fibres musculaires spéciales.

Dans cette même série d'expériences, on peut suivre la survie comparée du nerf moteur oculaire commun, nerf irido-constricteur, et des fibres-irido dilatatrices provenant du sympathique. On voit que, pour une même intensité d'excitation appliquée successivement aux deux nerfs, la dilatation prédomine d'abord sur le resserrement, puis devient moins accusée et s'éteint, pendant que le resserrement de la pupille se produit encore sous l'influence de l'excitation de l'oculo-moteur commun (2).

(1) *Voy.* sur l'Excitabilité des nerfs crâniens après l'ouverture du crâne, le travail de M. Chauveau (Recherches sur l'origine des nerfs moteurs crâniens) *Journal de la physiologie*, 1862, pp. 272-274.

(2) Ce fait constaté dans les mêmes conditions par M. Chauveau sur le lapin

Dans la série des expériences sur les nerfs dilatateurs et constricteurs de l'iris faites sur un animal qui vient d'être tué par hémorrhagie artérielle, on a pu voir que l'action de ces nerfs survit à la suppression du sang : la dissociation des mouvements de l'iris et des variations circulatoires apparaît donc avec toute la netteté désirable.

Cette démonstration suffirait, à elle seule, pour affirmer l'indépendance des phénomènes iriens et vasculaires; nous en avons donné d'autres preuves dans les deux premiers paragraphes de ce chapitre (1° dissociation anatomique; 2° défaut de rapports chronologiques entre les mouvements de l'iris et les variations circulatoires); il nous reste à présenter, en dernier lieu, quelques considérations sur les modifications de la pression intra-oculaire produites par les variations de la circulation et sur l'absence de ces changements de pression quand on agit isolément sur les nerfs iriens dilatateurs ou constricteurs.

§ 5. *Modifications du diamètre de la pupille sans variations de la pression intra-oculaire.*

Le procédé le plus simple pour étudier les changements de la pression intra-oculaire sur un animal est évidemment le manomètre mis en rapport, par une ponction de la cornée, avec la chambre antérieure de l'œil. C'est à ce moyen que j'ai eu recours dans une série d'expériences sur les mouvements de l'iris dans leurs rapports avec la pression intra-oculaire.

Si on fait l'excitation du cordon cervical du sympathique, en examinant en même temps les modifications de la pression intra-oculaire, on constate, comme l'ont vu Hippel et Grünhagen (1), que le premier phénomène consiste en une aug-

en 1862, ne s'était pas reproduit dans les expériences de Cl. Bernard : il a été étudié et mis hors de doute par les recherches de M. Picard. (*Comptes rendus*, Acad. des sciences, mai 1878.)

(1) A. Von Hippel et Grünhagen (*Arch. f. Ophth.*, XIV, 3, p. 219), ont constaté sur le chat, que l'excitation du sympathique cervical produit d'abord une augmentation de la pression intra-oculaire et consécutivement un abaissement. Ils attribuent l'augmentation initiale à la contraction du muscle orbitaire, l'abaissement consécutif à la contraction des vaisseaux oculaires.

mentation de la pression intra-oculaire est bientôt suivie d'une diminution notable. L'augmentation du début résulte probablement de la compression qui s'exerce à la surface du globe de l'œil par la constriction de la membrane musculo-aponévrotique qui constitue la capsule orbito-oculaire; l'abaissement consécutif tient, vraisemblablement, à la diminution de l'afflux sanguin dans la cavité oculaire.

Si on s'en tenait à cette simple constatation, comme la pupille se dilate en même temps que la pression oculaire diminue, on pourrait penser que cette dilatation est, tout comme la diminution de pression oculaire, la conséquence d'un afflux moins considérable de sang dans les membranes de l'œil. Mais, comme nous le savons, il est possible de dissocier les effets vaso-moteurs des effets iriens produits par l'excitation des filets du sympathique. On arrive tout de suite à ce résultat en opérant sur les nerfs ciliaires situés, chez le chien, au côté externe du nerf optique ; l'excitation de leur segment périphérique provoque la dilatation de la pupille sans diminuer la pression intra-oculaire. Or, comme je me suis toujours servi de manomètres chargés avec un liquide d'une très faible densité (eau alcoolisée colorée avec de la fuchsine), les plus faibles variations de la pression intra-oculaire ne pouvaient échapper à l'observation, étant amplifiées par un manomètre à colonne fine, qui obéissait à un très faible déplacement de liquide.

De même, quand on excite le nerf moteur oculaire commun avant son entrée dans l'orbite, on observe, en même temps que le resserrement de la pupille, une très notable augmentation de la pression intra-oculaire. Ce résultat est dû, non point à un afflux sanguin plus considérable, mais à la compression exercée à la surface du globe de l'œil par la contraction des muscles extrinsèques innervés par le nerf excité. (Hippel et Grünhagen.) Ceci est la réciproque de l'action du cordon sympathique excité dans son entier. Mais si on fait pour les nerfs contricteurs de la pupille ce que nous avons fait pour ses nerfs dilatateurs, c'est-à-dire si on s'adresse à ces nerfs quand ils sont dissociés, en un mot, si on excite le bout périphérique d'un nerf ciliaire irido-constricteur (nerf ciliaire appliqué au côté supérieur du nerf optique), on constate un resserrement total de la pupille sans aucune variation de la pression intra-oculaire.

Voilà donc deux mouvements de l'iris aussi complets que possible, la dilatation et le resserrement, qu'on a pu attribuer aux variations de la circulation, et qui s'exécutent sans aucune modification de la pression intra-oculaire. Or, il ne peut se produire, soit un afflux de sang dans la cavité du globe oculaire, soit une expulsion du sang qui s'y trouvait, sans que la pression intra-oculaire subisse des changements.

Nous sommes par conséquent amenés à considérer l'absence des variations de la pression intra-oculaire, quand l'iris se dilate ou se resserre, comme fournissant un nouvel argument à l'indépendance des modifications circulatoire, et des mouvements de l'iris.

Si nous résumons maintenant les résultats fournis par l'expérience en faveur de la dissociation des effets vasculaires et des effets iriens produits par l'excitation directe ou réflexe des nerfs sympathique et moteur-oculaire commun, nous arrivons aux conclusions suivantes :

1° Les nerfs irido-dilatateurs contenus dans le cordon cervical du sympathique sont distincts des nerfs vaso-moteurs au dessus du ganglion cervical supérieur (rameau anastomotique du ganglion cervical supérieur avec le ganglion de Gasser) ; cette dissociation se retrouve plus loin au niveau des nerfs ciliaires indirects fournis par le ganglion ophthalmique: la section et l'excitation de ces filèts iriens ne produisent que des modifications de la pupille sans modifications vasculaires ;

2° En comparant les phases de la dilatation pupillaire à celles du resserrement des vaisseaux carotidiens produit par l'excitation du cordon cervical du sympathique, on constate qu'il n'y a point de rapports entre les deux ordres de phénomènes: la dilatation de l'iris se produit plus vite que le resserrement des vaisseaux ; elle atteint rapidement son maximum avant que les vaisseaux soient complètement resserrés ; elle diminue, alors que les vaisseaux continuent à se resserrer; elle a tout à fait cessé quand les vaisseaux commencent à se relâcher. Le défaut de concordance des modifications circulatoires et pupillaires, et l'antériorité de ces dernières, impliquent nécessairement leur indépendance ;

3° La possibilité de faire dilater et resserrer l'iris par l'excitation directe des nerfs sympathique et moteur oculaire commun ou de leurs branches, chez les animaux qu'on vient de tuer par hémorrhagie, entraîne, comme conséquence forcée, le défaut de subordination nécessaire des mouvements de l'iris aux modifications circulatoires.

4° L'absence de changements dans la pression intra-oculaire quand on produit la dilatation ou le resserrement de l'iris en excitant tel ou tel groupe de nerfs ciliaires agissant exclusivement sur l'iris, constitue une preuve complémentaire en faveur de l'indépendance des modifications circulatoires et des mouvements de l'iris.

CHAPITRE II.

TRAJET DES FIBRES IRIDO-DILATATRICES ENTRE LES CENTRES NERVEUX MÉDULLAIRES ET L'IRIS.

Trajet des fibres irido-dilatatrices entre la moelle cervico-dorsale et l'iris : filets dorsaux ascendants et transversaux ; filets cervicaux descendants (nerf vertébral). — Au niveau de l'anneau de Vieussens, les filets iriens se réunissent dans la branche antérieure de l'anneau. — Le ganglion 1er thoracique exerce une influence tonique sur les filets iriens qui le traversent — Le ganglion cervical supérieur ne reçoit pas de fibres irido-dilatatrices de la partie supérieure de la moelle cervicale. — Au-dessus du ganglion cervical supérieur, les fibres iriennes se séparent des fibres vaso-motrices pour se jeter isolément dans le ganglion de Gasser.

Les recherches d'un grand nombre d'auteurs, et particulièrement celles de Budge et Waller, Cl. Bernard, R. Wagner, Chauveau, Schiff, Salkowsky, Vulpian, pour ne citer que les plus complètes, ont établi que les fibres irido-dilatatrices proviennent de la moelle cervico-dorsale (région cilio-spinale de Budge et Waller), et des prolongements crâniens de la moelle, (bulbe, tubercules quadrijumeaux).

Nous supposons suffisamment élucidée cette question de la provenance centrale des fibres irido-dilatatrices; aussi ne sera-t-il question, dans ce chapitre et le suivant, que du trajet suivi par les deux groupes de fibres irido-dilatatrices, entre la moelle et l'iris, d'une part, entre le bulbe et l'iris, d'autre part.

Cette recherche a été entreprise surtout dans un but de contrôle et pour grouper méthodiquement des résultats connus; quelques faits nouveaux, relatifs par exemple au rôle que semblent jouer les ganglions placés sur le trajet des filets sympathiques irido-dilatateurs, se sont cependant présentés dans nos expériences. Ces faits seront indiqués au cours de notre exposé.

§ 1er. *Voies suivies par les filets sympathiques irido-dilatateurs médullaires, entre la moelle et le ganglion 1er thoracique.*

Les filets dilatateurs de l'iris fournis par la moelle peuvent être divisés en trois groupes convergeant vers le 1er ganglion thoracique : un groupe ascendant, un groupe transversal et un groupe descendant.

1° *Groupe ascendant.* Quand on coupe, après avoir fait l'ouverture latérale du thorax et sectionné les côtes au niveau de leur première courbure postérieure, les rameaux d'union entre les paires dorsales et la chaîne sympathique thoracique, en procédant de bas en haut, on constate les faits suivants :

a. La section des rameaux communiquants dorsaux inférieurs, du 10e au 6e, ne produit aucune modification du diamètre de la pupille. Ce résultat négatif est contrôlé par l'effet nul de la section totale du cordon thoracique entre les 6e et 7e rameaux communiquants.

b. Quand on coupe successivement les 5e, 4e, et 3e rameaux communiquants dorsaux, on observe, au moment de la section, *si l'œil est exposé à un demi-jour*, une légère dilatation de l'iris du même côté. Ceci indique déjà que les rameaux communiquants sectionnés contiennent quelques fibres irido-dilatatrices. On le démontre en procédant à l'excitation de leur bout périphérique attenant au cordon sympathique. Mais, pour faire cette expérience dans de bonnes conditions il faut éviter la diffusion des courants excitateurs employés. Dans ce but, je fais avec un fil métallique la ligature du rameau communiquant et je soulève, avec ce fil qui est en continuité avec l'une des électrodes, le bout périphérique que l'on doit exciter. Sur le trajet du nerf, au voisinage immédiat de la première électrode, j'applique le second fil induit, pendant qu'un observateur examine la pupille par le procédé ordinaire, c'est-à-dire avec un fil de réticule tendu en avant de l'œil, entre les deux branches du blépharostat. De cette façon, je suis assuré que les excitations restent circonscrites au rameau excité.

Or, les excitations du bout périphérique du 6e rameau communiquant ont produit, chez quelques animaux (chats), la dilatation de l'iris ; mais c'est exceptionnellement que j'ai observé ce résultat dans un grand nombre d'expériences. Au contraire, l'excitation du bout périphérique des 5e, 4e et 3e rameaux communiquants, provoque toujours la dilatation de la pupille correspondante.

Des faits qui précèdent, on peut déjà conclure que la moelle dorsale fournit au cordon sympathique du thorax, quelquefois par la 6e, toujours par les 5e, 4e et 3e paires dorsales, des filets irido-dilatateurs ; et que ces filets irido-dilatateurs remontent dans le cordon thoracique vers le ganglion 1er thoracique.

2° *Groupe transversal*. Le second groupe de filets irido-dilateurs, ou groupe *transversal*, est constitué par les rameaux communiquants qui vont directement au ganglion 1er thoracique sans passer, comme les précédents, par le cordon sympathique : ce sont les 2e et 1er rameaux, communiquants dorsaux.

En opérant sur chacun de ces rameaux, comme tout à l'heure sur ceux des 6e, 5e, 4e et 3e nerfs dorsaux, on constate que chacun d'eux agit énergiquement sur la pupille du côté correspondant : les rameaux communiquants de la 2e et de la 1re paires dorsales sont ceux dont l'action est le plus marquée. Comme on le sait depuis les expériences de Cl. Bernard, ce serait surtout par le 2e rameau dorsal que les influences de la moelle se transmettraient à l'iris ; c'est en effet ce qui a été confirmé par toutes les recherches exécutées jusqu'ici. Les expériences de dissociation des nerfs vaso-moteurs et des nerfs iriens fournis par la moelle dorsale permettent d'affirmer que les filets des 1er et 2e nerfs dorsaux, dont l'excitation provoque la dilatation de la pupille, sont bien des filets iriens et non pas seulement des nerfs vaso-moteurs destinés à la carotide interne, comme MM. Rochefontaine et Debouzy l'avaient conclu de leurs recherches (1).

3° *Groupe descendant ou groupe des filets vertébraux*. La moelle cervicale fournit aussi par sa partie inférieure, comme l'ont depuis longtemps montré Budge et Waller, des filets

(1) Debouzy. (*Th. doct.* Paris, 1875.)

irido-dilatateurs. L'expérience directe sur les filets communiquants qui se détachent de la dernière, de l'avant-dernière et de l'antépénultième racines cervicales pour aborder le ganglion 1er thoracique montre, en effet, que ces filets provoquent la dilatation de l'iris. J'aurai l'occasion de revenir avec détails sur la complexité physiologique des rameaux qui unissent la partie inférieure de la moelle cervicale au 1er ganglion thoracique, dans un travail consacré à l'étude du sympathique *vertébral* : je me borne ici à constater que quand on coupe les filets *vertébraux* qui constituent les rameaux radiculaires du 1er ganglion thoracique, l'iris présente, au moment de la section, chez un animal anesthésié, une dilatation comparable à celle que produit la section des rameaux communiquants 1er, 2e et 3e dorsaux; que l'excitation du bout périphérique des nerfs vertébraux, allant au ganglion 1er thoracique, détermine une dilatation pupillaire *unilatérale* ayant tous les caractères de celle qui résulte de l'excitation du cordon sympathique cervical; qu'enfin, après la section de ces rameaux, l'iris du côté correspondant présente un diamètre moindre que celui du côté opposé où les filets vertébraux sont intacts.

De ces dernières expériences il résulte, que les rameaux communiquants des 2e et 1re racines dorsales, des 8e, 7e, 6e et 5e racines cervicales provoquent la dilatation unilatérale directe de la pupille.

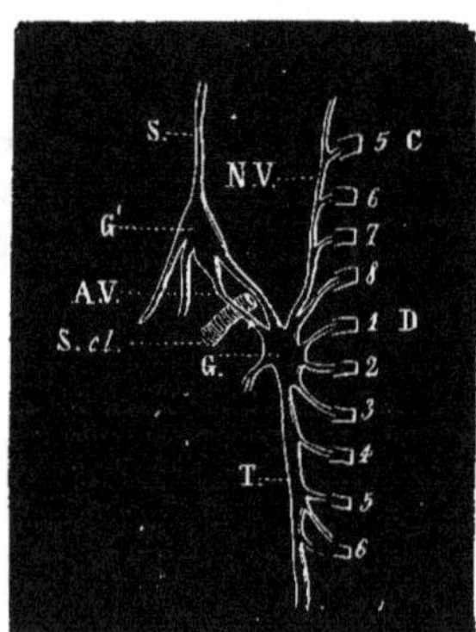

Fig. 4. — Schéma de la disposition des filets irido-dilatateurs fournis par la moelle cervico-dorsale (d'après les expériences sur le chat). — Le ganglion 1er thoracique G reçoit : 1° le *groupe ascendant* constitué par les rameaux communiquants des 3e, 4e, 5e, 6e nerfs dorsaux qui lui sont amenés par le cordon thoracique T; 2° le *groupe transversal* formé par les rameaux communiquants 1er et 2e dorsaux; 3° le *groupe descendant* provenant des 5e, 6e, 7e, 8e cervicales par le nerf vertébral N V.

En réunissant ces données à celles que nous fournit l'étude des rameaux communiquants 5e, 4e et 3e dorsaux, nous arrivons à cette formule générale: *la moelle cervico-dorsale, entre le niveau de la 5e cervicale et de la 6e dorsale, fournit au ganglion 1er thoracique des rameaux convergents qui contiennent tous, en plus ou moins grande abondance, des filets irido-dilatateurs* (fig. 4).

§ 2. *Ganglion 1er thoracique, anneau de Vieussens, ganglion cervical inférieur et cordon sympathique du cou.*

D'après les recherches qui précèdent et qui ne font que contrôler des résultats déjà connus, en leur ajoutant quelques détails, toutes les fibres irido-dilatatrices fournies par la moelle cervico-dorsale convergent vers le 1er ganglion thoracique.

Ce ganglion est uni au ganglion cervical inférieur, quand ce dernier est bien isolé, comme cela s'observe sur presque tous les animaux, et au cordon sympathique du cou, par deux branches principales qui constituent *l'Anneau de Vieussens* (A. V. fig. 4). On est donc disposé à admettre *à priori* que les filets irido-dilatateurs, à leur sortie du ganglion 1er thoracique, suivent les branches de l'anneau de Vieussens pour gagner le cordon sympathique du cou. Or, il s'est présenté dans mes recherches sur la répartition des filets irido-dilatateurs entre les deux branches de l'anneau de Vieussens, quelques faits nouveaux que je crois assez importants pour être présentés ici avec détails.

1° *Répartition des filets irido-dilatateurs entre les deux branches de l'anneau de Vieussens.* Sur un animal dont le système sympathique est intact, on découvre l'anneau de Vieussens : la sous-clavière (S. cl. fig. 4) est coupée entre deux ligatures et on peut agir facilement sur l'une et l'autre branches de l'anneau.

La ligature de la branche *postérieure* provoque une légère dilatation pupillaire au moment où elle est serrée ; après la section du nerf, l'excitation de son bout *supérieur*, en rapport avec le ganglion cervical inférieur et le cordon cervical du sympathique, ne *produit aucune dilatation* de l'iris.

L'excitation de son bout *inférieur*, allant au ganglion 1er thoracique, produit, au contraire, une dilatation passagère de la pupille ayant tous les caractères d'une dilatation réflexe. En effet, si l'animal n'est pas éthérisé, l'excitation de ce segment *inférieur*, se rendant au ganglion 1er thoracique, provoque une dilatation pupillaire double, avec mouvements généraux et signes de douleur.

Nous pouvons déjà conclure que *la branche postérieure de l'anneau de Vieussens ne contient pas les fibres irido-dilatatrices* qui passent du ganglion 1er thoracique dans le cordon sympathique du cou, puisque l'excitation de son bout supérieur, en rapport avec le cordon cervical, ne produit pas de dilatation pupillaire. Mais nous pouvons aussi déduire de l'effet dilatateur produit par l'excitation du segment de cette branche de l'anneau qui va au ganglion 1er thoracique, qu'elle contient vraisemblablement des fibres centripètes, sensibles, dont l'excitation produit, par voie réflexe, la dilatation bilatérale de l'iris.

Quand, au contraire, on fait successivement la ligature, la section et l'excitation de la *branche antérieure* de l'anneau de Vieussens, on observe une série de phénomènes qui prouvent nettement que toutes les fibres irido-dilatatrices amenées au ganglion 1er thoracique par les rameaux communiquants cervico-dorsaux passent par cette voie pour gagner le cordon cervical du sympathique.

En effet, au moment de la ligature de la branche antérieure de l'anneau, la pupille se dilate ; elle reste resserrée après l'interruption des fibres nerveuses soit par la ligature, soit par la section.

Quand on excite le bout supérieur, allant au cordon cervical, de cette branche antérieure de l'anneau de Vieussens, on provoque la dilatation pupillaire totale, tout comme quand on excite le segment périphérique du sympathique cervical.

Par conséquent, *les fibres irido-dilatatrices venant de la moelle cervico-dorsale, gagnent le cordon sympathique en passant par la branche antérieure et non par la branche postérieure de l'anneau Vieussens.*

Or, la branche postérieure de l'anneau qui ne contient pas

de fibres irido-dilatatrices, contient des fibres vaso-motrices qui se distribuent aussi bien aux réseaux de la carotide interne qu'à ceux de la carotide externe : par suite, il n'est pas logique d'admettre que ce soit l'excitation des nerfs vaso-moteurs qui, en produisant le resserrement des vaisseaux, détermine la dilatation de l'iris. J'ai, du reste, assez insisté sur cette dissociation, dans le précédent chapitre, pour n'avoir pas à y revenir de nouveau.

Influence propre des ganglions. — Un autre fait dont l'intérêt serait incontestable au point de vue de la physiologie générale des ganglions sympathiques, est le suivant :

Quand on isole le ganglion 1er thoracique de toutes ses communications avec la moelle cervico-dorsale, par la section successive des rameaux communiquants supérieurs, externes et inférieurs, et par la section du cordon thoracique au-dessous du ganglion, on observe un *rétrécissement notable* de la pupille du côté correspondant. Ce rétrécissement n'est cependant point aussi marqué que celui qu'on observe du côté opposé quand on a sectionné *le cordon sympathique* lui-même.

Quelle est donc la différence entre les deux opérations ? La seule qui nous apparaisse consiste en ce que, d'un côté, on a laissé en rapport avec le cordon cervical du sympathique les ganglions 1er thoracique et cervical inférieur. Or, c'est de ce côté que le rétrécissement pupillaire est le moins accusé.

Poursuivant la cause de ce phénomène, je fais la section de la branche antérieure de l'anneau de Vieussens, c'est-à-dire de la voie par laquelle arrivent au cordon sympathique du cou les nerfs irido-dilatateurs qui ont traversé le ganglion 1er thoracique : au moment de la section, dilatation pupillaire ; après la section, rétrécissement permanent, égal de ce côté au rétrécissement du côté opposé.

Que conclure de ce résultat ? que le ganglion 1er thoracique continuait à exercer sur l'iris une certaine influence *tonique*, due à son action propre *comme centre ganglionnaire*. C'est là, évidemment, la seule interprétation qui nous paraisse plausible pour le moment.

J'ajouterai que la section du cordon sympathique lui-même, au-dessus du ganglion cervical inférieur, n'a pas produit de rétrécissement plus marqué de l'iris correspondant, ce qui suppose que le ganglion cervical inférieur n'avait pas, sur le système irido-dilatateur périphérique, la même influence tonique que le ganglion 1er thoracique.

Ces faits ont été constatés, à plusieurs reprises, sur le chat et deux fois sur le chien. Dans les expériences où ils se sont produits, la succession des diverses opérations que je viens d'indiquer a été très rapide : en moins de dix minutes, le ganglion 1er thoracique du côté gauche a été isolé de ses connexions avec la moelle et avec le cordon sympathique thoracique ; le cordon cervical du côté opposé a été sectionné ; la branche antérieure de l'anneau de Vieussens correspondant au ganglion 1er thoracique isolé a été coupée, enfin, le sympathique cervical du même côté sectionné, sur le chat, à la partie moyenne du cou, sur le chien, immédiatement au-dessous du ganglion cervical supérieur.

Au contraire, quand j'ai répété ces expériences sur des animaux dont le ganglion 1er thoracique d'un côté avait été isolé de ses connexions médullaires depuis plus d'une heure, et dont le cordon cervical du sympathique opposé était sectionné depuis le début de l'expérience, je n'ai point observé que l'iris présentât un resserrement plus marqué par la section de la branche antérieure de l'anneau de Vieussens émanant du ganglion 1er thoracique isolé.

En cherchant la raison de cette différence, j'ai cru la trouver dans l'observation suivante :

La pupille du côté correspondant au 1er ganglion thoracique séparé de la moelle, ne reste pas longtemps moins resserrée que celle du côté où le cordon cervical tout entier a été sectionné. Au bout d'une heure environ, le resserrement est égal des deux côtés ; on n'y ajoute rien en sectionnant le cordon cervical jusque-là intact.

Or, si l'on admet que le ganglion 1er thoracique exerce sur l'appareil irido-dilatateur, une influence propre que nous appellerons, pour nous conformer à l'usage, une influence *tonique*, on peut supposer que cette influence s'atténue rapidement, le ganglion séparé de la moelle n'étant plus soumis lui-même à l'action centrale qui entretient sa propre activité : les ganglions en effet, semblent remplir, en outre de leur rôle d'appareils de convergence, la fonction de relais périphériques subordonnés à l'influence du système nerveux central. C'est ce qu'on admet pour les centres ganglionnaires du cœur, pour les centres périphériques des vaisseaux ; c'est aussi ce qui semble devoir être admis pour certains ganglions de la chaîne thoracique ; l'observation de l'influence rapidement décroissante de ces ganglions, quand ils sont séparés des véritables centres, paraît, en effet, autoriser cette conclusion.

L'interprétation que je propose pour expliquer le resserrement moins marqué de l'iris, quand on laisse le ganglion 1er thoracique en rapport avec le cordon sympathique du cou, que quand on sectionne ce cordon, repose aussi sur un fait constaté antérieurement, par M. Vulpian et qui est tout à fait comparable à celui que je viens de signaler (1). M. Vulpian détruisait le système nerveux cérébro-spinal de la grenouille, et constatait un certain resserrement des pupilles. Il arrachait ensuite le ganglion cervical supérieur d'un côté et notait un resserrement plus marqué de la pupille correspondante. Le ganglion cervical supérieur jouait donc le rôle de *centre tonique* pour l'appareil dilatateur de la pupille.

Il résulte de ces observations que les filets irido-dilatateurs, considérés à la périphérie, seraient subordonnés, non seulement à l'influence des centres médullaires et bulbaires, mais encore à celle des ganglions placés sur leur trajet entre les centres et la périphérie. Les expériences précédentes paraissent établir l'action tonique du ganglion 1er thoracique et du ganglion cervical supérieur sur les appareils irido-dilatateurs. Nous chercherons plus loin s'il est possible d'interpréter de la même manière les effets croissants des sections successives du trijumeau exécutées, d'arrière en avant, jusqu'à la partie antérieure du ganglion de Gasser.

§ 3. *Le ganglion cervical supérieur reçoit-il de la partie supérieure de la moelle des fibres irido-dilatatrices?*

Cette question, qu'on croirait *à priori* pouvoir résoudre par l'affirmative, en présence de ce fait que les excitations

(1) Vulpian, Influence de l'extirpation du ganglion cervical supérieur sur les mouvements de l'iris. (*Arch. phys.* VI, 1874, p. 177.)

périphériques provoquent encore la dilatation pupillaire après la section du sympathique cervical, me paraît, au contraire, résolue dans le sens négatif par les expériences directes (1).

Le ganglion cervical supérieur est en rapport avec les premières racines cervicales, par plusieurs rameaux anastomotiques, notamment avec la première paire par des filets directs, avec la seconde et la troisième par l'intermédiaire d'un rameau qui se détache de l'anse formée entre ces deux paires cervicales. Or, en sectionnant chacune de ces branches anastomotiques, on n'observe, du côté de l'iris correspondant, d'autre modification que la dilatation passagère qui accompagne toujours la ligature ou la section d'un nerf sensible rachidien et qui est le résultat d'un acte réflexe. Après la section, l'iris correspondant n'est pas plus resserré que l'iris opposé, à moins qu'au cours de l'opération on n'ait lésé par tiraillement ou contusion le ganglion cervical lui-même. Cet accident s'est produit plusieurs fois dans mes recherches sur ce point, et a pu me laisser croire un instant que les anastomoses cervicales sectionnées contenaient, en effet, des fibres irido-dilatatrices allant au ganglion cervical supérieur et interrompues par la section.

Mais l'excitation directe du bout périphérique de ces anastomoses, pratiquée chez un animal *anesthésié*, et avec toutes les précautions voulues pour que l'excitation ne se transmît pas jusqu'au ganglion cervical supérieur lui-même, a toujours été suivie d'un résultat négatif du côté de la pupille.

(1) Schiff admet le passage d'un certain nombre de filets iriens par les anastomoses du ganglion cervical supérieur, chez le lapin. « L'influence du sympathique sur la pupille existe pour tous les animaux, et si elle est peu marquée chez le lapin, cela tient sans doute à ce que beaucoup des nerfs moteurs de l'iris, entrant dans le cordon cervical du sympathique très près de son extrémité supérieure, ne sont pas compris dans la section qui est faite à la région moyenne du cou. Aussi pourrons-nous obtenir l'effet qui s'obtient sur les autres animaux en faisant l'extirpation du ganglion cervical supérieur. » (*Schiff. Lez. di Fisiol. sperim.*, Florence, 2e édition, 1873.) D'après les expériences de M. Vulpian sur les effets de l'arrachement du ganglion cervical supérieur (p. 33) les résultats signalés par M. Schiff peuvent être compris sans qu'il soit nécessaire d'admettre des filets dilatateurs de l'iris dans les anastomoses du ganglion cervical supérieur.

Il semble par conséquent établi que les filets irido-dilatateurs qui traversent le ganglion cervical supérieur ne lui sont amenés que par le cordon cervical du sympathique, lequel les reçoit, comme nous le savons, de la partie inférieure de la moelle cervicale et de la partie supérieure de la moelle dorsale.

La moitié supérieure de la moelle cervicale ne jouerait donc aucun rôle direct dans l'innervation irido-dilatatrice, et les dilatations pupillaires qu'on observe toujours en excitant la moelle elle-même seraient, comme celles qui résultent de l'excitation des régions sensibles, la conséquence d'un phénomène réflexe.

§ 4. *Trajet des filets irido-dilatateurs du sympathique cervical au-dessus du ganglion cervical supérieur* (1).

J'ai sommairement indiqué dans le premier chapitre de ce mémoire, à propos de l'indépendance des filets vaso-moteurs et des filets irido-dilatateurs du sympathique cervical, la dissociation anatomique que j'ai constatée au-dessus du ganglion cervical supérieur. Je dois rappeler ici ce fait avec quelques détails et compléter la description qui en a été donnée plus haut.

(1) Je passe sous silence l'opinion que l'expérience n'a pas sanctionnée sur la situation superficielle des fibres irido-dilatatrices dans le cordon cervical du sympathique : cette opinion a été admise par Eulenburg et Guttmann dans leur traité de la Pathologie du sympathique.

Je ne m'arrêterai pas non plus sur la dissociation des fibres irido-dilatatrices et des fibres vaso-motrices au-dessous du ganglion cervical supérieur. Je l'ai cependant constatée quelquefois, mais, quoique le fait en lui-même n'ait rien de surprenant, puisqu'il ne s'agit, en définitive, que d'une division prématurée, je me contenterai de traduire ici une note des leçons de Schiff sur ce sujet, « Dans son trajet au cou, le faisceau vaso-moteur du sympathique est séparé de son faisceau oculo-pupillaire. Mais ces deux faisceaux, dans la majorité des cas, sont si bien accolés l'un à l'autre dans la gaine médullaire, qu'il est impossible de les couper séparément. Cependant il n'en est pas toujours ainsi. Schiff avait déjà publié dans son mémoire sur l'action de la fève de Calabar, qu'il avait réussi quelquefois à voir et à couper isolément d'un côté le filet oculo-pupillaire, de l'autre côté le filet vaso-moteur du sympathique. Dans ces derniers temps (mai 1872), il a trouvé la même séparation chez un chien, après avoir isolé complètement et avec soin les deux sympathiques de la gaîne commune qui les réunit au vague. C'est ainsi que du côté gauche, il a pu couper seulement le filet oculo-pupillaire, de l'autre côté le même filet, et en même temps le filet vasculaire. Bien que chez cet animal les vaisseaux ne fussent paralysés que du côté droit, la pupille ne fut pas moins rétrécie du côté gauche que du côté droit. (Note de P. March à la XVIIe leçon de Schiff. 2e édition, p. 195, Florence, 1873).

1° Anastomose du ganglion cervical supérieur avec le ganglion de Gasser.

Le ganglion cervical supérieur fournit, chez le chien, deux séries de rameaux : les uns se portent en avant et en dedans vers la carotide qu'ils enlacent en formant deux ou trois groupes plus ou moins distincts ; les autres remontent vers la base du crâne pour s'anastomoser, à une plus ou moins grande distance, avec les nerfs crâniens.

Quand on opère avec soin la préparation de la région, après avoir enlevé au thermo-cautère la moitié postérieure du muscle digastrique, on distingue facilement ces deux groupes de rameaux ganglionnaires : on peut déjà agir isolément sur ceux qui accompagnent la carotide, mais pour atteindre commodément ceux qui se détachent de l'extrémité supérieure du ganglion et remontent vers les nerfs crâniens postérieurs, il est presque nécessaire de détacher avec une gouge à main la saillie osseuse que forme dans cette région la caisse du tympan ; en enlevant ensuite avec de fortes pinces la paroi interne de la caisse, on met à découvert le canal osseux occupé par quelques veinules, par la carotide interne et par des filets nerveux.

De ces filets, les uns sont accolés à la carotide et constituent le prolongement des nerfs carotidiens du ganglion supérieur ; mais il en est un, souvent divisé en deux rameaux parallèles, qui n'affecte avec la carotide qu'un rapport de voisinage et reste indépendant pendant tout son trajet. Ce filet est précisément l'un de ceux qui se détachent de l'extrémité supérieure du ganglion 1er cervical ; il constitue l'une des principales anastomoses du ganglion avec les nerfs crâniens.

Sur l'animal vivant, il me paraît impossible de le poursuivre au delà d'un centimètre dans l'intérieur du canal osseux, mais on peut toujours l'isoler sur une assez grande longueur pour en pratiquer la section et l'excitation.

Quand on procède à la dissection sur l'animal mort, après avoir préparé la tête comme pour la dissection du pneumogastrique (coupe du pharynx), on peut poursuivre ce rameau supérieur jusque dans l'intérieur du crâne : il donne, chemin faisant, un petit filet au moteur oculaire externe et va se jeter en totalité à la face interne du ganglion de Gasser, au niveau du point où s'en détachent les branches maxilliaire supérieure et ophthalmique.

Voilà ce qu'enseigne l'anatomie sur la provenance, le trajet, les rapports et la terminaison de ce prolongement indépendant du ganglion cervical supérieur. Voyons maintenant quels sont les résultats des expériences pratiquées sur lui.

Quand, après avoir fait la section des différents nerfs du plexus carotidien qui se détachent du ganglion cervical supérieur, on excite le sympathique cervical, on voit persister les effets ordinaires de l'excitation de ce cordon sur l'iris et le globe de l'œil : la pupille se dilate, l'œil est projeté en avant et immobilisé par la contraction du muscle orbitaire de Müller. On peut donc déjà conclure que les filets irido-dilatateurs contenus dans le cordon cervical du sympathique ne passent pas par les nerfs qui accompagnent la carotide et qu'ils suivent le trajet du rameau crânien indépendant. La preuve en est donnée par l'effet de la section de ce rameau : l'excitation du sympathique cesse alors de produire la dilatation de la pupille. Comme contre-épreuve, on excite le bout supérieur de ce rameau, en évitant, autant que possible, la propagation des excitations aux nerfs du voisinage : ceci s'obtient le plus aisément en soulevant le nerf avec une ligature métallique qui sert d'électrode ; on voit alors la pupille présenter une dilatation totale.

Cette expérience a été variée de plusieurs façons, sur le chien où le filet anastomotique du ganglion cervical supérieur avec le ganglion de Gasser est le plus facilement accessible, et sur le chat et le lapin où on ne peut agir isolément sur le rameau par des excitations directes, mais chez lesquels il est facile d'en faire l'arrachement avec un fil ou le broiement avec une pince. Dans tous les cas, quand on interrompt la continuité de ce filet, l'excitation du cordon sympathique correspondant reste sans effet sur la pupille, tout en continuant à agir sur les vaisseaux.

Nous pouvons donc conclure, qu'au delà du ganglion cervical supérieur, les filets irido-dilatateurs contenus dans le cordon sympathique cervical abandonnent le système sympathique proprement dit, pour aller se jeter dans un nerf crânien, le trijumeau au niveau du ganglion placé à l'origine des branches de ce nerf.

2° *Trajet des fibres irido-dilatatrices du sympathique cervical au delà du ganglion de Gasser.*

Il était logique, dès lors, de supposer que ces filets irido-dilatateurs du sympathique cérvical qui abordent le ganglion de Gasser, suivent pour arriver à l'iris le trajet de la branche ophthalmique du trijumeau.

D'anciennes expériences faites par Budge et Waller en 1851 (1), répétées par Coloman Balogh (2), avaient montré que quand on a fait la section du trijumeau en avant du ganglion de Gasser, l'excitation du sympathique cervical reste sans effet sur l'iris. Mais on n'a pas donné la raison pour laquelle cet effet négatif se produit.

Avec cette notion, que le prolongement anastomotique du ganglion cervical supérieur qui contient les fibres irido-dilatatrices va se jeter dans le ganglion de Gasser, on peut comprendre pourquoi la section du trijumeau, faite au niveau du point où ces fibres abordent le tronc du nerf, entraîne la perte de l'action du sympathique cervical sur la pupille.

J'ai donc repris ces expériences en faisant porter les sections sur le trijumeau avant le ganglion, entre le ganglion et la protubérance, enfin sur l'origine même de la branche ophthalmique. Quand l'opération était suivie de succès, on observait que la pupille continuait à se dilater par l'excitation du sympathique cervical, si la section avait porté en deçà du ganglion ou à la partie postérieure du ganglion de Gasser; qu'au contraire l'excitation du sympathique restait sans effet sur la pupille si la section avait interressé le nerf au delà du ganglion.

Cette différence des résultats de l'excitation du sympathique sur la pupille était même la seule manière de savoir en quel point avait porté la section du trijumeau.

L'expérience de la section du trijumeau en avant du point où s'opère la jonction des fibres irido-dilatatrices du sympathique cervical paraît suffisante pour établir que ces fibres

(1) Budge et Waller (*C. R. Acad. des sciences*, octobre 1851).
(2) Col. Balogh (*Moleschott's untersuch., t. VIII*, 1861).

suivent bien la voie de la branche ophthalmique entre le ganglion de Gasser et l'iris.

Il faut du reste se contenter de cette preuve indirecte, car l'excitation de la branche ophthalmique elle même, faite après l'ouverture latérale du crâne, en soulevant le lobe sphénoïdal du cerveau, ne détermine aucune dilatation pupillaire; souvent même elle provoque un resserrement.

Ce résultat, déjà paradoxal si on considère que les fibres irido-dilatatrices du sympathique cervical ne peuvent suivre que ce chemin pour arriver à l'iris, semble plus anormal encore si on se représente que la même branche ophthalmique contient d'autres fibres dilatatrices de l'iris qui lui viennent du buble rachidien. Nous reviendrons sur la discussion de cet effet paradoxal de l'excitation de la branche ophthalmique quand nous aurons examiné la question de la provenance encéphalique d'un certain nombre de fibres irido-dilatatrices.

CHAPITRE III.

NERFS IRIDO-DILATATEURS FOURNIS PAR LE BULBE RACHIDIEN ; LEUR TRAJET DU BULBE AU GANGLION DE GASSER.

Trajet des fibres irido-dilatatrices entre le bulbe et le ganglion de Gasser. — Ces fibres suivent le trijumeau et, à partir du ganglion de Gasser, s'associent aux filets du sympathique cervical. Le ganglion de Gasser joue-t-il le même rôle de *centre tonique* que les ganglions 1er thoracique et cervical supérieur ?

Depuis les recherches de Budge et Waller qui localisaient dans la région dite cilio-spinale de la moelle la provenance des nerfs irido-dilatateurs, on a montré qu'il existe un autre système de filets présidant à la dilatation de l'iris et tirant son origine des régions supérieures de l'axe spinal, soit du bulbe lui-même, soit de la protubérance, soit des tubercules quadrijumeaux (1).

(1) Le système supérieur des fibres irido-dilatatrices, suivrait d'après E. Salkowski (*Henle und Pfeuffers Zeitschr. Reihe* 3. XXIX, 167) le trajet suivant. « Ces fibres prennent leur origine au-dessus de l'atlas, probablement de la moelle allongée, et non, comme Budge l'a supposé, de la moelle spinale comprise entre les 6e et 7e vertèbres cervicales; elles traversent la moelle cervicale sans décussation et en sortent par les racines antérieures des 7e et 8e cervicales et des 1re et 2e racines dorsales pour passer ensuite dans le sympathique cervical. » Salkowski admet donc un trajet, descendant d'abord et remontant ensuite, pour ces fibres qui ont leur origine au-dessus du niveau de l'atlas.

Pour d'autres auteurs, Knoll, par exemple (*Eckhard's Beiträge*, 1859), l'irritation d'un tubercule quadrijumeau (nates) n'agit pas directement sur la pupille : l'effet produit (dilatation) est double, surtout plus marqué du côté correspondant au tubercule irrité; la dilatation cesse de se produire si le sympathique cervical est coupé, ce qui semble montrer que l'action doit être attribuée à une irritation qui se propage jusqu'au centre cilio-spinal.

Pour l'exposé des opinions de Flourens, Longet, Magendie, Albini, etc., voir la *Thèse* de Drouin (1876), p. 196.

Schiff admet que le bulbe fournit un certain nombre de fibres sympathiques

Je n'insisterai pas sur la discussion des recherches qui tendent à localiser plutôt dans le bulbe que dans la protubérance ou les tubercules quadrijumeaux, l'origne réelle des nerfs irido-dilatateurs : je n'ai pas abordé ce côté de la question dans mes expériences, qui ont eu exclusivement pour but de déterminer le trajet des fibres irido-dilatatrices entre les centres nerveux et l'iris.

§ 1. *Démonstration de la provenance bulbaire d'un certain nombre de fibres irido-dilatatrices.*

La preuve la plus simple qu'il existe d'autres filets présidant à la dilatation de l'iris que ceux qui passent par le ganglion cervical supérieur et proviennent de la moelle cervico-dorsale, a été fournie récemment par M. Vulpian (1).

M. Vulpian a vu que chez les animaux dont il avait enlevé le ganglion cervical supérieur et séparé le ganglion 1er thoracique de ses prolongements vertébraux, on pouvait encore produire, par voie réflexe, la dilatation de l'iris. Il en a justement conclu que des fibres irido-dilatatrices, indépendantes du système médullaire, devaient prendre leur source dans les prolongements intra-crâniens de la moelle.

Or, les expériences si nombreuses, exécutées sur les modifications pupillaires qui sont la conséquence des lésions du trijumeau, semblent établir que c'est bien par ce nerf qu'arrivent à l'iris les filets dilatateurs ayant leur origine dans l'encéphale.

qui accompagnent le trijumeau : « Chez le chien et chez le chat, les sections faites au-dessus du bulbe, au niveau des fibres transversales des pédoncules cérébraux, ne produisent plus le resserrement de la pupille : on en conclut que, chez ces animaux, le centre des mouvements de l'iris s'étend à toute la moelle allongée. — Chez le lapin, le resserrement pupillaire continue à augmenter quand on fait les sections au-dessus de la limite de la moelle allongée. La raison en est qu'on rencontre là les fibres profondes du trijumeau, et que l'irritation de ces fibres chez le lapin, même après la section de la moelle allongée, produit le resserrement pupillaire. La section portant à la partie inférieure du bulbe et à la partie supérieure de la région spinale où réside le véritable centre des mouvements de l'iris produit un resserrement permanent. (*Lez. di fisiol. sp.* 1873, p. 198.)

(1) Vulpian, *C. R. Acad. d. Sciences*, 10 juillet 1878. — « Les fibres nerveuses dont l'excitation provoque la dilatation de la pupille ne proviennent pas toutes du cordon cervical du grand sympathique. »

Les seules expériences directes qui puissent démontrer le passage d'un certain nombre de fibres irido-dilatatrices, d'origine encéphalique, dans le trijumeau, sont celles dans lesquelles, après avoir sectionné le trijumeau *entre le ganglion de Gasser et la protéburance* ou sur la partie postérieure du ganglion de Gasser lui-même, on a constaté le rétrécissement de l'iris.

En effet, comme nous l'avons vu dans le paragraphe précédent, les sections du trijumeau faites en avant du ganglion interrompent la continuité des fibres irido-dilatatrices venue du cordon sympathique cervical : les sections du trijumeau qui sont faites à ce niveau, nécessairement suivies d'un rétrécissement pupillaire, ne prouvent donc rien en faveur de la provenance bulbaire de nouvelles fibres dilatatrices.

Mais les sections qui portent sur le trijumeau en arrière du point où se jette l'anastomose du ganglion cervical supérieur, étant suivies de rétrécissement pupillaire,on ne peut se refuser à admettre qu'elles ont interrompu la continuité de fibres venant des origines mêmes du trijumeau (bulbe), ou abordant ce nerf avant son émergence des centres nerveux au niveau de la protubérance.

Or, le fait du rétrécissement de l'iris à la suite de sections du trijumeau entre le ganglion de Gasser et la protubérance est établi depuis longtemps par les expériences de Magendie et de Cl. Bernard.

J'ai répété ces expériences au point de vue spécial où me plaçaient mes recherches sur l'adjonction au trijumeau d'un rameau sympathique contenant les fibres irido-dilatatrices et j'ai vu, à mon tour, que la section du trijumeau faite en arrière du ganglion de Gasser produit le resserrement de l'iris, mais n'empêche pas la dilatation réflexe de la pupille quand on agit sur le bout central du nerf sciatique, si le sympathique du cou est intact.

J'ai constaté en outre que cette dilatation réflexe fait complètement défaut quand, chez le même animal, on fait une section du trijumeau en avant du ganglion de Gasser, ce qui équivaut à la section des fibres irido-dilatatrices du sympathique cervical. En effet, la même disparition des réflexes dilatateurs de la pupille s'observe quand, après avoir fait la section du trijumeau en arrière du ganglion de Gasser, on coupe le sympathique cervical.

De ce qui précède on peut conclure que les fibres irido-dilatatrices du système supérieur (bulbe, protubérance ou tubercules quadrijumeaux) suivent les filets radiculaires du trijumeau et arrivent jusque dans le ganglion de Gasser où elles se réunissent aux fibres du système inférieur (ou médullaire cervico-dorsal) amenées au ganglion de Gasser par le prolongement crânien du sympathique.

Les nerfs irido-dilatateurs povenant de cette double source suivent la branche ophthalmique,comme le prouve la suppression de toute dilatation réflexe quand cette branche est coupée.

§ 2. *Le ganglion de Gasser joue-t-il le même rôle de centre tonique que le ganglion 1er thoracique et le ganglion cervical supérieur ?*

Nous avons vu que le rétrécissement de l'iris observé après la séparation du ganglion 1er thoracique de ses connexions médullaires, s'exagère quand on fait ensuite la section du cordon cervical du sympathique. Cette exagération de l'effet paralytique a été attribuée à la suppression de l'influence propre du ganglion sur les fibres nerveuses qui le traversent.

Nous avons vu aussi qu'on pouvait expliquer de la même manière l'augmentation du resserrement pupillaire qui s'observe chez la grenouille dont le système nerveux cérébro-spinal a été détruit, quand on arrache le ganglion cervical supérieur (Vulpian) ; que la même interprétation pouvait être admise pour expliquer les effets identiques chez le lapin, le chat et le chien dont on arrache le ganglion cervical supérieur après la section du sympathique du cou ; Schiff qui avait noté le fait chez le lapin l'attribuait à ce que le ganglion cervical supérieur reçoit,chez cet animal,des filets irido-dilatateurs de la partie supérieure de la moelle par les anastomoses cervicales ; mais nous n'avons pu mettre en évidence, ni chez le lapin, ni chez le chat, ni chez le chien, aucun filet irido-dilatateur passant directement de la moelle dans le ganglion cervical supérieur; nous avons donc cru pouvoir conclure, pour ce ganglion comme pour le 1er thoracique, qu'il exerce sur les fibres qui le traversent une influence conservatrice spéciale que nous avons appelée, selon l'usage, influence *tonique*.

Or, quand on fait la section du trijumeau en arrière du ganglion de Gasser, on observe un resserrement pupillaire moins notable que quand la section porte en avant de ce ganglion : faut-il dès lors attribuer au ganglion du trijumeau une influence tonique analogue à celle des ganglions cervical supérieur et 1er thoracique ?

La question ne peut être décidée dans un sens ni dans l'autre pour la raison suivante: la section du trijumeau en arrière du ganglion n'intéresse que les fibres irido-dilatatrices originairement contenues dans le trijumeau; la section faite en avant du ganglion intéresse ces mêmes fibres, et de plus, celles qui sont apportées par le sympathique cervical; par conséquent l'effet de la section de ces dernières s'ajoute à l'effet de la section des premières, et cette addition de deux effets de même sens suffit à expliquer que le rétrécissement de l'iris soit plus complet quand la lésion du trijumeau est faite en avant du ganglion.

Nous ne pouvons donc attribuer, dans ce cas, l'exagération du rétrécissement pupillaire à la suppression du ganglion en tant que centre tonique, puisqu'une interprétation plus simple nous permet de nous rendre compte des effets exagérés de la section du trijumeau faite en avant du ganglion.

Si nous devions poursuivre la discussion de ce point intéressant de pathologie expérimentale, l'influence tonique des ganglions en général et de celle du ganglion de Gasser en particulier, nous pourrions aborder l'examen comparatif des lésions nutritives consécutives à la section du trijumeau quand cette section est faite en avant ou en arrière du ganglion de Gasser. Cette digression nous entraînerait trop loin de notre sujet actuel, aussi, nous bornerons-nous à dire que si, en réalité, les désordres de nutrition sont plus accusés du côté de l'œil quand la section du trijumeau porte en avant du ganglion de Gasser, on pourrait encore attribuer avec quelque raison une influence tonique générale à ce ganglion, bien que les preuves directes fassent nécessairement défaut, au point de vue de l'action spéciale sur les appareils irido-dilatateurs, et cela pour la raison qui a été indiquée plus haut.

CHAPITRE IV.

TRAJET DES FIBRES IRIDO-DILATATRICES ENTRE LE GANGLION DE GASSER ET L'IRIS.

Les filets irido-dilatateurs, venant du bulbe et du sympathique cervico-thoraciques, accompagnent la branche ophthalmique.— Résultats paradoxaux des excitations de la branche ophthalmique. — Résultats positifs de la section de cette branche. — Dissociation des nerfs ciliaires en constricteurs et dilatateurs de la pupille. — Faits relatifs à la dilatation pupillaire produite par l'excitation des nerfs ciliaires dilatateurs de la pupille.—Retard de la dilatation. Théorie de l'interférence. — Comparaison avec les changements de calibre des vaisseaux.

§ Ier. *Branche ophthalmique.* D'après les recherches exposées plus haut, le ganglion de Gasser constituerait un centre de convergence pour les fibres irido-dilatatrices qui viennent de la moelle cervico-dorsale par le sympathique du cou, et du bulbe rachidien par le trijumeau lui-même.

La section du trijumeau en avant du ganglion de Gasser (1), ou celle de la branche ophthalmique toute seule, en supprimant les effets irido-dilatateurs du bulbe et de la moelle, semblent suffisantes pour montrer que les fibres irido-dilatatrices, fournies par ces deux régions centrales, arrivent à l'iris en suivant le trajet de la branche ophthalmique et de ses rameaux.

Mais, ici, se présente une difficulté expérimentale, reconnue par tous les physiologistes, et qui a exercé la sagacité des plus célèbres, pour ne citer que Cl. Bernard, Donders et Schiff : je veux parler des effets paradoxaux produits sur

(1) Budge et Waller (Comptes-rendus, *Acad. d. Sciences*, octobre 1851). « Si l'on pratique la section intra-crânienne du trijumeau en des points de plus en plus rapprochés de l'œil, on découvre que jusqu'à la partie antérieure du ganglion de Gasser, le sympathique conserve toujours son action sur la pupille ; mais quand la section a dépassé cette limite, toute action du sympathique sur l'iris est perdue. »

l'iris par l'excitation du bout périphérique de cette branche ophthalmique.

On s'attendrait logiquement à obtenir, en excitant cette branche qui contient réunis les deux groupes de fibres irido-dilatatrices, des effets au moins aussi nets que ceux que produit l'excitation du sympathique cervical tout seul. Or, il n'en est rien : l'iris resserré à la suite de la section de la branche ophthalmique, ne présente aucune dilatation quand on excite le bout périphérique de cette même branche.

Cet effet paradoxal a été interprété de façons différentes sans qu'aucune explication ait définitivement tranché la question (1).

Je présenterai à mon tour, sur ce sujet délicat, quelques réflexions qui me sont inspirées par le résultat de deux expériences faites sur le chien.

Dans la première de ces deux expériences (juillet 1878), j'avais coupé le cordon cervical du sympathique au-dessous du ganglion cervical supérieur, et noté un certain degré de resserrement de la pupille du côté correspondant.

A la suite de cette opération, je fis la section du trijumeau dans le crâne, en engageant un crochet tranchant par l'orifice d'une trépanation pratiquée à la partie moyenne du pariétal : au moment de la section, les deux pupilles se dilatèrent considérablement, et, après la section, celle du côté où le trijumeau avait été lésé présenta un resserrement beaucoup plus notable que celui qui existait après la section du sympathique cervical. Ce résultat s'expliquait par ce que nous savons du passage dans le trijumeau d'un certain nombre de fibres irido-dilatatrices venant du bulbe. La cornée et la conjonctive étant insensibles, j'avais la certitude, d'avoir sectionné au moins la branche ophthalmique. Ceci étant fait, j'agrandis

(1) Donders et v. d. Beke Callenfels (*Nederlandsch Lancet*, t. IV, p. 189) ont remarqué que la section du trijumeau détermine toujours une constriction de la pupille beaucoup plus prononcée que celle qu'on obtient en sectionnant au cou le cordon sympathique du côté opposé. « Mais il resterait la racine sympathique que le ganglion ophthalmique tire du sinus caverneux : la présence de cette racine explique pourquoi, après la section du trijumeau en avant du ganglion de Gasser, on fait rétrécir davantage la pupille en sectionnant le cordon cervical ou pourquoi on la fait se dilater un peu en galvanisant son extrémité supérieure (Donders). »

par en bas l'orifice de la trépanation et enlevai une grande portion osseuse qui mit à nu tout le lobe sphénoïdal du même côté. On réséqua la portion inférieure de ce lobe, et on put en appliquant plusieurs plaques d'amadou sur la surface de section du cerveau, arrêter l'écoulement du sang.

Dans la fosse temporale apparut alors le repli de la dure-mère qui loge la branche ophthalmique et les nerfs moteurs du globe oculaire. En examinant ce repli au niveau du sommet du rocher, on vit qu'il avait été nettement sectionné par le crochet tranchant, et en l'incisant dans le sens de sa longueur on arriva sur la branche ophthalmique en avant du point où elle avait été coupée.

Deux électrodes en pointe furent appliquées sur le segment périphérique de la branche ophthalmique, et, pendant que les courants induits agissaient sur le nerf, on ne nota aucune dilatation de la pupille de ce côté, mais une légère déviation du globe de l'œil en dedans, et contre toute attente, un resserrement moyen de la pupille du côté opposé.

Supposant alors que l'excitation appliquée à la branche ophthalmique, se transmettait par dérivation au nerf moteur oculaire commun, ce qui expliquait la déviation du globe de l'œil du même côté, je fis l'arrachement du moteur oculaire commun du côté de la section de la branche ophthalmique. J'obtins alors, en reprenant l'excitation du bout périphérique de cette branche, une dilatation pupillaire assez complète du même côté, et encore un resserrement moyen du côté opposé.

Par conséquent, dans cette première expérience, on pouvait admettre que si l'excitation de la branche ophthalmique qui contient des filets irido-dilatateurs ne produit pas d'emblée la dilatation de l'iris du même côté, c'est que l'excitation, mal localisée, retentit sur le moteur oculaire commun, nerf constricteur de la pupille : c'est ce que devait faire supposer l'apparition de la dilatation après la section de ce nerf.

Seconde expérience. — Plus tard (14 août 1878), ayant réussi à faire sur un chien la double section du trijumeau, dans le but d'étudier les effets vasculaires produits par cette section, j'eus l'idée d'essayer quel serait l'effet de l'excitation du bout périphérique de la branche ophthalmique sectionnée depuis deux jours; j'observai encore l'absence de dilatation de l'iris sous l'influence de l'excitation du bout périphérique de la branche ophthalmique. Je fis alors la section du trijumeau du côté opposé : après cette section, l'iris correspondant se resserra plus encore que ne l'était l'iris du côté où le trijumeau était sectionné depuis deux jours. Cette section étant faite, je repris l'excitation de la branche ophthalmique droite qui venait de rester sans effet sur la pupille, et à mon grand étonnement, l'*iris du même côté se dilata*, et l'iris du côté opposé resta immobile.

Cependant rien n'était changé aux conditions de l'excitation et le nerf moteur oculaire commun que j'avais supposé excité par diffusion, dans mon premier essai,devait l'être tout aussi bien dans le second.

Que s'était-il donc passé? C'est à la suite de la section du trijumeau du côté opposé qu'était survenue la dilatation de la pupille du côté excité ; par conséquent, je devais me demander quelle influence exerçait sur les mouvements de l'iris de droite l'intégrité du trijumeau de gauche.

N'ayant pas réussi depuis le mois de juillet 1878 dans quelques essais de sections successives des deux trijumeaux, chez le chien, je n'ai pu réaliser le plan d'expériences que je m'étais proposé pour contrôler l'hypothèse suivante que je donne dès lors sous toutes réserves.

Quand on excite le bout périphérique d'une branche ophthalmique, *le trijumeau du côté opposé étant intact*, on met en jeu la sensibilité récurrente de cette branche ophthalmique et c'est par suite d'un réflexe sur le nerf moteur oculaire commun de chaque côté que se produit le resserrement du côté opposé et l'absence de dilatation du côté correspondant.

Si le trijumeau opposé est coupé, la sensibilité récurrente de la branche ophthalmique est supprimée (à la condition que le trijumeau tout entier du côté où on excite la branche ophthalmique soit sectionné) ; à la disparition de cette sensibilité récurrente correspondrait la disparition des réflexes sur le nerf oculo-moteur commun des deux côtés et la mise en jeu des fibres irido-dilatatrices contenues dans la branche excitée.

Je donne cette interprétation avec toutes les réserves possibles; je ne la crois pas plus improbable que telle ou telle autre proposée jusqu'ici, et la soumettrai, du reste, au contrôle de l'expérience dès que j'aurai pu réussir, sur le chien, la double section des trijumeaux (1).

§ 2. *Nerfs ciliaires.* Les expériences sur les nerfs ciliaires directs et indirects qui abordent le globe oculaire, soit au voisinage de sa grande circonférence, soit au pourtour de l'insertion du nerf optique, sont peu nombreuses jusqu'ici ; les auteurs donnent sur la fonction des différents nerfs ciliaires des indications assez vagues et, il n'y a pas, à ma connaissance, d'étude méthodique complète exécutée sur les rapports des nerfs ciliaires avec les changements de diamètre de la pupille et avec les variations de la circulation intra-oculaire.

Je n'ai moi-même à présenter ici que quelques résultats relatifs à la *distinction des nerfs ciliaires en nerfs dilatateurs et en nerfs constricteurs de l'iris* ; leur rôle comme nerfs vaso-moteurs sera étudié dans un autre travail sur le sympathique cervico-céphalique.

Ces recherches ont été exécutées sur le chien, à cause du volume plus considérable des nerfs qu'il s'agissait d'examiner un à un et de l'orientation plus commode du nerf optique. On sait, en effet, que chez le chat et surtout chez le lapin, les axes optiques sont dirigés très obliquement en dehors, de telle sorte qu'il est fort difficile d'aborder la cavité orbitaire avec la liberté nécessaire pour séparer et interroger successivement les différents nerfs ciliaires (2).

(1) Donders (*Accommod. and Refraction of the Eye.* , *New Sydenham Society.* Londres 1854) a proposé plusieurs explications de l'action paradoxale du trijumeau sur l'iris : 1° l'excitation du trijumeau agissant soit sur son tronc, soit sur ses rameaux, peut retentir sur le ganglion ciliaire pour y augmenter l'action des fibres de l'oculo-moteur commun ou pour y diminuer celle des fibres du grand sympathique ; 2° s'il existe dans le trijumeau des fibres dont la fonction normale serait une fonction centrifuge vers le ganglion, on pourrait encore expliquer la contraction de la pupille qu'on observe dans l'irritation des fibres nerveuses périphériques par la réflexion de cette excitation sur les fibres à conductibilité centrifuge dans le ganglion de Gasser. Dans l'irritation de la cornée où se répandent les nerfs ciliaires, on peut admettre que la réflexion se fait comme dans la secrétion de la salive, où Claude Bernard a démontré l'arc réflexe s'opérant dans le ganglion sous-maxillaire. (Citation abrégée de Drouin, *Thèse citée*, p. 107.)

(2) On trouve chez le chien trois groupes principaux de nerfs ciliaires indi-

Parmi les huit ou dix nerfs ciliaires indirects qu'on arrive à isoler autour du nerf optique chez le chien, il y en a toujours un, souvent deux, quelquefois trois, dont l'excitation centrifuge provoque la dilatation de la pupille ; tous les autres en déterminent le resserrement.

Nerfs ciliaires irido-dilatateurs. Les nerfs ciliaires qui font dilater la pupille sont compris dans le groupe externe et dans le groupe inférieur.

Pour en faire aussi commodément que possible l'excitation, on peut pratiquer leur ligature avec un fil de platine assez fin pour être noué facilement ; ce fil servira de conducteur à l'une des électrodes induites, l'autre électrode est appliquée sur le bout périphérique du nerf, à une petite distance du fil métallique qui sert à soulever le nerf.

La dilatation ne peut être provoquée à coup sûr, en s'adressant à tel ou tel filet de l'un des groupes inférieur et externe, parce que la situation anatomique des filets dilatateurs ne peut être déterminée d'avance. Il faut donc opérer successivement sur chacun des filets ciliaires externes et inférieurs et c'est en interrogeant ainsi tour à tour les différents nerfs coupés qu'on constate que sur cinq ou six filets, il y en a un ou deux dont l'excitation fait dilater l'iris.

Ces nerfs étant trouvés, on peut constater immédiatement quelques faits intéressants.

1° ***Dilatation totale par l'excitation d'un seul filet ciliaire dilatateur.*** La dilatation de la pupille produite par l'excitation d'un seul filet ciliaire n'est pas partielle, comme on pouvait le

rects fournis par le ganglion ophthalmique et longeant le nerf optique : un groupe supérieur, un groupe externe et un groupe inférieur.

Les filets qui constituent chacun de ces groupes sont souvent réunis les uns aux autres par un tissu cellulaire assez dense qui leur forme une sorte de gaîne commune jusqu'à une petite distance de la sclérotique, de telle sorte que leur dissociation, sur une longueur suffisante pour permettre une étude complète, est toujours un peu délicate. Ils sont en outre appliqués à la surface du nerf optique avec de nombreux vaisseaux artériels et veineux, ces derniers souvent variqueux sur les chiens un peu âgés. Aussi éprouve-t-on, pour arriver à une dissociation satisfaisante, des difficultés souvent sérieuses.

Quand on a cependant réussi à isoler un assez grand nombre de filets ciliaires, on peut proceder à l'égard de ces nerfs comme quand il s'agit d'étudier les fonctions d'un cordon nerveux en général, et opérer leur ligature, leur section, l'excitation successive de leur bout oculaire ou périphérique et de leur bout central ou ganglionnaire.

penser dès l'abord, étant donné que plusieurs nerfs commandent la dilatation : à chaque application des électrodes sur le bout périphérique des nerfs, se produit une dilatation régulière, générale et plus ou moins complète suivant l'intensité de l'excitation ;

2° *Rapports de la dilatation avec l'intensité de l'excitation.* La dilatation est plus accusée pour une excitation faible quand tous les autres nerfs ciliaires sont coupés, sans doute parce que la section de ces derniers a supprimé l'influence antagoniste du nerf moteur oculaire commun ;

3° *Retard de la dilatation.* Pour des excitations faibles comme celles qu'il convient d'employer dans ces expériences, le retard de la dilatation sur le début de l'excitation est toujours très notable.

On apprécie ce retard par le procédé que j'ai indiqué dans la première partie de ce travail, à propos de la comparaison du retard de la dilatation de l'iris et du resserrement des vaisseaux carotidiens sous l'influence de l'excitation du sympathique : un fil de réticule est tendu verticalement en avant du globe oculaire, entre les deux branches d'un ophthalmostat qui maintient les paupières écartées. Ce fil est perpendiculaire au diamètre transversal de la pupille et tangent à la petite circonférence de l'iris, de telle sorte que, dès que cette petite circonférence s'écarte du fil qui en marquait la position, l'observateur signale avec une touche électrique le début de la dilatation.

Ce signal est recueilli sur un cylindre animé d'une vitesse de 4 centimètres par seconde et qui reçoit en même temps les tracés des excitations électriques appliquées au nerf ciliaire dilatateur.

Par ce procédé, qui donne toujours une approximation suffisante à cause de la lenteur relative du phénomène, on constate que pour des excitations faibles du nerf ciliaire dilatateur, le retard est maximum, que ce retard diminue avec l'intensité des excitations et arrive à un minimum qui ne peut être dépassé.

Il est remarquable que la diminution graduelle du retard de la dilatation de l'iris marche parallèlement avec l'importance croissante de la dilatation, sous l'influence de l'augmentation progressive des excitations.

L'intérêt de ce fait que la dilatation pupillaire s'exagère à mesure qu'on augmente l'intensité des excitations et que le retard diminue à mesure que la dilatation s'accentue davantage, tient à l'identité de ce phénomène et de ceux qu'on observe dans les expériences sur les muscles volontaires, dont on excite les nerfs moteurs ou auxquels on applique des excitations directes. M. Marey a signalé depuis longtemps ces détails à propos des muscles striés; j'en ai trouvé la reproduction exacte dans mes expériences sur l'iris et sur les vaisseaux.

Tels sont les principales observations que suggère l'examen des effets de l'excitation directe du bout périphérique d'un nerf ciliaire dilatateur. Voyons maintenant si chacun des faits qui viennent d'être indiqués nous révèle quelque particularité fonctionnelle.

La dilatation d'ensemble, régulière, portant également sur tous les points de la pupille quand on excite un seul filet ciliaire dilatateur, semble devoir faire admettre que chacun des filets qui commandent à la dilatation de l'iris tient sous sa dépendance la totalité des fibres musculaires dilatatrices, ou bien, ce qui paraît plus vraisemblable, qu'il s'opère dans les réseaux nerveux de l'iris une association des différents filets ciliaires dilatateurs. Ces associations périphériques, qui assurent la généralisation de l'effet produit par l'excitation d'un seul nerf, s'observent dans d'autres organes, par exemple dans le cœur pour les nerfs d'arrêt et pour les nerfs accélérateurs.

L'exagération de l'effet dilatateur produit par une même excitation, quand on sectionne les nerfs irido-constricteurs paraît reconnaître pour cause la suppression d'une influence antagoniste qui, par sa présence, atténuait l'effet de l'excitation du nerf dilatateur : nous retrouverons tout à l'heure des effets d'interférence analogues, en étudiant la combinaison des réflexes irido-constricteurs et des actions irido dilatatrices.

La valeur, toujours très notable, du retard de la dilatation de la pupille sur le début de l'excitation, mais surtout très remarquable quand on emploie des excitations faibles d'un nerf ciliaire dilatateur ou du cordon sympathique lui-même, ne tient pas seulement à la nature des fibres musculaires sur lesquelles on peut agir. Les histologistes qui ont admis dans l'iris, depuis Kœlliker, des fibres musculaires radiées, ont constaté leur caractère de fibres lisses, du moins chez les mammifères. Mais ils ont reconnu le même caractère anatomique aux fibres musculaires qui forment le sphincter de l'iris: or, comme nous le verrons tout à l'heure, le resserrement de l'iris se produit beaucoup plus rapidement à la suite des excitations d'un nerf irido-constricteur que ne se produit la dilatation par l'excitation d'un nerf irido-dilatateur.

Ce n'est donc pas par une différence de rapidité dans la réaction musculaire que peut s'expliquer la différence du retard de la dilatation et du resserrement de l'iris.

Ce n'est pas non plus à une plus grande lenteur de la transmission dans les filets irido-dilatateurs qu'on peut attribuer le retard plus grand de la dilatation ; en effet, la longueur de nerf excité est trop faible pour qu'on puisse admettre que l'excitation la parcourt avec une telle lenteur ; d'autre part, cette longueur est la même quand on s'adresse à un nerf ciliaire dilatateur et à un nerf ciliaire constricteur de l'iris.

Nous n'avons par conséquent aucune explication à fournir qui soit fondée sur un point bien établi de la physiologie générale des nerfs ou des muscles. Restent les hypothèses que nous pouvons faire sur la cause du retard notable de la dilatation de l'iris. Nous en voyons deux à proposer :

La première repose sur ce fait que la dilatation de la pupille provoquée par l'excitation directe d'un nerf irido-dilatateur ne peut s'effectuer quand l'iris est resserré, sans que la résistance élastique et tonique du sphincter soit vaincue : ceci implique un travail préalable de la part des fibres musculaires radiées et peut rendre compte de l'apparition tardive de leur effet dilatateur.

La seconde hypothèse, qui pourrait être soutenue si on met en doute l'existence des fibres radiées indépendantes (1), et

(1) Voyez les recherches anatomiques de Grünhagen. (*Virchow's Archiv*. XXX, S. 481, 1864.) — (*Henle u. Pfeuffer's Zeitschrifft*. t. XXVIII, 1866.) — (*Pflüger's Archiv*. S. 440, 1870.) — (*Arch. f. mikr. Anatomie*, t. IX, 2e fasc. 1873.) — Dans ses premiers travaux, Grünhagen combat les conclusions de

qui pourrait mettre d'accord les opinions si divergentes, actuellement proposées sur le mécanisme de la dilatation de l'iris, est la suivante :

Les nerfs dilatateurs de l'iris agiraient à la manière des nerfs dilatateurs des vaisseaux, en suspendant momentanément, quand ils sont soumis à une excitation prédominante, l'activité des nerfs constricteurs. Cette action suspensive s'exerçant à la périphérie, dans les appareils terminaux communs des deux ordres de nerfs, nécessite une élaboration qui dure un temps notable ; de là, la durée plus grande du retard de la dilatation, phénomène exigeant pour se produire la suspension d'une influence antagoniste, que du resserrement, phénomène direct, ayant pour se produire un organe musculaire bien déterminé.

Cette conception du mécanisme de la dilatation de l'iris n'a peut-être d'autre intérêt que de rapprocher la fonction de cette membrane de la fonction des vaisseaux, de l'intestin et du cœur. De telle sorte que chacun de ces organes serait soumis à des influences positives, influences toniques, s'exerçant par l'intermédiaire de nerfs qui aboutissent à des muscles spéciaux, et d'autre part serait subordonné à des influences négatives, agissant sur les appareils terminaux des nerfs constricteurs, pour les vaisseaux, l'intestin, l'iris, des nerfs accélérateurs pour le cœur.

Quoi qu'il en soit de la valeur de l'hypothèse (1), le fait de

J. Lister (*Quart. Journ. of microsc. Science*, 1853) qui admet dans l'iris du cheval des fibres radiées s'étendant de la petite à la grande circonférence de l'iris et qu'il distinguait des fibres musculaires des vaisseaux. D'après ses propres recherches, Grünhagen nie l'existence d'un muscle dilatateur de la pupille chez les mammifères, ainsi que chez la grenouille.

Dans son travail de 1873 (*Zur Fräge ueber die Iris-musculatur*) le même auteur n'admet pas la description des fibres radiées qu'ont donnée Kœlliker et Henle : pour lui, ces fibres radiées sont incomplètes, et ne s'étendent pas jusqu'au bord ciliaire. Elles forment, autour de la petite circonférence de l'iris, un anneau dont les deux bouts entrecroisés iraient s'attacher sur le ligament ciliaire, de sorte qu'en se contractant, ces fibres agiraient pour resserrer l'orifice pupillaire (fibres en cravate).

Voyez aussi Iwanoff, et J. Arnold dont les recherches sont résumées dans la thèse de Chrétien, 1870 ; avec note communiquée par Rouget. — Surminsky (*Ueber die Wirkung. d. Nicotin und Atropin aus die Gefässnervensyst. Zeitschr. f. d. rationn. Medicin*, XXXVI, 1869).

(1) M. Schiff, dans une note à ses leçons de 1873, rappelle une théorie qu'il avait émise dès 1855 sur le mode d'action des nerfs iriens. Voici la traduction

la durée plus considérable que présente le retard de la dilatation persiste comme fait démontré.

de ce passage : « La dilatation qui se transmet par le sympathique n'est pas la dilatation physiologique, du moins chez le chat. Cette activité dilatante du sympathique ne se manifeste que sous l'influence de certaines irritations artificielles. Physiologiquement, le sympathique a une action qu'on pourrait appeler *non motrice, mais statique*, en tant que, sans produire un mouvement, il maintient le diamètre de la pupille toujours plus grand qu'il ne l'est dans la paralysie du sympathique.

« La dilatation physiologique de la pupille se fait au moyen du moteur oculaire commun et celui-ci la produit d'une manière pour ainsi dire négative, l'activité fonctionnelle de ce nerf étant soumise à des oscillations. Dans l'oscillation positive, il fait resserrer la pupille; dans l'oscillation négative, l'élasticité de l'iris prédomine et la pupille se dilate.

« L'activité du sympathique rend plus fort l'effet de l'oscillation négative de l'action du moteur-oculaire commun, et plus faible l'effet de l'oscillation positive.

« Néanmoins, le sympathique et le moteur-oculaire commun ne peuvent être appelés antagonistes que dans un sens limité, parce que l'action du sympathique, n'étant que statique, ne produit aucun mouvement opposé à celui que produit l'oculo-moteur, mais limite seulement l'effet des fonctions de ce dernier. (Schiff *Lezioni di fisiolog. sperim.* Florence, 1873. Note, p. 202). »

— Cette théorie avait été développée par Schiff dans la première édition de ses leçons en 1866; il l'avait déjà indiquée dans les expériences qu'il publia en 1855. Salkowski a reproduit ces vues en les développant dans un travail entrepris sous la direction de Grünhagen et publié en 1856 dans le *Recueil* de Henle et Pfeuffer.

CHAPITRE V.

NERFS IRIDO-CONSTRICTEURS.

Origines bulbaires des nerfs irido-constricteurs ; leur trajet dans le nerf moteur oculaire commun. — Leur dissociation au niveau des nerfs ciliaires. — Effets pupillaires de l'excitation des nerfs ciliaires constricteurs : action d'ensemble d'un seul filet ciliaire sur l'iris ; retard du resserrement de la pupille.

§ 1. *Nerf moteur oculaire commun.* Depuis les expériences de Herbert-Mayo (1823), on a généralement admis l'influence du nerf moteur oculaire commun comme nerf constricteur de la pupille. Cependant des dissidences se sont produites : Cl. Bernard (*Syst. nerv.*, II, p. 210), excitant sur le lapin le nerf moteur oculaire commun dans le crâne, n'observa pas de resserrement pupillaire ; M. Chauveau dans ses recherches sur les nerfs moteurs crâniens (*Journal de la Physiologie*, 1862) ne retrouva pas chez le cheval l'action constrictive du moteur oculaire commun qu'il avait constatée quelquefois chez le lapin. Il suffit de rappeler ces faits pour légitimer une étude nouvelle de l'action du moteur oculaire commun sur l'iris. M. Picard a fait cette recherche (*C. R. Acad. des Sciences*, mai 1878), à propos de l'action de la morphine sur la pupille et il nous paraît avoir clairement montré qu'en effet, le nerf moteur oculaire commun agit sur le sphincter irien pour déterminer le resserrement pupillaire. Les expériences que j'ai faites de mon côté ont donc été surtout des expériences de contrôle ; j'ai, comme M. Picard, pu vérifier l'exactitude de l'opinion d'Herbert Mayo.

Je ne dirai donc ici que quelques mots de mes propres recherches, en insistant seulement sur certaines conditions expérimentales qui peuvent avoir leur importance.

Quand on opère sur un animal non anesthésié, ayant subi l'opération de l'ouverture du crâne au niveau de la fosse temporale, la pupille se dilate avant qu'on n'ait touché au nerf moteur oculaire commun, et présente, malgré la section et l'excitation du bout périphérique du nerf, une immobilité presque complète.

Les légères modifications que le diamètre de la pupille peut subir pendant qu'on excite le nerf moteur oculaire commun ne sauraient être rigoureusement attribuées à l'action de ce nerf sur la pupille, car le globe de l'œil est attiré en haut et en dedans sous l'influence de la contraction des muscles innervés par le moteur oculaire commun : il exécute des oscillations dues aux contractions et relâchements successifs de ses muscles extrinsèques. En un mot, cette excitation du nerf moteur oculaire commun produit des phénomènes trop complexes pour qu'on puisse en tirer une indication quelconque relative à son action sur l'iris.

Quand, au contraire, on commence par sectionner à leur insertion scléroticale les muscles innervés par le moteur oculaire commun, le globe de l'œil, fixé en dehors par la tonicité du muscle droit externe intact, restera immobile pendant l'excitation du moteur oculaire commun. De plus, on pourra s'assurer que l'excitation est bien localisée au nerf moteur oculaire commun, en constatant que le muscle droit externe n'exécute aucun mouvement ; or cette localisation des excitations a ici particulièrement une très grande importance. La fixation du globe de l'œil étant ainsi obtenue, on fait rapidement l'ouverture du crâne et on fend le repli de la dure-mère qui renferme le nerf moteur oculaire commun. Au moment où on passe un fil sous le nerf avec une petite aiguille courbe, on constate un resserrement brusque de la pupille ; un nouveau resserrement se produit quand on serre la ligature autour du nerf, mais ces effets n'ont pas d'importance réelle, car ils peuvent être attribués à des causes tout autres que l'excitation directe du nerf moteur oculaire commun. Ce qu'il faut constater d'une façon positive, c'est que l'iris se reserre quand on applique au bout périphérique du nerf des excitations bien localisées. Or, on peut observer ou non l'effet constricteur suivant l'état de la pupille au moment où se fait l'excitation. Si la pupille est resserrée, soit parce que l'éclairage de la cornée est trop intense, soit parce que l'animal est trop profondément anesthésié, l'effet apparent de l'excitation du moteur oculaire commun peut être nul.

Si, au contraire, l'iris présente un degré moyen de dilatation, les excitations étant bien localisées au nerf moteur oculaire commun, le resserrement de l'iris apparaît.

Mais cette action est fugitive, en raison même de l'état de l'animal sur lequel l'expérience est pratiquée : il est impossible d'ouvrir largement le crâne, d'enlever une portion notable de la région antérieure du cerveau, sans produire une hémorrhagie abondante à laquelle succombe souvent l'animal, surtout si c'est d'un lapin qu'il s'agit. Or, dans la mort par hémorrhagie, les propriétés nerveuses disparaissent rapidement comme on le sait. Si on attend trop longtemps pour faire l'excitation du nerf moteur oculaire commun, on peut laisser passer la phase pendant laquelle le nerf est encore excitable et ne point observer le resserrement de la pupille.

En tenant compte des précautions qui ont été indiquées, on met au contraire en évidence la présence dans le nerf moteur oculaire commun, de filets irido-constricteurs.

§ 2. *Nerfs ciliaires irido-constricteurs et ganglion ophthalmique.* — Les rameaux du moteur oculaire commun qui vont à l'iris traversent le ganglion ophthalmique et abordent le globe de l'œil au pourtour de l'insertion du nerf optique, après avoir longé le côté supérieur et le côté externe de ce nerf.

Comme je l'ai dit plus haut, à propos des nerfs ciliaires irido-dilatateurs, les filets irido-contricteurs sont les plus nombreux : sur le chien, on peut en démontrer 6 ou 7 sur 9 ou 10.

Un fait remarquable qui vient s'ajouter aux faits analogues déjà notés pour le ganglion 1er thoracique et pour le ganglion cervical supérieur, c'est que la section des nerfs ciliaires irido-constricteurs produit toujours sur la pupille un effet paralytique plus marqué que la section du nerf moteur oculaire commun.

Ainsi, quand on a fait sur le lapin l'arrachement du nerf moteur oculaire commun dans la fosse temporale, on peut observer une certaine dilatation de la pupille si les filets du sympathique et du trijumeau sont intacts.

Cette dilatation s'accentue quand on coupe les nerfs ciliaires qui longent le bord supérieur du nerf optique, c'est-à-dire quand on agit sur les filets du moteur oculaire commun au delà du ganglion ophthalmique. J'ai vu de même sur le chien que la section du nerf moteur oculaire commun dans l'orbite, immédiatement avant le ganglion ophthalmique, produit une dilatation de l'iris moins accusée que quand on coupe ensuite les nerfs ciliaires supérieurs qui se détachent du ganglion ophthalmique. Ces remarques paraissent de nature à faire admettre une influence propre au ganglion ophthalmique sur les fibres irido-constrictives qui le traversent, influence tonique comparable à celle que nous avons reconnue aux ganglions 1er thoracique et cervical supérieur.

Les effets plus marqués de la section des nerfs ciliaires que du moteur oculaire commun lui-même ont leur réciproque dans l'effet plus accusé produit par leur excitation que par celle du nerf moteur oculaire commun.

Cl. Bernard avait déjà (*Syst. nerv.* t. II, p. 210) noté ce fait, et on le retrouve en effet dans la plupart des cas. Pour Claude Bernard, l'excitation du moteur oculaire commun produirait un effet douteux sur la pupille; aussi, voyant l'excitation des nerfs ciliaires déterminer un resserrement énergique, concluait-il que « la 3e paire acquiert dans le ganglion ophthalmique la propriété de faire resserrer la pupille. »

Nous avons insisté plus haut sur la particularité que présente la dilatation de l'iris provoquée par l'excitation des nerfs irido-dilatateurs; nous allons rapidement indiquer ici les caractères du resserrement pupillaire pour pouvoir ensuite proposer une interprétation des phénomènes qui résultent de l'action combinée de ces deux ordres de nerfs.

1° Le resserrement de la pupille provoqué par l'excitation d'un filet ciliaire irido-constricteur est, comme la dilatation produite par l'excitation d'un seul filet ciliaire irido-dilatateur, un phénomène d'ensemble, régulier, étendu à la totalité du muscle sphincter de l'iris.

Or, si on songe au grand nombre de filets ciliaires dont chacun peut produire le resserrement de l'iris, indépendamment des autres, on est amené à concevoir l'action de chaque filet comme étendue à l'appareil irido-constricteur tout entier. On ne peut se représenter,du reste,un resserrement irrégulier de l'iris en raison de la forme annulaire du sphincter ; on comprend bien que la dilatation puisse être irrégulière si un faisceau de fibres radiées, ayant son insertion fixe au niveau de la grande circonférence de l'iris et son insertion mobile au niveau du sphincter, venait à se contracter isolément. Mais si l'on suppose qu'un segment isolé du sphincter de l'iris vienne à se contracter, l'effet produit sur le diamètre de la pupille serait nécessairement nul, car ce segment resserré serait sans influence pour rapprocher du centre pupillaire le point correspondant de la petite circonférence de l'iris. On ne peut se représenter le resserrement de l'iris que comme un effet d'ensemble régulier.

Il résulte de là que si, par hasard, l'excitation d'un seul filet ciliaire irido-constricteur pouvait produire une contraction localisée à un point de l'anneau formé par le sphincter, ce ne serait pas en observant le diamètre de la pupille qu'on s'en apercevrait. C'est en visant à la loupe les différents points de la petite circonférence de l'iris qu'on pourrait constater un amincissement local, et encore, dans les conditions de l'exploration ordinaire à travers la cornée, cet effet partiel ne pourrait-il être observé que très difficilement. Mais, comme à l'excitation d'un filet ciliaire irido-constricteur quelconque, répond toujours un resserrement général de la pupille, on n'a pas à se préoccuper de cette difficulté.

Cet effet d'ensemble implique, ou une action de chaque filet ciliaire sur la totalité du muscle sphincter, ou une association périphérique des différents nerfs ciliaires dans le réseau nerveux terminal, de telle sorte que l'irritation d'un seul nerf provoque la mise en activité de l'appareil terminal tout entier.

Comme on le voit, nous arrivons pour l'interprétation du phénomène resserrement, à la même conclusion que pour l'interprétation du phénomène dilatation : *un seul filet nerveux, sur plusieurs qui remplissent le même rôle, suffit pour produire une action d'ensemble due, selon toute probabilité, à l'association périphérique des différents nerfs présidant à la même fonction.*

2° Le retard du resserrement pupillaire sur l'excitation d'un filet ciliaire irido-constricteur est toujours moins considérable que celui de la dilatation pupillaire sur l'excitation d'un nerf irido-dilatateur.

Le retard du resserrement de la pupille sur l'instant de l'excitation d'un filet irido-constricteur étant recherché par le même procédé qui nous a servi à l'étude du retard de la dilatation, on voit que le resserrement arrive toujours très rapidement après l'excitation : sur le chat, le phénomène est de toute évidence.

Nous n'avons pas d'explication rigoureuse à donner de cette différence : nous pouvons seulement faire ici, comme nous l'avons fait à propos de l'interprétation du retard de la dilatation, une hypothèse reposant sur certaines données anatomiques et physiologiques.

L'action des nerfs sur le muscle sphincter, est une action immédiate, directe, dont nous nous rendons aussi bien compte que de l'action d'un nerf moteur sur un muscle quelconque. Ici ,pas d'intermédiaire à invoquer : le nerf est directement en rapport avec les faisceaux musculaires dont il provoque la contraction. Aussi, peut-on comprendre que l'acte musculaire, directement subordonné à la mise en activité du nerf moteur, présente un retard moins considérable que tel autre acte, comme la dilatation, qui paraît exiger pour se produire la suppression préalable d'une influence antagoniste.

La moindre durée du retard que présente le resserrement pupillaire sur l'excitation d'un nerf irido-constricteur, peut servir à interprêter un phénomène assez curieux qu'on observe en faisant l'excitation simultanée des appareils irido-constricteurs et irido-dilatateurs par un procédé quelconque: on voit que, quand ces deux ordres d'influence sont provoquées simultanément, le resserrement pupillaire précède la dilatation.

Ces expériences nécessitent,pour être repétées avec succès, des précautions spéciales que nous allons indiquer dans le chapitre suivant.

CHAPITRE VI.

EFFETS PRODUITS PAR L'EXCITATION SIMULTANÉE, DIRECTE OU RÉFLEXE, DES NERFS IRIDO-CONSTRICTEURS ET IRIDO-DILATEURS.

Combinaison des effets pupillaires produits par l'excitation directe simultanée des nerfs irido-constricteurs et des nerfs irido-dilatateurs : prédominance de l'effet dilatateur pour des excitations simultanées de même intensité. — L'effet constricteur apparaît quand on augmente l'intensité des excitations appliquées aux nerfs irido-constricteurs. — Excitations réflexes des appareils irido-constricteurs (excitations lumineuses) combinées à l'excitation directe des nerfs irido-dilatateurs : succession du resserrement et de la dilatation.

§ 1. *Excitation directe des nerfs.* On isole sur le chien le cordon du sympathique cervical et les nerfs ciliaires supérieurs du ganglion ophthalmiqne. Aprés s'être assuré que la dilatation de l'iris est nettement déterminée par des excitations *faibles* appliquées au cordon du sympathique cervical et que le resserrement pupillaire survient quand on excite avec la même intensité les nerfs ciliaires irido-constricteurs, on dispose l'expérience de façon à envoyer simultanément la même excitation dans les deux nerfs antagonistes (procédé connu de la bifurcation des électrodes).

Dans ces conditions *d'égale intensité* des excitations appliquées simultanément aux deux ordres de nerfs, on *ne voit survenir que la dilatation pupillaire.* Cette dilatation présente son retard ordinaire avec les excitations minima; or, comme nous le savons, dans l'intervalle qui sépare le début de l'excitation du début de la dilatation, le resserrement de l'iris aurait eu le temps de se manifester, puisqu'il présente un retard beaucoup moindre que la dilatation.

Faut-il conclure, de cette première expérience, que l'excitation des nerfs dilatateurs de la pupille faite en même temps que l'excitation des nerfs constricteurs annule l'action de ces derniers ?

Je ne le pense pas, et en voici la raison : si nous comparons l'étendue de la dilatation pupillaire qu'on obtient en appliquant au sympathique *tout seul* la même intensité d'excitation, à l'étendue de la dilatation qui survient, quand on excite simultanément le sympathique et les nerfs irido-constricteurs, on constate que la valeur de la dilatation est moindre dans ce dernier cas que dans le premier. Il y a donc *atténuation* de l'effet de l'excitation des nerfs irido-dilatateurs par l'effet de l'excitation simultanée des nerfs irido-constricteurs; dès lors l'excitation des nerfs irido-dilatateurs n'annule pas l'action des irido-constricteurs ; elle est amoindrie dans son effet par la tendance de l'iris à se resserrer.

Mais pourquoi, si cette action des nerfs irido-constricteurs n'est pas supprimée, ne se manifeste-t-elle pas dès le début, alors qu'elle avait le temps de le produire, tout au moins de commencer, puisque le retard du resserrement pupillaire est moindre que celui de la dilatation ?

Ceci peut tenir à ce que, pendant la période d'excitation latente de l'appareil irido-dilatateur, il s'opère dans l'appareil irido-constricteur une modification analogue à celle qu'on admet dans les appareils constricteurs des vaisseaux sous l'influence des nerfs vaso-dilatateurs. D'après l'opinion que nous avons émise au sujet de l'interprétation du retard considérable de la dilatation de l'iris, il se produirait par la mise en jeu des nerfs irido-dilatateurs une action d'arrêt, une influence suspensive, sur les apparelis irido-constricteurs. Or, le fait du défaut d'apparition du resserrement de l'iris quand on excite simultanément et *avec une égale intensité* les nerfs irido-dilatateurs et les nerfs irido-constricteurs, semble venir à l'appui de cette manière de voir. Notre hypothèse de la dilatation de l'iris par suite d'une interférence entre les appareils irido-dilatateurs et les appareils irido-constricteurs, aurait l'avantage de rapprocher les phénomènes iriens des phénomènes vasculaires et de permettre l'interprétation du fait que nous venons de discuter.

§ 2. *Excitation directe des nerfs dilatateurs, combinée à l'excitation réflexe des nerfs constricteurs de l'iris.*

En appliquant au nerf sympathique du cou les excitations les plus faibles qui soient capables de faire dilater l'iris et en envoyant, en même temps, dans l'œil un faisceau de lumière intense, on observe un resserrement initial de l'iris suivi d'une légère dilatation.

Ce resserrement du début est évidemment dû à l'action réflexe de la lumière sur les appareils irido-constricteurs, et, s'il ne dure pas, c'est que les appareils irido-dilatateurs sont simultanément soumis à une excitation directe.

Voilà donc un cas dans lequel le resserrement initial de la pupille se produit sous l'influence de deux excitations simultanées appliquées à des appareils antagonistes.

Si nous cherchons à nous rendre compte de la différence qui existe entre cette expérience et la précédente, nous voyons qu'ici nous excitons les appareils irido-constricteurs avec une intensité beaucoup plus grande que les appareils irido-dilatateurs. Quoiqu'on ne puisse imaginer aucune comparaison entre la valeur d'une excitation lumineuse et la valeur d'une excitation électrique, il est évident cependant que la pénétration brusque dans l'œil d'un faisceau lumineux intense (point lumineux obtenu par le rapprochement de deux charbons traversés par un courant de 10 Bunsen et démasqué tout d'un coup), constitue une excitation rétinienne considérable par rapport à l'excitation électrique du sympathique qui est aussi faible que possible.

C'est donc probablement dans cette inégalité des excitations simultanées qu'il faut chercher la cause de l'apparition du resserrement de l'iris au début de l'expérience.

S'il en est ainsi, nous devons obtenir la disparition du resserrement initial en augmentant l'intensité de l'excitation des nerfs irido-dilatateurs : c'est ce qui s'observe en effet. En rapprochant graduellement la bobine induite de la bobine inductrice, ou en augmentant peu à peu la surface du condensateur, nous arrivons très vite à obtenir une intensité d'excitation du sympathique telle que, malgré la conservation de l'intensité de l'excitation lumineuse, le resserrement initial de l'iris cesse de se produire.

Voilà donc un nouveau fait qui paraît montrer que l'action des nerfs irido-dilatateurs s'exécute pour ainsi dire aux dépens de l'appareil irido-constricteur : pendant la période d'excitation latente des nerfs irido-dilatateurs, la suppression d'action des nerfs constricteurs de l'iris est d'autant plus complète que l'excitation du sympathique est plus intense.

Nous n'insisterons pas davantage sur les effets qu'on peut obtenir en combinant de manières variées les excitations des deux ordres d'appareils, constricteur et dilatateur : les exemples que nous avons donnés suffisent pour légitimer le rapprochement entre l'innervation de l'iris et l'innervation des vaisseaux ; ce parallèle ne pourrait être poursuivi davantage que dans un travail ayant spécialement cettte comparaison pour objet.

RÉSUMÉ ET CONCLUSIONS.

Chapitre 1er.

Indépendance relative des variations du diamètre de la pupille et du changement de calibre des vaisseaux.

L'influence des variations du contenu sanguin de l'iris ne suffit pas pour expliquer toutes les variations du diamètre de la pupille ; le fait est démontré pour le resserrement pupillaire ; il est encore mis en question pour la dilatation.

1° Les nerfs irido-dilatateurs contenus dans le cordon cervical du sympathique peuvent être dissociés des nerfs vaso-moteurs au-dessus du ganglion cervical supérieur, et au niveau des nerfs ciliaires.

2° La dilatation pupillaire produite par l'excitation du sympathique cervical n'est pas sous l'influence du resserrement des vaisseaux encéphaliques, car elle débute avant le resserrement des vaisseaux et est terminée alors que les vaisseaux continuent encore à se resserrer.

3° On provoque la dilatation pupillaire en excitant le sympathique chez les animaux morts d'hémorrhagie. L'hémorrhagie produit la dilatation pupillaire, non en paralysant le moteur oculaire commun, mais en excitant le sympathique : cette action excitante est centrale.

4° On produit la dilatation ou le resserrement de l'iris en excitant les nerfs ciliaires dilatateurs ou constricteurs, sans modifier la pression intra-oculaire.

Ces différentes raisons s'ajoutent à celles qui sont déjà connues pour démontrer l'indépendance relative des mouvements de la pupille par rapport aux variations de la circulation.

Chapitre II.

Trajet des fibres irido-dilatatrices du groupe cervico-dorsal. Rôle des ganglions. Dissociation des nerfs irido-dilatateurs.

1° La moelle cervico-dorsale fournit des fibres irido-dilatatrices qui aboutissent au ganglion 1er thoracique, soit indirectement, par la chaîne sympathique (du 3e au 6e nerfs dorsaux), soit directement, par les filets nerveux dits *vertébraux* (du 5e cervical au 2e nerf dorsal); ces recherches contrôlent et complètent les expériences faites sur ce sujet depuis Budge et Waller).

2° Les fibres irido-dilatatrices, au sortir du ganglion 1er thoracique gagnent le cordon cervical en passant exclusivement par la branche antérieure de l'anneau de Vieussens; la branche postérieure ne contient pas de fibres irido-dilatatrices directes; son excitation ne provoque de dilatation pupillaire que par la voie réflexe.

3° Le ganglion 1er thoracique exerce une influence propre, indépendante, sur les fibres nerveuses qui le traversent : il doit être, à ce point de vue, comparé au ganglion cervical supérieur auquel M. Vulpian a reconnu un rôle analogue.

4° Le ganglion cervical supérieur ne reçoit pas de fibres irido-dilatatrices de la partie supérieure de la moelle cervicale.

5° Les fibres irido-dilatatrices contenues dans le cordon cervical du sympathique ne sont pas anatomiquement isolables des fibres vaso-motrices ; quelquefois cependant, comme l'a admis M. Schiff, cette dissociation commence à se produire immédiatement au-dessous du ganglion cervical supérieur.

6° Au-dessus de ce ganglion, la dissociation s'accentue. Les fibres iriennes se séparent des fibres vaso-motrices qui font partie du plexus carotidien, et vont se jeter dans le ganglion de Gasser, qu'elles abordent à l'origine de la branche ophthalmique. Cette anastomose explique pourquoi, après la section du trijumeau faite en avant du ganglion de Gasser, l'excitation du sympathique cervical reste sans effet sur l'iris.

Chapitre III.

Trajet des fibres irido-dilatatrices du groupe bulbaire.

1° Les fibres irido-dilatatrices qui constituent le groupe supérieur ou bulbaire émergent de la protubérance avec le trijumeau.

2° Elles s'unissent au niveau du ganglion de Gasser avec celles du groupe inférieur ou médullaire amenées par le cordon cervical du sympathique.

3° Le ganglion de Gasser peut jouer le même rôle de centre tonique que les ganglions, 1er thoracique et cervical supérieur.

Chapitre IV.

Filets irido-dilatateurs contenus dans la branche ophthalmique et dans les nerfs ciliaires.

1° Des expériences indirectes peuvent seules démontrer la présence des fibres irido-dilatatrices bulbaires et médullaires dans la branche ophthalmique du trijumeau : l'excitation du bout périphérique de cette branche ne produit pas, en effet, de dilatation pupillaire, tandis que sa section détermine le resserrement de la pupille.

Cet effet paradoxal de l'excitation tient peut-être à la sensibilité récurrente de la branche ophthalmique.

2° Les nerfs ciliaires indirects se divisent en nerfs irido-constricteurs, ce sont les plus nombreux, et en nerfs irido-dilatateurs.

L'excitation d'un seul nerf ciliaire-dilatateur donne lieu à la dilatation régulière et totale de la pupille; ce fait paraît devoir faire admettre une association périphérique des différents filets ciliaires irido-dilatateurs.

La dilatation ainsi provoquée est plus considérable quand les nerfs ciliaires irido-constricteurs sont sectionnés, ce qui semble impliquer la disparition d'une influence antagoniste.

9° Le retard du début de la dilatation pupillaire sur l'excitation d'un nerf irido-dilatateur est toujours très notable, beaucoup plus considérable que le retard du resserrement sur l'excitation d'un nerf irido-constricteur. De là l'hypothèse que la dilatation de l'iris se produit en vertu d'un mécanisme analogue à celui qu'on admet pour la dilatation active des vaisseaux, la suspension d'action des nerfs antagonistes.

Le retard de la dilatation de l'iris diminue avec l'intensité de l'excitation et l'étendue de la dilatation s'accroît parallèlement; les mêmes phénomènes se retrouvent dans les excitations des nerfs des muscles striés et des nerfs vasomoteurs.

Chapitre V.

Provenance et trajet des nerfs irido-constricteurs.

1° Les nerfs irido-constricteurs fournis par le moteur oculaire commun (Herbert Mayo, etc.) constituent, au sortir du ganglion ophthalmique, la majeure partie des nerfs ciliaires;

2° Le ganglion ophthalmique paraît remplir le rôle de centre tonique par rapport à ces filets ciliaires; il a semblé dans quelques expériences, pouvoir servir de centre réflexe;

3° Le resserrement pupillaire produit par l'excitation d'un seul filet ciliaire irido-constricteur est total et régulier; son retard sur l'excitation est beaucoup moins considérable que le retard de la dilatation provoquée par l'excitation d'un filet ciliaire dilatateur; cette différence peut tenir à ce que le resserrement est l'effet de l'action directe d'un nerf sur un muscle, tandis que la dilatation peut résulter d'une action suspensive d'un appareil nerveux sur son antagoniste. On trouve des effets analogues du côté de l'innervation du cœur et des vaisseaux.

Chapitre VI.

Effets produits par l'excitation simultanée, directe ou réflexe, des nerfs irido-constricteurs et irido-dilatateurs.

1° L'excitation simultanée et de même intensité des filets irido-constricteurs et des filets irido-dilatateurs ne met en évidence que la dilatation de la pupille ; mais cette dilatation, toujours aussi tardive, est moins accusée que quand on excite seulement des nerfs irido-dilatateurs.

2° L'excitation directe des nerfs irido-dilatateurs (électrique) et l'excitation réflexe des nerfs irido-constricteurs (lumineuse), faites simultanément, sont suivies d'un resserrement pupillaire initial, passager et d'une dilatation consécutive persistante.

II

RECHERCHES SUR QUELQUES POINTS DE L'INNERVATION ACCÉLÉRATRICE DU CŒUR

Par M. FRANÇOIS-FRANCK.

Je donnerai dans ce travail, sous la forme de notes successives, quelques résultats des expériences que je poursuis sur l'innervation accélératrice du cœur.

Les recherches ont porté sur les points suivants :

1° Sur la présence ou l'absence de nerfs accélérateurs du cœur dans les nerfs laryngés supérieurs ;

2° Sur la durée variable du retard de l'accélération par rapport au début de l'excitation directe ou réflexe des nerfs accélérateurs ;

3° Sur la comparaison de l'excitabilité des nerfs accélérateurs du ganglion cervical inférieur à droite et à gauche ;

4° Sur les effets des excitations simultanées ou successives des nerfs accélérateurs symétriques de chaque côté ;

5° Sur les effets des excitations successives d'un même nerf accélératour ;

6° Sur la combinaison des influences modératrices réflexes et des influences accélératrices indirectes : ces dernières recherches ont eu pour point de départ les expériences remarquables de M. Bowditch et de M. Baxt sur les interférences de l'action directe des nerfs modérateurs et accélérateurs.

Les notes qui constituent ce travail sont extraites d'un mémoire plus complet que je prépare sur l'innervation du cœur en général, et dans lequel j'exposerai, avec plus de détails, les travaux relatifs à l'innervation accélératrice du cœur, ainsi que les discussions qu'ils soulèvent.

§ 1. *Sur la présence ou l'absence de filets accélérateurs dans les nerfs laryngés supérieurs.*

Le passage d'un certain nombre de filets accélérateurs du cœur dans les laryngés supérieurs, admis par M. Schiff, a été recherché avec soin dans 43 expériences faites dans le cours des années 1877, 1878 et 1879. Je n'ai point constaté que la suppression des nerfs laryngés supérieurs supprimât l'effet accélérateur produit par la double compression carotidienne : pour cette raison et pour quelques autres que je vais exposer, je crois que la présence de filets accélérateurs dans les nerfs laryngés, n'est point démontrée.

a. La compression des carotides produit, comme on le sait depuis Magendie, A. Cooper, etc., une grande accélération des battements du cœur et une forte élévation de la pression artérielle chez quelques animaux, notamment chez le chien. Quel que soit le mécanisme intime de ce double effet (point déjà étudié, non résolu à mon avis, et sur lequel je ne veux pas insister ici), l'accélération du cœur et l'élévation de la pression artérielle, sont deux phénomènes indépendants l'un de l'autre dans le cas de la compression carotidienne ; chacune de ces modifications, cardiaque et vasculaire, est déterminée par la perturbation brusque de la circulation centrale, et se transmet aux appareils accélérateurs du cœur et vasomoteurs par des conducteurs nerveux isolables.

Je ne m'occuperai ici que de la transmission supposée des influences accélératrices centrales par les nerfs laryngés supérieurs.

D'après M. Schiff (1) la plupart des fibres accélératrices qui entrent ici en jeu passent de la branche interne du spinal dans le tronc du pneumogastrique à la base du crâne et

(1) M. Schiff, *Lo sperimentale*. Florence, 1872. — *Centralblatt*, 1873.

suivent spécialement le nerf laryngé supérieur, pour arriver, par l'anastomose de Galien, au nerf récurrent et aboutir au plexus cardiaque par les filets qui se détachent du récurrent à sa partie inférieure. Le schéma suivant rend compte de ce trajet (fig. 5).

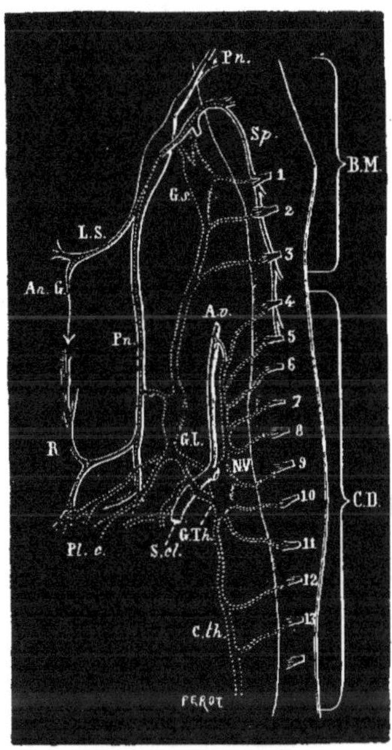

Fig. 5. — Schéma de l'innervation accélératrice du cœur.
Filets accélérateurs fournis par la moelle dorsale (C D) au sympathique thoracique et par la région cervicale et bulbaire (B M), soit au sympathique cervical, soit au pneumogastrique lui-même. Un groupe indépendant (d'après M. Schiff,) suivrait le spinal (*Sp*), descendrait dans le tronc du pneumogastrique pour gagner le laryngé supérieur (L. S). De là, ces filets, passant par l'anastomose de Galien (An. G), accompagneraient le récurrent (R) pour s'en détacher à sa partie inférieure et se jeter dans le plexus cardiaque (*Pl. c.*)

Il suit de là que la section des laryngés supérieurs doit supprimer, ou tout au moins rendre à peine marqué, l'effet accélérateur de la double compression carotidienne (1). J'ai répété

(1) La compression carotidienne a été faite dans toutes ces expériences avec un petit compresseur spécial que j'ai fait construire sur le modèle des lithotriteurs et dont voici le dessin (fig. 7).

cette expérience un grand nombre de fois, sans constater la disparition de l'accélération. Voici, par exemple, deux tracés qui montrent l'effet de la double compression carotidienne avant et après la double section des laryngés supérieurs.

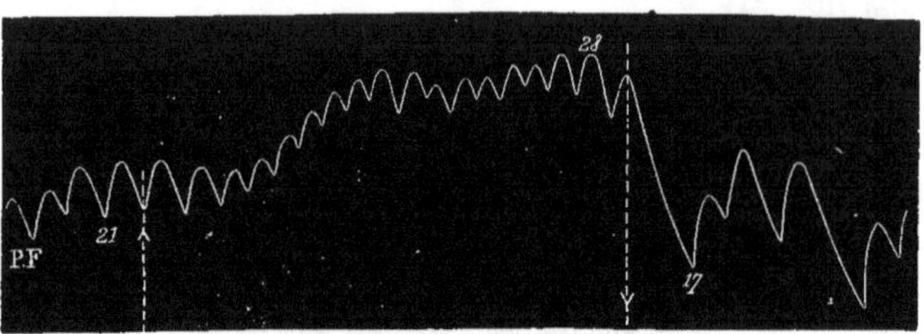

Fig. 6. — Effets de la compression simultanée des deux carotides chez le chien, avant la section des laryngés supérieurs. La compression, commencée à la flèche ascendante, produit l'accélération du cœur et l'élévation de la pression de 21 à 28 c. Hg. (Pression fémorale P F). Au moment de la décompression (flèche descendante) on observe un brusque arrêt du cœur qui fait tomber la pression à 17 c. Hg. (Manomètre élastique.)

On voit dans ce premier tracé (fig. 6) recueilli sur un chien tranquille, non anesthésié, n'ayant subi d'autre opération que l'isolement des carotides primitives sur une petite étendue, la compression simultanée des carotides provoquer une accélération notable des battements du cœur (rapport de 1 à 2) et une élévation de la pression artérielle (7 cent. Hg) ; ces phénomènes durent jusqu'à l'instant où la décompression est faite brusquement. A ce moment se produit une chute profonde

Fig. 7.
Quand l'artère est embrassée par la branche femelle (F) on fait glisser la branche mâle (M) jusqu'à aplatir complètement le vaisseau et on la fixe en faisant tourner le bouton mobile B autour et en dedans de la saillie V qui est obliquement taillée : les deux pièces V et B tournent à frottement l'une sur l'autre.

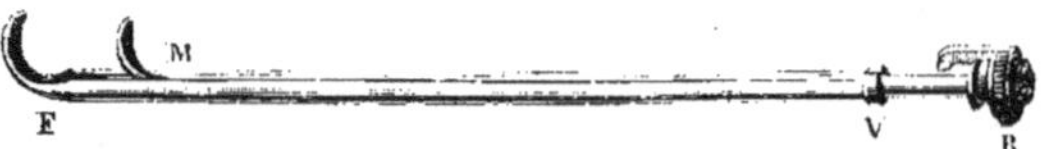

Je me sers toujours de ce compresseur, dont la longueur et le volume varient suivant la profondeur et le calibre des artères, pour oblitérer momentanément une artère, par exemple dans l'application du manomètre : les pinces dites presse-artères broient les tuniques du vaisseau, surtout chez les jeunes animaux, et souvent on voit, quand on les enlève, la tunique externe soulevée et décollée par un épanchement sanguin.

de la pression fémorale, due à une intermittence du cœur et qui persiste un certain temps à cause du ralentissement prolongé des battements du cœur.

Les deux nerfs laryngés supérieurs étant sectionnés en deçà de l'origine du laryngé externe, la double compression carotidienne, est pratiquée de nouveau et l'accélération du cœur se produit avec les mêmes caractères qu'avant la section des laryngés (fig. 8).

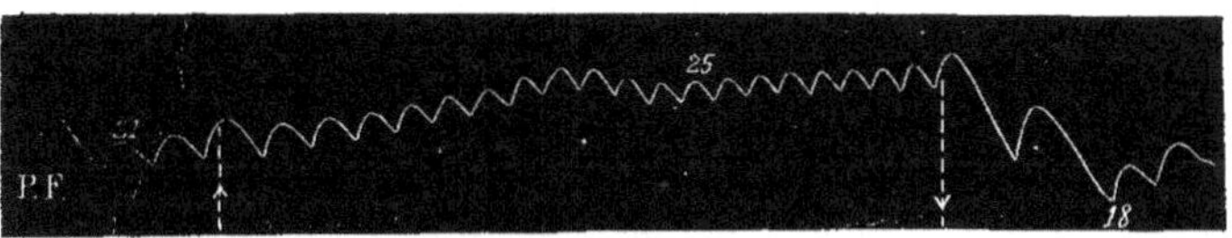

Fig. 8. — Persistance de l'accélération du cœur produite par la compression des carotides après la double section des laryngés supérieurs. — La compression, commencée à la flèche ascendante, est interrompue à la flèche descendante. (Pression fémorale P. F. Chien. (Manomètre élastique.)

En raison de cette persistance de l'effet accélérateur de la double compression carotidienne quand les deux laryngés supérieurs sont sectionnés, je crois impossible d'admettre que la transmission des influences accélératrices centrales s'effectue par les nerfs laryngés.

b. A cette première preuve du défaut de transmission de l'influence accélératrice par les nerfs laryngés, on peut en ajouter une autre tirée de l'absence d'accélération du cœur par l'excitation du bout périphérique des laryngés.

Quand on a fait la section des deux nerfs laryngés supérieurs chez le chien, entre leur origine au pneumogastrique et le point d'où s'en détache le nerf laryngé externe, les excitations indirectes, faibles ou fortes, rares ou fréquentes, de courte ou de longue durée, ne modifient en rien le rythme des battements du cœur. Nous sommes autorisés à ne point considérer comme accélérateurs des nerfs dont le bout périphérique ne détermine pas d'accélération, étant donné que d'autres nerfs, la première branche du ganglion cervical inférieur par exemple, provoquent une accélération manifeste quand on excite leur bout périphérique.

Cependant cette conclusion pourrait sembler infirmée par

certains faits que j'ai constatés moi-même et dans lesquels on voit l'excitation du bout périphérique de l'un des nerfs laryngés supérieurs être suivie d'une notable accélération des battements du cœur. Mais en étudiant les conditions de ce phénomène en apparence confirmatif de l'opinion de M. Schiff, j'ai remarqué que l'accélération du cœur apparaît à la suite de l'excitation du bout périphérique d'un nerf laryngé supérieur, *à la condition que l'autre nerf laryngé soit intact.* En effet, comme je l'ai dit tout à l'heure, l'irritation d'un nerf laryngé quand tous les deux sont sectionnés ne produit pas d'accélération.

Comment peut donc s'interpréter l'apparition de l'accélération, quand un seul nerf laryngé supérieur est sectionné, et qu'on en excite le bout périphérique? Selon toute probabilité, il s'agit là d'un phénomène indirect, dû à la sensibilité du bout périphérique du nerf excité : en effet, en même temps que se produit l'accélération du cœur, on note, tantôt quelques mouvements respiratoires précipités, tantôt une dilatation pupillaire bilatérale et passagère, toujours un resserrement des vaisseaux périphériques (réseau carotidien ou fémoral). Ces phénomènes simultanés disparaissent, comme l'accélération du cœur elle-même, quand on a sectionné le nerf laryngé supérieur du côté opposé, ou quand on a donné à l'animal une dose d'anesthésique insuffisante pour l'endormir complètement, mais suffisante pour faire disparaître la sensibilité récurrente dans le bout périphérique d'un certain nombre de nerfs (trijumeau, facial).

De ces expériences il me paraît résulter que l'accélération du cœur observée quelquefois à la suite de l'excitation du bout périphérique d'un nerf laryngé supérieur, *le nerf du côté opposé étant intact,* est la conséquence de la sensibilité récurrente du nerf excité.

Les nerfs qui transmettent au cœur l'influence accélératrice centrale provoquée par la double compression carotidienne, sont ceux qui émanent du sympathique cervico-thoracique (voy. fig. 5), c'est-à-dire les nerfs admis comme accélérateurs par la plupart des physiologistes depuis les recherches de MM. Cyon, Schmiedeberg, etc. En effet, la double compression carotidienne cesse de produire l'accélération du cœur quand on a détruit par un procédé quelconque (arrachement, broiement, galvano-puncture, cautérisation), les ganglions 1er thoracique et cervical inférieur, en laissant intacts les nerfs laryngés supérieurs.

Cette expérience fournit la contre-épreuve de celle dans laquelle l'accélération du cœur se produisait encore sous l'influence de la compression des carotides, malgré la double section des Laryngés supérieurs.

§ 2. *Durée variable de la période d'excitation latente des nerfs accélérateurs du cœur.*

Quand on fait porter les excitations directes sur des filets accélérateurs aussi dissociés que possible, par exemple sur l'un des nerfs cardiaques du ganglion cervical inférieur, première branche [Cyon] nerf cardiaque supérieur [Schmiedeberg], on observe, sur un même animal, un retard moyen de l'accélération qui reste constant pour le même nerf si le chien en expérience ne subit pas de refroidissement ni d'hémorrhagie.

Si on prend la moyenne des chiffres qui représentent le retard de l'apparition de l'accélération sur le début de l'excitation directe des nerfs accélérateurs indiqué par le signal électro-magnétique, on arrive à évaluer le retard moyen à plus d'une seconde.

Cette extrême durée de la période d'excitation latente ne peut être attribuée à la lenteur de réaction du muscle cardiaque qui répond chez les mammifères à une excitation directe avec une plus grande rapidité.

D'autre part, la petite distance qui sépare le point excité du nerf accélérateur de son appareil terminal exclut l'idée d'un retard aussi considérable dans la transmission le long du nerf, bien que les mesures directes aient montré que la transmission dans les filets du sympathique est beaucoup plus lente que dans les nerfs moteurs ordinaires (Chauveau).

C'est dans les appareils terminaux eux-mêmes que paraît résider la cause d'une aussi notable lenteur de réaction.

Ici encore les recherches de M. Bowditch et de M. Baxt,

peuvent être invoquées pour interpréter le phénomène du retard de l'accélération par rapport à l'excitation des nerfs accélérateurs.

Comme ces auteurs l'ont montré, l'excitabilité de l'appareil modérateur du cœur est beaucoup plus considérable que celle de l'appareil accélérateur ; il faut donc, quand on fait l'excitation simultanée des nerfs modérateurs et des nerfs accélérateurs, appliquer à ces derniers une excitation beaucoup plus intense qu'aux nerfs modérateurs pour voir apparaître l'accélération. Or, dans les expériences où on agit uniquement sur les nerfs accélérateurs, en laissant intacts les nerfs pneumogastriques, on comprend que l'influence accélératrice ne puisse se manifester qu'à la condition de surmonter l'influence modératrice permanente exercée sur le cœur par les nerfs pneumogastriques. Cette considération permet *à priori* d'entrevoir le raison de la longue durée du retard observé.

Quelques expériences directes me paraissent confirmer l'hypothèse que l'apparition de l'accélération n'est aussi tardive que parce que l'excitation des accélérateurs doit vaincre l'influence antagoniste des nerfs vagues :

1° Quand le rythme du cœur a été ralenti par l'action directe ou réflexe du nerf pneumogastrique, l'excitation des nerfs accélérateurs produit plus tardivement son effet que quand le rhythme du cœur est normal ;

2° Quand le cœur a été soustrait aux influences modératrices centrales par la double section des pneumogastriques, après que l'accélération immédiate déterminée par cette double section a disparu, on obtient des effets accélérateurs beaucoup plus accusés et moins tardifs qu'avant la section des pneumogastriques.

Dans tous les cas, la longue durée de l'excitation latente paraît constituer un nouveau fait de *sommation*. Il semble qu'une certaine accumulation d'excitation soit nécessaire pour donner à l'appareil accélérateur du cœur l'activité voulue pour surmonter la résistance normalement prépondérante de l'appareil modérateur.

Si en effet on applique aux nerfs accélérateurs une excitation de très courte durée, même si cette excitation est faite avec des courants induits d'une certaine intensité, on ne voit pas se produire l'effet accélérateur; au contraire, quand des excitations moins fortes, mais plus prolongées, sont envoyées aux mêmes nerfs, l'accélération se produit. Ici, par conséquent, comme dans le cas de l'irritation des nerfs pneumo-gastriques, une série d'excitations est nécessaire pour produire l'effet cardiaque.

Il est à remarquer que le retard, toujours très notable du début de l'accélération sur le début de l'excitation, varie selon un grand nombre de conditions, relatives, non-seulement au degré de fréquence préalable des battements du cœur, mais à la valeur de la pression artérielle, au chiffre actuel de la température centrale, et surtout au degré de fatigue de l'appareil accélérateur et à l'intensité des excitations. Ces causes multiples des variations du retard de l'accélération seront étudiées plus tard dans une note spéciale.

Je me bornerai à signaler, pour terminer ce qui a trait au retard de l'accélération, la différence assez paradoxale, en apparence, qui existe entre le retard de l'accélération directement provoquée par l'excitation électrique des nerfs accélérateurs, et de celle qui est produite par voie réflexe au moyen de la compression carotidienne chez les animaux, notamment chez le chien et le chat. Contrairement à ce qu'on pouvait prévoir, l'accélération réflexe se produit plus rapidement que l'accélération directe.

Voici des exemples de ces deux faits : le tracé qui montre l'accélération du cœur produite par l'excitation directe du nerf 1er accélérateur chez le chien, a été choisi comme étant

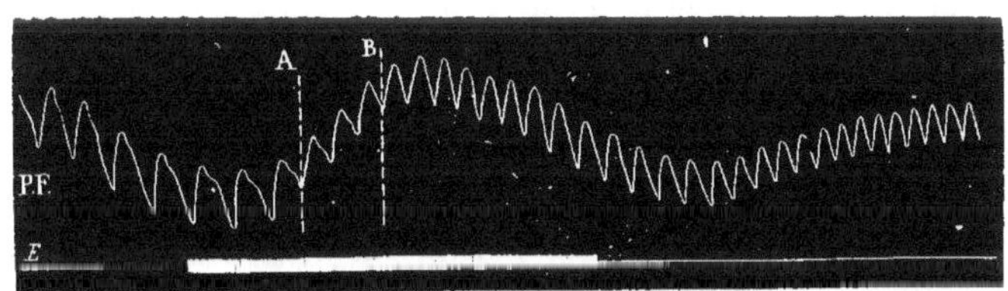

Fig. 9. — Accélération du cœur produite par l'excitation directe des nerfs accélérateurs. — Le début A de l'accélération apparaît 1 seconde 1/2 après le début de l'excitation *E*; l'accélération se renforce à partir du point B (Pression fémorale P. F.).

l'un de ceux dans lesquels le retard minimum s'est présenté.

On voit ici (fig. 9), que le premier effet de l'accélération apparaît en A; la pulsation indiquée par le trait vertical A arrive après un intervalle diastolique un peu plus court : or, il s'est écoulé jusqu'en A 1 seconde 1/2, à partir du début E de l'excitation. Encore faut-il noter que l'accélération s'accentue surtout à partir du point B.

Si nous comparons au retard de cette accélération obtenue par l'excitation directe, celui de l'accélération provoquée chez le même chien par la compression carotidienne, on voit que dans ce dernier cas l'accélération arrive beaucoup plus rapidement que dans le premier (fig. 10).

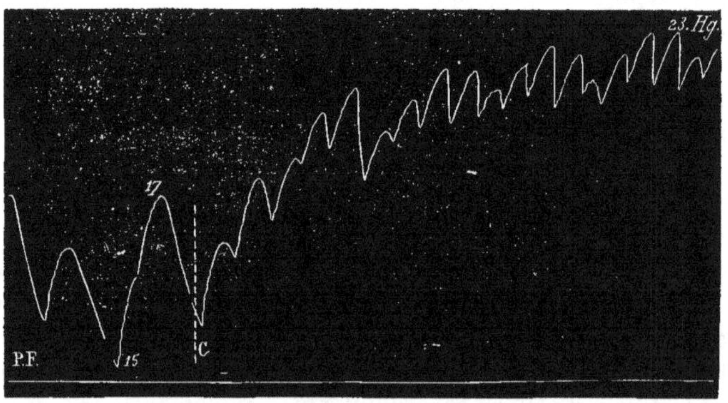

Fig. 10. — Accélération produite par voie réflexe (compression carotidienne). — La compression est faite au point C et l'accélération arrive sans retard appréciable. — La pression P. F. s'élève de 15 (minima) à 23 (maxima).

J'ai dit plus haut que la différence qui s'observe ici entre le retard de l'accélération produite par voie directe et celui de l'accélération produite par voie réflexe (anémie brusque du cerveau? Schiff-Mosso, etc.), constituait un phénomène en apparence paradoxal. Nous sommes habitués, en effet, à considérer comme beaucoup plus lentes à se produire les réactions réflexes que les réactions directement provoquées par l'excitation du bout périphérique d'un nerf. Ceci est vrai quand les excitations soit directes, soit réflexes, sont comparables. Mais quand nous agissons électriquement sur un nerf dans une première expérience et que nous provoquons dans un second essai l'activité du même appareil nerveux par une excitation centrale toute différente, une perturbation brusque de la circulation artérielle, nous ne sommes plus en droit de comparer l'effet obtenu par l'excitation directe, avec l'effet obtenu par l'excitation réflexe. Le fait d'un retard de l'accélération du cœur moins prolongé quand on comprime les carotides, que quand on excite le bout périphérique d'un nerf cardiaque accélérateur (la première branche accélératrice dans le cas cité plus haut), n'a donc pas en réalité le caractère paradoxal qu'il présente à première vue.

§ 3. *Comparaison de l'excitabilité des nerfs accélérateurs à droite et à gauche.*

On a signalé, il y a quelques années (Masouin (1), Arloing et Tripier (2), etc.), une différence d'action sur le cœur entre le pneumogastrique droit et le pneumogastrique gauche : le pneumogastrique droit posséderait une influence d'arrêt plus marquée que le gauche, à égale intensité des excitations de son bout périphérique. Ce fait, indiqué chez les mammifères, a été vérifié sur la grenouille par Tarchanoff (3). Il avait été depuis longtemps signalé chez la tortue terrestre par S. Mayer.

J'ai cherché si une pareille différence existait pour les nerfs accélérateurs du cœur chez le chien : dans un grand nombre d'essais comparatifs, je ne l'ai point rencontrée; deux fois seulement j'ai nettement constaté que le nerf cardiaque supérieur du ganglion cervical inférieur droit produisait une accélération plus manifeste que le nerf symétrique du côté gauche.

Voici deux tracés recueillis sur le même animal qui montrent cette différence :

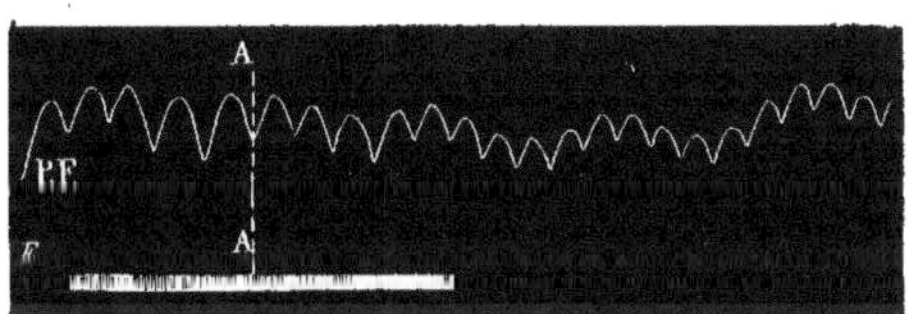

Fig. 11. — Accélération du cœur produite, chez un chien, par l'excitation du *premier ner accélérateur du côté droit* (P. F. pression fémorale. — *E* début de l'excitation. — AA débu de l'accélération.

(1) Masouin, *Comptes-rendus* Acad. roy. méd. Belgique, 1872.
(2) Arloing et Tripier, *Archives de physiologie*, 1872.
(3) Tarchanoff, *Comptes rendus* du laboratoire de M. Marey, t. II, 1876.

Ces deux excitations ont été faites successivement, la seconde, celle du côté gauche, après que le nombre des battements du cœur augmenté par l'excitation du nerf cardiaque du côté droit fut revenu à sa valeur initiale.

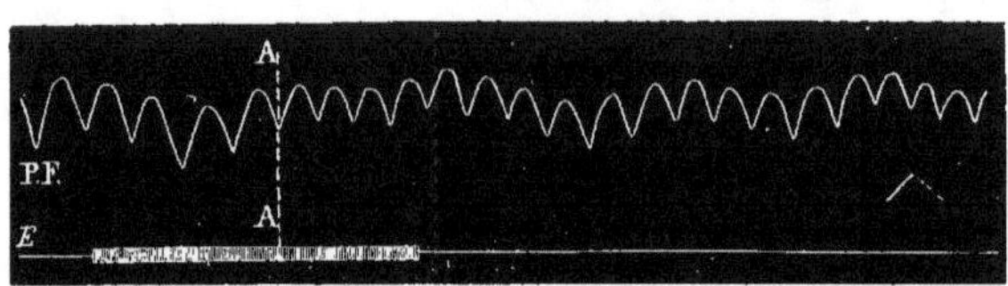

Fig. 12. — Accélération produite chez le même chien par l'excitation du premier nerf accélérateur du côté gauche ; l'accélération est moins marquée que dans le cas de la figure 10. (P. F. pression fémorale. *E* début de l'excitation. AA début de l'accélération.)

La prédominance d'action du nerf cardiaque supérieur droit est peu considérable ; elle est cependant représentée par le rapport de $\frac{1}{5}$. Elle était moins accusée encore dans l'autre expérience où elle a été constatée.

Mais ces deux faits ne suffisent pas pour faire admettre entre les nerfs accélérateurs du côté droit et ceux du côté gauche, une différence d'action essentielle ; en effet, la répartition des nerfs accélérateurs d'un côté entre les différentes branches qui les amènent au cœur, est tout à fait irrégulière. Schmiedeberg, dans son mémoire sur l'innervation du cœur, a insisté sur l'inégalité fonctionnelle des différents nerfs cardiaques du même côté. Il se peut donc que, dans les deux expériences où j'ai constaté l'action prédominante du premier nerf accélérateur du côté droit, ce nerf n'ait dû son influence plus marquée qu'à la présence d'un plus grand nombre de filets accélérateurs.

§ 4. *Effets de l'excitation successive des nerfs accélérateurs symétriques à droite et à gauche.*

En poursuivant la comparaison entre les nerfs accélérateurs et les nerfs modérateurs du cœur, j'ai voulu savoir si l'excitation d'un nerf cardiaque accélérateur d'un côté, augmentait ou non l'effet produit par l'excitation du nerf accélérateur du côté opposé. Comme l'a montré Tarchanoff (*loc. cit.*), l'excitation du bout périphérique d'un pneumogastrique ne prolonge pas l'arrêt du cœur déterminé par l'excitation de l'autre, chez les mammifères.

On devait se demander, en répétant ces expériences sur les nerfs accélérateurs symétriques à droite et à gauche, 1° si l'effet accélérateur déterminé par les nerfs d'un côté était augmenté au point de vue de la *fréquence* des battements; 2° si le même effet accélérateur, exagéré ou non au point de vue de la fréquence, était *prolongé* quand on ajoutait l'excitation du second nerf à celle du premier.

Ces recherches étaient en réalité beaucoup plus complexes qu'il ne m'avait semblé tout d'abord. En effet, quand on a provoqué une accélération *maxima* par l'excitation des nerfs d'un côté, celle des nerfs du côté opposé n'ajoutant rien à la fréquence des battements, le résultat négatif n'était pas concluant: on sait que l'excitation des nerfs accélérateurs reste sans effet quand le cœur a déjà atteint son maximum de fréquence. Il fallait donc obtenir avec l'excitation du premier nerf une accélération moyenne, notablement inférieure au maximum, pour pouvoir juger de l'effet positif ou négatif de l'excitation du second.

Dans ce but, voici comment j'ai procédé : le nerf cardiaque supérieur de chaque côté était préparé sur un chien légèrement curarisé, n'ayant pas subi d'abaissement de température; les deux nerfs étaient sectionnés au même moment et mis en même temps en rapport avec les électrodes d'une bobine induite. Sur le trajet des fils, un commutateur était disposé de façon à ce que le nerf de droite reçut le premier les excitations, celui de gauche n'entrant dans le circuit qu'au moment où on faisait fonctionner le commutateur.

Dans une première expérience, j'envoyais à l'un des deux nerfs des excitations induites assez intenses et fréquentes, et j'observais l'effet accélérateur obtenu. Un peu plus tard, dix minutes après environ, le même nerf était soumis à des excitations plus fortes : si l'accélération du cœur produite dans ce second essai se montrait plus grande que la première fois, le degré d'accélération observé à la suite de la première excitation ne représentait pas le maximum de fréquence que pouvait atteindre le cœur sous l'influence de ses nerfs accélérateurs. Par conséquent en diminuant encore l'intensité de l'excitation, je devais n'obtenir que l'accélération moyenne que je cherchais.

Ce premier point étant déterminé, on excitait d'abord le nerf cardiaque supérieur du côté droit, et, dans une série d'essais consécutifs, on excitait le nerf cardiaque supérieur du côté gauche, à des instants différents par rapport au moment de l'excitation du premier nerf, mais toujours pendant la phase d'accélération produite par le premier. Dans ces conditions, *l'excitation du second nerf n'a jamais augmenté la fréquence des battements du cœur provoqués par l'excitation du premier.*

Voici l'un des tracés obtenus dans ces expériences (fig. 13) :

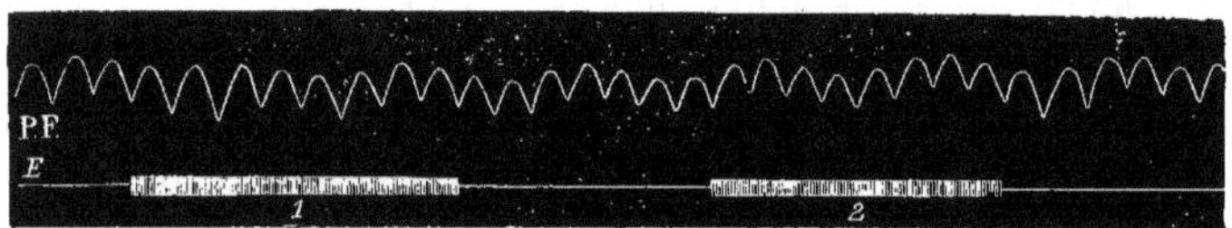

Fig. 13. — L'excitation 2 appliquée au nerf accélérateur de gauche, pendant que se produit l'effet déterminé par l'excitation 1 appliquée au nerf accélérateur du côté droit, n'augmente pas l'accélération.

Le second point à rechercher dans les effets cardiaques de l'excitation successive des nerfs accélérateurs du côté droit et du côté gauche, était le même que s'étaient proposé les physiologistes qui ont fait l'excitation successive des deux pneumogastriques. L'effet de l'excitation de l'un des deux nerfs, est-il *prolongé* par l'excitation de l'autre?

Ici encore l'expérience a répondu négativement.

Ayant obtenu par l'excitation du premier nerf accélérateur du côté droit une accélération moyenne d'une durée déterminée, j'ai, dans une seconde expérience, excité successivement les deux nerfs symétriques à droite et à gauche, avec la même intensité d'excitation et la même fréquence : l'accélération du cœur n'a pas augmenté, comme l'a déjà montré le tracé 12, et la durée du phénomène n'a point été prolongée.

Le tracé suivant (fig. 14) qui présente un type de ce genre d'expériences (excitations successives), est identique à celui qu'on obtenait en excitant un seul nerf cardiaque avec les mêmes courants induits.

Je crois donc pouvoir conclure que *quand on a obtenu, en excitant l'un des nerfs accélérateurs, une augmentation de fréquence d'une valeur et d'une durée déterminées, on n'ajoute rien au nombre de battements et on ne prolonge pas la durée de l'accélération, en transportant sans retard au nerf cardiaque symétrique du côté opposé, les mêmes excitations qui avaient été appliquées au premier nerf.*

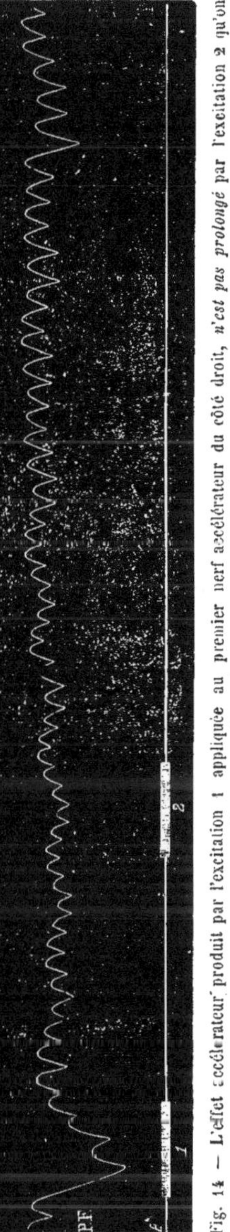

Fig. 14 — L'effet accélérateur produit par l'excitation 1 appliquée au premier nerf accélérateur du côté droit, *n'est pas prolongé* par l'excitation 2 qu'on applique au nerf accélérateur symétrique du côté gauche.

Il semble logique de conclure en outre des expériences précédentes, que les appareils accélérateurs cardiaques, en rapport avec les nerfs d'un côté, ne sont pas fonctionnellement distincts des appareils terminaux en rapport avec les nerfs du côté opposé : en effet l'action d'un nerf accélérateur du côté droit par exemple, n'est pas augmentée par l'action du nerf symétrique du côté gauche, à la condition qu'on excite successivement les deux nerfs avec des courants de même intensité.

§ 5. *Effets des excitations successives du même nerf accélérateur.*

L'application au segment périphérique d'un même nerf accélérateur de deux séries d'excitations successives, ayant la même intensité et la même durée, n'ajoute rien à l'effet accélérateur produit par l'application d'une seule série d'excitations. Comme dans le cas d'excitations successives de deux nerfs accélérateurs symétriques à droite et à gauche, il faut, pour constater ce défaut d'addition dans les effets, que la seconde série d'excitations soit appliquée au nerf pendant que se produit l'effet accélérateur déterminé par la première. Si on attend trop longtemps, si, par exemple, on laisse passer la phase initiale de l'accélération primitive et qu'on excite avec la seconde série pendant que décroit l'effet de la première, on obtient au contraire une nouvelle accélération : ici il s'agit en réalité de deux expériences distinctes et non plus de deux excitations consécutives.

Mais, quand la seconde série d'excitations arrive au même nerf accélérateur à un instant quelconque de l'accélération produite par la première série d'excitations, on ne voit pas modifié l'effet qu'aurait produit cette première série toute seule.

Par conséquent *l'appareil accélérateur du cœur réagit à une intensité d'excitation donnée par une accélération déterminée, qui ne peut être augmentée par l'intervention d'une nouvelle cause d'excitation survenant à un moment quelconque de l'accélération.*

§ 6. *Combinaison des influences accélératrices indirectes et des influences modératrices réflexes.*

Les recherches de M. Bowditch et celles de M. Baxt ont montré la prédominance d'action des nerfs modérateurs du cœur sur les nerfs accélérateurs. On peut étendre aux influences modératrices reflexes, la prééminence que ces physiologistes ont établie pour les influences modératrices directes.

C'est ce qui résulte d'un assez grand nombre d'expériences comparatives que j'ai faites sur le chien, en combinant l'effet accélérateur indirect de la compression carotidienne, avec l'effet modérateur réflexe de l'excitation centripète d'un pneumogastrique ou d'un laryngé supérieur.

Dans tous les cas (1) l'excitation du bout central d'un nerf

(1) Le ralentissement ou l'arrêt réflexe du cœur sous l'influence de l'exci-

laryngé supérieur produit, à égale intensité des excitations employées, un effet modérateur réflexe beaucoup plus énergique que l'excitation du bout central d'un pneumogastrique sectionné à la partie moyenne du cou (1).

Il est donc, *à priori*, plus difficile d'arriver à compenser par l'effet accélérateur de la double compression carotidienne, l'effet modérateur réflexe produit par l'excitation du bout central d'un laryngé supérieur.

C'est en effet ce qui ressort des expériences dont je vais indiquer sommairement les résultats avec quelques exemples à l'appui.

1° La compression des deux carotides faite sans excitation simultanée d'un nerf laryngé ou d'un pneumogastrique (bout central) fournit chez un animal donné l'effet suivant après la section du laryngé supérieur droit (fig. 15).

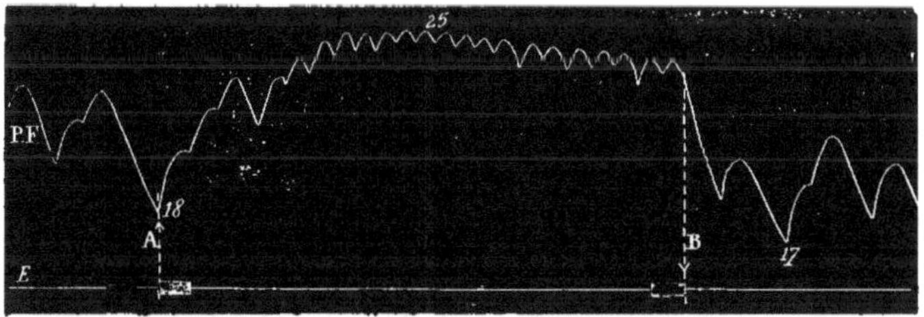

Fig. 15. — Accélération du cœur produite par la double compression carotidienne : la compression commence en A et cesse en B. On voit le cœur s'accélérer dans le rapport de 1 à 2 et la pression fémorale P. F. s'élever de 18 à 25 (Manomètre élastique. Chien).

Dans ce cas la double compression carotidienne faite avec les précautions ordinaires, sans tiraillement, avec le compresseur décrit précédemment (fig. 7) et pendant le temps

tation du bout central d'un pneumogastrique, l'autre pneumogastrique étant intact, ou du bout central d'un laryngé supérieur, les deux pneumogastriques étant intacts, se produit à coup sûr chez le chien, quand l'animal ne réagit pas par des mouvements généraux : une demi anesthésie par l'éther met ces réflexes cardiaques en évidence quand on ne les a pas obtenus l'animal étant sensible et réagissant violemment (V. François-Franck. *Comptes-rendus* Acad. des sciences, 5 mai 1879).

(1) *Voyez* pour l'étude de ces réactions et la discussion de leurs différences suivant qu'elles sont produites par l'excitation centripète d'un laryngé supérieur ou par celle d'un pneumogastrique, le mémoire consacré dans ce volume à l'analyse des réflexes cardiaques et vasculaires du pneumogastrique.

A B (8 secondes) produit une accélération du cœur de 1 sur 2, et une élévation de pression de 7 c. Hg.

2° L'excitation faible du bout central du laryngé supérieur droit, sans compression carotidienne, provoque un ralentissement du cœur et une chute de pression représentée dans le tracé suivant (fig. 16).

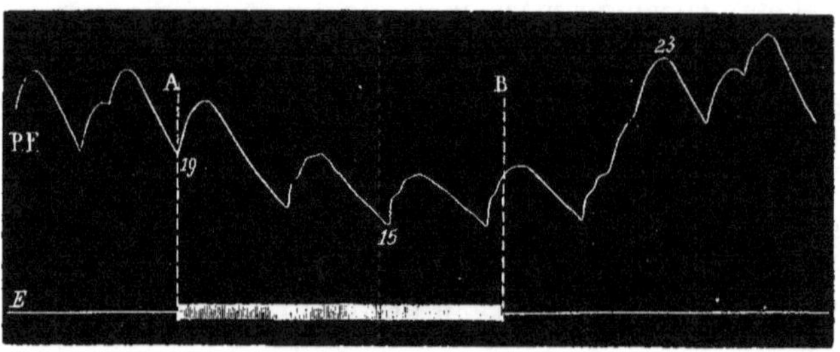

Fig. 16. — Ralentissement du cœur produit chez le même animal qui a fourni le tracé n° 15, par l'excitation du bout central du laryngé supérieur. L'excitation indiquée sur la ligne du signal électrique *E*, ralentit le cœur par voie réflexe, les deux pneumogastriques étant intacts; la pression (P. F. pression fémorale) tombe de 19 à 15 c. Hg. (Chien. Manomètre élastique.)

Les résultats de la compression carotidienne (fig. 15) et de l'excitation du bout central du laryngé supérieur (fig. 16) sont, comme on le voit, opposables l'une à l'autre, en ce sens que dans le premier cas, nous avons une augmentation de fréquence des battements dans le rapport de 1 à 2 et dans le second un ralentissement dans le même rapport. Il semble donc logique de supposer que ces deux influences, qui agissent en sens inverse sur le rhythme des battements du cœur, chacune avec une énergie en apparence égale, doivent se neutraliser mutuellement, si on les fait intervenir simultanément. Or, il n'en est rien, et en opposant comme nous l'allons voir, la compression carotidienne qui tend à accélérer le cœur, à l'excitation du laryngé supérieur qui tend à le ralentir, nous n'obtenons pas l'interférence qu'on pouvait attendre.

Dans cette expérience l'effet accélérateur de la compression carotidienne, loin de compenser l'effet modérateur de l'excitation centripète du laryngé supérieur, a été supprimé par lui :

on voit que pendant la première partie du tracé de la figure 17, la pression artérielle tombe de 19 à 14 C, Hg à cause du grand ralentissement du cœur provoqué par l'excitation du bout central du laryngé supérieur, et malgré la compression simultanée des deux carotides. Par conséquent, l'influence modératrice l'emporte ici sur l'influence accélératrice, au point d'en supprimer complètement la manifestation. On peut noter même que le ralentissement des battements du cœur est tout aussi considérable que si l'excitation du bout central du laryngé supérieur avait été faite toute seule, sans que les carotides fussent en même temps comprimées.

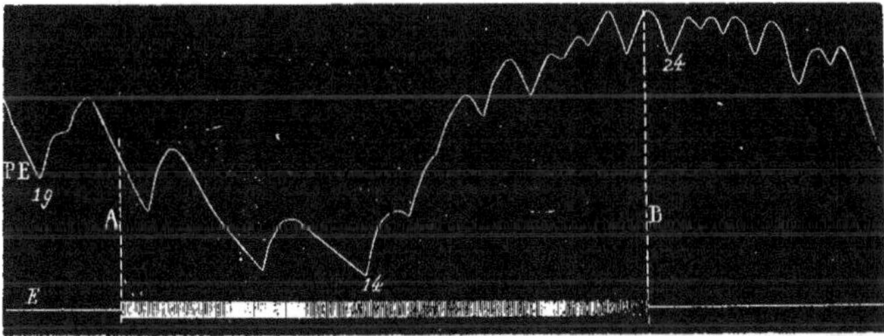

Fig. 17. — Effets combinés de l'excitation centripète du laryngé supérieur qui produit le ralentissement du cœur (fig. 16) et de la double compression carotidienne qui en détermine l'accélération (fig. 15). — On voit que la compression carotidienne, faite dès le début de l'excitation du laryngé, en A, n'empêche pas le cœur de se ralentir par voie réflexe et la pression de tomber de 19 à 14. L'effet accélérateur n'apparaît que plus tard et se maintient.

Mais pendant que dure encore l'excitation du laryngé supérieur, l'effet de la compression carotidienne commence à se manifester, très tardivement sans doute, mais d'une façon évidente cependant, car en l'absence de compression des carotides l'effet modérateur réflexe eut continué à se produire.

On arrive, en atténuant graduellement les excitations du bout central du laryngé supérieur, à rendre peu à peu plus sensibles les effets de la compression des carotides. Mais pour obtenir l'interférence complète, il faut diminuer l'intensité des excitations centripètes du laryngé, au point de ne plus obte- qu'un effet modérateur très peu accusé.

C'est ainsi que, dans la même série d'expériences, les excitations induites du bout central du laryngé supérieur ont été successivement réduites de 10 à 1 (condensateur, unité Faraday) pour obtenir, non point la prédominance des effets accélérateurs, ce qui n'a été constaté dans aucun cas, mais la conservation du rythme initial des battements, quand on faisait en même temps que l'excitation du bout central du nerf, la double compression carotidienne.

Voici deux tracés qui montrent le premier (fig. 18) à quel degré l'effet modérateur a dû être atténué, le second (fig. 19) l'interférence des effets modérateurs et des effets accélérateurs.

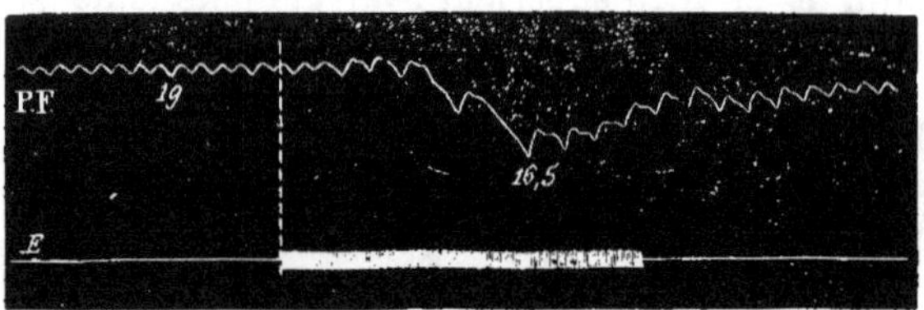

Fig. 18. — Effet modérateur réflexe peu accusé, obtenu en excitant le bout central du laryngé supérieur avec des décharges très faibles de condensateur, l'animal étant éthérisé. (P. F. pression fémorale.) Chute de pression de 19 à 16,5 Hg.

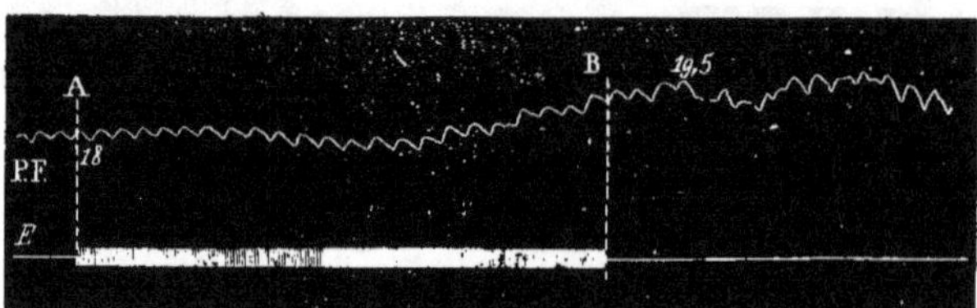

Fig. 19. — Effets combinés de l'excitation du bout central du laryngé supérieur et de la double compression carotidienne ; on voit que l'effet modérateur observé quand le laryngé supérieur était seul excité (fig. 18), ne se produit pas à cause de l'influence antagoniste de la double compression carotidienne. Ces deux influences modératrices et accélératrices se neutralisent, il y a interférence. (La compression carotidienne commence en A comme l'excitation et finit avec elle au point B.)

Encore faut-il noter qu'on n'a pu arriver à obtenir une atténuation des effets modérateurs réflexes assez considérable pour que la double compression carotidienne put les contrebalancer, qu'en diminuant notablement l'excitabilité des appareils modérateurs du cœur par une assez forte dose d'éther.

On obtient moins difficilement l'interférence entre les effets accélérateurs de la double compression carotidienne et les effets modérateurs de l'excitation du bout central d'un pneumogastrique, le pneumogastrique du côté opposé étant intact : cette différence tient sans doute à ce que les effets cardiaques de l'excitation du bout central d'un pneumogastrique sont beaucoup moins intenses que ceux de l'excitation du bout central d'un laryngé.

Les tracés suivants montrent la disparition du ralentissement, quand on comprime les carotides en même temps qu'on fait l'excitation du bout central du pneumogastrique (fig. 21).

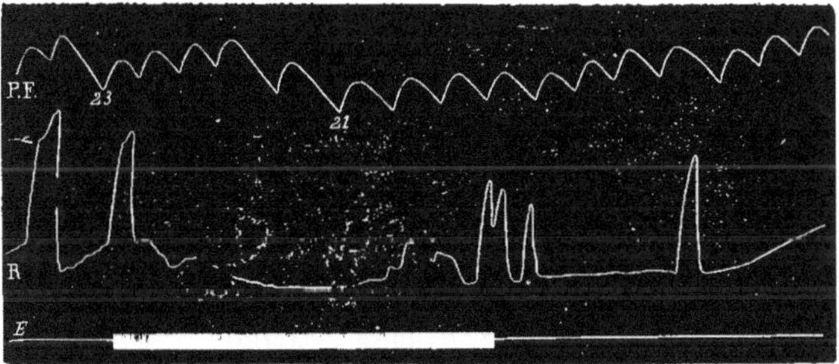

Fig. 20. — Effets cardiaques modérateurs obtenus par voie réflexe au moyen de l'excitation centripète du pneumogastrique. Ces effets sont peu accusés : le ralentissement du cœur fait tomber la pression fémorale P. F. de 23 Hg. à 21.
On observe en même temps l'effet respiratoire (arrêt en expiration) produit par l'excitation du bout central du pneumogastrique.

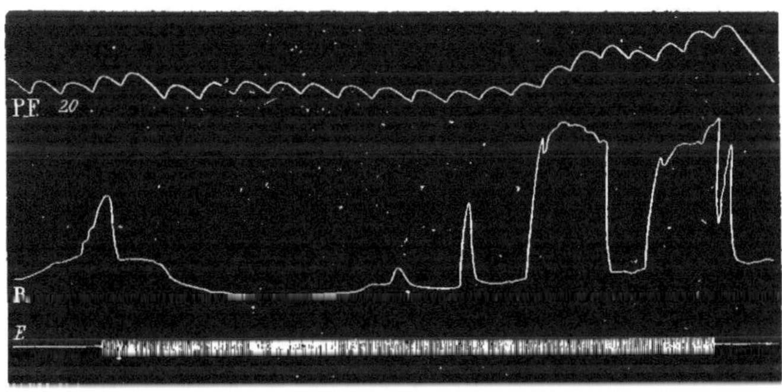

Fig. 21. — Interférence obtenue entre les effets modérateurs réflexes et les effets accélérateurs indirects : on comprime les deux carotides pendant qu'on fait l'excitation (ligne (E), du bout central du pneumogastrique. Le ralentissement du cœur qui s'observait (fig. 20) quand on faisait seulement l'excitation du pneumogastrique a disparu : les deux influences antagonistes se neutralisent.

On pourrait insister longuement sur les détails de ces recherches; mais le seul point qu'il y ait intérêt à établir ici, c'est que les effets modérateurs réflexes de l'excitation centripète du laryngé supérieur, sont très difficilement compensés par les effets accélérateurs indirects de la double compression carotidienne.

Ceci est tout à fait d'accord avec le résultat essentiel des expériences de M. Bowditch et de M. Baxt sur la combinaison des effets de l'excitation centrifuge des nerfs modérateurs et des nerfs accélérateurs du cœur; ces expériences avaient montré que dans l'excitation simultanée de ces deux ordres de nerfs il faut diminuer considérablement l'excitation des nerfs modérateurs pour ne pas annihiler l'effet de l'excitation des accélérateurs.

Tous ces faits amènent à cette conclusion genérale que *quand une influence agit par voie réflexe sur les appareils centraux d'innervation du cœur, elle a plus de tendance à produire un ralentissement qu'une accélération des battements si les appareils modérateurs jouissent de leur excitabilité normale.*

Dans un certain nombre de cas, cependant, les conditions mêmes de l'expérience atténuent les influences modératrices, au point de les rendre faciles à surmonter par une influence accélératrice simultanée ; c'est ce qui s'observe par exemple chez les animaux curarisés à une certaine période : on voit alors les excitations violentes des nerfs sensibles, produire une accélération des battements du cœur au lieu du ralentissement qui eut été déterminé dans les conditions normales. Les anesthésiques à dose suffisante agissent dans le même sens : j'aurai l'occasion d'étudier ces différents agents modificateurs de l'excitabilité des appareils modérateurs du cœur, dans le travail consacré à l'analyse des effets produits par l'excitation du bout central du pneumogastrique.

RÉSUMÉ ET CONCLUSIONS.

I. Le passage d'un certain nombre de nerfs accélérateurs du cœur par les nerfs laryngés supérieurs, l'anastomose de Galien, le récurrent, etc., *(Schiff)* n'a point été constaté dans les expériences suivantes :

1° La compression simple ou double des carotides chez le chien et le chat, faite à l'aide d'un compresseur spécial, sans tiraillement des parties voisines, produit l'accélération du cœur, que les laryngés supérieurs soient intacts ou coupés.

2° L'excitation du bout périphérique d'un nerf laryngé supérieur ne produit pas l'accélération du cœur, quand le laryngé supérieur du côté opposé a été sectionné.

3° L'accélération du cœur qui s'observe quelquefois quand on excite le bout périphérique d'un nerf laryngé supérieur, le nerf symétrique étant intact n'est point un effet direct de l'excitation du nerf ; elle peut être considérée comme le résultat d'une irritation des filets sensibles du laryngé supérieur du côté opposé, uni par la sensibilité récurrente au bout périphérique du nerf excité : cette accélération disparaît en effet sous l'influence d'une anesthésie suffisante pour faire disparaître la sensibilité récurrente ; elle cesse plus sûrement encore de se produire quand le nerf laryngé supérieur du côté opposé au nerf excité a été sectionné.

4° Les nerfs qui transmettent au cœur l'influence accélératrice centrale provoquée par la compression carotidienne, sont ceux qui émanent du sympathique cervico-thoracique, et non les nerfs laryngés supérieurs. En effet, quand on a détruit, par un procédé quelconque, les ganglions 1er thoracique et cervical inférieur, en laissant intacts les nerfs laryngés, la compression carotidienne cesse de produire l'accélération du cœur.

II. *Durée de la période d'excitation latente des nerfs accélérateurs du cœur.*

Le retard du début de l'accélération du cœur sur le début de l'excitation d'un nerf accélérateur du cœur (filets cardiaques du ganglion cervical inférieur) est toujours très notable il dépasse 1 seconde 1/2 au minimum.

Cette longue durée de la période d'excitation latente ne dépend ni du muscle cardiaque qui réagit plus vite aux excitations directes, ni du conducteur nerveux excité dont la faible longueur exclut un retard aussi considérable : c'est seulement dans les appareils terminaux intra-cardiaques des nerfs accélérateurs que peut résider la cause de ce retard. Ce phénomène peut être interprété en tenant compte des résultats des recherches de M. Bowditch et de M. Baxt, qui ont montré la prédominance d'action des nerfs modérateurs sur les nerfs accélérateurs du cœur : l'influence accélératrice provoquée ne se manifesterait qu'après avoir surmonté l'influence modératrice permanente qu'exercent les pneumogastriques sur le cœur. Cette hypothèse semble confirmée par les deux faits suivants : le retard de l'accélération s'exagère quand le cœur a été ralenti par l'excitation directe ou réflexe du pneumogastrique ; le retard de l'accélération diminue au contraire quand on opère sur un animal dont les deux pneumogastriques ont été coupés, et après que l'accélération immédiate produite par cette double section a disparu.

La durée de la période d'excitation latente des nerfs accélérateurs du cœur varie d'un animal à l'autre et chez le même animal, suivant un grand nombre de conditions : elle s'exagère par le refroidissement, par l'hémorrhagie, sous l'influence de l'anesthésie prolongée,de la curarisation complète ; elle est moindre quand la température est élevée, quand la pression artérielle se maintient à une certaine hauteur manométrique, etc.

III et IV. *Comparaison des nerfs accélérateurs symétriques à droite et à gauche.*

La différence d'activité signalée entre les nerfs modérateurs à droite et à gauche, ne se retrouve pas pour les nerfs accélérateurs symétriques de chaque côté.

L'excitation d'un nerf cardiaque accélérateur n'augmente pas l'effet produit par l'excitation du nerf accélérateur symétrique du côté opposé : *la fréquence* des battements du cœur n'est pas exagérée par l'excitation du second nerf, et *la durée totale* de l'accélération n'augmente pas.

Quand on excite *simultanément* deux nerfs accélérateurs symétriques, on ne produit pas une accélération plus grande que celle qui résultait de la même excitation appliquée à un seul des deux nerfs.

Il semble résulter de ces remarques sur les excitations successives et simultanées des nerfs accélérateurs symétriques du côté droit et du côté gauche, que l'appareil terminal intra-cardiaque est commun aux nerfs des deux côtés.

V. *Excitations successives d'un seul nerf accélérateur.*

On n'ajoute rien à l'effet produit par une première excitation d'un nerf accélérateur en appliquant au même nerf une seconde série d'excitations de même intensité pendant la période d'accélération provoquée. Ce fait paraît montrer que l'appareil accélérateur terminal devient réfractaire à une nouvelle influence excitante quand il est en état d'activité.

VI. *Combinaison des influences accélératrices indirectes et des influences modératrices réflexes.*

On peut étendre aux influences modératrices réflexes la prédominance d'action que M. Bowditch et M. Baxt ont établie pour les influences modératrices directes sur les influences accélératrices.

Si, en effet, on obtient d'une part chez un animal légèrement curarisé ou à demi anesthésié, une accélération du cœur de 1/3 par la compression carotidienne, et d'autre part un ralentissement de 1/3 par l'excitation faible du bout central du nerf laryngé supérieur, ces deux effets inverses, de même valeur et opposables en apparence, ne sont pas supprimés l'un par l'autre quand on les produit simultanément. L'influence modératrice réflexe prédomine sur l'effet accélérateur de la compression carotidienne faite en même temps que l'excitation du laryngé supérieur ; malgré cette compression, le ralentissement du cœur se produit comme en l'absence de compression des carotides. Il faut, pour arriver à l'interférence complète, réduire l'excitation du bout central du laryngé supérieur au point de ne plus obtenir qu'un ralentissement réflexe insignifiant. Dans ces conditions, la compression carotidienne, faite en même temps que l'excitation du bout central du laryngé supérieur, supprime l'effet modérateur, sans produire cependant l'accélération ; le rythme du cœur n'est pas modifié : l'interférence des deux influences antagonistes est parfaite.

Dans certains cas, on observe au contraire la prédominance des influences accélératrices ; mais il faut alors qu'on ait fait intervenir une condition artificielle qui atténue l'influence modératrice normalement prépondérante. Par exemple, chez un animal profondément curarisé ou chloroformé, dont les pneumogastriques ont perdu presque complétement leur excitabilité, l'excitation du bout central d'un nerf sensible peut provoquer l'accélération du cœur au lieu du ralentissement qui en aurait été normalement la conséquence. C'est ce qui s'observe facilement chez le lapin dont le cœur se ralentit considérablement sous l'influence des excitations nasales et laryngées avec des vapeurs irritantes quand l'animal est normal, et qui présente au contraire une accélération souvent très notable des battements du cœur, s'il est fortement curarisé.

Les réactions réflexes qui s'observent du côté du cœur peuvent donc être de sens inverse, suivant que l'animal en expérience est normal ou a été soumis à une intoxication : la substance employée, curare, chloroforme, chloral, atropine, etc., rend passagèrement prédominants les réflexes accélérateurs qui, dans les conditions ordinaires, sont masqués par les réflexes cardiaques modérateurs.

III

ÉTUDE SUR L'EXCITATION LATENTE DU MUSCLE CHEZ LA GRENOUILLE ET CHEZ L'HOMME A L'ÉTAT SAIN ET A L'ÉTAT PATHOLOGIQUE (1).

Par le Dr MAURICE MENDELSSOHN (de Varsovie).

HISTORIQUE.

Helmholtz (2), en entreprenant de mesurer la vitesse de l'agent nerveux, a trouvé que la contraction d'un muscle excité directement retarde sur le moment de son excitation d'un certain temps. — Ce temps qui s'écoule entre le moment où le muscle est excité directement et le moment où il entre en action a été appelé par *Helmholtz* période *d'excitation latente* (temps perdu) du muscle. L'éminent physiologiste a mesuré ce temps par une méthode qui fut conçue par *du Bois-Reymond*, et il a trouvé que cette période est environ de 0,01 de seconde.

L'existence de cette période latente du muscle a été depuis constatée par plusieurs physiologistes, qui, faisant des recher-

(1) Les résultats de ces recherches ont été communiqués à l'Académie des sciences le 11 août 1879. V. *Comptes rendus*, t. LXXXIX, p. 367.

(2) *Helmholtz*. Arch. f. Anat. u. physiol. 1850, p. 276; 1852, p. 199.

ches sur les muscles et surtout sur la vitesse de propagation de la contraction musculaire, devaient se rendre compte de la période latente des muscles. *Du Bois-Reymond* (1) ayant introduit quelques améliorations très importantes dans la méthode si délicate employée pour mesurer la vitesse de l'agent nerveux, a facilité les moyens de mesurer exactement la période d'excitation latente.

Après les travaux de *Wundt* (2), *Harless* (3), *Bezold* (4) et *Fick* (5), *Aeby* (6) dans ses recherches si ingénieuses sur la vitesse de la propagation de l'onde musculaire, détermina aussi la période d'excitation latente, dont *Place* (7) évalua plus tard la durée à 0,004 de seconde seulement. — *Valentin* (8) a signalé la diminution du temps perdu quand on augmente l'intensité de l'excitation électrique.

M. *Marey* (9), étudiant par ses procédés perfectionnés les divers changements de la courbe musculaire, n'a pas seulement constaté l'existence de la période latente et sa durée d'environ 0,01 de seconde, mais il a trouvé aussi que cette durée varie suivant les changements d'amplitude de la courbe musculaire et augmente quand la secousse devient faible.

Lamansky (10) a calculé la vitesse de l'agent nerveux (selon la loi de Pflüger), en excitant successivement une même portion de nerf par un courant ascendant, puis par un courant descendant et en établissant la différence des périodes d'excitation latente constatées dans les deux cas.

Toutes les recherches de ces physiologistes ont été faites sur les muscles striés longs, le plus souvent sur le gastrocnémien et sur l'adducteur de la grenouille.

(1) *Du Bois-Reymond*. Revue des cours scientifiques, nº 3. 1866. — Gesam. Abhan. 1877.

(2) *Wundt*. Müller's Archiv. 1859.

(3) *Harless*. Gelehrte Anzeigen der Bayer. Akad. der Wissensch. XLIX. 1859.

(4) *V. Bezold*. Untersuch. über die electr. Erregung der nerven und muskeln. Leipzig. 1861.

(5) *Fick*. Vierteljahrschrift der naturforsch. Gesellschaft in Zürich, 1862, p. 307.

(6) *Aeby*. Untersuchungen über die Fortpflanzungsgeschwindigkeit der Reizung in der quergestreif. muskelfaser. Braunschweig. 1862.

(7) *Place*. Nederl. arch. v. Genees. en naturk. III. 1867.

(8) *Valentin*. Die zuckungsgesetre des lebenden nerven und muskels 1863. Leipzig. — Arch. f. d. ges. phys. IV, p. 117. 1871.

(9) *Marey*. Du mouvement dans les fonctions de la vie. 1868.

(10) *Lamansky*. Stud. des physiol. Instit. zu Breslau IV, p. 220. 1868.

Volkmann (1), étudiant les effets de la fatigue musculaire, détermina son influence sur la durée de l'excitation latente des muscles. Ses chiffres dépassent beaucoup 0,01 de seconde.

Engelmann (2) a choisi pour ses recherches myophysiologiques le muscle lisse de l'uretère après avoir démontré antérieurement (3) que la membrane musculaire de l'uretère s'adapte le mieux à ce genre d'expériences, car elle se comporte comme un seul grand faisceau musculaire dépourvu de nerfs moteurs, où l'excitation passe d'une cellule musculaire (lisse) à l'autre, sans éprouver d'obstacle à son passage dans la sarcolemme ni dans les espaces intramusculaires. Ce physiologiste a étudié l'influence des courants constants et induits, de la clôture, de l'ouverture, et aussi de l'intensité du courant sur la durée de l'excitation latente.

Gruenhagen (4) a mesuré l'excitation latente des fibres musculaires lisses des vaisseaux.

Bernstein (5), dans ses recherches si complètes sur la physiologie des muscles et dans les expériences faites avec *Steiner* (6) sur le *sterno-cleido-mastoïdien* a évalué la durée de temps perdu à 0,01 à 0,02 de seconde. Mais il établit une différence entre la période latente des variations électriques du muscle et celle de son action mécanique (contraction). La première, qu'on pourrait nommer *période latente électrique*, est comprise entre le moment où l'excitation arrive au muscle et celui où l'état électrique commence à varier, c'est-à-dire celui où commence à se manifester la variation négative du muscle. Cette période, si elle existe, n'a guère que 0,001 de seconde et la variation négative ne dure que 0,004 et par suite s'accomplit tout entière pendant la période latente méca-

(1) *Volkmann*. Die Ermüdungsverhältnisse der muskeln. Arch. f. d. gesam. physiol. t. III, p. 372. 1870.

(2) *Engelmann*. Beitr. zur allg. muskel u. nervenphysiol. Arch. f. d. ges. physiol. 1870, p. 256, t. III.

(3) *Engelmann*. Zur physiologie des Ureter . Arch. f. d. ges. physiol. t. II, p. 243, 1869.

(4) *Gruenhagen*. Zur Iris-Bewegung. Arch. f. d. ges. physiol. t. III p. 446, 1870.

(5) *Bernstein*. Unters. ü. d. Erregungsvorgang im nerven und muskelsystem. Heidelberg 1871.

(6) *Bernstein et Steiner*. Ueber die Fortpflanzung der Contraction, etc. Arch. f. anat. u. physiol 1875, p. 526.

nique (celle de *Helmholtz*), qu'il a trouvée d'une durée de 0,02 de seconde. — Notons que *Hermann* (1) dans ses récentes recherches a trouvé la durée de la variation négative plus longue que Bernstein.

Donders (2), étudiant l'action des courants sur le nerf vague, a déterminé la durée de la période latente du cœur comme « le temps dont l'irritation doit précéder une pulsation cardiaque pour que celle-ci s'en trouve allongée d'une manière appréciable. » Ce qui signifie que la durée en question étant de 1/6 de seconde chez le lapin, « une pulsation qui doit se produire moins de 1/6 de seconde après l'irritation, n'est pas affectée par celle-ci et vient encore à son temps normal. »

Engelmann (3) a constaté la différence de la durée de la période latente du ventricule du cœur chez les animaux à sang froid et à sang chaud.

Marey (4), tendant à démontrer l'idendité de la systole du cœur et de la secousse d'une patte de grenouille, explique la longue durée de l'excitation latente du cœur (d'après lui 1/3-1/2 de seconde) par la longue durée des actions de ce muscle. Il montre que le temps perdu croît en raison de la durée de la secousse elle-même, et trouve, pour le cœur, les mêmes variations de temps perdu sous l'influence de la fatigue, du froid et de la diminution d'intensité du courant, qu'il a constatées pour les muscles striés longs de la patte.

Après ces expériences si concluantes, *R. Marchand* (5) détermina la période latente du ventricule du cœur de la grenouille et constata également que sa durée varie avec les conditions de l'expérience de 11 à 33 centièmes de seconde.

Ranvier (6), établissant les différences physiologiques et histologiques des muscles blancs et rouges, dit que toutes

(1) *Hermann.* Versuche mit den Fallrhéotom über die Erregungsschwankung d. muskels. Arch. f. d. ges. physiol. t. XV, p. 244.

(2) *Donders.* De l'action du courant constant sur le nerf vague. Arch. néerland, t. VII, p. 334, 1872.

(3) *Engelmann.* Ueber die Leitung der Erregung im Herzmuskel. Arch. f. d. ges. physiol. t. XI, p. 465, 1875.

(4) *Marey.* Des excitations artificielles du cœur. C.-R. du Labor. p. 63, 1876.

(5) *Richard Marchand.* Beitr. zur kentniss der Reiz — und Contractionswelle des Herzmuskels. Arch. f. d. ges. physiol. t. XV, p. 511, 1877.

(6) *Ranvier.* De quelques faits relatifs à l'histol. et à la physiol. des muscles. Arch. de physiol. norm. et pathol. IIe série, t. I, p. 11, 1874.

les conditions étant absolument les mêmes, la secousse musculaire a une durée plus longue pour les muscles rouges que pour les muscles blancs, et que le temps perdu est au moins 4 fois plus considérable pour les premiers que pour les seconds.

François-Franck (1) avait trouvé, dans des expériences sur les vaisseaux de la main, une durée d'une seconde environ pour la période latente des muscles lisses des vaisseaux, c'est-à-dire pour le temps qui s'écoule entre l'instant de l'impression et l'apparition du resserrement des muscles vasculaires. Il a également constaté l'angmentation de cette période latente des muscles des vaisseaux sous l'influence de leur fatigue.

Dans ses récentes recherches sur la rapidité comparée de la réactïon des fibres iriennes dilatatrices et des fibres annulaires des vaisseaux carotidiens, *François-Franck* (2) a observé une variabilité telle de la période latente, qu'il n'a point cru devoir donner de chiffres pour exprimer la valeur moyenne de ce retard. Il rappelle les recherches d'*Arlt*, de *Donders*, de *Grünhagen*, et cite les mesures de ce dernier auteur sans autres commentaires.

Lautenbach (3) a étudié dans le laboratoire de *M. Schiff* l'influence de l'augmentation de l'intensité du courant sur la durée de l'excitation latente du muscle.

Brücke (4), se servant d'un myographe spécial, a trouvé pour le muscle de la grenouille une durée de la période latente d'environ sept millièmes de seconde aussi bien pour des excitations faibles que pour des excitations fortes.

J. Gad (5) après avoir contrôlé et complété les recherches de *Holmgren*, *Sigmund Mayer* et *du Bois-Reymond* (6) sur les

(1) *François-Franck.* Changements de volume des organes. Comptes-Rendus du Labor. 1876.

(2) *François-Franck.* Mémoire sur l'innervation de l'iris. — Dans ce vol. p. 52.

(3) *Lautenbach.* Sur les relations qui existent entre l'intensité de l'irritation portée sur le nerf sciatique, la hauteur de la contraction musculaire, et le temps qui s'écoule entre l'irritation et la contraction. Arch. d. sciences phys. et natur. juillet 1877.

(4) *E.-Brücke.* Ueber willkürliche u. krampfhafte Bewegungen (Sitzb. d. k. akad. d. wiss. Wien. t. LXXVI, p. 237-279) 1877.

(5) *J. Gad.* Ueber zeichen wechsel der Stromesschwankung innerhalb des Latenzstadiums bei der Einzelzuckung des Froschgastrocnémius. Arch. f. Anat. u. Physiol. 1877.

(6) *Du Bois-Reymond.* Gesam. Abhand. zur allg. muskel u. nervenphysik. t. II, p. 449, 1877.

rapports de la variation électrique négative du muscle avec la durée de son excitation latente, a cherché tout récemment dans le laboratoire de M. du Bois-Reymond (1) à determiner la durée de la période latente de l'élément musculaire lui-même excité directement. Cette durée doit être beaucoup plus petite que la période latente du muscle tout entier. Il croit l'avoir démontré par son procédé, qui consiste à faire passer le levier inscripteur à l'aide d'une aiguille dans la masse musculaire sans avoir trop lésé le muscle; celui-ci, à mesure qu'il se raccourcit et qu'il s'allonge, entraîne avec lui le levier traçant. M. Gad prétend que le muscle chargé de 50 grammes et excité s'allonge avant de se raccourcir et c'est au moment de cet allongement du muscle, c'est-à-dire au moment où il entre en action que la période latente est finie. Ainsi, Gad arrive à conclure que le muscle suspendu et chargé exerce une traction plus forte sur le point auquel il est suspendu que sur la charge; alors les parties du muscle, qui ne se sont pas encore contractées éprouvent un allongement appréciable et c'est pour cette raison que la période latente mécanique du muscle doit être plus longue que la période de l'élément musculaire lui-même, qui n'excède jamais la durée de 0,004 de seconde. — J'ai cru utile de citer ici les principaux détails du travail de M. *Gad*, me proposant de discuter ses conclusions [dans le chapitre II de ce travail. — M. Ch. Richet (2) a trouvé pour l'écrevisse la période d'excitation latente de 0,009 de seconde.

Enfin, si je cite encore M. *Sewall* (3) qui a étudié la durée de la période latente de deux contractions successives, j'aurai signalé tout ce qui a été fait jusqu'à ces derniers temps sur l'excitation latente des muscles chez les animaux.

Pour compléter ce résumé historique, ajoutons qu'il y a dans la littérature myophysiologique très peu de recherches sur la durée de l'excitation latente du muscle chez l'homme à l'état normal, et, à notre connaissance, on n'a aucune donnée

(1) *F. Gad.* Ueber das Latenzstadium des Muskelelementes und des gesamtmuskels. Arch. f. anat. u. physiol. III et IV fasc. p. 250. 1877.

(2) *Ch. Richet.* Arch. de phys. norm. et pathol. Août, 1879.

(3) *Sewall.* On the Effect of two succeeding stimuli upon muscular contraction. The journal of Physiology. t. II, nº 2, 1879.

sur la durée de cette période chez l'homme à l'état pathologique.

Presque tous les physiologistes, qui depuis *Helmholtz* et *Baxt* (1) ont mesuré la vitesse de l'agent nerveux chez l'homme, acceptaient comme normale la durée de l'excitation latente évaluée par *Helmholtz* à 0,01 de seconde. — *Place* (2) dans ses recherches entreprises avec M. *Van West* sur la vitesse de la propagation de l'irritation nerveuse chez l'homme, a trouvé une plus longue durée de l'excitation latente, 1/50 de seconde, et il a constaté, chez l'homme, une diminution de la période latente correspondant à l'augmentation de l'intensité de l'excitant électrique du muscle.

Dans ce court aperçu historique, j'ai cité seulement les auteurs qui, dans leurs recherches sur les diverses propriétés des muscles, ont surtout étudié la durée de l'excitation latente. Mentionner tous les expérimentateurs qui, en examinant la courbe de la contraction musculaire, devaient forcément sur leurs tracés obtenir la durée de la période latente des muscles, ce serait trop encombrer ce mémoire et donner un index bibliographique, au lieu de faire ressortir dans un exposé historique les principales recherches sur l'excitation latente du muscle. Entre tous ces expérimentateurs, quelques-uns seulement se sont occupés spécialement de l'étude de l'excitation latente, et très peu d'entre eux ont eu l'intention d'apprécier toute l'importance que peut avoir la connaissance exacte de la durée de cette période pour les recherches myophysiologiques. Si les chiffres exprimant la durée du retard musculaire sont plus ou moins différents chez les divers auteurs, ils sont souvent les mêmes chez un auteur dans des conditions d'expérimentation différente, et dans deux séries d'expériences, le temps perdu est presque toujours considéré comme un facteur constant.

M. *Marey*, après ses longues recherches sur la contraction musculaire a bien apprecié toute l'importance de la période

(1) *Helmholtz et Baxt*. Monatsberichte d. Berl. acad. p. 228, 1867. — p. 184, 1870.

(2) *Place*. Sur la vitesse avec laquelle l'irritation se propage dans les nerfs moteurs de l'homme. Arch. néerland des sciences exactes et natur. 1871 p. 80 et Arch. für d. gesam. physiol. t. III, 1870, p. 424.

d'excitation latente en disant (1), que la variabilité de la vitesse de l'agent nerveux appartient peut-être presque exclusivement à ces phénomènes encore inconnus qui se produisent dans le muscle pendant *le temps perdu* de *Helmholtz*. — Dans le but d'étudier plus à fond les divers rapports de la période latente du muscle chez la grenouille et chez l'homme à l'état sain et malade, M. Marey a bien voulu nous confier l'exécution de ces recherches, en mettant à notre disposition tous les appareils nécessaires et en nous traçant la méthode d'expérimentation.

Nous divisons l'exposé de nos recherches en deux parties : dans la première, nous parlerons de la méthode employée et des résultats obtenus chez la grenouille, en indiquant, à côté des faits constatés par nous, les recherches faites par nos devanciers; dans la seconde partie, nous décrirons de la même façon la méthode appliquée et les résultats obtenus chez l'homme sain ou malade.

(1) *Marey*. La Machine animale, p. 44, 1873.

PREMIÈRE PARTIE

RECHERCHES SUR L'EXCITATION LATENTE DU GASTRO-CNÉMIEN CHEZ LA GRENOUILLE.

CHAPITRE Ier

DESCRIPTION DES APPAREILS ET DES PROCÉDÉS D'EXPÉRIENCES.

Pour nos recherches sur la grenouille, nous avons adopté les appareils employés par M. Marey (1) dans ses recherches myographiques. Ainsi, nous nous sommes servi du myographe de Marey à levier horizontal, qui constitue un instrument fidèle, facile à manier, et fondé sur le principe commun, l'exploration et l'inscription avec le levier. La courbe du phénomène était tracée par la plume inscrivant sur un papier recouvert d'une légère couche de noir de fumée et entourant un cylindre tournant ; celui-ci était adapté à l'axe le plus rapide d'un mouvement d'horlogerie dont l'uniformité est assurée par un régulateur de Foucault. Nous avons contrôlé la régularité de la rotation du cylindre à l'aide d'un diapason, dont les vibrations étaient inscrites tantôt directement, tantôt électriquement, et ainsi nous nous sommes assuré que le cylindre, dont la circonférence était de 42 centimètres, tournait tou-

(1) *Marey*. La Méthode graphique, p. 508.

jours avec une vitesse de 280 millimètres par seconde ; il faisait donc un tour en une seconde et demie.

Pour éviter toute cause d'erreur dans l'arrangement des appareils, j'ai veillé à ce qu'il n'y eût ni frottement ni résistance inutile qui eût pu amener un retard. Le levier, à la base duquel le tendon du muscle s'attachait au moyen d'un fil inextensible, était d'une longueur de 12 centimètres ; une plume de baleine réduite à une très faible épaisseur, terminée en pointe fine était adaptée à l'extrémité libre du levier à l'aide d'une parcelle de cire à modeler. Pour faciliter la descente de la plume dans la période de relâchement du muscle, et pour donner en même temps une tension convenable au muscle, je me suis servi d'un poids tenseur adapté récemment par M. *Marey* à ses nouveaux myographes. C'est autour de la base du levier, muni à cet effet d'une gorge, que s'enroule un fil élastique, qui soutient un petit plateau sur lequel j'ai toujours placé 10 grammes.

Pour obtenir des graphiques des secousses musculaires imbriquées verticalement, je faisais cheminer le myographe, avec la plaque de liège portant la grenouille, sur un chariot qui, entraîné par un mouvement d'horlogerie, glisse sur un chemin de fer. Ainsi, j'obtenais le déplacement du myographe parallèlement au cylindre sans toucher l'appareil pendant toute la durée de l'expérience, ce qui me permettait d'éviter toute cause d'erreur.

Comme excitations électriques, je me suis servi pendant quelque temps des décharges d'induction d'une pile de Grenet et du chariot de du Bois-Reymond. Mais bientôt j'ai renoncé à ce procédé qui donne des excitations très inégales. Alors, pour avoir des excitations parfaitement égales, j'ai eu recours aux décharges d'un condensateur employé maintenant presque exclusivement par M. Marey dans ses expériences sur les muscles. Ce condensateur, qui permet de savoir quelle quantité d'électricité est employée dans chaque excitation, correspond à un dixième de *micro-farad* subdivisible lui-même en dixièmes. La disposition de l'appareil électrique était la suivante : d'une pile constante de Gaiffe (24 éléments de Daniell), le fil négatif se rend à l'armature supérieure du condensateur, d'où il continue son trajet et, après avoir passé par un levierclef de *du Bois-Reymond*, il se rend à un interrupteur automatique. Sur ce trajet, entre la clef et l'interrupteur, se place le muscle. L'autre fil venant du pôle positif se rend à l'interrupteur auquel vient aussi de la face inférieure du condensateur un fil qui se termine dans une tige oscillante, pouvant se porter tour à tour contre les deux bornes, dans lesquelles viennent se rendre les fils négatif et positif. Cette tige, dont l'extrémité est en verre, constitue la partie essentielle de l'interrupteur ; en reliant tour à tour la face inférieure du condensateur avec la pile ou avec l'armature supérieure, elle produit tantôt la charge, tantôt la décharge. Comme excitateurs, je me suis servi des conducteurs métalliques ordinaires soutenus par une tige de plomb, qui était portée par une pince-support appliquée sur la plaque de liège. Cette tige de plomb se pliant très facilement, permettait de maintenir les rhéophores en place sans risquer les défauts de contact. Enfin, pour éviter la recomposition possible des courants à travers les pièces métalliques de l'appareil, nous avons isolé la plaque du myographe de la plaque de liège par une bande de taffetas gommé et attaché le tendon au levier par un fil de chanvre. Pour avoir des excitations toujours à un même instant de la rotation du cylindre, nous avons placé sur l'axe même du cylindre une roue dentée concentrique à 100 dents. Sur un support était une autre roue aussi de 100 dents, qui porte une goupille au moyen de laquelle l'extrémité de la tige oscillante de l'interrupteur électrique est soulevée à chaque tour de la roue. Quand on place l'appareil de telle sorte que les deux roues s'engrènent réciproquement, ces deux mobiles ayant 100 dents, il s'ensuit que chaque révolution du cylindre provoque une excitation électrique de la grenouille.

En renvoyant, pour plus de détails, à la description minutieuse de ces appareils par le professeur Marey, dans sa Méthode graphique (p. 508 et suiv.), nous parlerons encore *de l'exécution des expériences* et du moyen de déterminer sur le tracé la période latente du muscle.

Je me suis servi ordinairement de grenouilles d'hiver (*Rana esculenta*), de taille moyenne. Mais pour étudier la durée de temps perdu dans diverses circonstances, j'ai eu aussi recours à des grenouilles de différentes tailles et à des grenouilles d'été. Les grenouilles étaient conservées dans une grande caisse remplie d'eau courante et placées dans une chambre non chauffée. Avant le commencement de l'expérience, j'ai examiné tous les appareils pour m'assurer s'ils fonctionnaient bien et pour pouvoir commencer l'expérience aussitôt après avoir préparé le muscle, en évitant ainsi son dessèchement et les suites de la fatigue. Après avoir fixé la grenouille sur la planchette de liège couverte par du taffetas gommé, j'immobilisais l'attache supérieure du gastro-cnémien, en plantant une épingle au-dessous du genou correspondant, dans l'espace tibio-péronéal. Alors je mettais à nu le tendon du gastro-cnémien par une section de la peau ayant 1 centimètre 1/2 de longueur, je détachais de la jambe une partie de muscle avec le tendon, et après avoir sectionné ce dernier près du muscle sans la moindre perte de sang, je le liais solidement avec un fil de chanvre très fin que j'attachais d'autre part au levier inscripteur portant à cet effet un curseur mobile muni d'un crochet. Ce curseur était placé dans toutes les expériences à 2 centimètres 1/2 de l'axe de rotation du levier inscripteur. Les conducteurs électriques reposaient au-dessous du muscle, et, tout en restant en parfait contact avec lui ne produisaient pas le moindre frottement pendant la contraction. Pour éviter les déviations, flexions et frottements du levier lui-même, nous avons pris soin que la traction du muscle s'exerçât dans un plan horizontal, parallèle à celui dans lequel se mouvait le levier, et que cette traction s'exerçât aussi perpendiculairement que possible par rapport à la direction du bras de levier. Ceci étant fait, nous avons placé le chariot portant la grenouille avec le myographe bien parallèle à l'axe de rotation du cylindre que nous avons mis en mouvement. Tant que le cylindre n'avait pas acquis toute sa vitesse, la clef restait ouverte et l'électricité ne passait pas ; nous évitions ainsi les excitations inutiles qui pouvaient fatiguer le muscle. La plume bien appliquée contre le papier enfumé qui couvrait le cylindre traçait pendant ce temps l'abscisse, et ce n'est qu'au moment où le cylindre était en pleine vitesse, que la clef était fermée. Le muscle recevait alors des excitations, et on voyait la courbe de la contraction musculaire s'élever au-dessus de l'abscisse tracée. La courbe était toujours régulière, ce qui indiquait que toutes les conditions nécessaires d'une bonne expérience étaient remplies.

Quand je me suis servi des appareils d'induction, le moment d'excitation était marqué par le signal Deprez. Mais pour avoir par ce moyen des indications exactes, il faut que la pointe du levier inscripteur et la plume du signal se trouvent constamment sur la même ligne droite parallèle à l'axe du chariot ou du cylindre, sinon des erreurs peuvent se produire. Pour cette raison nous avons abandonné ce procédé de déterminer le début de l'excitation et nous avons eu recours à un autre moyen, qui est même devenu nécessaire dans la plus grande partie des expériences où nous nous sommes servi des décharges du condensateur. Ce moyen, depuis longtemps indiqué par Helmholtz, consiste à tourner le cylindre le plus lentement possible : le muscle excité transmet son mouvement au levier qui trace alors une ligne droite perpendiculaire à l'abscisse. Le point où cette ligne part de l'abscisse indique le vrai moment de l'entrée de l'excitation électrique dans le muscle. En prolongeant cette ligne par le glissement du chariot, nous avons tracé pour toute la série d'expériences le vrai moment d'excitation du muscle. Malgré cela, pour être tout à fait sûr que ce moment est bien toujours celui de l'excitation, nous avons répété souvent dans le cours de la même expérience cette épreuve, et le moment d'excitation est toujours tombé sur la ligne tracée d'avance. Nous nous sommes assuré aussi que le moment de l'excitation est toujours exactement marqué dans le même point, soit qu'on l'ait tracé par la secousse du muscle pendant une très lente rotation du cylindre, soit qu'on ait eu recours au signal de Deprez, si celui-ci est bien disposé. — Le commencement de la contraction était déterminé dans le point où la courbe musculaire se détache de l'abscisse, qui était toujours une ligne parfaitement droite. — Nous avons employé toujours des excitations faibles pour le courant induit comme pour la décharge du condensateur. Dans le premier cas, la bobine induite était à 10 (le *0* étant le point du rapprochement complet des deux bobines). Dans le second nous avons employé 8 éléments de la pile de Gaiffe avec 5 subdivisions du micro-farad.

— Nous avons mesuré le temps avec un diapason qui inscrivait sur le cylindre 250 vibrations par seconde, ce qui nous a permis de compter les fractions de seconde avec une précision parfaite. Nous avons exprimé nos chiffres en millièmes en acceptant tout ce qui dépassait le 0,0005 comme 0,001 et en rejetant les chiffres au-dessous de 0,005.

CHAPITRE II.

DURÉE DE L'EXCITATION LATENTE DU GASTRO-CNÉMIEN DE LA GRENOUILLE ET SES VARIATIONS.

Les chiffres donnés par divers physiologistes, comme durée de l'excitation latente des muscles, varient non seulement pour les différents genres de muscles et suivant les animaux, mais aussi, pour les muscles striés, selon l'expérimentateur et la méthode employée par lui. Après la remarquable découverte de Helmholtz, plusieurs physiologistes acceptèrent avec lui, comme durée de l'excitation latente du muscle strié, la valeur de 1 centième de seconde environ. Ce n'est que plus tard, avec le perfectionnement et les changements des procédés myographiques, que nous trouvons des écarts considérables dans les chiffres représentant la durée de la période latente des muscles striés. *Bernstein* (l. c.), se rapprochant de la durée déterminée par Helmholtz, trouve que le temps perdu varie de *0,0145* jusqu'à *0,0226* de seconde chez l'animal curarisé, et de *0,0123* à *0,0205* chez l'animal non curarisé. *Place* (l. c.) et *Gad* (l. c.) trouvent déjà que la période latente du muscle strié ne dépasse pas *0,004* de seconde, tandis que *Ranvier* (l. c.) donne un chiffre de *1/18* de seconde comme durée de l'excitation latente du muscle rouge (demi-tendineux).

Ce désaccord des auteurs nous a engagé à chercher par la méthode décrite ci-dessus la durée d'excitation latente sur un grand nombre de grenouilles de différentes tailles et en différentes saisons. Les grenouilles n'étaient jamais curarisées, et nous nous sommes servi toujours du gastro-cnémien. Nos expériences ont porté sur 200 grenouilles environ, toujours avec les mêmes procédés expérimentaux et avec les mêmes appareils, et nous avons pu constater l'influence qu'exercent sur la durée de la période latente les différentes conditions dans lesquelles nous nous sommes placé. — Cette durée oscillait dans nos expériences de 0,004 jusqu'à 0,01 et même 0,012 de seconde; elle dépassait rarement cette limite. Chez le plus grand nombre,c'est-à-dire chez les trois quarts environ des grenouilles d'une taille moyenne, nous avons trouvé que la période latente durait 0,008 de seconde et nous croyons, que *la durée la plus constante de l'excitation latente du gastro-cnémien chez la grenouille est* de 0,008 de seconde. Cette durée du temps perdu, s'éloignant considérablement de celle qu'a trouvé *Ranvier*, se rapproche plutôt de celle de *Helmholtz* et est un peu plus grande que celle de *Place* et *Gad*. Dans un sixième de nos expériences nous trouvons une durée de temps perdu de 0,006 et même 0,004 de seconde. Nous avons souvent obtenu cette dernière durée au printemps. Ces derniers chiffres diffèrent des résultats récents obtenus par *M. Gad* dans le laboratoire de *du Bois-Reymond*, et qui nous sont parvenus dans les derniers jours de nos recherches; ces résultats nous ont obligé, à cause de leur principe différent, de les vérifier en partie.

Nous sommes parfaitement d'accord avec *M. Gad* pour admettre qu'on ne peut pas juger par la durée de la période latente du muscle celle de l'élément musculaire lui-même; les chiffres trouvés par nous présentent les valeurs du temps perdu du gastro-cnémien entier, mais non celles de son élément musculaire, qui doit avoir probablement un temps perdu plus court; l'excitation électrique, en effet, en passant dans un seul élément d'une cellule musculaire à l'autre, n'éprouve pas, comme dans le muscle entier, d'obstacle pour son passage dans le sarcolemme et dans les espaces intramusculaires; mais nous ne pouvons pas accepter le principe sur lequel *M. Gad* se base pour déterminer la fin de la période latente mécanique du muscle. D'après lui, au moment où celui-ci entre en action, il s'allonge avant de se raccourcir, et le début de cet allongement marquerait la fin de la période latente. *M. Gad*, en suivant le principe de son éminent maître, interprète l'allongement préalable du muscle excité, en comparant ce muscle à un fil élastique auquel est suspendu un poids et qui, au moment de soulever ce poids, s'allonge avant de se raccourcir.

J'ai cherché à vérifier l'existence de ce phénomène à l'aide de la méthode graphique, comme étant la plus sûre. Un poids suspendu par un fil élastique tenu à la main parfaitement immobilisée, reposait sur un tambour à levier qui transmettait le mouvement de ce poids à l'aide d'un tube de caoutchouc à un autre tambour à levier inscrivant les mouvements sur un cylindre animé d'une rotation lente. A un certain moment de la rotation du cylindre, je soulevais le poids et alors le levier inscripteur s'élevait au-dessus de l'abscisse et traçait une ligne perpendiculaire à celle-ci (fig. 22). Or,

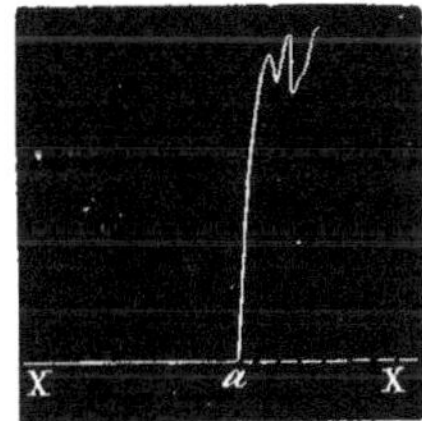

Fig. 22. — Montrant qu'il n'y a pas de relâchement préalable d'un muscle qui va se contracter

jamais je n'observais que cette ligne exprimant le mouvement du fil élastique au moment du soulèvement du poids descendit avant de s'élever. En répétant cette expérience un grand nombre de fois, je suis arrivé à conclure que le fil élastique, au moment du soulèvement du poids, ne s'allonge pas préalablement, mais se raccourcit dès le début; s'il y a parfois une apparence d'allongement préalable, elle est causée par un faux mouvement, par un élan donné à la main au moment du soulèvement du poids.

Dans ces conditions, nous ne pouvons pas non plus accepter qu'un muscle excité s'allonge avant de se raccourcir. Les tracés obtenus par *M. Gad* ne représentent pas, selon nous, l'allongement du muscle, mais les irrégularités du graphique causées par un arrangement défectueux de la plume. Celle-ci se dévie quand elle n'est pas parallèle à la direction du mouvement de la plaque sur laquelle elle inscrit. Nous avons obtenu souvent des tracés semblables, surtout avec l'appareil appliqué aux recherches sur l'homme et décrit plus loin. Mais comme, dans notre appareil, le moment d'excitation arrivait à 2 centimètres de l'extrémité de la plaque, la plume, mal appliquée, se déviait le plus souvent avant le moment de l'excitation et la courbe descendait au-dessous de l'abscisse avant de monter. Sur le tracé présenté dans la fig. 23, on voit

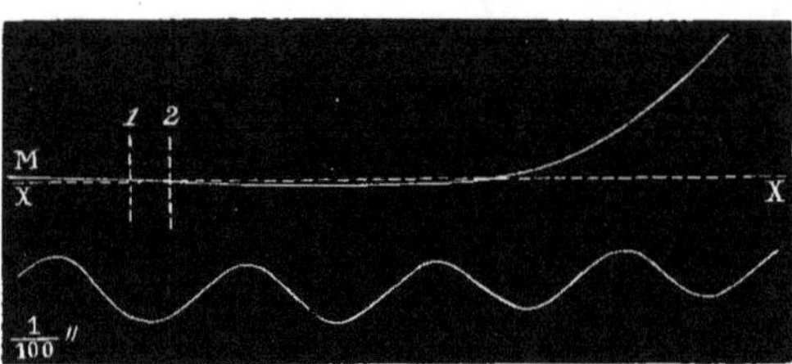

Fig. 23. — Déviation de la plume sous l'influence de la translation du papier, quand le levier n'est pas exactement perpendiculaire à l'axe du cylindre.

nettement que ce n'est pas un allongement de muscle produit au moment de l'excitation, car cette déviation de la plume en bas se produisait, au point 1, 0,006 de seconde avant la production de l'excitation qui survenait au point 2. Parfois même, cette déviation de la plume s'effectuait en haut de l'abscisse, simulant une contraction préalable du muscle. J'ai observé les mêmes phénomènes, mais beaucoup moins nets, avec l'appareil appliqué à la grenouille : ils dépendaient toujours d'une déviation de la plume mal appliquée ou d'un ébranlement étranger survenant au moment de l'excitation électrique.

De tout ce qui précède, nous concluons : que *le muscle excité ne s'allonge pas préalablement, mais qu'il se raccourcit aussitôt que sa période latente est finie;* par conséquent nous admettons, avec Helmholtz, que la période d'excitation latente du muscle est la période qui s'écoule entre le moment de l'excitation et celui où le muscle se contracte.

Nous avons cru indispensable de discuter ici les résultats du travail de *M. Gad*, en ajoutant qu'avec la méthode employée par nous, chez la grenouille, nous avons obtenu parfois un temps perdu de 0,004 de seconde pour le gastro-cnémien tout entier, sans cependant avoir eu besoin de supposer l'existence d'un allongement préalable du muscle.

Les différentes durées de la période latente du gastro-cnémien de la grenouille, obtenues dans nos expériences, correspondent, le plus souvent, à ces cas où les autres physiologistes ont trouvé des différences dans la courbe de la contraction musculaire. Ainsi nous avons constaté que la durée d'excitation latente du muscle varie dans les différentes conditions suivantes :

1° *Taille et vigueur de la grenouille.* Le temps perdu est plus long chez les grenouilles de petite taille, et aussi dans les muscles d'une apparence plus pâle que dans l'état normal ; mais souvent la durée de la période latente varie chez deux grenouilles de la même taille, avec des muscles en apparence sains, sans que nous puissions apprécier les causes de cette variation ;

2° *Saison et température.* Nous avons trouvé la période latente plus courte au printemps (avril, mai), plus longue pendant l'hiver (février, mars) et la plus longue encore pendant l'été (juillet, août). Ces résultats, en apparence contradictoires, sont cependant parfaitement d'accord avec les résultats obtenus dans des recherches sur l'influence de la température sur la secousse musculaire. *Helmholtz*, et, après lui, *Pflüger* (1) ont déjà noté l'influence du froid sur l'allongement de la courbe musculaire. *Marey* (2), qui a surtout étudié l'influence de la température, tend à expliquer l'allongement de la contraction musculaire par le froid comme une conséquence nécessaire du ralentissement de la circulation causée par une constriction des petits vaisseaux. Nous-mêmes, nous avons étudié les effets de la chaleur sur la durée du temps perdu du gastro-cnémien, et nous avons trouvé que la chaleur ne dépassant pas 30° C. diminue la période latente en produisant un état de raccourcissement du muscle qui disparaît avec son refroidissement. Or, *Marey* a déjà observé cette exagération de l'action musculaire sous l'influence d'une température de 30-35° et *Samkowy* (3), en essayant, à l'exemple

(1) *Pflüger.* Untersuch. uber die Physiologie des Electrotonus, p. 75. Berlin 1859.

(2) Du mouvement, etc., p. 257, 344.

(3) *Samkowy.* Ueber den Einfluss der Température auf den Dehnungszustand quergestreifter und glatter Muskulatur verschedener Thierklassen.

de *Schmoulewitsch* (1), de découvrir une loi générale pour l'action de la température sur les muscles, a constaté pour les muscles striés de la grenouille un raccourcissement sous l'influence d'une température augmentant de 0 à 32°. Ces données nous expliquent les différences de la durée de la période latente obtenues par nous dans les diverses saisons. Le muscle, un peu engourdi pendant l'hiver, présente une action lente, tandis que excité par les premières élévations de la température du printemps, il se raccourcit, et alors il présente une action plus vive et le temps perdu est plus court. Mais ce raccourcissement prolongé et soutenu pendant les chaleurs d'été finit sans doute par provoquer les effets de la fatigue du muscle et alors la période latente s'allonge (2). Nous ne pouvons pas expliquer autrement la variation de temps perdu observée par nous dans les diverses saisons. Du reste, nos résultats sont d'accord avec le fait constaté par *Navalichin* (3), que la courbe musculaire des grenouilles de printemps est plus brève que celle des grenouilles d'été.

Quelques physiologistes (*Marey*, *Engelmann*, etc.) ont déjà trouvé que la rapidité de la réaction musculaire est plus grande chez les animaux à sang chaud que chez les animaux à sang froid. *Engelmann* a même constaté une période latente du cœur plus courte chez les animaux à sang chaud. — Dans quelques expériences faites sur des rats j'ai constaté que l'excitation latente est en moyenne un peu plus courte (0,006-0,007 de seconde) que celle de la grenouille. Très probablement on trouvera cette variation de la période latente chez les différentes espèces animales chez lesquelles *Marey* a constaté des secousses musculaires variables et peut-être même dans les différents muscles d'un même animal, ce que nous avons constaté chez l'homme ;

3° *Courants et leur intensité*. Dans nos expériences nous n'avons pas trouvé une influence appréciable du genre de courant sur la durée de la période latente. En provoquant chez la même grenouille alternativement avec un courant galvanique et avec un courant induit une secousse muscu-

(1) *Schmoulewitsch*, Journal de l'anatomie, p. 27, 1868

(2) Voir ce mémoire, chap. III.

(3) *Navalichin*, Arch. f. d. gesam, physiol. t XIV, p. 325.

laire de la même intensité, nous avons constaté toujours dans les deux courbes, si l'amplitude était égale, que la durée de la période latente était la même. Evidemment la durée du temps perdu n'est pas influencée par le genre du courant dans une excitation unique. Nous verrons plus loin (chap. III), que cette influence se manifeste dans une série d'excitations successives.

Nos excitations étant faites avec la clôture du courant, nous n'avons pas entrepris de recherches comparatives sur l'influence de la clôture et de l'ouverture sur la durée de la période latente.

Mais c'est surtout *l'intensité* du courant électrique qui influence à un très haut degré la durée de l'excitation latente. Après *Helmholtz* et *Fick*, plusieurs auteurs, et surtout *Marey*, ont observé une variation de l'amplitude de la secousse musculaire avec l'augmentation et la diminution de la force du courant électrique. *Engelmann* a constaté que la période latente du muscle de l'uretère diminue avec l'accroissement de la force du courant, de quelques secondes à une durée presque inappréciable. Cependant *Lautenbach* (l. c.) en vérifiant les résultats des recherches de *Valentin*, qui avait également trouvé une diminution de la période latente avec l'augmentation du courant, prétend que ces rapports entre la durée du temps et l'intensité du courant sont très inconstants, et si on constate parfois une diminution de la période latente avec l'augmentation de l'excitant électrique, le plus souvent on ne la rencontre pas du tout. Enfin *Brücke* (l. c.) nie l'influence des excitations faibles et fortes sur la durée de l'excitation latente trouvée par lui avec son myographe spécial. Cependant il ajoute que si, au lieu d'abandonner le muscle à lui-même, on le tend fortement par un poids assez lourd, on verra la durée de l'excitation latente devenir plus considérable avec des excitations faibles qu'avec des excitations fortes.

Dans une série de *30* expériences, nous avons toujours constaté *une augmentation et une diminution de la durée de la période latente en rapport avec une diminution et une augmentation de l'intensité du courant électrique*, et ceci s'applique également au courant induit et au courant galvanique. La durée de la période latente s'élève de *0,008* jusqu'à *0,032* de seconde en diminuant dans la pile de Gaiffe le courant de 24 à 4, c'est-à-dire jusqu'à la limite où on obtient à peine une secousse. La figure 24 représente 3 courbes musculaires obtenue avec des excitations d'intensité variable.

Avec le courant 24 (très fort, ligne C, fig. 24) la période latente $= \frac{1}{125}$ de seconde.

Avec le courant 16 (très fort ligne, B) la période latente $= \frac{1}{100}$ de seconde.

Avec le courant 6 (très faible, ligne A) la période latente $= \frac{2}{100}$ de seconde.

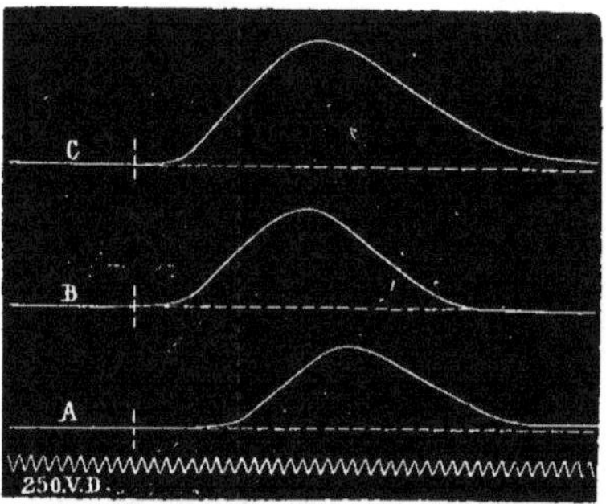

Fig. 24. — Variations de la période d'excitation latente et de l'amplitude des secousses musculaires sous l'influence d'excitations électriques d'intensité croissante.

On voit aussi, sur cette figure, que la hauteur de la courbe diminue avec l'augmentation du temps perdu, c'est-à-dire avec la diminution de la force du courant.

En faisant varier un grand nombre de fois l'intensité du courant, nous avons constaté que les variations de la durée de la période latente ne se manifestent que si la différence de l'intensité des courants successivement appliqués est plus ou moins considérable, c'est-à-dire quand on passe des courants très faibles aux courants moyens et de ceux-ci aux courants les plus forts. Mais cependant nous avons observé des différences dans la durée de la période latente avec de petites variations des courants très forts, ce qu'on ne trouve pas du tout dans les petits écarts des courants très faibles. Ces rapports entre la durée de l'excitation latente et l'intensité du courant électrique nous expliquent, en partie, les différences des valeurs trouvées par divers physiologistes pour le temps perdu, si chacun d'eux s'est servi d'une force de courant différente. Pour compléter les résultats de nos recherches sur la variabilité de la durée de l'excitation latente du muscle, ajoutons, que *Ranvier* a trouvé dans le muscle pâle du lapin un temps perdu (1/83 de seconde) 4 fois plus court que dans le muscle rouge. Dans les muscles lisses on a constaté un temps perdu plus long que dans les muscles striés et variable dans les différents muscles lisses (*Gruenhagen*, *Engelmann*, *François-Franck* et autres).

En résumé, nous voyons que *la durée de l'excitation latente du muscle n'est pas constante*. Elle varie suivant l'espèce animale et le genre du muscle : chez la grenouille, elle varie suivant la taille, la nutrition des muscles, la saison et la température. Enfin elle change avec les variations de la force de l'excitant électrique.

Le tableau suivant montre les rapports de la durée de la période latente avec l'amplitude de la courbe musculaire et avec la vitesse et la durée de la contraction du muscle. Dans ce tableau *Te* signifie la durée de l'excitation latente, *Tc* la durée de la contraction musculaire, *G* la vitesse, *L* la longueur et *H* la hauteur de la courbe musculaire.

N°	Te.	Tc.	G.	L.	H.	
	secondes.	secondes.	mètres	millimètres.	millimètres.	
1	0,004	0,12	2,5	30	16	
2	0,006	0,132	2,5	33	17	
3	0,008	0,116	2,67	31	16	
4	0,008	0,208	2,79	58	6	chez des gre-
5	0,01	0,116	3,02	35	15	nouilles diffé-
6	0,01	0,112	2,68	30	9	rentes.
7	0,012	0,152	2,83	43	7	
8	0,012	0,146	2,67	31	12,5	
9	0,014	0,104	2,69	28	8	
10	0,014	0,18	3,00	53	5	
11	0,008	0,124	3,00	37	10	chez la même
12	0,011	0,168	2,68	45	8	grenouille (ef-
13	0,016	0,204	2,84	60	6	fets de la fati-
14	0,021				3	gue).

Ce tableau montre qu'il n'y a pas de rapports étroits entre

la durée du temps perdu du muscle et celle de la contraction, ni avec la vitesse et l'amplitude des courbes musculaires chez des grenouilles différentes. Le plus souvent, le temps perdu augmente quand la hauteur de la courbe diminue, mais ce fait n'est pas constant. Dans les n°s 3 et 4, ou 5 et 6, nous voyons la même durée de la période latente pour des courbes musculaires dont la hauteur est différente. Notons que selon *Navalichin* (1) et *Brücke* (2) la durée de la secousse musculaire ne dépend pas de la hauteur de la courbe, ce qu'on voit aussi sur notre tableau, dans la partie représentant les chiffres recueillis sur des grenouilles différentes. Mais si nous regardons les diverses périodes latentes chez la même grenouille (n°s 11-14), nous voyons bien que la durée du temps perdu est en rapport avec l'amplitude de la courbe et avec la durée de la secousse musculaire, c'est-à-dire que la durée de la période latente augmente avec l'allongement de la courbe musculaire, avec la diminution de sa hauteur et avec l'augmentation de la durée de la secousse. Dans le n° 14, où le temps perdu est le plus long, la courbe s'allonge tellement qu'elle ne revient pas à son abscisse pendant une rotation du cylindre. On voit aussi dans les n°s 11 à 14, que chez la même grenouille, la durée de la secousse augmente avec la diminution de la hauteur de la courbe musculaire.

En résumé, la durée de la période latente du muscle est en rapport avec l'amplitude de la courbe musculaire chez la même grenouille ; mais il n'en est pas ainsi quand on compare deux courbes d'inégale amplitude recueillies sur des grenouilles différentes.

(1) *Navalichin*, Arch. f. d. gesam. Physiol. t. XIV, p. 327, 1876.
(2) *Brücke*, Sitzungsber. d. Wien. Acad. 3 abth. LXXV, 1877.

CHAPITRE III.

INFLUENCE DE LA FATIGUE SUR LA DURÉE DE L'EXCITATION LATENTE DU MUSCLE.

Pour étudier l'influence de la fatigue du muscle sur la durée de l'excitation latente du gastro-cnémien, j'ai excité successivement le muscle pendant quelque temps. A cet effet, le cylindre tournait toujours avec la même vitesse pendant un temps déterminé. La clef étant fermée à chaque tour du cylindre, c'est-à-dire toutes les secondes et demie, le muscle était excité par des excitations égales et équidistantes. Alors nous avons constaté *une augmentation de la durée de la période latente* à mesure que le muscle se fatiguait et que la courbe musculaire s'allongeait. Après *10* à *15* minutes d'excitation, c'est-à-dire après avoir envoyé au muscle *400* à *600* excitations successives, la durée du temps perdu est devenue plus de deux fois plus grande que dans l'état normal. Cette durée s'élevait de *0,008*'' à *0,018*'' même à *0,021*'' et *0,03* de seconde.

L'influence de la fatigue sur la contraction musculaire déjà mentionnée par *Helmholtz*, *Boeck*, et *Wundt* (1) a été étudiée surtout par *Marey*, *Volkmann*, *Klündell* (2), *Kronecker*(3), *Funke* (4), *Rossbach*, *Harteneck* (5) et *Carlet* (6). Tous

(1) *Wundt*. Die Lehre von der Muskelbewegung. Braunschweig p. 187, 1858.

(2) *Klündell*. Voruntersuch. uber d. Verl. d. muskelzuckung. Arb. aus d. Kieler physiol. Institut p. 107, 1870.

(3) *Kronecker*. Ueber die Ermüdung u. Erhohlung d. querges. muskels. Ber. d. k. sächs. Ges. d. wiss. math. phys. p. 177, 1871.

(4) *Funke*. Ueber den Einfluss der Ermüdung auf d. zeitlichen Verlauf d. muskelthätigkeit. Arch. f. d. Ges. physiol. t. VIII, p. 240, 1874.

(5) *Rossbach et Harteneck*. Unters. uber Ermüdung u. Erhohlung d. quergestr. muskeln d. warm. u. Kaltblüter. Verhandl. d. physik. medic. Gesellsch. in Würzburg, t. XI, p. 153-173.

(6) *Carlet*. Sur le retour de la contractilité dans un muscle, etc. C.-Rend. de l'acad. d. sciences, 22 Juillet 1877.

ces physiologistes ont trouvé un allongement de la courbe musculaire et une augmentation de la durée de la contraction sous l'influence de la fatigue. Volkmann donne aussi des chiffres 0,0455-0,0715 pour la durée du temps perdu d'un muscle fatigué. Dans nos expériences, nous avons observé un allongement graduel de la période latente à mesure que la fatigue augmente. Voici, par exemple, les valeurs du temps perdu dans une expérience où le muscle était excité continuellement pendant 18 minutes, tandis que la contraction musculaire n'était enregistrée que toutes les 2 minutes. (Voy. fig. 25.)

Au début de l'expérience................................. 0,008 de seconde.

Au bout de :

2	min. et après	80	excitations la période latente est	0,011	—
4	—	160	—	0,013	—
6	—	240	—	0,015	—
8, 10 et 12	—	320-480	—	0,016	—
14 et 16	—	560-640	—	0,018	—
18	—	720	—	0,021	—

On voit bien qu'au bout de 18 minutes, c'est-à-dire après avoir envoyé au muscle 720 excitations, la période latente est devenue plus que deux fois et demie plus grande que dans l'état normal.

La courbe s'allongait de façon qu'elle ne revenait plus à l'abscisse après un tour du cylindre et la hauteur de la courbe dans cette expérience, étant au début de 8 millimètres, est devenue 3 millimètres 1/2.

Cette régularité dans l'allongement du temps perdu des muscles sous l'influence de la fatigue ne s'observe pas si on laisse reposer le muscle. Alors le muscle n'étant pas excité se répare plus ou moins, quoiqu'il revienne rarement à son état primitif. Si on excite le muscle successivement pendant cinq minutes et si on le fait reposer pendant quelques minutes, la durée de l'excitation latente qui suit le repos du muscle est presque la même que celle du début de l'expérience. Mais en donnant un repos de dix minutes au muscle après l'avoir excité successivement pendant 15 minutes, c'est-à-dire après lui avoir envoyé 600 excitations, la période latente qui suit ce repos ne revient jamais à la durée primitive; elle présente une durée égale à celle qui était observée après la 250e ou 300e excitation. Évidemment le muscle fatigué par de longues excitations ne revient pas aussi facilement à son état normal et la fatigue provenant du travail du muscle l'emporte sur l'effet réparateur du repos. Si on envoie toutes les 3 ou 4 minutes une seule excitation à un muscle, au bout d'une heure on n'observe pas de changements dans la durée de la période latente, ou cette durée, augmente très peu, ce qui peut être également attribué au refroidissement et au dessèchement du muscle détaché pendant une heure d'expérimentation.

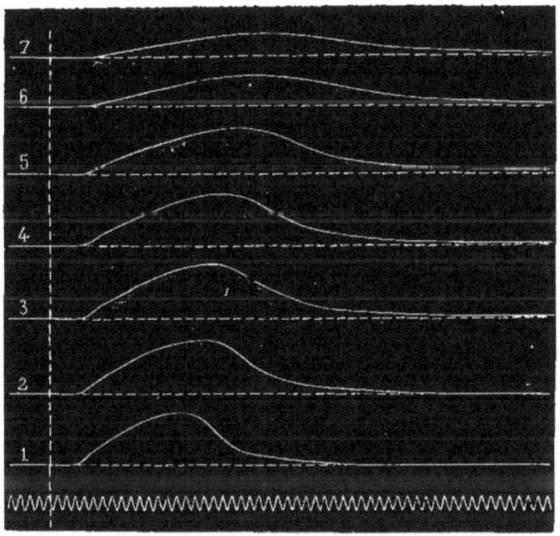

Fig. 25. — Accroissement de la période d'excitation latente et diminution de l'amplitude des secousses musculaires par la fatigue.

Ces effets de la fatigue s'observent sous l'influence des courants galvaniques aussi bien que sous l'influence des courants induits, mais ils se manifestent plus rapidement quand on emploie les courants galvaniques.

Enfin ajoutons que, sur les graphiques obtenus dans les recherches sur la durée de l'excitation latente d'un muscle fatigué, nous avons eu aussi l'occasion d'observer, sous l'influence de la fatigue, une augmentation de la durée de la secousse musculaire et un allongement de la courbe, aussi bien dans son ascension que dans sa descente. Mais c'est surtout la partie descendante de la courbe qui s'allonge, et, dans les plus hauts degrés de la fatigue, la courbe ne revient plus à son abscisse pendant une rotation du cylindre, c'est-à-dire pendant une seconde et demie. L'excitation ultérieure trouve alors le muscle raccourci par une excitation précédente. Il nous est difficile d'expliquer ce raccourcissement du muscle par les hauts degrés de la fatigue et cela serait peut-être d'accord avec le fait constaté par *Volkmann* (l. c.), et déjà connu par *Weber*, que l'extensibilité du muscle augmente avec une fatigue modérée et diminue avec une fatigue exagérée, quoique ce fait ne soit pas admis par *Luchsinger* (1) dans ses recherches faites dans le laboratoire de *Hermann*. La durée de la période latente d'un muscle raccourci par la fatigue augmente toujours un peu en suivant encore les effets de la fatigue ou, ce qui arrive le plus souvent, cette durée ne change plus et reste constante jusqu'à l'épuisement de la contractilité musculaire par la fatigue.

(1) *Luchsinger*, Arch. f. d. gesam. Physiolog., p. 205, t. VI, 1871.

CHAPITRE IV.

DURÉE DE L'EXCITATION LATENTE DANS UN MUSCLE CONTRACTÉ, DANS UN MUSCLE DONT ON A COUPÉ LE NERF MOTEUR.

1° *Muscle contracté.*

Nous avons vu dans nos expériences que si on excite un muscle déjà raccourci par une contraction précédente, il présente une secousse d'une amplitude plus grande et *une période latente plus courte.* Nous avons ainsi excité les muscles dont la courbe n'était pas encore revenue à l'abscisse, c'est-à-dire qui se trouvaient encore dans la période passive de leur contraction. La période latente devenait d'autant plus longue que le muscle était excité à un moment plus voisin du retour à son état normal, c'est-à-dire à un moment où la seconde contraction arrivait en un point de la descente de la première plus voisin de l'abscisse. Évidemment le muscle contracté est plus excitable et il réagit plus vite. Sans chercher l'explication de ce phénomène ni dans la théorie physique de du Bois-Reymond, ni dans la théorie chimique, nous nous contentons de le signaler ici. Ce fait, du reste, a été déjà en partie observé par plusieurs physiologistes qui ont trouvé une augmentation de l'excitabilité du muscle contracté. Du Bois-Reymond (1), qui a constaté une diminution de la résistance d'un muscle raccourci, a vu l'augmentation de l'excitabilité dans un muscle tétanisé. *Charles Richet* (2), dans ses récentes recherches sur l'excitabilité du muscle pendant les

(1) *Du Bois-Reymond.* Gesam. Abhand. t. II, p. 94.

(2) *Ch. Richet.* De l'excitabilité du muscle pendant les différentes périodes de sa contraction. C. R. Acad. des sciences, 28 juillet 1879.

différentes périodes de sa contraction, arrive à conclure que le muscle en état de contraction est plus excitable qu'à l'état de repos.

Cependant il y a quelques exceptions. Nous avons vu déjà qu'un muscle raccourci par la fatigue provoquée par des excitations successives ne donne pas, si on l'excite pendant qu'il est raccourci, une courbe plus élevée et un temps perdu plus court. Au contraire, la courbe s'allonge toujours et le temps perdu augmente ou reste stationnaire sous l'influence de la fatigue. Probablement le phénomène de l'augmentation de l'excitabilité dans un muscle raccourci est dans ce cas masqué par les effets de la fatigue qui prédominent. Nous verrons plus loin une exception semblable pour le raccourcissement d'un muscle vératriné.

Nous n'avons pas cherché la période latente d'un muscle excité pendant la phase active de son raccourcissement, ce qui a été dernièrement étudié par *H. Sewall* (l. c.). Ce physiologiste prétend que si on envoie une seconde excitation au muscle, avant le commencement de la secousse provoquée par la première on voit que la période latente de la seconde secousse est à peu près ou tout à fait annulée, et pour les deux secousses il y a sommation, dès le début de la secousse, des deux excitations.

En résumé, nous pouvons dire que la période latente d'un muscle raccourci par une secousse précédente diminue en raison du raccourcissement du muscle, si celui-ci ne dépasse pas sa limite normale, ou si le muscle n'est pas très fatigué par une série d'excitations successives.

2° *Section du nerf moteur.*

Pour étudier l'effet de la section du nerf moteur sur la durée de la période latente, nous avons laissé tourner le cylindre d'une façon continue, et, après avoir enregistré la période latente normale du gastro-cnémien, nous avons découvert le nerf sciatique au niveau de la moitié inférieure de la cuisse. Le nerf étant sectionné, nous avons excité le muscle directement et enregistré le temps perdu.

Or, nous avons toujours trouvé *la période latente du muscle diminuée aussitôt après la section du nerf.* Cette période, à l'état normal, était de *0,008* de seconde ; elle n'est plus après la section du nerf que de *0,004* et moins encore. En même temps, la hauteur de la courbe musculaire augmente de 1 à 3 millimètres. La période latente d'un muscle diminue donc aussitôt après la section du nerf ; elle reste diminuée pendant 10 à 15 minutes ; elle commence ensuite à revenir à sa valeur normale, et enfin, au bout de 30 à 40 minutes, elle augmente. Ce dernier phénomène est probablement l'effet de la fatigue ou du refroidissement du muscle. Parfois, la durée de la période latente, tout en étant diminuée après la section du nerf présente pendant plusieurs minutes quelques irrégularités et ce n'est qu'après 3 à 5 minutes qu'elle reste désormais continuellement diminuée. Le tableau suivant représentant les données obtenues dans deux expériences, explique mieux les phénomènes qui se produisent dans le muscle dont le nerf moteur a été sectionné.

1re EXPÉRIENCE.		2e EXPÉRIENCE.	
PÉRIODE LATENTE. (Diminution *régulière*.)	HAUTEUR de la courbe.	PÉRIODE LATENTE. (Diminution avec irrégularités.)	HAUTEUR de la courbe
secondes.	millimètres.	secondes.	millimètres.
Normale 0,008	13	Normale 0,010	12
Nerf sectionné 0,004	15	Nerf sectionné 0,006	15
Après 5 minutes ... 0,004	16	Après 1 minute ... 0,008	
— 10 — 0,004	16	— 2 — ... 0,007	
— 15 — 0,005	16	— 3 — ... 0,005	14
— 25 — 0,008	14	— 4 — ... 0,006	15
— 30 — 0,01	11	— 5 — ... 0,005	15
		— 10 — ... 0,005	16
		— 15 — ... 0,005	16
		— 25 — ... 0,008	16
		— 30 — ... 0,01	13
			13

La ligature du nerf sciatique provoque les mêmes phénomènes dans la durée de la période latente du gastro-cnémien, mais à un degré moins élevé.

La diminution de la durée de l'excitation latente du muscle

jointe à l'augmentation de la hauteur de sa courbe après la section du nerf, nous montre très clairement que la section du nerf augmente l'excitabilité du muscle dans les premiers instants qui suivent la section. Ce fait avait été déjà constaté par plusieurs physiologistes, et en le retrouvant dans nos expériences à côté de la diminution de la période latente, nous avons acquis une nouvelle preuve des rapports qui existent entre la durée de la période latente et l'excitabilité musculaire. Depuis *Brown-Sequard*, plusieurs auteurs (*Vulpian* (1), *Erb*, *Weiss*, *Ziemssen*, *Schmoulewitsch* et autres) ont constaté une augmentation plus ou moins marquée de la contractilité musculaire pendant le premier temps qui suit la section du nerf. M. *Boudet de Pâris*, nous a dit que dans ses recherches récentes, exposées plus loin dans un mémoire spécial, il a également constaté cette augmentation de l'excitabilité musculaire après la section du nerf. Mais tous ces auteurs, d'accord sur l'existence de ce phénomène, l'interprètent différemment. Ainsi *Schmoulewitsch* (2), ayant constaté que les muscles devenus anémiques (expérience de Stenson), avant de perdre leur irritabilité, sont pendant quelque temps plus excitables, cherche à prouver que l'augmentation de l'excitabilité musculaire après la section du nerf, est due à l'anémie produite par l'irritation des vaso-constricteurs par le fait de la section. N'ayant pas de recherches personnelles sur l'influence de l'anémie sur la période latente et l'excitabilité musculaire, nous ne pouvons rien dire quant à la valeur de cette hypothèse qui est basée du reste sur des expériences faites sur des muscles curarisés et dont l'artère a été liée. Ayant constaté déjà une diminution de la période latente d'un muscle raccourci, nous expliquerons aussi la diminution de la période latente et l'augmentation de l'excitabilité musculaire après la section du nerf moteur, par un raccourcissement du muscle causé par la section. *Carlet* (3), dans ses recher-

(1) *Vulpian*. Influence des lésions des nerfs sur les muscles. Arch. de phys norm. et path. t. IV, p. 651, 1871-1872.

(2) *Schmoulewitsch*. De l'influence de la quantité de sang contenue dans les muscles sur leur excitabilité. Comptes-rendus de l'Acad. des sciences 2 septembre 1878.

(3) *Carlet*. Expériences sur la tonicité musculaire. Comptes-rendus de l'Acad. des Sc. LXXXIV, p. 562.

ches sur la tonicité musculaire, a du reste, suffisamment démontré que les muscles dont les nerfs étaient coupés restent raccourcis pendant quelque temps après la section du nerf. Il faut donc encore chercher ici la cause de la diminution de la durée de l'excitation latente pendant le raccourcissement, dans le tassement des éléments musculaires produit par le fait de la section du nerf moteur. Cette explication, d'accord avec les faits présentés dans la première partie de ce chapitre, nous paraît être plus simple que l'hypothèse de l'influence des vaso-moteurs.

En résumé, nous voyons qu'après la section d'un nerf moteur, la période latente de son muscle diminue avec l'augmentation de son excitabilité, ce qui paraît dû à un raccourcissement du muscle causé par le fait de la section du nerf.

CHAPITRE V.

DURÉE DE LA PÉRIODE LATENTE SOUS L'INFLUENCE DE CHARGES CROISSANTES.

Pour étudier l'influence des charges croissantes sur la durée de la période latente, nous avons remplacé le plateau métallique du myographe par un plateau de liège d'un poids insignifiant. Ce plateau était suspendu tantôt par un fil inextensible, tantôt par un fil élastique suivant les conditions de l'expérience. Il supportait les poids destinés à tendre graduellement le muscle : les charges ont été augmentées, à intervalles parfaitement égaux, de 5 grammes à chaque nouvelle expérience. On avait, au préalable, soumis le muscle à la traction d'un poids de 5 grammes fixé par un fil élastique au levier inscripteur.

Le point de départ des expériences comparatives que j'ai faites sur le temps perdu du muscle tendu à l'aide d'un fil élastique et à l'aide d'un fil non élastique est dans le principe suivant démontré par *Marey* (1) : « Une force de courte durée, appliquée à mouvoir une masse a plus d'effet utile lorsqu'elle agit sur cette masse par l'intermédiaire d'un fil élastique. » Cette différence au profit de la force qui agit avec une élasticité interposée m'a donné l'idée de faire les deux séries d'expériences, dont j'ai parlé.

Durée de la période latente sous l'influence de charges croissantes suspendues par un fil élastique.

Le plateau de liège suspendu par un fil élastique était chargé, à des intervalles réguliers de quelques minutes, de

(1) *Marey*. Travaux du Laboratoire. T. I. Mémoire I. 1875.

poids régulièrement croissants : à chaque intervalle, on ajoutait un nouveau poids de 5 grammes, on laissait le muscle subir pendant 2 ou 3 minutes l'influence de ces charges successives, et on l'excitait ensuite. J'ai vu, dans ces expériences successives, que la durée de la période latente reste la même jusqu'à ce que le plateau soit chargé d'un poids qui varie entre *30* et *50* grammes. A partir de ce moment, la période latente commence à augmenter, mais son allongement n'est pas proportionnel à l'augmentation graduelle des charges: ainsi, une charge de 50 grammes ayant déterminé un allongement de la période latente, les charges suivantes de 55, 60, etc., n'augmentent pas cet allongement ; il faut arriver jusqu'à 75 grammes, par exemple, pour qu'une nouvelle augmentation se produise. A partir de 100 grammes environ jusqu'à 200, l'augmentation déjà acquise ne s'exagère pas sensiblement, bien que le muscle soit soumis à des charges relativement considérables. — Le résultat essentiel de ces recherches, au point de vue où nous étions placés, c'est que l'exagération du temps perdu commence précisément au moment où le muscle arrive à sa limite d'élasticité, sous l'influence des charges, c'est-à-dire entre 30 et 50 grammes. Ce chiffre est du moins celui qui est généralement accepté comme correspondant à la limite d'élasticité du gastro-cnémien de la grenouille.

Au cours de ces expériences, nous avons eu l'occasion de constater un fait déjà noté par M. le professeur Marey, que la hauteur des courbes musculaires augmente avant de diminuer sous l'influence des charges croissantes. — Ainsi, la hauteur de la courbe étant, au début des expériences, de 16 millimètres peut arriver à 18 millimètres dans un muscle chargé de 10 à 30 grammes, et tomber ensuite jusqu'à 12 et même au-dessous sous l'influence de charges de 50 à 150 grammes.

2. *Durée de la période latente sans influence de charges croissantes suspendues par un fil inextensible.*

En soumettant le muscle à des charges croissantes suspendues par un fil non-élastique, nous avons pu constater que la durée de la période latente commence à augmenter à partir de la première charge. Ainsi, la période latente d'un muscle non chargé étant de 0,067 de seconde, devient égale à 0,06″ sous l'influence d'un poids de 5 grammes ; en ajoutant toutes les 3 minutes 5 grammes de plus, on observe un allongement graduel du temps perdu qui, avec une charge de 56 grammes est égale à 0,013 de seconde. En augmentant encore les charges jusqu'à 250 grammes, le temps perdu augmente très peu ; à 250 grammes, en effet il n'est que de 0,015 de seconde, alors que, avec une charge de 30 grammes, il était déjà de 0,012 de seconde. — On voit, en un mot, qu'un muscle soumis à des charges croissantes suspendues par un fil inextensible, présente une augmentation graduelle du temps perdu jusqu'à ce qu'il ait atteint sa limite d'élasticité, et qu'à partir de cette limite, le temps perdu augmente à peine.

J'ai réuni dans une même figure (fig. 26) deux séries de tracés correspondant l'une (A) aux variations du temps perdu sous l'influence de charges croissantes suspendues par un fil élastique ; l'autre série (B) aux variations du temps perdu sous l'influence de charges croissantes suspendues par un fil inextensible.

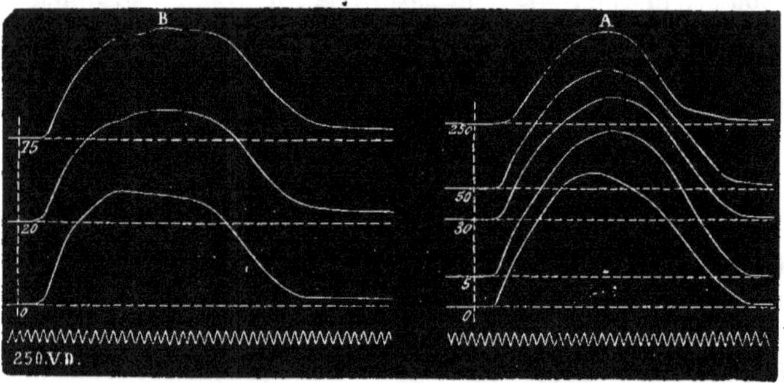

Fig. 26. — Durée de l'excitation latente sous l'influence de charges croissantes. En A la charge est soutenue au moyen d'un fil élastique; en B la charge est soutenue au moyen d'un fil inextensible.

Cette énorme différence dans l'influence des charges, suivant qu'elles sont suspendues par un fil élastique ou non élastique, sur la durée de la période latente, vient encore prouver davantage l'exactitude de l'explication donnée par Marey sur le rôle de l'élasticité dans la contraction musculaire. Evidemment le fil élastique compense jusqu'à une certaine limite l'inertie des poids et ce n'est qu'à partir de la limite de l'élasticité que la période latente commence à être influencée par les charges croissantes. Au contraire, quand les charges agissent sur le muscle sans l'intermédiaire d'un fil élastique, l'inertie des poids devient considérable, et une charge de 5 grammes exerce déjà son action sur la durée de l'excitation latente. Ajoutons que ces expériences nous démontrent que 5 à 10 grammes suspendus par un fil élastique pour produire un certain degré de tension du muscle, n'ont aucune influence sur la durée de la période latente et par conséquent ne peuvent entraîner aucune erreur dans les expériences ordinaires.

Les variations de la durée de l'excitation latente dans toutes les conditions où l'élasticité des muscles subit des changements plus ou moins considérables, porteraient à croire qu'il y a des rapports intimes entre la durée de la période latente et l'état d'élasticité du muscle. Il est certainement vrai que toutes ces influences, qui, comme la chaleur, la fatigue, les charges, etc., modifient le coefficient d'élasticité du muscle, modifient aussi son temps perdu. Cependant, nous ne pouvons pas saisir la loi du rapport que nous croyons exister entre les variations du temps perdu du muscle et celles de son élasticité. Nous n'avons pas fait de recherches personnelles sur l'élasticité musculaire ; les résultats fournis par les auteurs sont loin d'être concordants : telle est peut-être la cause de certains faits contradictoires. — Prenons par exemple un muscle fatigué et un muscle raccourci : dans les deux muscles, l'élasticité est, dit-on, diminuée ; or, nous savons que la période latente augmente sous l'influence de la fatigue et diminue sous l'influence du raccourcissement. *Place*] (1) dit qu'il a toujours obtenu une durée de l'excitation latente d'autant plus courte que le coefficient de l'extensibilité était plus faible. Nous citons seulement ce fait en passant, espérant que des recherches ultérieures sur l'élasticité musculaire permettront de déterminer des rapports entre le degré d'élasticité des muscles et la valeur de leur temps perdu.

(1) *Place*. Nederlandsc. Archief. voor genees en naturkunde III, p. 177.

CHAPITRE VI.

INFLUENCE DES SUBSTANCES TOXIQUES SUR LA DURÉE DE L'EXCITATION LATENTE DU GASTRO-CNÉMIEN.

Nous avons étudié l'influence du *curare*, de la *strychnine* et de la *vératrine* sur la durée de la période latente du gastro-cnémien, en introduisant ces poisons sous la peau de la grenouille.

Curare. — En administrant à une grenouille, sous la peau, une petite dose de curare (0,000025 à 0,00005 gr.), nous n'avons constaté aucun changement, ni dans la durée de la période latente, ni dans la secousse musculaire, quoiqu'il y eût déjà une diminution très nette de tous les mouvements volontaires. En augmentant la dose de 0,00005 jusqu'à 0,0001 et même plus, c'est-à-dire jusqu'à la disparition de tous les réflexes, nous avons trouvé une augmentation graduelle de la période latente et un affaiblissement de la contractilité musculaire, s'exprimant par une courbe de la contraction plus allongée. Dans un bon nombre d'expériences, nous avons toujours constaté la même chose. Ainsi, la période latente étant à l'état normal 0,009 de seconde, devient chez la grenouille fortement curarisée 0,013 et même 0,018 de seconde au bout de 40 minutes environ. En même temps, la courbe musculaire s'allonge, son amplitude reste cependant la même quelque temps encore, enfin elle diminue à son tour ; au bout de 40 minutes, dans une de nos expériences, l'amplitude de la courbe, qui était avant la curarisation de 9 millimètres 1/2 s'est trouvée réduite à 4 millimètres.

La figure 27 montre les différents faits qui viennent d'être indiqués.

Peu de substances toxiques ont été aussi minutieusement étudiées au point de vue physiologique que le curare, depuis

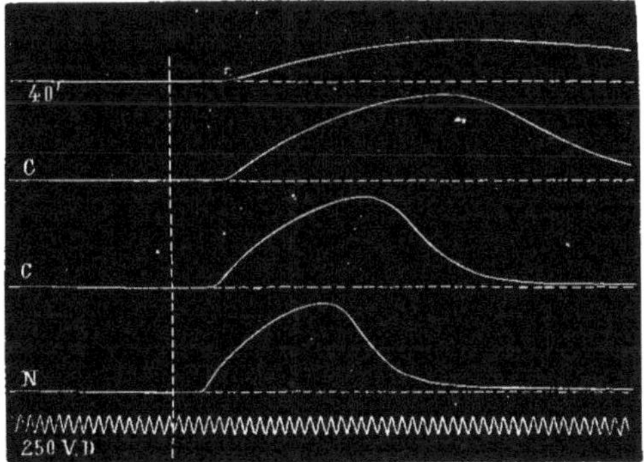

Fig. 27. — Effets du curare sur la période latente des secousses musculaires.

les remarquables recherches de Claude Bernard. Cependant, les auteurs ne sont pas d'accord sur le degré d'excitabilité d'un muscle curarisé. Pour mieux faire ressortir l'action neuroparalysante du curare, on nie la diminution de l'excitabilité du muscle curarisé, et certains auteurs ont cru constater, qu'elle n'est qu'apparente. *Pflüger et v. Bezold* (1) ont trouvé que la courbe de la secousse d'un muscle curarisé ne diffère en rien de la courbe d'un muscle normal. Quelques-uns, comme *Funke, Bezold, Valentin, Rosenthal*, ont même constaté qu'un muscle curarisé résiste plus qu'un muscle normal à la fatigue, ce qui, selon *Roeber* (2), résulterait d'une hypérémie du muscle. Mais *Aeby* (l. c.) a démontré que la vitesse de la propagation de l'onde diminue dans un muscle curarisé; *Valentin* (3), de son côté, a vu un allongement considérable dans la descente de la courbe d'un muscle curarisé. *Brücke* (4) a signalé qu'un muscle curarisé est plus difficilement excitable avec des courants de courte durée qu'un muscle normal, tandis que tous deux réagissent également quand on leur applique des courants de longue durée. *Rossbach* (5), étu-

(1) *Bezold.*, Archiv. f. Anat. u. Physiol., p. 168, 387, 1860.
(2) *Rœber*. Archiv. f. Anat. u. Phyciol., p. 440, 1869.
(3) *Valentin*. Arch. f. d. gesam. physiol., t. IV, p. 204, 1871.
(4) *Brücke*. Ueber den Einfluss der Stromesdauer auf die Electr. Erreg. des muskel. Wien. sitzber. t. LVI, 1867.
(5) *Rossbach*. Arch. f. d. gesam. physiol. 1876.

diant spécialement l'influence de curare sur la contraction musculaire, a trouvé qu'en même temps que disparaît l'excitabilité nerveuse, celle des muscles commence à diminuer; la courbe musculaire s'abaisse graduellement et s'allonge. Mais il a remarqué qu'avec des petites doses, on obtient une augmentation de l'amplitude du muscle excité directement ou indirectement. Il ne parle pas de la durée de l'excitation latente sous l'influence de curare. Or, dans nos expériences avec l'excitation directe des muscles, nous avons toujours constaté une diminution de l'amplitude de la secousse, en même temps qu'une augmentation de la durée de la période latente, sous l'influence des fortes doses de curare. Jamais nous n'avons vu, quoique nous l'ayons cherché d'une façon spéciale, une augmentation de la hauteur de la courbe sous l'influence de petites doses de curare; ces doses restaient sans influence sur le muscle excité directement.

M. Rossbach, il est vrai, dit aussi qu'il n'a pas toujours constaté ce phénomène; il l'a souvent observé dans un muscle excité par l'intermédiaire de son nerf, mais il ne l'a pas retrouvé en excitant directement le muscle.

En résumé, le curare à petites doses n'agit pas sur le muscle; à doses plus élevées, il diminue l'excitabilité du muscle et augmente la durée de la période latente. L'influence de la fatigue, dans nos expériences, est certainement négligeable, car nous avons montré que le muscle, soumis pendant une heure, à des excitations espacées de 5 à 10 minutes d'intervalle, ne se fatigue pas notablement.

Strychnine. — Quand la grenouille a reçu sous la peau de fortes doses de strychnine, la durée de la période latente du muscle diminue à mesure que les secousses augmentent d'amplitude et se transforment en tétanos. Mais, après quelques contractions tétaniques d'une grande intensité, les courbes deviennent plus faibles et plus allongées, et la période latente augmente. Ce dernier phénomène n'est autre qu'un fait d'épuisement.

La figure 28 montre que le temps perdu diminue graduellement de 0,01 (ligne 1), à 0,007 (ligne 2), à 0,005 (ligne 3). Quand la fatigue se produit, le temps perdu augmente et est représenté par la valeur 0,02 de seconde.

Cette diminution si remarquable du temps perdu sous l'influence de la strychnine semble montrer que la période la-

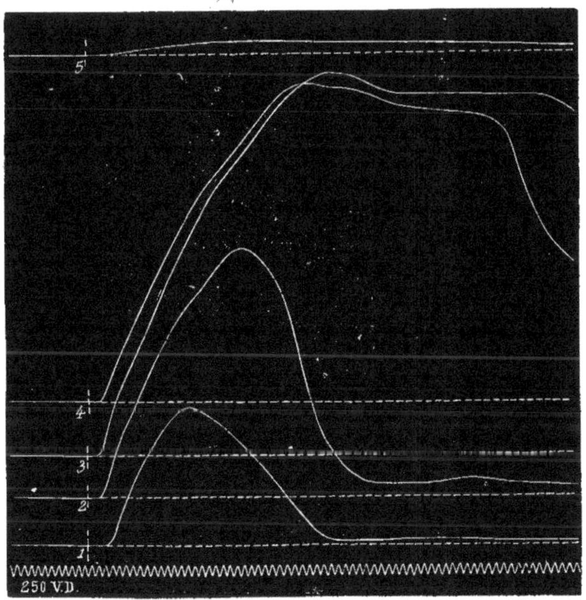

Fig. 28. — Diminution graduelle de la période d'excitation latente sous l'influence de l'empoisonnement par la strychnine.

tente est, dans une certaine mesure, sous l'influence du système nerveux central. Dans d'autres expériences, nous avions déjà observé que le temps perdu diminue quand on sectionne la moelle de la grenouille ; aussi, n'avons-nous eu recours que très exceptionnellement à la section de la moelle dans le cours de nos recherches.

Vératrine. — Nous nous bornerons à indiquer ici les résultats qui sont relatifs à la durée du temps perdu dans l'empoisonnement par la vératrine, renvoyant pour les autres détails à une note spéciale qui, étant encore inachevée, sera publiée prochainement.

La vératrine, à doses faibles comme à hautes doses, diminue la durée de la période latente.

Mais, pour mettre ce fait en évidence, il faut exciter le muscle pendant son relâchement complet. Si, en effet, on envoie l'excitation au muscle raccourci par une contraction tonique, on observe au contraire une augmentation du temps perdu. Il y a là un fait spécial à l'empoisonnement par la vératrine, car nous savons que dans un muscle normal raccourci, par exemple à la suite d'une section de son nerf moteur, le temps perdu diminue. Nous pensons, dès lors, qu'en même temps qu'il est raccourci et par le fait même de la contraction violente qui produit ce raccourcissement, le muscle vératriné est fatigué : de là, l'augmentation du temps perdu, malgré le raccourcissement.

DEUXIÈME PARTIE

RECHERCHES SUR LA DURÉE DU TEMPS PERDU DES MUSCLES CHEZ L'HOMME SAIN ET MALADE.

Les procédés de myographie applicables à l'étude du temps perdu des muscles de la grenouille ne pouvant pas être appliqués à la même recherche chez l'homme, M. le professeur Marey a fait construire un myographe spécial et un nouvel appareil enregistreur qu'il a bien voulu mettre à notre disposition.

APPAREIL ENREGISTREUR.

Sur une planchette rectangulaire est articulée une charpente métallique susceptible de se reployer en s'accolant à la planchette pour rendre l'appareil peu encombrant et portatif, ou bien de se déployer, comme dans la figure 29, en formant une sorte de trépied au sommet duquel est suspendu un autre trépied semblable qui oscille librement son intérieur. L'axe d'oscillation est en *o*, tandis qu'à sa partie inférieure, le trépied oscillant, porte une plaque métallique *p*, courbée suivant la circonférence qui aurait *o* pour centre. C'est sur cette plaque que le tracé myographique sera recueilli. Pour cela, on la recouvre d'un papier que l'on fixe avec deux agrafes et qu'on noircit à la fumée, puis, portant le trépied intérieur du côté de la branche unique du trépied extérieur à la rencontre du ressort *r*, on pousse la plaque contre ce ressort, en le tendant jusqu'à ce qu'un crochet placé au centre de la planchette rectangulaire saisisse la plaque et la maintienne en luttant contre la pression du ressort.

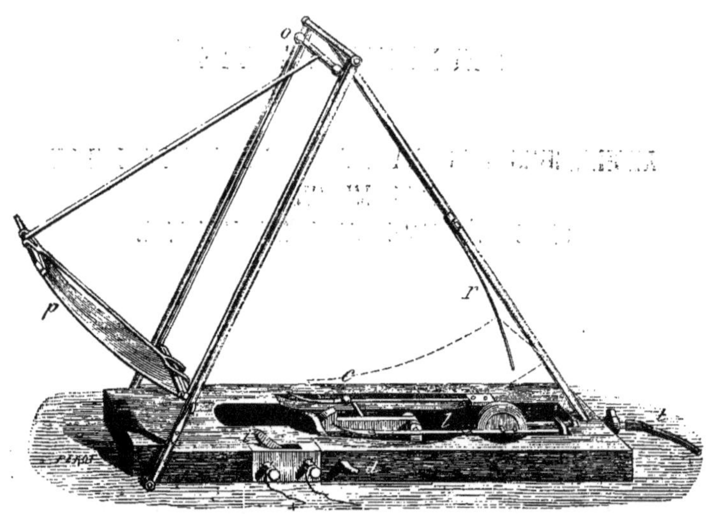

Fig. 28. — Appareil chronographique destiné à mesurer la période d'excitation latente des muscles de l'homme (Marey).

En appuyant sur une détente *d*, on dégage le crochet qui maintenait la plaque et, par la détente du ressort, celle-ci est projetée d'un mouvement accéléré d'abord, puis uniforme aussitôt que le ressort *r* est complètement détendu. A partir de ce moment, s'inscrivent les indications myographiques et la plaque, ayant achevé sa course et traversé l'intervalle des deux branches du trépied extérieur, reste fixée en cette position par un encliquetage ; c'est ainsi qu'elle est représentée dans la figure 28.

Quant aux organes chargés d'inscrire la secousse musculaire avec son temps perdu, ils se composent des pièces suivantes, contenues dans une cavité creusée à l'intérieur de la planchette rectangulaire.

1° Un chronographe *c*, simple tige vibrante munie à son extrémité d'une masse pesante et d'un style inscripteur qui déborde le niveau de la planchette. C'est à proprement parler, le chronographe de Thomas-Young. Cette tige, déviée de sa position, est maintenue par la même pièce qui retient la plaque oscillante ; elle devient libre en même temps que la plaque et, vibrant 100 fois par seconde, trace sur le papier des ondulations dont la longueur est d'environ 1 centimètre 1/2.

2° Un tambour à levier *l*, placé de champ dans la même cavité que le chronographe, et dont l'extrémité dépasse seule le niveau supérieur de la planchette. Ce tambour est relié par un tube de caoutchouc *t* avec un myographe appliqué au muscle dont on étudie le temps perdu et que nous décrirons tout à l'heure.

Ce myographe devant recueillir le mouvement musculaire que provoque une excitation électrique, il faut que cette excitation se produise à un moment connu, à partir de l'instant où la plaque aura acquis son mouvement uniforme. A cet effet, la plaque rencontre dans sa course une petite tige métallique *i*, qui fait le rôle d'interrupteur. Cette tige, inclinée d'abord en sens contraire du mouvement de translation de la plaque est renversée par le passage de celle-ci. L'instant où elle quitte sa position première correspond à la rupture du courant d'une pile qui provoque dans une bobine d'induction le courant destiné à exciter le muscle dont on veut connaître le temps perdu.

Comme c'est toujours à la même phase de la translation de la plaque que se produit l'interruption par le déplacement de la pièce *i*, il s'en suit que le style inscripteur occupe sur la plaque une position toujours la même à cet instant. On détermine, une fois pour toutes, cette position par la méthode de Helmholtz et on la marque au moyen d'une encoche faite à la plaque métallique elle-même. Ce repère servira dans toutes les expériences à déterminer l'instant de l'excitation du muscle.

Le myographe (figure 29) est un myographe à transmission (1) légèrement modifié. Un brassard formé de baguettes de bois assemblées par des cordes qui les tra-

(1) Voy. Marey, la Méthode graphique, p. 198.

versent entoure le biceps, par exemple, et est fixé par une forte courroie *c*. Parmi les baguettes qui forment ce brassard est une planchette de 4 centimètres de largeur qu'on place en face du muscle que l'on veut explorer et qui présente en son centre un trou par lequel s'exerce la pression d'un ressort métallique plus ou moins tendu par une vis

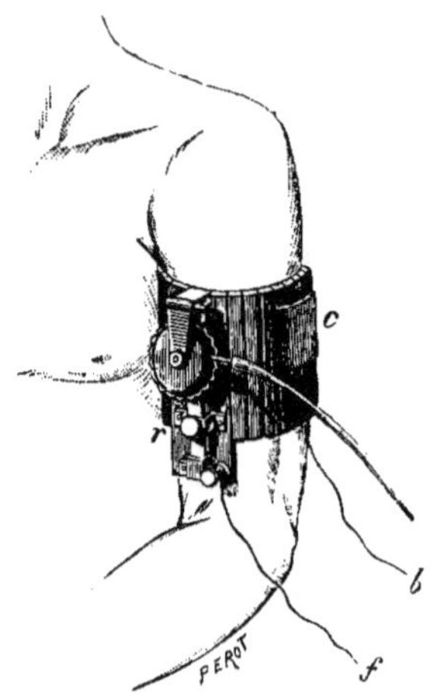

Fig. 29. — Myographe à transmission applicable aux muscles de l'homme (Marey).

de réglage *r*, ainsi que cela se fait pour le réglage du ressort d'un sphygmographe. Un tambour à levier dont la figure 28 montre la face supérieure reçoit le mouvement de soulèvement du ressort aussitôt que le muscle produit sa secousse et se gonfle. Ce mouvement est conduit par des tubes au tambour à levier de l'appareil myographique.

Pour provoquer l'excitation électrique du muscle, les deux fils de la bobine induite *fb*, se rendent, l'un au ressort de pression, et l'autre à une feuille d'étain qui sert de contreplaque et que l'on applique sur un point quelconque du bras en dessous du brassart.

Cet appareil ressemble beaucoup, comme on le voit à celui que du Bois-Reymond imagina pour mesurer le temps perdu d'un muscle de grenouille, mais avec cette différence que le muscle sur lequel on agit ne peut être étudié que par son gonflement et nécessite l'emploi d'un myographe à transmission. On a déterminé une fois pour toutes le temps que l'action musculaire emploie pour parvenir au levier inscripteur et l'on a constaté que pour un trajet d'un mètre (longueur du tube de transmission), ce temps est à peu près négligeable ; il est, du reste, le même dans toutes les expériences.

RÉSULTATS DES EXPÉRIENCES.

1° *Durée de la période d'excitation latente chez l'homme sain.*

Dans nos expériences sur l'homme, nous avons toujours choisi des sujets maigres pour éviter la résistance du tissu adipeux sous-cutané à la transmission de l'excitation jusqu'au muscle. La valeur du temps perdu a présenté chez les divers sujets une variabilité beaucoup plus grande que chez la grenouille : sur quelques-uns, nous avons noté 0,004, chez d'autres 0,01 de seconde. La durée moyenne la plus ordinaire a été de 0,006 à 0,008 de seconde. En général la période latente est moins longue chez l'homme que chez la grenouille : Helmholtz et Baxt avaient déjà noté depuis longtemps que la transmission de l'excitation dans les nerfs de l'homme est plus rapide que dans les nerfs de la grenouille ; cette plus grande rapidité a été aussi constatée par d'autres physiologistes dans les muscles de l'homme.

Quand nous avons soumis les muscles des sujets en expérience aux mêmes influences que les muscles de la grenouille (fatigue, variation de l'intensité du courant, etc.), nous avons retrouvé des modifications de même sens dans la durée de la période latente.

Voici le résumé des principaux faits qui ressortent de cette première série de recherches.

1° *Différences relatives à l'individu.* — En général la durée de la période latente chez un adulte normal dont on explore le biceps, ne dépasse pas 0,006 à 0,008 de seconde. Cependant nous avons observé souvent des variations chez divers sujets en apparence dans les mêmes conditions, sans pouvoir déterminer la cause de cette variabilité.

Chez la femme, la durée de la période latente est en général plus grande que chez l'homme : il semble probable que cette durée se rapprochera d'autant plus de celle qu'on observe chez l'homme que le muscle de la femme sera plus habitué à effectuer le même travail que celui de l'homme. Ces différences ont été constatées en explorant d'une part les muscles de quelques surveillantes de la Salpêtrière et ceux de plusieurs étudiants qui étaient dans les mêmes conditions d'âge et de santé.

Chez les vieillards, la période latente du biceps s'est montrée, le plus souvent, plus longue que chez l'adulte.

Dans un petit nombre de tracés recueillis chez des enfants, nous avons pu nettement constater les rapports du temps perdu de leurs muscles avec celui des muscles de l'adulte et du vieillard : chez plusieurs enfants de dix ans environ, la période latente était plus courte que chez le vieillard et même que chez l'adulte. Peut-être en étudiant le temps perdu chez des enfants en bas âge, trouverions-nous un retard plus considérable : Soltmann (1), en effet, a constaté que l'excitabilité des muscles est plus faible chez les animaux nouveau-nés que chez les animaux adultes.

2° *Différences relatives aux muscles explorés.* — La durée de la période latente n'est pas toujours la même dans les différents muscles de l'homme. Ainsi nous avons trouvé des différences chez le même sujet en explorant comparativement le biceps brachial, le triceps fémoral, les jumeaux, etc.; de même nous avons noté un temps perdu moins considérable dans les muscles du membre supérieur droit que dans ceux membre supérieur gauche. Ces variations ne nous ont paru soumises à aucune règle fixe.

Plus constante et plus évidente est la différence entre la durée de la période latente des muscles extenseurs et fléchisseurs du même bras : c'est dans le biceps huméral que le temps perdu est le plus court, ce qui pourrait faire admettre une excitabilité plus grande des fléchisseurs.

(1) *Soltmann.* (Jahrb. f. Kinderheilk. 1877 (Tirage à part).

M. Marey (1) a le premier noté une différence dans la longueur de la secousse des différents muscles du même animal : chez la grenouille, il a vu que la secousse donnée par le muscle hyoglosse est quatre ou cinq fois plus longue que celle du gastro-cnémien. Ritter (2) a constaté chez la grenouille la différence d'excitabilité des fléchisseurs et des extenseurs ; le même fait a été contrôlé par Rollet (3) et Bour (4). Mlle Volklin (5), dans des recherches faites dans le laboratoire de Hermann, a constaté la même différence chez le lapin. Enfin, les mêmes faits observés par nous chez l'homme, viennent s'ajouter à ceux qui démontrent la différence d'excitabilité entre les fléchisseurs et des extenseurs chez les animaux.

Chez les sujets affaiblis, dont la nutrition est altérée, le temps perdu est un peu plus long qu'à l'état normal. Il faut dire cependant que la période latente n'est pas nécessairement plus courte chez les sujets dont la musculature est plus développée et qui sont capables d'efforts plus énergiques : les sujets plus excitables, ayant des muscles de petit volume, présentent souvent un temps perdu moins considérable. Ceci revient à dire que la durée de la période latente est plutôt en raison inverse de l'excitabilité que de la puissance du muscle.

Les sujets obligés de garder le lit et surtout les hémiplégiques dont on explorait le côté sain, ont présenté un temps perdu plus long, ce qui semble montrer que l'inactivité des muscles diminue leur excitabilité.

3° *Différences suivant l'intensité du courant.* — Chez l'homme comme chez la grenouille, la durée de l'excitation latente varie suivant l'intensité du courant. Elle augmente avec la diminution et diminue avec l'augmentation de la force du courant électrique. Si le temps perdu était 0,006″ avec de fortes excitations, il peut devenir 0,01 et plus avec de faibles excitations.

(1) *Marey*. Du mouvement, etc., p. 364.

(2) *Ritter*. Du-Bois-Reymond's Unters. ueber thier. Electr. I s. 317.

(3) *Rollett*. Sitzungsb. d. Wiener Akad. 3 Abth. LXX s. 7. — LXXI — LXXII s. 379, 1874, 1876.

(4) *Bour*. Würzb. Verhandl. VIII, s. 221, 1875.

(5) *Hermann*. (Handbuch. d. Physiol. t. I, p. 113, 1879.

4° *Différences produites par la fatigue.* — La durée de la période latente du muscle fatigué chez l'homme augmente aussi de 0,008 jusqu'à 0,014 et plus. Malheureusement nous n'avons pas un grand nombre d'expériences sur la fatigue du muscle de l'homme par des excitations successives, parce qu'il nous a été impossible de trouver beaucoup de sujets sains ou malades qui aient consenti à se soumettre à une série de 800 à 1000 excitations successives pendant 15 à 20 minutes, car c'est le nombre nécessaire pour provoquer les effets de la fatigue dans le biceps de l'homme. C'est là un grand inconvénient qui ne permet pas toujours de transporter sur l'homme les expériences faites sur l'animal.

Nous avons observé presque tous les effets de la fatigue sur nous-mêmes, en soumettant nos différents muscles (biceps, triceps, etc.) à des séries d'excitations successives, et nous avons toujours observé que sous l'influence de la fatigue, la période latente chez l'homme devenait plus longue et la courbe musculaire plus étendue et plus basse.

5° *Différences relatives à l'état de l'activité du muscle.* — La période latente d'un muscle raccourci (par une contraction volontaire modérée) est plus courte que celle d'un muscle en état de repos. — Le même phénomène ayant été observé chez la grenouille, nous renvoyons pour l'interprétation de ce fait au chapitre IV de la 1re partie de ce travail.

En résumé, la durée de la période latente chez l'homme sain n'est pas constante et varie suivant diverses conditions en restant toujours en rapport avec l'excitabilité et la contractilité musculaire; elle est aussi en rapport direct avec l'amplitude de la courbe musculaire si l'on agit sur le même muscle d'un sujet déterminé, mais il n'en est pas toujours ainsi sur les divers muscles du même sujet ni chez des sujets différents.

CHAPITRE II.

RÉSUMÉ DES RECHERCHES SUR LE TEMPS PERDU CHEZ L'HOMME MALADE.

Les différences trouvées dans la durée de la période latente du muscle chez l'homme sain (dans tous les cas où l'excitabilité du muscle changeait sous l'influence de diverses conditions), faisaient supposer qu'on trouverait probablement des variabilités plus ou moins grandes dans la période latente du muscle dans les maladies où l'excitabilité musculaire augmente ou diminue. Nous ne parlons ici que de l'excitabilité farado-musculaire, parce que nous nous sommes servi exclusivement de décharges d'induction.

Nos recherches faites sur un grand nombre des malades, que M. le professeur Charcot a bien voulu nous autoriser à examiner, ont confirmé la vérité de cette supposition, et nous croyons être arrivé à quelques résultats intéressants qui, en outre de leur valeur diagnostique et pronostique, présentent aussi l'intérêt d'un phénomène contribuant à éclairer quelques faits de la myophysiologie pathologique. Les résultats de nos recherches cliniques sur la période latente devant paraître dans un mémoire à part (1), nous nous bornons à communiquer ici quelques résultats obtenus en renvoyant pour des détails au mémoire mentionné.

Nous avons constaté chez les divers malades une diminution ou augmentation du temps perdu de 0,002 jusqu'à 0,010 et plus, en comparant le côté malade avec le côté sain ou avec la moyenne chez l'homme sain. Ainsi, nous avons constaté dans le temps perdu les variations suivantes :

(1) Arch. de physiol. norm. et pathol. 1880.

I. *Le temps perdu est augmenté :*

1° Dans l'*hémiplégie ancienne et compliquée* d'une atrophie musculaire ;

2° Dans l'*atrophie musculaire progressive ;*

3° Dans la *sclérose latérale* amyotrophique avec une atrophie musculaire très prononcée ;

4° Dans l'*ataxie locomotrice progressive* à la 2e et surtout à la 3e période ;

5° Dans la sclérose en plaque de longue durée ;

6° Dans la paralysie agitante de longue durée.

II. *Le temps perdu est diminué :*

1° Dans l'hémiplégie avec contracture ;

2° Dans le tabes dorsalis spasmodique ;

3° Dans la chorée;

4° Dans la contracture hystérique provoquée.

Ces résultats nous montrent que la période latente du muscle, dans les diverses maladies, change en raison des variations que subissent l'excitabilité et la nutrition des muscles dans ces maladies.

CONCLUSIONS.

PREMIÈRE PARTIE.

Variations de la durée du temps perdu du muscle chez la grenouille.

1° La durée de l'excitation latente n'est pas constante, elle varie suivant la saison, la température, la taille, la nutrition du muscle et souvent, chez deux grenouilles de la même taille, avec des muscles d'apparence saine. La moyenne de sa durée dans le gastro-cnémien de la grenouille est 0,008 de seconde.

2° La durée du temps perdu du muscle est en rapport inverse avec l'amplitude de la courbe musculaire chez le même animal; mais il n'en est pas nécessairement ainsi quand on compare deux courbes d'inégales amplitudes recueillies sur deux grenouilles différentes.

3° La durée de l'excitation latente augmente avec la diminution et diminue avec l'augmentation de l'intensité du courant électrique. Ceci s'applique aussi bien aux courants induits qu'aux courants galvaniques.

4° La fatigue, produite par des excitations successives, augmente graduellement la durée de la période latente, qui diminue si le muscle fatigué se repose. Une fatigue excessive produit un certain raccourcissement du muscle, dont le temps perdu augmente toujours un peu en suivant les effets de la fatigue, ou, ce qui arrive le plus souvent, ne change plus et reste constant jusqu'à l'épuisement de la contractilité musculaire par la fatigue.

5° La période latente d'un muscle raccourci par une seule contraction précédente diminue en raison du raccourcissement du muscle si celui-ci est excité pendant qu'il est en train de se relâcher.

6° Après une section du nerf moteur, la période latente du muscle diminue en même temps que l'excitabilité musculaire augmente ; ce qui est dû très probablement à un raccourcissement du muscle causé par le fait de la section du nerf.

7° Quand le muscle est chargé de poids suspendus par un fil élastique, la durée du temps perdu ne commence à augmenter que quand le muscle est chargé de 30 à 50 grammes (limite d'élasticité). Elle augmente à partir de 5 grammes quand le poids est suspendu par un fil non élastique.

8° Les *substances toxiques* exercent une influence sur la durée de la période latente. Ainsi le *curare*, quand on l'emploie à doses plus élevées, augmente le temps perdu et diminue l'excitabilité du muscle. La *strychnine* diminue graduellement la durée de la période latente jusqu'à ce que le muscle s'épuise par de forts tétanos ; à cette période, le temps perdu augmente. La *vératrine* à petites et à hautes doses diminue la durée de l'excitation latente ; cette période, dans un muscle vératriné et raccourci par une contraction précédente, augmente avec le degré du raccourcissement et diminue à mesure que le muscle s'allonge et revient à son état normal.

9° En général, la durée de l'excitation latente est en rapport inverse avec l'excitabilité et la contractilité musculaire. Tout ce qui influence ces propriétés musculaires fait varier le temps perdu. Le rapport du temps perdu avec l'élasticité musculaire, quoiqu'il existe très probablement, ne peut pas être encore exactement déterminé.

DEUXIÈME PARTIE.

Recherches sur la durée du temps perdu chez l'homme.

Les résultats de nos recherches sur la durée de la période latente du muscle chez l'homme faites selon la méthode indiquée par M. Marey, dans le service de M. Charcot à la Salpêtrière, sont venues, en certains points, confirmer les résultats obtenus dans nos recherches sur la grenouille. Voici les conclusions que nous pouvons tirer de ces recherches :

1° La durée de la période latente du muscle chez l'homme sain n'est pas constante. Elle varie suivant l'âge, le sexe et chez les divers sujets qui sont en apparence dans les mêmes conditions. Chez le même sujet, elle varie souvent à droite et à gauche (biceps brachial) et sur le même membre dans les fléchisseurs et les extenseurs (biceps et triceps). Dans un muscle donné, le temps perdu varie suivant l'état de sa nutrition et de son activité ; cependant il n'est pas toujours plus court chez les sujets plus vigoureux et ayant une musculature plus développée. La moyenne ordinaire est 0,006, à 0,008 de seconde.

2° La période latente, chez l'homme, varie avec l'intensité du courant électrique. Elle diminue dans un muscle médiocrement contracté, et augmente sous l'influence de la fatigue provoquée par des excitations successives.

3° Elle est en rapport inverse avec l'amplitude de la courbe musculaire si l'on agit sur le même muscle d'un sujet déterminé, mais il n'en est pas toujours ainsi sur les divers muscles du même sujet, ni chez des sujets différents.

4° La durée de l'excitation latente est en rapport inverse avec l'excitabilité et la contractilité musculaire, et elle dépend dans l'état pathologique, surtout des troubles trophiques des muscles.

V

EFFETS DU CURARE, DE LA CHALEUR ET DE LA SECTION DES NERFS MOTEURS SUR L'EXCITABILITÉ ET L'ÉLASTICITÉ MUSCULAIRES.

Par M. BOUDET DE PÂRIS.

I

EFFETS DU CURARE, SUR L'EXCITABILITÉ DES NERFS ET DES MUSCLES.

L'action du curare sur le système musculaire est peu connue. Quelques physiologistes seulement, parmi lesquels nous citerons Rosenthal et Valentin, ont signalé une diminution de l'excitabilité musculaire produite par ce poison. Toutefois, certains effets du curare paraissent avoir échappé à leurs recherches, et cela, croyons-nous, est dû en grande partie à ce que les excitants électriques employés généralement sont trop intenses. Cette trop grande force de l'excitation masque des effets qui apparaissent nettement lorsqu'on se sert de courants faibles.

Nos moyens d'excitation ont été la bobine d'induction et la décharge d'un condensateur. Dans le premier cas, la bobine induite est glissée très loin de la bobine inductrice, afin d'avoir un courant d'une faiblesse extrême, absolument inappréciable pour nous, quand nous plaçons les électrodes sur nos lèvres.

Quant au condensateur, c'est un dixième de microfarad, divisible lui-même en dix parties; de telle sorte que nous avons pu employer le centième de microfarad. La pile qui charge ce condensateur est composée de petits éléments Leclanché disposés de telle sorte que l'on puisse à volonté utiliser le courant d'un seul ou de plusieurs couples. Chaque élément représente une valeur de 1,4 volt. Voici maintenant un rapide exposé des résultats que nous avons obtenus :

1° *Pour des excitations faibles, le curare agit sur le muscle avant d'agir sur le nerf.*

Expérience : une grenouille est disposée sur le myographe double à ressort. La bobine d'induction est glissée à plus de 15 centimètres de la bobine inductrice. Les électrodes sont bifurquées sur les deux membres postérieurs; de cette façon, l'excitation est portée simultanément d'un côté sur le nerf, de l'autre sur le muscle.

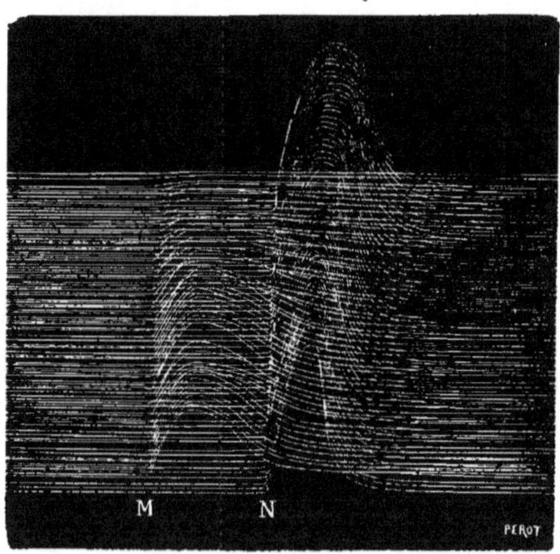

Fig. 31. — Montrant que le muscle perd son excitabilité avant le nerf M. Correspond aux secousses provoquées par l'excitation directe du muscle graduellement empoisonné; N est la série des secousses obtenues par des excitations semblables portées sur le nerf.

L'animal est empoisonné par une injection sous-cutanée de $0^{gr},0005$ de curare.

Le cylindre enregistreur accomplit sa révolution en dix secondes, et à chaque tour, une excitation est envoyée au nerf et au muscle.

On voit (fig.31) que pendant toute cette période, 9 minutes environ, le nerf n'est pas encore touché sensiblement tandis que le muscle cesse très rapidement de répondre à l'excitation. En outre, à mesure que le muscle perd son excitabilité, ses secousses deviennent irrégulières. Nous avons retrouvé ce même phénomène toutes les fois que nous avons employé des courants induits très faibles.

Voici une autre expérience. Ici, l'excitation est produite par la décharge du condensateur (0,05 de microfarad, chargé par deux éléments). La grenouille est empoisonnée par une injection sous-cutanée de curare.

L'un des membres postérieurs (A, fig. 32) a été lié en masse à sa base, à l'exception du nerf. Les électrodes sont bifurquées sur les deux muscles gastro-cnémiens.

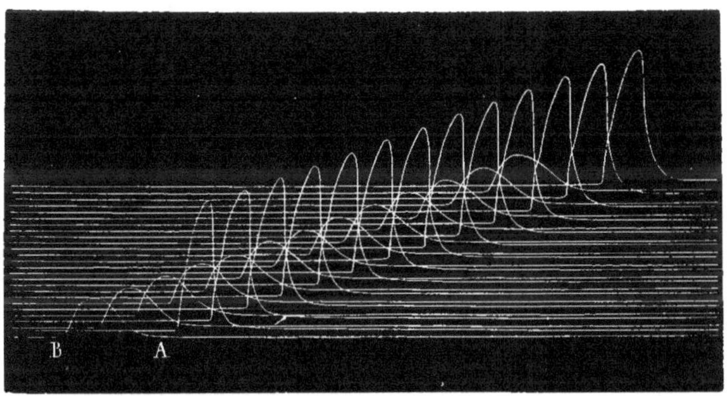

Fig. 32. — Inscription comparative des secousses fournies par un muscle B empoisonné par le curare et par un muscle A préservé de l'empoisonnement par une ligature suivant la méthode de Cl. Bernard.

Cette figure représente l'état des muscles à un moment donné de l'empoisonnement.

Du côté ligaturé (A), le muscle répond énergiquement à l'excitation, tandis que l'autre muscle (B) soumis à l'action du curare, donne des secousses beaucoup moins amples. Dix minutes plus tard, la même excitation ne produit plus aucune contraction dans le membre non ligaturé, tandis que l'autre muscle est resté tout aussi excitable qu'au début de l'expérience.

Le même résultat est obtenu chez le lapin et le cobaye en liant l'artère principale du membre, au lieu de faire une ligature en masse comme chez la grenouille.

En répétant les mêmes expériences immédiatement après avoir sectionné les nerfs sciatiques, nous avons obtenu des résultats absolument semblables à ceux que nous venons de signaler.

Enfin, nous avons expérimenté sur des animaux dont le nerf était sectionné depuis 4, 6 et 12 jours. Mais, dans ces conditions, l'excitabilité du muscle est tellement diminuée qu'il faut employer des courants beaucoup plus forts pour provoquer une secousse. Toutefois, nous avons encore retrouvé facilement les effets constatés plus haut.

2° *Pour des courants forts, la diminution de l'excitabilité du muscle n'apparaît qu'après celle du nerf.*

En appliquant au muscle et au nerf des excitations plus fortes que celles dont nous avons fait usage dans les expériences précédentes, nous avons pu observer que l'excitabilité du nerf disparaît la première. Cependant, avant que celle-ci ait disparu, celle du muscle a déjà notablement diminué. Si l'on veut obtenir des secousses qui soient toujours à peu près de la même amplitude, il faut peu à peu rapprocher la bobine induite de la bobine inductrice, c'est-à-dire augmenter progressivement la force de l'excitation. Une demi-heure environ après l'empoisonnement, il faut l'excitation fournie par toute la bobine induite pour provoquer une secousse égale à celle que produisait un courant très faible au début de l'expérience.

Rosenthal, en signalant cette diminution de l'excitabilité musculaire sous l'influence du curare, attribue ce résultat à l'action du poison sur les nerfs intra-musculaires.

« Lorsqu'on irrite comparativement un muscle empoisonné « par le curare et un muscle semblable, mais non empoisonné, « le premier est moins excitable, c'est-à-dire qu'il faut lui

« appliquer des excitants plus énergiques pour le forcer à « se contracter. On peut expliquer ce fait en admettant que « la substance musculaire, tout en étant excitable, l'est beau- « coup moins que les nerfs intra-musculaires, paralysés par « ce poison » (1).

Cette théorie ne nous semble pas exacte, car on peut lui objecter que si on opère sur un muscle dont le nerf est sectionné depuis plusieurs jours, les filets nerveux contenus dans ce muscle sont dégénérés ; et cependant l'action du curare reste la même.

Si nous résumons nos expériences, nous dirons donc :

1° L'empoisonnement par le curare diminue notablement l'excitabilité musculaire ;

2° Cette diminution de l'excitabilité musculaire est très sensible pour des courants de moyenne intensité ;

3° Si l'on emploie des courants très faibles, le muscle perd son excitabilité avant le nerf.

(1) ROSENTHAL. Les muscles et les nerfs (Bibliothèque internationale. Paris, (F. BAILLIÈRE.)

II

MODIFICATIONS DE L'ÉLASTICITÉ MUSCULAIRE SOUS L'INFLUENCE DU FROID ET DE LA CHALEUR.

Le moyen le plus simple pour échauffer ou refroidir une grenouille serait évidemment de la placer dans un vase clos dont on ferait à volonté varier la température, en ayant soin de laisser assez longtemps agir la température de l'enceinte pour qu'on puisse admettre que l'animal s'est mis en équilibre de température avec l'enceinte. Malheureusement, ce moyen, facile à employer quand on se sert du myographe à transmission, est impraticable lorsqu'on se sert du myographe direct. Nous avons dû recourir à une méthode plus longue et plus compliquée, mais qui a l'avantage de donner des résultats absolument certains. Voici comment l'expérience peut être préparée :

On pratique dans la planchette qui supporte la grenouille une ouverture assez grande pour permettre le passage d'une des pattes. Au-dessous de la planchette est placé un vase ou un tube de verre dans lequel, au moyen de deux siphons, on fait circuler de l'eau à des températures variables. Le membre de l'animal est introduit et fixé dans ce vase et baigne constamment dans le liquide. De cette manière, les élévations ou les abaissements de température agissent sur le sang de la patte immergée et celui-ci va ensuite modifier la température des autres parties de l'animal où il est porté par la circulation.

Un thermomètre placé dans la bouche de la grenouille, permet de suivre toutes les variations de la température inté-

(1) Voir *Marey*, la Méthode graphique, p. 193.

rieure. On peut être sûr, de cette façon, que le muscle en expérience a sensiblement le degré indiqué par le thermomètre buccal ; on évite toutes les causes de variations locales en faisant aussi petite que possible l'incision à la peau, et même en couvrant toute la patte d'un morceau de taffetas gommé.

Cette méthode présente cependant un grand inconvénient, car elle nous permet seulement d'obtenir des températures intermédiaires à 5° et à 35° ou 36°. Jamais nous n'avons pu faire descendre le thermomètre buccal au-dessous de 5°, même en entourant de glace le membre immergé. D'un autre côté, lorsque la température de l'eau est trop élevée, la circulation s'arrête. Aussi avons-nous été obligé, pour obtenir des températures au-dessus et au-dessous de ces deux limites, d'agir directement sur le muscle en expérience, en le plaçant sur un petit tube d'étain aplati et traversé par un courant d'eau plus ou moins chaude. Mais, alors, les indications du thermomètre placé sur le tube, à côté du muscle, ne peuvent plus être considérées comme aussi exactes.

Quelques mots maintenant sur la manière dont nous nous sommes servi du myographe (1). Le levier du myographe, y compris la plume, a une longueur de 11 centimètres. A un centimètre de son articulation sont fixés deux fils qui s'écartent perpendiculairement à son axe. L'un de ces fils va s'attacher au tendon du gastro-cnémien de la grenouille. L'autre, qui n'est en réalité que la continuation du premier, passe d'abord dans la gorge d'une petite poulie de renvoi et supporte un plateau de liège sur lequel sont placés les poids destinés à la charge du muscle. Ce fil, dans la moitié de sa longueur, est constitué par un mince cordon de caoutchouc. Pour contre-balancer le poids même de ce petit plateau, un autre fil est enroulé autour de l'axe de rotation du levier et supporte à son tour une petite soucoupe dans laquelle on dépose une quantité suffisante de mercure.

(1) Pour la description de l'instrument lui-même. Voy. Marey, *La méthode graphique*, p. 513.

1° *Influence du froid.*

L'influence du froid sur l'élasticité musculaire peut être constatée de deux façons, soit en chargeant le muscle d'un poids constant et en notant ses variations de longueur pendant qu'on abaisse la température ; soit en ne chargeant le muscle qu'à certaines périodes de son refroidissement, ce qui permet de juger la facilité avec laquelle il revient sur lui-même à ces différents moments. Voyons d'abord ce qui se passe, lorsque le muscle est sous une charge constante.

La grenouille étant préparée comme nous venons de l'indiquer, et l'une de ses pattes plongée dans de l'eau à la température du laboratoire, on note le degré du thermomètre buccal et on charge le muscle d'un certain poids. On introduit ensuite quelques morceaux de glace dans le réservoir d'où découlera de l'eau chargée de refroidir la grenouille, et on commence l'écoulement continu. Le mercure du thermomètre baisse lentement, à mesure que l'animal se refroidit ; en même temps, le levier inscrit sur le cylindre (dont le mouvement est très lent) les variations de longueur du muscle.

Chaque fois que le refroidissement augmente d'un degré, on marque ce degré sur la courbe tracée par le levier. Quand la limite de refroidissement est atteinte, on n'a plus qu'à relever les différentes positions du levier qui indiquent les différentes longueurs du muscle pour des températures de plus en plus basses.

Dans un cas, pour une température initiale de 19°, l'allongement produit par 25 grammes, a été 18^{mm},5. A partir de ce moment et pendant tout le temps qu'a duré le refroidissement, le muscle a continué de s'allonger sous l'action de cette charge.

Ainsi, à 17° l'allongement avait atteint 19
à 15° 19,5
à 13° 19,8
à 11° 20
à 9° 20,5
à 7° 21
à 5° 21,5

De 19° à 5°, l'allongement a donc augmenté de 3 millimètres. Dans un autre cas, pour une charge de 10 grammes seulement, le muscle, en passant de 17° à 5°, s'allonge de 1mm,5.

Si, lorsque le thermomètre est arrivé à 5°, on place directement sur le muscle en charge un très petit fragment de glace, on voit l'allongement augmenter presque immédiatement d'une quantité notable.

Procédons autrement et chargeons le muscle à différents degrés des refroidissements.

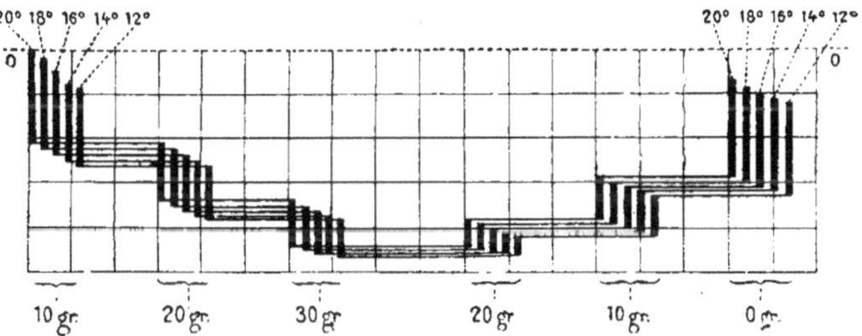

Fig. 33. — Allongements et raccourcissements d'un muscle refroidi graduellement (1).

La figure 33 montre les résultats obtenu dans cette expérience. A 20°, une charge de 10 grammes agissant pendant une minute, a produit un allongement de 10mm,5.

Une seconde charge de 10 grammes a donné un nouvel allongement de 6mm,5; enfin, sous une charge totale de 30 grammes, le muscle s'est allongé de 22 millimètres.

Les autres applications des charges ont été faites à 18°, 16°, 14° et 12°. On voit qu'à chaque fois l'allongement définitif a été plus considérable.

Cependant, si l'on compare entre eux les allongements partiels produits par des charges égales, il semble qu'à mesure que la température baisse, chacun de ces allongements soit moindre que les précédents. En un mot, on se trouve en face de

(1) Les longueurs que nous donnons ici en millimetres sont celles indiquées par le levier; par conséquent, pour avoir les longueurs réelles du muscle il faut réduire ces chiffres au dixième.

Cette figure est la reproduction, sur papier millimétrique du tracé inscrit par le muscle même.

ce fait d'apparence très paradoxale, d'allongements partiels plus petits dont la somme constitue un allongement total grand.

Mais il faut considérer que le point de départ de ces allongements n'est plus le même que celui des allongements précédents. En effet, le froid a eu pour résultat principal de rendre l'élasticité du muscles beaucoup plus imparfaite ; il en résulte que, à chaque nouvelle charge, le muscle se trouvait encore dans un certain état d'allongement causé par les charges précédentes. Si on ajoute cette quantité aux allongements provoqués par la nouvelle charge, on voit que l'allongement définitif doit être plus grand, bien que les allongements partiels qui le composent paraissent moindres.

Mais pourquoi chaque allongement partiel est-il relativement moindre que celui qui a été produit par le même poids dans le chargement précédent ? A ce fait on peut proposer deux explications : ou bien on peut admettre que le muscle refroidi devient plus fortement élastique, en même temps que moins parfaitement élastique ; ou bien il faut penser que le muscle devient réellement plus faiblement élastique, mais que l'augmentation de chaque allongement partiel est masqué par l'allongement persistant dû à l'effet des charges précédentes.

Cette seconde opinion nous paraît être la seule admissible : elle s'accorde d'ailleurs avec ce que nous avons vu à propos du muscle sous charge constante.

D'un autre côté, si sur la figure 33 on compare entre eux les raccourcissements partiels provoqués par l'enlèvement des poids, on voit qu'ils décroissent en raison directe du refroidissement, ce qui démontre bien que l'élasticité devient de moins en moins parfaite, c'est-à-dire que le muscle revient de moins en moins parfaitement à sa longueur primitive quand on l'a déchargé.

En résumé, l'action du froid a pour effet de rendre le muscle *plus faiblement* et surtout plus *imparfaitement* élastique.

Il y a là d'ailleurs une analogie complète avec ce que l'on observe pour le caoutchouc non vulcanisé ; on sait, en effet, qu'en refroidissant un ruban de cette matière, après l'avoir allongé, on l'empêche de revenir à sa longueur initiale, qu'il ne reprendra que si on lui rend de la chaleur.

2° *Influence de la chaleur.*

Comme pour l'étude de l'action du froid, nous avons expérimenté tantôt avec une charge constante, tantôt en chargeant le muscle à différentes périodes de son échauffement.

Les températures inférieures à 36° ont été obtenues par la méthode de l'immersion du membre. Au-dessus de ce chiffre, nous avons été obligé de recourir à l'échauffement direct ; aussi ne donnons-nous que comme approximatifs les degrés de la température du muscle au delà de 36°.

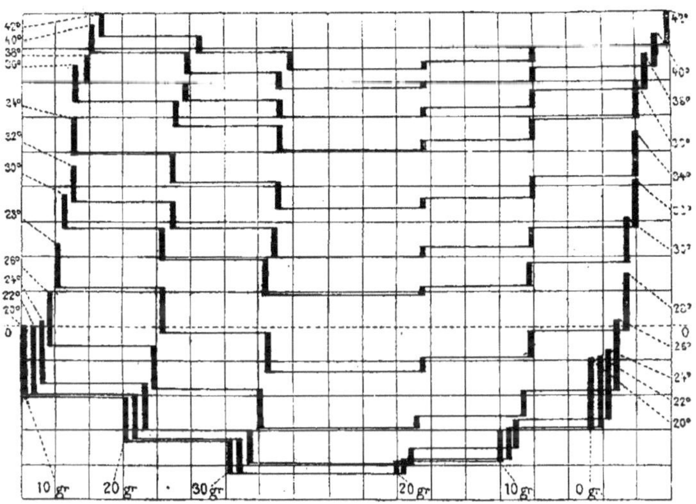

Fig. 34. — Allongements et raccourcissements d'un muscle échauffé graduellement.

Dans une première expérience, le muscle à 25°, et sous une charge de 25 grammes, s'est allongé de 21 millimètres (allongement réel = 0^m,0021), — à 27°, toujours sous cette même charge de 25 grammes, l'allongement n'est plus que de 20^{mm},5, — à 29°, de 20 millimètres, — à 31°, de 19 millimètres, — à 33°, de 15 millimètres, à 35°, de 9 millimètres,—à 37°, le raccourcissement causé par la chaleur l'emporte sur l'effet de la charge, de telle sorte que le muscle est devenu d'un millimètre plus court qu'il ne l'était avant l'application de la charge. — A 39°, le raccourcissement est de 17 millimètres, et enfin à 41°, il atteint 44 millimètres.

Ainsi, en passant de 25° à 41°, le muscle chargé d'un poids de 25 grammes subit un raccourcissement égal à 65 millimètres (racc. réel = 0,m0065).

Cet effet de la chaleur est encore bien plus apparent lorsque les charges ne sont appliquées qu'à certaines phases de l'échauffement. La figure 34 montre cet antagonisme entre les allongements produits par les charges et le raccourcissement causé par la chaleur. Chaque fois que la température a augmenté de 2 degrés, nous avons fait un chargement de 10, 20, 30 grammes, nous avons ensuite déchargé le muscle par fractions de 10 grammes.

Voici le relevé numérique de cette expérience :

à 20°, 30 grammes ont produit un allongement de 21mm.

à 22°	all. 21mm	raccourcissement par la chaleur. 0.
à 24°	all. 21mm	racc. 1mm
à 26°	all. 20.	racc. 5
à 28°	all. 18.	racc. 11.5
à 30°	all. 14.	racc. 18.5
à 32°	all. 13.	racc. 23.
à 34°	all. 12.5.	racc. 29.5
à 36°	all. 12.5.	racc. 37.5
à 38°	all. 9	racc. 38.5
à 40°	all. 9	racc. 43
à 42°	all. 8	racc. 45

On voit, d'après ces chiffres, que, plus la chaleur augmente, plus le muscle se raccourcit sous son influence, et moins il se laisse allonger par des charges égales. Il existe donc un rapport inverse entre l'extensibilité et l'élévation de la température ; en d'autres termes, *à mesure qu'un muscle s'échauffe, son élasticité devient plus forte.*

En outre, si on examine sur la figure 34 les retraits du muscle aux diverses températures, on peut voir qu'en *s'échauffant, il devient aussi plus parfaitement élastique.*

D'un autre côté, les allongements partiels provoqués par chaque poids de 10 grammes ne sont plus aussi inégaux lorsque la température est élévée. En effet, à 20°. les allongements pour 10, 20, 30 grammes étaient de 10^{mm},5 —16,5 —21. — A 32°, ces mêmes charges donnent des allongements de 5 millimètres — 9 — 13 —, et à 42°, des allongements de 3 millimètres 5 — 6 — 8. — Les allongements du muscle échauffé semblent donc beaucoup plus proportionnels aux charges; en d'autres termes, le *module de l'élasticité musculaire, pour une température élevée, se rapproche du module de l'élasticité des corps inorganiques.*

Il existe cependant un degré de chaleur pour lequel le muscle se laisse distendre plus facilement; son élasticité devient alors plus faible et très imparfaite. Mais nous devons ajouter que cet état est absolument momentané et qu'il précède immédiatement la rigidité complète du muscle.

Il est très difficile de déterminer exactement à quel degré cet effet se produit: d'abord parce que l'échauffement nécessaire à sa production, ne peut être obtenu que par l'application directe de la chaleur sur le muscle, et nous savons qu'il est presque impossible, dans ce cas, de préciser la température exacte du muscle ; et ensuite parce, que cet effet est très fugitif et qu'il faut faire un grand nombre d'expériences pour avoir la chance de charger le muscle au moment précis où la chaleur diminue sa force élastique. Toutes les fois que nous avons pu obtenir ce phénomène, nous avons remarqué que très rapidement après, le muscle devient rigide et que les mêmes charges ne le distendent plus que d'une quantité inappréciable.

CHAPITRE III

MODIFICATIONS DE L'ÉLASTICITÉ MUSCULAIRE SOUS L'INFLUENCE DES SECTIONS NERVEUSES ET DES EXCITATIONS ÉLECTRIQUES.

1° *Influence de la section du nerf et d'une excitation unique.*

On sait que la section est un moyen d'excitation pour les nerfs, et que la section d'un nerf moteur ou mixte s'accompagne toujours d'une secousse musculaire. Ce fait est connu de tous les physiologistes et nous n'avons pas à y insister ici. Seulement, dans un certain nombre d'expériences, nous avions remarqué que le muscle, après s'être contracté sous l'influence de la section nerveuse, ne revenait pas ensuite à sa forme primitive, à moins qu'il ne fût tendu par un poids supérieur à 10 grammes en moyenne.

Nous nous étions demandé si cette sorte de rétraction du muscle consécutive à la secousse provoquée par la section du nerf, était due à la suppression de l'influence nerveuse, ou à la secousse elle-même.

Déjà Carlet, dans une note présentée à l'Académie des sciences le 19 mars 1877, avait signalé que les muscles d'une patte de grenouille dont le nerf vient d'être sectionné présentent une sorte de contracture plus ou moins durable. Selon lui, ce phénomène « serait dû à la mise en jeu, par la section, de l'excitabilité du nerf. » Pour Carlet, par conséquent, le raccourcissement auquel nous faisons allusion est l'effet d'une force active et non d'une paralysie.

Il nous a semblé que la question pourrait être définitivement jugée par la comparaison des phénomènes consécutifs à la section nerveuse avec ceux que l'on obtient en portant une excitation directement sur le nerf. Si, sous l'influence de cette excitation, le muscle reste raccourci après avoir donné une secousse, il est logique d'en conclure que, lors de la section du nerf, le raccourcissement musculaire est l'effet direct de l'excitation provoquée par cette section.

Or, l'expérience donne raison à cette opinion. Non seulement, après une excitation électrique, le muscle reste raccourci, mais il existe même un rapport direct entre ce raccourcissement et le degré d'intensité de l'excitation.

D'un autre côté, si on répète l'expérience sur une grenouille curarisée, la section du nerf ne s'accompagne plus de secousse musculaire et le muscle conserve sa même longueur. Mais alors, une excitation électrique portée sur le muscle curarisé détermine une secousse, plus faible, il est vrai, et suivie de raccourcissement.

Enfin, si, par le tâtonnement, on arrive à provoquer sur un muscle sain une secousse exactement de la même intensité que celle causée par la section du nerf, le raccourcissement consécutif aux secousses est identiquement le même dans les deux cas.

Ainsi, pour nous résumer, *un muscle, sous faible charge et soumis à une excitation (induit de rupture — section du nerf), ne revient pas complètement à la forme dont il a été écarté par cette excitation; et ce raccourcissement est dû uniquement à l'effet de cette excitation.*

Ce résultat, croyons-nous, doit être attribué à une modification de l'élasticité musculaire.

Pour nous en assurer, nous avons étudié les allongements que des charges égales font subir au muscle, avant et après son excitation.

Voici les résultats d'une première expérience :

Une charge de 10 grammes, appliquée au muscle sain, produit un allongement de $10^{mm},5$ (1). Le nerf est ensuite sectionné. Après la secousse causée par cette section, le muscle chargé de 10 grammes, s'allonge de 18^{mm}; il semble donc être devenu plus extensible (plus faiblement élastique). Mais

(1) Tous les chiffres que nous donnons ici étant ceux relevés sur les tracés doivent être réduits au dixième pour avoir les allongements réels.

il faut considérer que cet allongement de 18 millimètres est en grande partie formé aux dépens du raccourcissement qui a suivi la secousse musculaire. Ce n'est donc qu'une valeur relative. Pour avoir la valeur absolue, il faut rapporter le début des allongements à une même origine qui sera, dans le cas actuel, la longueur du muscle non excité et sans charge.

Sur la figure 35, cette longueur initiale est indiquée par l'abscisse OX. Tous les allongements situés au-dessous de cette abscisse sont des allongements réels; ceux, au contraire qui se trouvent au-dessus de l'abscisse indiquent seulement le raccourcissement subi par le muscle à la suite de l'excitation.

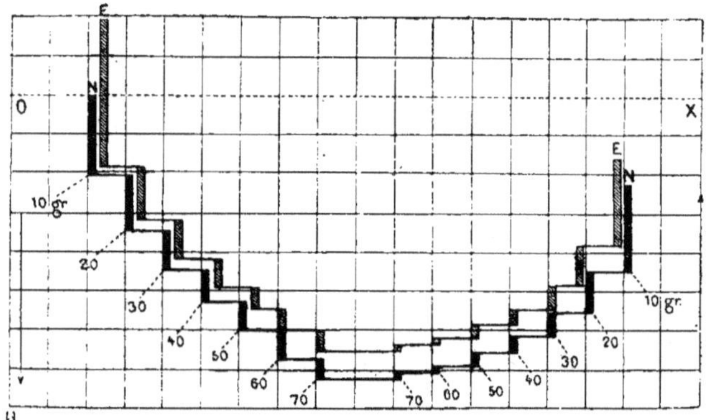

Fig. 35. — Montrant les allongements du muscle avant et après la section du nerf.
N. Muscle normal, au repos.
E. Muscle dont on vient de sectionner le nerf et qui s'est raccourci sous l'influence de cette section.

Par conséquent, en prenant pour exemple l'expérience citée plus haut, nous pouvons voir que le muscle non excité s'est allongé de $10^{mm},5$ pour un poids de 10 grammes, tandis que le même muscle, après la section du nerf, ne s'est allongé, sous la même charge, que de $9^{mm},5$. Les autres 9 millimètres, supérieurs à l'abscisse, indiquent le raccourcissement qu'avait causé la section du nerf et que la charge de 10 grammes a commencé par compenser avant de produire un allongement réel.

Il est facile, d'ailleurs, de prouver que l'allongement relativement plus grand qui est obtenu sur le muscle excité est formé, dans sa plus grande partie, aux dépens du raccourcissement. En effet, la pointe du levier étant sur l'abscisse, si nous l'y maintenons au moyen d'une petite cheville placée à côté, sur le myographe, le raccourcissement du muscle ne pourra avoir lieu lors de la section du nerf. Chargeons maintenant le muscle après qu'il a subi l'excitation; nous voyons qu'il s'allonge d'une quantité moindre, pour une même charge, que le muscle non excité.

On peut encore obtenir le même résultat en opérant d'une autre façon. Supposons qu'après la secousse, le muscle reste raccourci de 10 millimètres. Nous ferons disparaître ce raccourcissement avec une certaine charge, 5 ou 6 grammes par exemple, qui ramènera le muscle à sa longueur normale. Une fois ce point atteint, si nous chargeons le muscle de 10 grammes, son allongement sera encore moindre que celui produit par la même charge sur le muscle au repos.

Il est donc évident que l'excitation du muscle le rend moins extensible (plus fortement élastique), puisque dans la dernière expérience que nous venons de citer, il faut plus de 15 grammes pour produire, après la section du nerf, un allongement égal à celui obtenu avec 10 grammes avant cette même excitation.

La figure 35 montre comment se comporte l'élasticité musculaire pour des charges régulièrement croissantes avant et après la section du nerf. Nous venons de dire comment il fallait comprendre l'effet produit par le premier poids de dix grammes. Nous voyons ensuite que chacun des allongements partiels est moindre pour le muscle excité que pour le muscle au repos; de sorte que l'allongement définitif provoqué par 70 grammes, est de 36 millimètres (allongement réel $0^{m},0036$) pour le muscle non excité, tandis qu'il n'est que de $32^{mm},5$ (allongement réel $0^{m},00325$) pour le muscle excité; ce qui confirme encore le fait avancé par nous tout à l'heure.

La même différence se remarque dans le retour du muscle sur lui-même, c'est-à-dire quand on enlève les charges par fractions de 10 grammes. Dans les deux cas, l'élasticité est imparfaite, parce que sa limite a été dépassée; mais l'élasticité du muscle excité est moins imparfaite que celle du muscle au repos.

Donc, *en même temps que le muscle excité devient plus fortement élastique, il devient aussi plus parfaitement élastique.*

2° *Influence du Tétanos.*

Ce que nous venons de dire à propos de l'excitation provoquée par la section du nerf nous amène naturellement à parler de l'élasticité du muscle en tétanos.

En 1859, Weber émit l'opinion que le muscle à l'état d'activité (tétanos) est moins élastique que le muscle au repos, et il arriva à cette conclusion que la force élastique est identique à la force de contraction.

Volkman n'admit pas d'abord les idées de Weber. Il reprochait à cet auteur de ne pas avoir fait une assez grande part à l'influence de la fatigue.

Donders et Van Mansveldt, expérimentant sur les muscles fléchisseurs de l'avant bras de l'homme sain, conclurent que l'élasticité du muscle actif a le même coefficient que celle du muscle au repos, mais qu'elle est diminuée par la fatigue.

Plus tard, Blix et Küss confirmèrent l'opinion de Weber.

Enfin, Wundt reprit ces mêmes expériences et admit comme Donders que la force élastique n'est pas identique à la force de contraction et que, si l'élasticité du muscle actif paraît plus faible, cette diminution doit être considérée comme un effet, non de l'activité, mais du raccourcissement même du muscle. Il démontre d'ailleurs, que si le muscle actif était moins élastique, on devrait, lorsque par une surcharge on l'empêche de se raccourcir, le voir s'allonger. Or ceci n'a jamais lieu, bien que l'expérience ait été citée par plusieurs physiologistes.

Nous avons, de notre côté, repris cette étude, et bien loin de trouver une diminution dans l'élasticité du muscle actif, nous avons toujours vu, au contraire, que l'état d'activité correspond à une force élastique plus grande.

Les divergences d'opinion des physiologistes nous semblent dues à ce que dans les expériences, on considère seulement les allongements sans tenir compte du raccourcissement préalable produit par le tétanos. En effet, si un muscle tétanisé se raccourcit de 20^{mm}, par exemple, et qu'une certaine charge provoque alors un allongement de 16^{mm}, il ne faudra pas en conclure que ce muscle est moins élastique que le muscle au repos, qui pour une même charge ne s'allonge que de 10^{mm}. Si, dans ce cas, nous faisons la part du raccourcissement, nous voyons que non seulement cette charge ne produit pas un allongement réel plus grand, mais qu'elle est même insuffisante à ramener le muscle à sa longueur primitive.

Il est d'ailleurs facile de prouver expérimentalement que l'élasticité du muscle actif n'est pas diminuée.

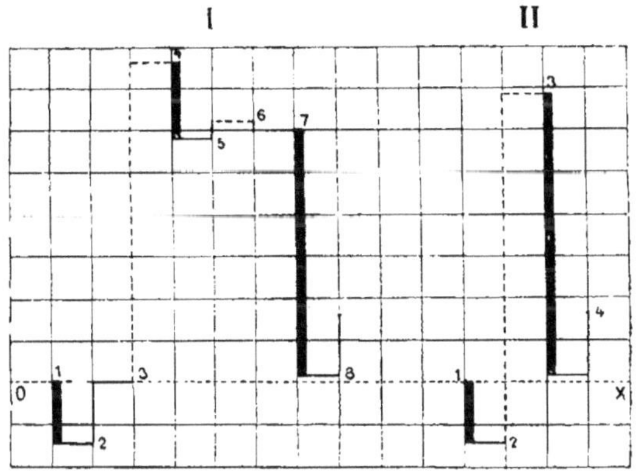

Fig. 36. — Montrant les allongements du muscle avant, pendant et après le tétanos.
I. — 1. Allongement produit par une charge de 10 grammes. — 2. Le poids est enlevé. — 3. Tétanos. — 4. Réapplication de la charge. — 5. Enlèvement de la charge. — 6. Cessation du tétanos. — 7. Réapplication de la charge. — 8. Enlèvement de la charge.
II. — 1. Allongement produit par une charge de 10 grammes. — 2. Tétanos. — 3. Cessation du tétanos. — 4. Enlèvement de la charge.

Chargeons d'abord (fig. 36, I) un muscle au repos d'un certain poids, 10 grammes, par exemple (1), et notons l'allongement produit par cette charge; nous enlevons ensuite le poids (2), nous tétanisons le muscle (3) et nous réappliquons la charge (4). L'allongement subit produit par cette charge est beaucoup moindre que celui du muscle au repos; mais si, dans les deux cas, on laisse la charge appliquée le même espace de temps, une minute par exemple, on voit bientôt l'allongement du muscle actif augmenter sous l'influence de la fatigue; toutefois, cet allongement n'arrive pas à rendre au muscle sa forme primitive; Bien plus, si, après la cessation du tétanos (6), nous réappliquons encore une fois la charge (7), l'allongement produit cette fois sera beaucoup plus considérable, mais il ne permettra pas encore au muscle resté raccourci à la suite du tétanos de revenir à sa forme. Enfin, lorsque nous enlèverons cette charge (8), le muscle se raccourcira et prendra une longueur définitive beaucoup moindre que celle qu'il avait avant sa tétanisation.

Dans une autre expérience (fig. 36, II) nous chargeons d'abord le muscle au repos d'un poids de 10 grammes (1); puis, cette charge restant toujours appliquée, nous faisons passer le courant tétanisant (2). Le muscle se raccourcit, malgré le poids qu'il supporte; lorsque nous cessons le tétanos (3), il s'allonge, sans toutefois revenir à sa forme primitive. Enfin, si nous enlevons la charge (4), nouveau raccourcissement qui l'écarte encore de sa longueur normale.

Ainsi, que l'application de la charge ait lieu pendant ou après le tétanos, nous voyons que le muscle, sous l'influence d'une excitation tétanisante, actuelle ou déjà passée, ne peut être ramené par cette charge à la longueur qu'il avait avant l'excitation.

En présence de ces faits, pouvons-nous admettre que son élasticité soit devenue plus faible? Il nous semble, au contraire, que le tétanos auquel il est ou a été soumis lui a communiqué une force élastique nouvelle, plus forte que celle qu'il avait au repos. Les allongements, il est vrai, paraissent plus grands d'une manière relative, mais ils sont tous produits aux dépens du raccourcissement musculaire préalable (pour une charge de 10 grammes).

On voit, en somme, qu'un muscle tétanisé réagit, au point de vue de son élasticité, comme un muscle qui a subi une seule excitation, et même avec plus de force, tant que la fatigue n'a pas lieu.

Nous pouvons résumer tout ce qui précède en disant qu'*un muscle excité, soit par la section de son nerf, soit par l'électricité (excitation unique ou tétanos), devient plus fortement et plus parfaitement élastique.*

V

NOTE SUR LES VARIATIONS DE LA FORCE ET DU TRAVAIL DU CŒUR

Par E.-J. MAREY.

Les auteurs qui ont cherché à évaluer la force du cœur l'ont déduite de la pression artérielle et, prenant au manomètre la mesure de cette pression dans une carotide, ont multiplié la valeur observée par la surface intérieure des ventricules du cœur.

Une première difficulté se présente dans cette évaluation.

Comment estimer cette surface intérieure du cœur ? Considérera-t-on cet organe dans un état moyen de plénitude entre sa distension extrême et son resserrement maximum ? Et même, en prenant le cœur à cet état de réplétion moyenne, comment mesurera-t-on cette surface ?

Dans l'impossibilité de déterminer la véritable surface intérieure des ventricules à travers les anfractuosités sans nombre qu'elle présente, les colonnes et trabécules charnues qui la cloisonnent, le moyen qui semble devoir donner l'approximation la plus exacte serait d'évaluer la capacité intérieure du cœur et de rapporter le volume du sang contenu dans cet organe, à la forme d'une sphère dont la surface extérieure exprimerait la surface intérieure des ventricules (1).

(1) Il y aurait encore là une légère cause d'erreur. En effet, la pression du

Cette manière de mesurer la force du cœur donne des résultats qui varient beaucoup d'un animal à un autre de même espèce, et même d'un instant à un autre, quand on opère sur le même animal. En effet, la pression du sang dans les artères change à tout instant, soit sous l'influence des attitudes du corps, soit par l'effet du relâchement ou du resserrement des petits vaisseaux par lesquels le sang passe des artères aux veines. Cette pression artérielle qui charge les valvules de l'aorte à la façon d'une soupape de sûreté, règle à tout instant le maximum, auquel s'élèvera la pression dans le ventricule, l'effort du cœur ne pouvant guère excéder la résistance que lui oppose la pression artérielle. De même, si notre main soulève un poids d'un kilogramme; l'effort qu'elle développe se mesure par le poids soulevé, sauf un léger excès dans le cas où le soulèvement se fait avec vitesse. Dans l'un et l'autre cas, la résistance règle l'effort *actuel* du cœur, mais ne donne pas une idée de l'effort *possible*, celui qui se produirait si la résistance était insurmontable.

Pour mesurer l'effort maximum possible du cœur, il faut fermer l'issue au sang en comprimant l'aorte à son origine et ne laisser agir l'effort du cœur que sur un manomètre de petit calibre adapté à l'orifice aortique. Ces conditions sont faciles à réaliser sur un cœur détaché de l'animal et soumis à la circulation artificielle par un procédé analogue à celui que Ludwig a imaginé.

La figure 37 montre la disposition de l'expérience. Un cœur de tortue est muni à l'une de ses veines d'un tube de caoutchouc V qui, plongeant dans un réservoir R plein de sang, joue le rôle de veine cave et remplit le cœur à la manière d'un siphon. Un autre tube de caoutchouc A représente les artères; il se bifurque et envoie une branche à un ma-

sang dans une artère, et surtout dans une artère un peu éloignée du cœur, est plus basse que dans le cœur lui-même. J'ai pu m'en assurer au moyen d'une sonde manométrique introduite par les artères jusque dans le ventricule gauche. En enfonçant ou retirant la sonde, on la faisait passer tour à tour du cœur dans les artères ou des artères dans le cœur. Or, il y avait toujours, ainsi qu'on pouvait le prévoir, un excès de pression à l'intérieur du ventricule. C'est l'excès de la pression cardiaque sur la pression artérielle qui représente la force avec laquelle le cœur lance le sang dans les artères; plus cette différence est grande, plus l'ondée sanguine s'élance avec vitesse dans le système artériel.

nomètre à mercure *m*, tandis que le tronc principal continue son trajet jusqu'à l'orifice d'écoulement *e* qui verse le sang artériel dans le réservoir. Une circulation continue se trouve ainsi établie. Dans ses alternatives de dilatation et de resserrement, le ventricule C éprouve des changements de volume très marqués; la ligne ponctuée exprime son minimum de volume au moment de la systole.

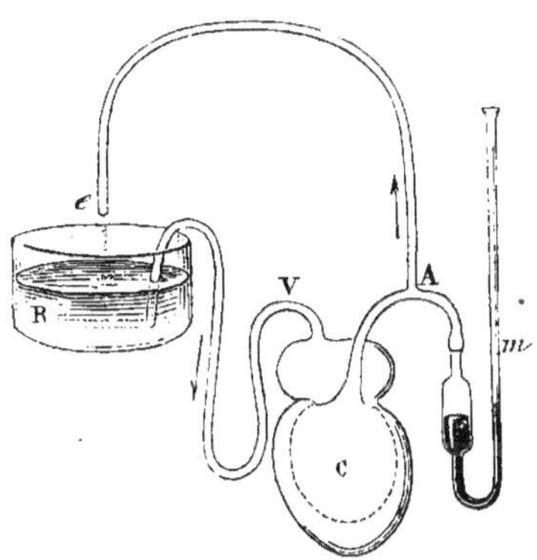

Fig. 37. — Disposition de l'expérience destinée à mesurer l'effort que le cœur peut exercer aux différentes phases de sa systole.

Si on laisse le sang s'échapper par l'orifice *e*, le manomètre accuse des élévations de pression à chaque systole du ventricule, mais si le tube aortique est comprimé en aval de la bifurcation qui se rend au manomètre, on voit que, dans ces circonstances, la force du cœur, réduite à un effort statique, est plus du double de celle qu'il déploie dans les conditions ordinaires de sa fonction, c'est-à-dire avec liberté du passage du sang dans les artères.

Mais ce n'est pas tout; cet effort maximum n'est pas le même lorsqu'on explore la force du cœur aux différents instants de son action, c'est-à-dire si on comprime l'aorte, pour concentrer l'effort du cœur sur le manomètre au moment où les ventricules, bien remplis, vont commencer leur resserrement, ou quand les ventricules se seront à demi-vidés de leur contenu, ou enfin quand ils auront presque entièrement terminé leur phase systolique.

Si l'on cherche à prévoir ce qui doit se passer dans les trois circonstances qui viennent d'être indiquées, on éprouve un grand embarras. En effet, à mesure que le cœur se vide, deux influences contraires se produisent, dont l'une tend à accroître la pression que développera cet organe et l'autre à la diminuer.

Si l'on ne considérait que les conditions géométriques du phénomène, il est clair qu'avec un même effort développé par ses parois musculeuses, le cœur produira sur le sang qu'il renferme une pression d'autant plus grande que sa cavité sera devenue plus petite. Pour une sphère creuse, par exemple, la pression croîtrait en raison de la diminution du rayon de cette sphère.

Mais, d'autre part, le caractère physiologique de tout muscle est de se raccoucir avec d'autant moins de force qu'il s'est déjà raccourci davantage; de sorte que le cœur rempli au maximum se trouvera dans les conditions où ses fibres musculaires auront le plus de force; inversement, cette force musculaire décroîtrera à mesure que l'organe sera plus rapproché de son resserrement complet. Ces deux influences contraires se compensent-elles pour uniformiser la force du cœur aux différentes phases de son action? L'expérience montre qu'il est loin d'en être ainsi. Voici les chiffres que j'ai obtenus sur le cœur d'une tortue. Au début de la période de resserrement des ventricules $0^m,11$ de mercure; plus tard, vers le milieu de l'évacuation, $0^m,08$; plus tard encore $0^m,05$; la force possible du cœur tendant à devenir nulle.

Ces mesures prises sur le cœur de la tortue permettent d'évaluer l'effort total dont l'organe serait capable à des instants déterminés de sa phase de resserrement ou systole.

Le meilleur moyen d'étudier le travail du cœur consiste à placer cet organe dans les conditions d'une pompe; c'est-à-dire à le munir de deux tubes dont l'un, veineux, lui apporte du sang d'un réservoir plus ou moins élevé, l'autre, artériel, reçoit le sang que chassent les ventricules et l'élève à une hauteur plus ou moins grande suivant le niveau où l'on a placé l'orifice d'écoulement Cette disposition a cela de particulier qu'elle permet de mesurer exactement le débit du cœur en un temps donné et la charge sous laquelle il a versé le sang dans les artères. Le produit du débit par la hauteur de soulèvement exprime le travail. Pour mesurer le volume de sang versé un en temps donné, on peut se servir d'une éprouvette graduée, ou bien on inscrit les changements de niveau du sang dans un vase cylindrique qui le reçoit. Veut-on savoir le débit du cœur à chaque systole, on divise le débit total par le nombre des systoles.

Voici les résultats d'une série d'expériences faites sur le débit du cœur pendant des temps égaux et sous charges croissantes. Le débit a été mesuré, dans tous les cas, pendant une minute. La mesure du travail aurait pour unité 1 gramme élevé à 1 centimètre de hauteur.

DÉBIT en CENTIMÈTRES CUBES.	CHARGE en HAUTEUR DE SANG.	PRODUIT des FACTEURS OU TRAVAIL.
10	0	0
8	0,05 c.m.	40
7	0,10	70
5 1/4	0,15	79
4	0,20	80
1 1/2	0,25	40
1/4	0,30	7
0	0,35	0

On voit dans le tableau ci-dessus que le travail, nul d'abord, quand la pression artérielle est zéro, s'accroît graduellement à mesure que cette pression augmente, et qu'après avoir atteint son maximum 80, il décroît de nouveau. Sous des charges trop fortes, le cœur ne peut plus se vider, son débit est insignifiant : à 0^m30 de pression, il n'est que 1/4 de centimètre cube par minute. Cela montre que cette charge est voisine du maximum d'effort que le cœur puisse développer.

La figure 38 traduit graphiquement les résultats du tableau précédent ; les débits du cœur y sont comptés sur l'axe des ordonnées et les pressions artérielles sur l'axe des abscisses.

On voit que le débit du cœur pour une minute varie sensiblement en raison inverse de la pression artérielle.

Pour avoir la mesure du travail effectué, on mesure l'aire du rectangle limité par les deux coordonnées.

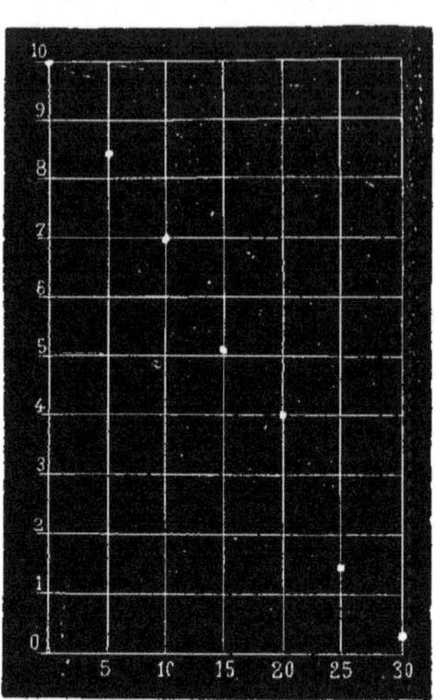

Fig. 38. — Représentation graphique des débits du cœur sous différentes charges artérielles.

Si l'on cherche l'influence de la pression veineuse, on voit qu'elle a pour effet de remplir le cœur d'autant plus complètement, que le sang arrive d'un réservoir plus élevé. Il s'ensuit que les ondées envoyées par le cœur sont plus volumineuses, et, d'après ce qu'on a vu plus haut, que la plus grande force possible du cœur correspond au moment où il est le plus rempli, on conçoit que l'accroissement de la charge veineuse soit extrêmement favorable à la production du travail du cœur.

Mais on pourrait objecter que le travail effectif du cœur consiste à élever le sang du réservoir veineux au niveau de l'orifice de l'écoulement artériel et que, par le fait même de l'élévation du réservoir veineux, on diminue la hauteur réelle à laquelle le sang a été élevé. Cette objection ne me semble pas valable. En effet, tant que le réservoir veineux est moins élevé que l'orifice d'écoulement des artères, les valvules ou soupapes artérielles ne sont ouvertes que pendant l'action du ventricule (1) ; elles restent fermées pendant la période de réplétion de celui-ci. D'autre part, au moment de l'action du cœur, les valvules veineuses étant fermées, la charge du réservoir veineux est sans effet sur la propulsion du sang. Pour attribuer à cette charge une influence sur le travail du cœur, il faudrait considérer *le travail de chute du*

(1) Si au contraire le réservoir veineux était plus haut que l'orifice d'écoulement du tube artériel, le cœur serait traversé continuellement par le sang qui coulerait des veines aux artères comme par un syphon.

sang veineux comme emmagasiné dans la force élastique des parois du ventricule distendu, puis restitué, au moment du resserrement ventriculaire pour la propulsion du sang.

Enfin, la fréquence des mouvements du cœur exerce sur le travail une influence notable qu'il est nécessaire de définir. Si les ondées ventriculaires conservaient leur volume en augmentant de fréquence, le travail s'accroîtrait en raison même de l'augmentation de fréquence des systoles ; mais on constate que le cœur, en s'accélérant, lance à chaque fois des ondées de plus en plus petites. Cet effet tient manifestement à ce que le temps est un facteur important dans la réplétion ventriculaire ; la réplétion est de plus en plus incomplète à mesure que les révolutions du cœur sont plus courtes.

C'est en échauffant graduellement le sang, qui circulait à travers le cœur, que j'ai obtenu l'accélération du rythme de son mouvement, et, dans ces conditions, la mesure du débit sous une même charge et dans un même espace de temps, a montré, qu'en s'accélérant, le cœur commence par produire plus de travail, puisque ce travail diminue graduellement et finit par être presque nul (1).

Ces expériences, que l'on ne peut faire que dans des conditions artificielles qui permettent de mesurer avec précision les débits et les pressions du sang paraissent s'accorder avec ce qu'on observe sur l'animal vivant ou sur l'homme, quoiqu'on ne puisse alors estimer que très approximativement le volume des ondées sanguines et la pression du sang dans les artères.

(1) Voir pour les détails de l'expérience, *Trav. du Lab.* t. II, p. 167.

VI

RECHERCHES SUR LA TENSION ARTÉRIELLE

Par E.-J. MAREY.

INTRODUCTION.

Les appareils inscripteurs donnent les indications les plus précieuses sur les variations de la pression du sang : les pulsations du cœur, celles des artères, ainsi que les mouvements rythmés d'expansion et de resserrement des tissus, sont les manifestations des changements de la pression du sang. Le sphygmographe et le cardiographe ne sont donc que des appareils manométriques; on peut s'en convaincre, soit en inscrivant comparativement les pulsations d'une artère et les changements de la pression dans ce vaisseau; soit en inscrivant à la fois la pulsation du cœur et la pression du sang dans le ventricule gauche, au moyen de sondes manométriques (1). Enfin les changements de volume des

(1) La seule différence entre les deux tracés tient à ce que les changements de volume du cœur interviennent dans la forme de sa pulsation ; encore leur influence n'est-elle sensible que si l'on explore la pulsation dans le voisinage de la pointe du cœur, c'est-à-dire en un lieu où le cœur éprouve des déplacements. Les effets des changements de volume disparaissent lorsque l'explorateur est appliqué sur la face latérale du ventricule et que le sujet est couché sur le côté gauche.

organes, si bien étudiés par François-Franck (1), sont les effets des variations de la pression dans les petites et moyennes artères.

C'est donc la pression du sang, ou du moins les variations qu'elle éprouve sous différentes influences, que traduisent les tracés des instruments inscripteurs applicables à l'homme. Mais les influences qui font varier la pression du sang sont très complexes et il est souvent très difficile d'interpréter les ondulations variées que présentent les tracés des diverses pulsations. Celles-ci nous révèlent clairement que la pression s'élève ou s'abaisse d'une quantité plus ou moins grande, mais elles laissent fort indécise la cause de ces variations. C'est dans la connaissance approfondie des conditions hydrauliques du mouvement du sang que l'on trouvera la solution de la plupart des difficultés dont nous venons de parler.

On peut, dans certains cas, imiter assez bien le mécanisme de la circulation du sang pour reproduire les variations de la pression artérielle dans des conditions assez simples pour qu'elles soient faciles à étudier.

C'est ainsi que les ondes sanguines qui se produisent dans les artères et donnent lieu au discrotisme ou rebondissement du pouls ont été reproduites assez fidèlement dans des conditions artificielles (2). Ailleurs, le mécanisme de la pulsation du cœur a trouvé son explication dans certaines expériences synthétiques au moyen desquelles cette pulsation était reproduite avec la plupart de ses formes normales ou pathologiques (3). Au cours de ces expériences se montre à chaque instant le rôle capital qu'exerce l'élasticité des artères. C'est cette élasticité qui entre en jeu pour faciliter l'action impulsive du cœur en diminuant les résistances que cet organe éprouve à envoyer le sang dans les artères (4); c'est elle qui intervient pour la production des ondes sanguines; c'est elle enfin qui, par ses variations, change à chaque instant les résistances qu'éprouve la systole ventriculaire, règle la vitesse de l'afflux du sang dans l'aorte et modifie le caractère des pulsations artérielles.

(1) Voir t. II, p. 1.
(2) Voir t. I, p. 87.
(3) Voir t. I, p. 19.
(4) Voy. Marey, *Physiologie médicale de la circulation du sang*, p. 130.

Le nom de *tension artérielle* est substitué souvent à celui de pression du sang dans les artères ; en effet, la pression du sang n'est autre chose que la réaction actuelle de l'élasticité des parois des vaisseaux.

Mais cette élasticité qui varie avec le degré de réplétion des artères, avec l'âge du sujet en expérience, peut-être même avec l'état de contraction ou de relâchement des tuniques musculeuses des vaisseaux, est-elle susceptible d'être déterminée, dans son *module*, comme l'a été l'élasticité des corps inorganiques ? Cette détermination offre de grandes difficultés et nécessiterait de nombreuses expériences en raison même de la variété que présente l'élasticité artérielle chez les animaux de différentes tailles et de différents âges; toutefois, il m'a semblé utile de faire à ce sujet de nouvelles recherches; si incomplètes qu'elles soient encore, je vais en exposer les résultats.

CHAPITRE I

DU MODULE D'ÉLASTICITÉ DES ARTÈRES.

Expériences de Wertheim ; leur insuffisance. — Mesure expérimentale de la dilatation de l'aorte sous différentes charges ; courbes des changements de volume d'un vaisseau, en fonction de la pression ; courbes des changements de la pression, en fonction du volume. — Transformation de ces deux sortes de courbes l'une dans l'autre. — Circonstances dans lesquelles le module d'élasticité des vaisseaux se révèle sur le vivant : changements de volume des organes après l'oblitération des veines; changements de la pression du sang dans une aorte au-dessous du point comprimé. — Variations rythmées de la tension élastique des artères.

Le physicien Wertheim a fait beaucoup d'expériences sur le module d'élasticité des tissus vivants et en particulier sur celui des artères. Il a constaté que la force élastique de ces vaisseaux croît en raison même de l'allongement qu'ils ont déjà subi ; mais ses expériences, faites sur des bandelettes de tissu artériel soumises à des efforts de traction, ne permettent pas de préjuger de ce qui se passe dans les conditions normales, quand l'allongement se fait dans tous les sens et se traduit par l'accroissement de capacité d'un cylindre formé par ce tissu. On verra, en effet, que telle substance, le caoutchouc vulcanisé par exemple, qui, taillée en lanières, présente des allongements proportionnels aux efforts de traction qu'elle subit, offre, si elle est modelée en sphère ou en cylindre creux, des dilatations qui croissent plus vite que les efforts exercés pour les distendre.

C'est par la méthode des *déplacements* que j'ai tenté de mesurer les changements de volume des artères sous des pressions régulièrement croissantes et d'estimer, par conséquent, le module d'élasticité de ces vaisseaux dans des conditions directement applicables aux phénomènes de la circulation du sang.

J'ai pris, à cet effet, des aortes d'hommes ou d'animaux de différentes espèces. Ce qui m'a fait choisir ce vaisseau, c'est que, par sa vaste capacité, l'aorte constitue le principal réservoir élastique du sang et que c'est en quelque sorte à sa tension plus ou moins grande que se rapporte le degré plus ou moins élevé de la tension artérielle.

Expérience. — Voici comment l'expérience était disposée (fig. 39).

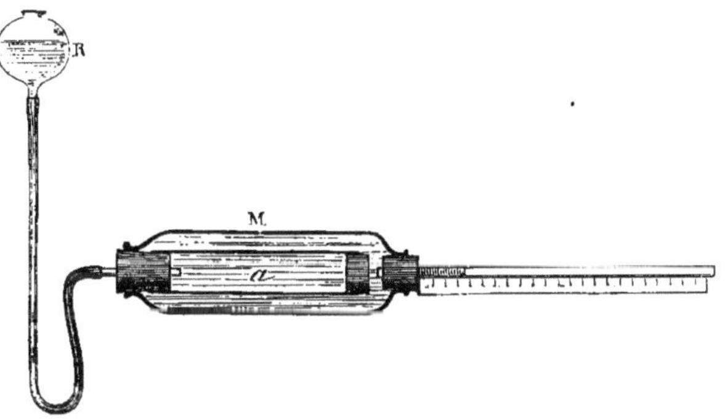

Fig. 39. — Disposition de l'expérience destinée à mesurer le module d'élasticité des artères.

Soit M, un manchon de verre rempli d'eau et muni de deux bouchons tubulés. A l'un de ces bouchons est adapté un tube gradué dans lequel le liquide du manchon pourra s'avancer sous forme de colonne plus ou moins longue. Par l'autre tubulure, on engage un tronçon d'aorte *a*, fermé à l'une de ses extrémités par un bouchon plein, et lié, à son autre bout, sur un bouchon de caoutchouc conique percé d'une tubulure qui le met en communication avec un réservoir R plein d'eau.

Tout le système étant rempli de liquide, il est clair que si l'on élève le réservoir R, la charge de la colonne d'eau qui s'exerce à l'intérieur du tube aortique *a* croîtra ; il en résultera une distension de ce vaisseau et une certaine quantité de l'eau contenue dans le manchon M sera déplacée pour passer dans le tube gradué. La quantité d'eau qui entrera dans le tube mesurera la dilatation de l'aorte, et la longueur dont le liquide aura cheminé dans le tube sera constamment proportionnelle à la dilatation du tronçon aortique (1).

Si, l'index du tube à déplacement étant sur une division quelconque, on élève le réservoir de 10 centimètres, on voit la colonne liquide s'avancer d'une certaine quantité, exprimant la valeur de la dilatation de l'aorte ; élevons ensuite le réservoir de 10 autres centimètres et nous aurons un nouveau déplacement de l'index, exprimant une nouvelle dilatation du vaisseau. Or, si nous portons en ordonnée les valeurs successives des dilatations de l'aorte et sur l'axe des abscisses les pressions régulièrement croissantes auxquelles l'aorte a été soumise, nous obtiendrons la courbe de l'extensibilité de l'aorte en fonction de la pression.

La figure 40 montre une série de courbes ainsi obtenues.

Les courbes A, B, C, D, E correspondent à la dilatation d'aortes d'hommes ou d'animaux sous des charges régulièrement croissantes ; elles offrent toutes ce caractère commun, d'être surbaissées et d'avoir leur convexité tournée en haut. Cette forme exprime que la dilatation de l'aorte devient de plus en plus faible pour des pressions de plus en plus élevées.

Il semble, au premier abord, que le tissu de certaines aortes E et D soit beaucoup plus extensible que celui de certaines autres, attendu que les ordonnées des courbes qu'elles ont données sont plus hautes et que la courbe s'élève plus brusquement. Il ne faut pas s'en rapporter à cette apparence, parce que l'importance de la dilatation n'est pas seulement proportionnelle à l'extensibilité du tissu aortique, mais aussi à la capacité du vaisseau sur lequel on opère. Les courbes E

(1) Voici un détail pratique et indispensable à connaître. Si l'on introduisait directement dans le tronçon aortique l'eau du réservoir R, cette eau fuirait de toute part, et si elle était colorée, on la verrait se répandre à l'intérieur du manchon de verre. Cela tient à ce que l'aorte ne peut être détachée sans qu'on divise un grand nombre de petites artères qui en émanent et sur lesquelles on ne saurait placer de ligatures. Pour fermer toutes ces ouvertures, on met à l'intérieur de l'aorte une poche de caoutchouc extrêmement mince et beaucoup plus large que l'aorte elle-même. C'est cette poche qui reçoit l'eau et qui, s'appliquant exactement à la face interne de l'aorte, ferme toutes les ouvertures des artérioles qui en émanent, sans présenter par elle-même une résistance appréciable à la distension. L'intermédiaire de cette poche ne change donc pas sensiblement la force élastique de l'aorte.

et D correspondent à la dilatation d'aortes de bœuf, et leurs ordonnées étaient même, dans la courbe originale, beaucoup

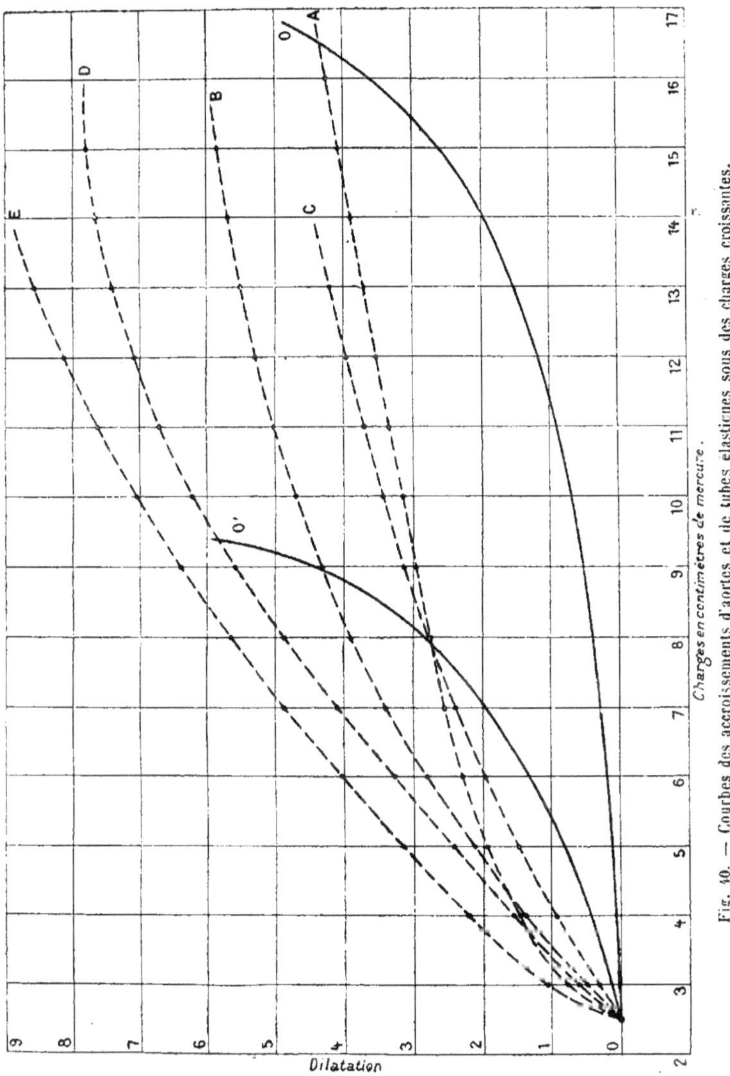

Fig. 40. — Courbes des accroissements d'aortes et de tubes élastiques sous des charges croissantes.

plus élevées que dans la figure 40. J'ai dû réduire de moitié la hauteur de ces ordonnées afin de ne pas exagérer les dimensions de la figure.

Il ne faut donc chercher, dans les courbes de ce genre, que l'expression des phases de la dilatation d'un vaisseau sous des charges croissantes (1).

Il sera important de multiplier ces recherches et surtout d'étudier comparativement l'élasticité des aortes humaines à différents âges, puisqu'il est démontré que l'extensibilité artérielle décroît dans la vieillesse.

On remarquera que dans la figure 40, l'origine des courbes ne correspond pas à une pression intérieure nulle, mais en général à une pression de 2 centimètres 1/2 de mercure.

Cette pression intérieure est nécessaire pour que l'aorte soit remplie au début de l'expérience et présente la forme cylindrique grâce à laquelle tous les points de sa circonférence résistent à la dilatation en vertu de leur force élastique. Une aorte imparfaitement remplie dans laquelle on ferait agir la pression commencerait par acquérir la forme cylindrique et, pour cela, laisserait pénétrer, presque sans résistance, une grande quantité de liquide. On verrait alors la courbe des changements de volume s'élever presque verticalement jusqu'au moment où, la réplétion étant parfaite, elle suivrait les phases que l'on observe dans la figure (2).

Les courbes expérimentales de la dilatation de l'aorte sous l'influence de charges régulièrement croissantes montrent que la force élastique des parois de ces vaisseaux croît plus vite que la pression intérieure à laquelle ils sont soumis. Ce résultat concorde avec celui des expériences de Wertheim, mais, ainsi que nous le disions en commençant, ne pouvait être prévu d'après les seules expériences de ce physicien. On peut, en effet, supposer que la force élastique du tissu aortique croisse plus vite que les charges auxquelles on soumet une lanière de ce tissu et que pourtant, la dilatation du vaisseau soit régulièrement proportionnelle à ces charges. En

(1) Peut-être aurait-on des mesures comparatives de l'extensibilité des différentes aortes en donnant aux ordonnés des valeurs correspondantes à la capacité initiale du vaisseau sur lequel on opère.

(2) C'est le même effet que l'on constate dans le cœur quand les ventricules incomplètement remplis entrent en systole. Le premier résultat du resserrement des parois ventriculaires est de donner au cœur la forme globuleuse à partir de laquelle toute diminution de volume des ventricules aura pour effet nécessaire l'expulsion d'une certaine quantité de sang.

effet, par suite de l'augmentation du diamètre du cylindre aortique graduellement distendu, une même résistance de chaque élément des parois constituerait pour l'ensemble des vaisseaux une résistance décroissante. L'effort qu'une même pression exerce pour dilater un cylindre croît en effet en raison du rayon de ce cylindre, il augmente donc avec la dilatation.

Veut-on une preuve de la dissemblance entre la courbe d'élasticité d'un tissu et celle de la dilatation d'un cylindre formé par ce tissu, on n'a qu'à regarder ce qui se passe sur un tube de caoutchouc vulcanisé. Les phases de l'allongement d'une bandelette de caoutchouc sont, avons-nous dit, proportionnelles aux efforts de traction auxquels on la soumet, elle se traduisent donc graphiquement par une ligne droite. Les phases de la dilatation d'un cylindre de caoutchouc donnent, au contraire, une courbe à concavité supérieure : *O. O*, dans la figure 40, expression d'une augmentation de volume plus rapidement croissante que les augmentations de pression auxquelles est soumis le cylindre de caoutchouc.

On conçoit, d'après ces courbes, que pour obtenir une dilatation proportionnelle aux pressions intérieures, il faudrait que le cylindre sur lequel on agit fût formé d'une substance dont la force élastique, moins rapidement croissante que celle de l'aorte, fût cependant plus rapidement croissante que celle du caoutchouc (1).

Si, au lieu de considérer les rapports du volume de l'aorte à la pression qui s'exerce à son intérieur, nous cherchons à connaître quelle pression intérieure correspond à une augmentation déterminée du volume de l'aorte, nous devrons construire une nouvelle courbe qui, à l'inverse de la première, présentera sa concavité en haut.

Pour faire saisir la différence qui existe entre les deux courbes, nous les réunissons dans la figure 41.

Pour obtenir la courbe des pressions en fonctions du volume, il faut porter sur l'axe des abscisses les volumes suc-

(1) Ces expériences montrent aussi que dans la construction d'appareils chématiques de la circulation, l'emploi du caout chouc seul serait imparfait; aussi ai-je l'habitude de revêtir extérieurement l'aorte du schéma d'un tissu inextensible pour corriger cet inconvénient.

cessifs régulièrement croissants que prend le vaisseau et sur celui des ordonnées, les valeurs successives de la pression (1), celle-ci étant égale à la force élastique.

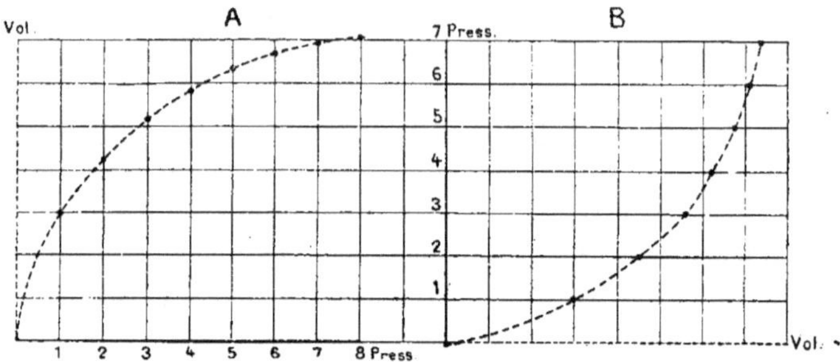

Fig. 41.

A. — Courbes des changements de volume d'un tube élastique pour des pressions régulièrement croissantes.

B. — Courbes des variations de la pression à l'intérieur d'un tube élastique pour des accroissements réguliers du volume.

Expériences dans lesquelles se manifeste le module d'élasticité des artères sur le vivant.

Cette force élastique des artères qui croît suivant une progression plus rapide que la réplétion des vaisseaux explique un certain nombre de phénomènes qui s'observent dans les expériences sur l'homme ou sur les animaux. Nous citerons quelques exemples empruntés à l'inscription des changements de volume des organes, ou à celle de la pression manométrique du sang dans les artères.

Lorsqu'on force le sang à s'accumuler dans les vaisseaux, on constate que la distension du réseau vasculaire se fait d'un mouvement décroissant comme celui de l'aorte dans les expériences mentionnées plus haut; d'autre part, lorsqu'on

(1) Ces deux courbes sont de formes opposées, puisque l'une a sa convexité tournée en haut, l'autre au contraire, tourne en haut sa concavité ; elles peuvent être déduites l'une de l'autre par une construction fort simple, et même par un simple retournement. La figure A, courbe des volumes en fonction de la pression, étant regardée dans une glace ou vue par la transparence, devient la courbe B, si l'on a soin de tenir verticalement la ligne suivant laquelle se mesurent les pressions.

soustrait une partie du corps à l'abord du sang en comprimant l'artère afférente, on voit la pression baisser dans cette partie isolée, mais baisser de moins en moins vite, montrant que la force élastique des vaisseaux décroît de moins en moins à mesure que le sang s'écoule, en passant à travers les vaisseaux capillaires, du système artériel dans le système veineux.

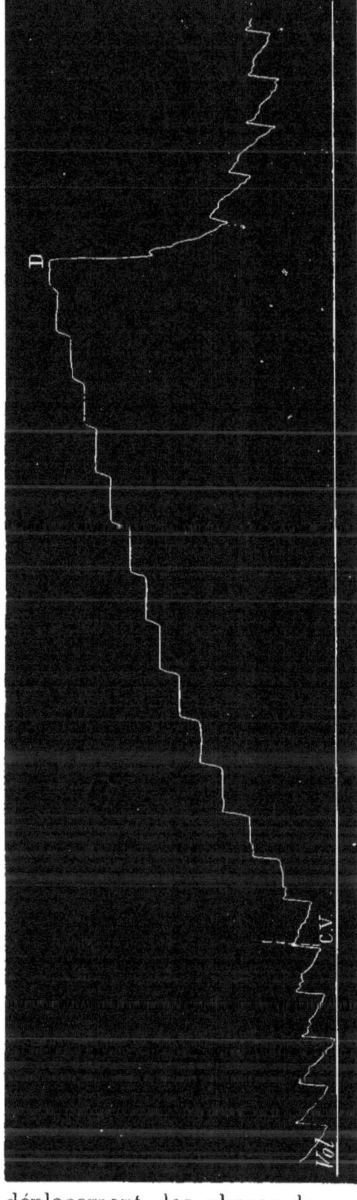

Fig. 42 — Accroissements graduels du volume de la main sous l'influence d'un obstacle à la circulation veineuse (d'après François-Franck).

A. *Phases de l'augmentation de volume d'un organe dans lequel on retient le sang par une compression veineuse.* — Lorsqu'on retient le sang dans les vaisseaux d'un membre au moyen d'une ligature qui ne comprime que les veines, le membre se gonfle, par suite de l'abord du sang que les artères continuent à lui apporter. Or, si l'on mesure, au moyen d'un appareil à déplacement, les phases de ce changement de volume (1), on constate qu'elles correspondent à une force élastique croissante des vaisseaux. Le tracé figure 42 monte par échelons successifs décroissants et forme dans son ensemble une courbe à convexité supérieure analogue à celle des changements de volume de l'aorte sous pression régulièrement croissante.

Les saccades de la courbe représentent les pulsations artérielles dont l'amplitude décroît sans cesse à mesure que la tension vasculaire augmente. Or, à chacune de ces pulsations, le sang tend à pénétrer avec une force sensiblement constante, car la circulation générale n'est que peu modifiée par la compression des veines d'un bras ; il s'ensuit que la diminution graduelle des accroissements de volume correspondants à chaque pulsation tient à ce qu'une résistance croissante s'oppose à la pénétration du sang. Cette résistance, c'est la force élastique des vaisseaux de plus en plus distendus.

B. *Phases suivant lesquelles s'abaisse la pression du sang dans une artère au-dessous du point où le vaisseau est comprimé.* — La pression s'abaisse suivant une courbe à concavité supérieure, figure 43 , exprimant un mouvement diminué. La force élastique du vaisseau a donc décru plus vite dans les premiers instants que dans les derniers. Si l'écoulement du sang à travers les capillaires était régulier pendant la durée de cette évacuation des vaisseaux, nous pourrions conclure que leur force élastique décroît plus vite que leur volume, ce qui serait conforme au résultat des expériences faites sur l'élasticité de l'aorte ; mais la quantité de sang qui s'écoule à travers les capillaires est inconnue (2).

Ce que nous savons depuis les travaux de Poiseuille, c'est que l'écoulement à travers les capillaires est proportionnel à

(1) Voir pour les détails de cette expérience le mémoire de M. François-Franck, *Trav. du lab.*, t. II, p. 28.

(2) Nous pourrions toutefois la déterminer, si nous mettions le membre en expérience dans un appareil à déplacement en mesurant à la fois, la pression du sang dans l'artère afférente et le volume du sang contenu dans les tissus. Mais ces expériences sont très difficiles à réaliser sur les animaux dont les membres se prêtent moins que la main de l'homme à être introduits dans les appareils à déplacement et à recevoir le manchon autoclave qui doit les étreindre.

la pression. Il a donc dû être rapide pendant les premiers instants qui ont suivi la compression artérielle, puis, il s'est graduellement ralenti.

Dans les conditions normales de la circulation, la force

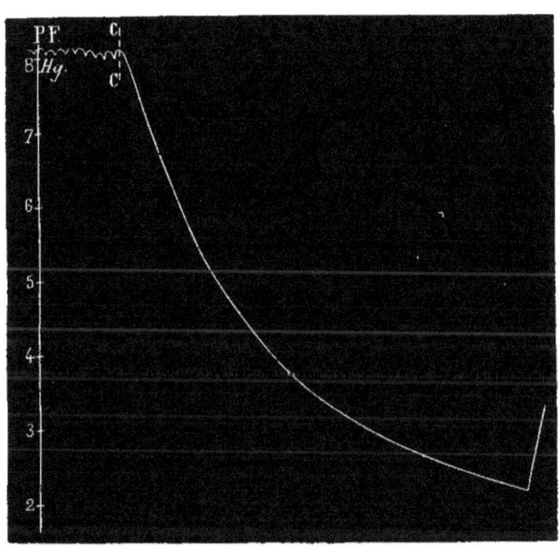

Fig. 43. — Phases de la chute de pression dans l'artère fémorale d'un chat, après la compression de l'aorte au niveau de la bifurcation des iliaques (manomètre à mercure). La compression a lieu en C C ; la valeur de la pression est estimée en centimètres de mercure.

élastique des artères, constituant à la fois l'obstacle à la pénétration du sang dans ces vaisseaux et la force expulsive qui chasse le sang du côté des veines, doit avoir une valeur telle qu'elle règle et égalise la pénétration et l'issue du sang, de telle sorte que, dans le système artériel, les variations de la pression rythmées avec les mouvements du cœur présentent un *régime régulier*.

L'écoulement du sang à travers les capillaires étant continu et sensiblement uniforme, il faut que la force élastique des artères ait acquis une valeur telle que pendant la durée d'une révolution cardiaque, il s'écoule des artères autant de sang qu'il y en entre pendant cette révolution.

D'autre part, pendant la systole du cœur, en même temps

qu'il entre du sang dans l'aorte et dans le système artériel, il en sort par les capillaires; on peut en conclure que l'accroissement de la tension artérielle produit par chaque effort systolique est atténué, jusqu'à un certain point, par l'écoulement qui a lieu pendant la durée de la systole.

Chacune des variations de la pression artérielle qui constitue le phénomène du pouls se composera donc de deux phases: une phase d'élévation de la pression, dans laquelle interviendront à la fois deux influences contraires, un afflux et un écoulement; une phase d'abaissement de la pression, pendant laquelle l'écoulement agira seul. Or, pour que le régime régulier de la variation de pression s'observe, il faut que la force élastique des artères soit telle que ces deux phases représentent des valeurs égales, et se traduisent graphiquement par une oscillation dont les deux branches aient la même longueur. Cela ne peut évidemment être obtenu qu'avec une certaine valeur de la tension artérielle; mais cette valeur tend à s'établir d'elle-même. Aussi voyons-nous, chaque fois qu'une perturbation quelconque a élevé ou abaissé la pression artérielle, qu'un régime régulier nouveau s'établit.

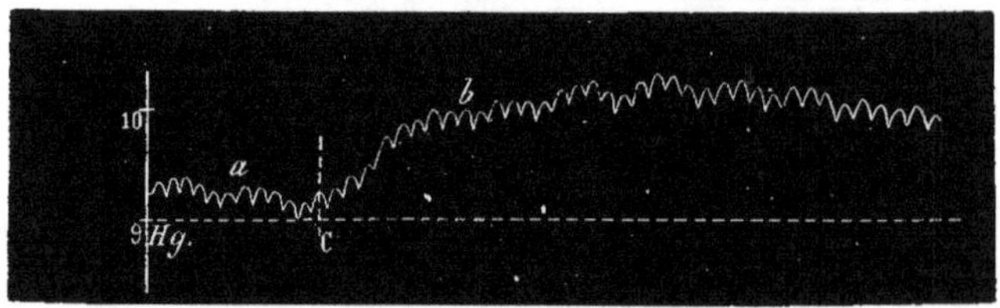

Fig. 44. — Compression de l'aorte à l'instant C; élévation de *a* en *b* du niveau auquel se produit le nouveau régime régulier des variations de la pression dans la carotide. (Chat).

La figure 44 montre comment, à la suite d'une compression de l'aorte au niveau de la bifurcation des iliaques, à l'instant C, la pression qui occupait le niveau *a* s'élève en *b*, par suite des résistances plus grandes que le sang éprouve à s'écouler après qu'une de ses larges voies d'écoulement a été oblitérée. Ce passage de *a* à *b*, c'est-à-dire d'un régime régulier à faible tension, à un régime régulier à forte tension, se fait par une série d'oscillations dont les branches sont inégales, la branche descendante devenant de plus en plus longue l'ascendant de plus en plus courte.

Cela signifie que, par suite de la force élastique croissante des artères, la phase d'écoulement du sang, prenant une importance de plus en plus grande, arrive à compenser entièrement celle d'afflux ; alors le régime régulier est atteint.

CHAPITRE II

MÉCANISME DES VARIATIONS DE LA TENSION ARTÉRIELLE.

Distinction de l'élément constant et de l'élément variable de la pression du sang. — Les variations intermittentes de la pression qui se traduisent par le pouls ne sont qu'un cas particulier de l'alternance des mouvements physiologiques. — Deux forces antagonistes variant en sens inverse l'une de l'autre s'observent dans tous les actes physiologiques ; exemples tirés de la contraction musculaire. — Formation du régime régulier de la tension artérielle ; production d'un effet analogue dans des conditions plus simples ; régime régulier des variations dans les phénomènes physiques.

Pression constante et pression variable du sang artériel. — Les physiologistes distinguent dans la pression du sang deux éléments, l'un *constant* qui correspond à la hauteur manométrique qui sépare le zéro de l'instrument du minimum des oscillations, l'autre *variable* qui correspond à l'étendue des oscillations du mercure.

Cette distinction peut avoir son utilité pratique et mérite d'être conservée (1). C'est l'élément variable de la pression du sang qui se traduit exclusivement par les pulsations du cœur et des artères; quant à l'élément constant, nous n'en avons aucune notion directe d'après les indications du sphygmographe, de sorte que c'est à la forme graphique des pulsations que nous devons demander la connaissance de l'élément constant de la pression. En d'autres termes, nous devons arriver, d'après les caractères du pouls, à savoir si la pression moyenne du sang est forte ou faible.

J'ai déjà indiqué certains caractères du pouls (2) qui cor-

(1) Une désignation qu'on ne saurait accepter, parce qu'elle est essentiellement défectueuse, est celle qui réserve pour l'élément constant le nom de *pression artérielle*, tandis qu'elle donne celui de *pression cardiaque* à l'élément variable.

(2) Voir *Physiol. méd. de la circulation*, p. 245.

respondent à la pression artérielle faible : c'est le pouls fréquent, fort, brusque et dicrote ; le pouls rare, faible, lent et sans rebondissements prononcés, correspond à la pression artérielle forte. On arrivera, j'espère, à déterminer plus complètement l'état de la tension d'après les différentes formes du pouls en analysant avec soin les forces qui entrent en jeu dans la production de ce phénomène.

Les variations de la pression du sang ne sont qu'un cas particulier de l'alternance des mouvements physiologiques. — On sait que l'intermittence est le caractère obligé de tous les mouvements physiologiques : tous présentent deux phases, un va-et-vient ; cela résulte d'une propriété essentielle du tissu contractile qui préside aux mouvements. En effet, un muscle qui a fait un travail en se raccourcissant, doit revenir à sa longueur primitive, pour pouvoir faire un nouveau travail. Deux forces antagonistes sont toujours en présence : l'une qui préside au raccourcissement du muscle et l'autre qui ramène celui-ci à sa longueur première. L'oscillation physiologique résulte de cette prédominance alternative de chacune de ces forces.

L'oscillation existe dans toutes les fonctions physiologiques, car partout se retrouvent les deux forces antagonistes. Il serait instructif d'en suivre le jeu, à travers les différentes fonctions de la vie, dans les mouvements respiratoires, dans l'action du cœur, dans celles des muscles ordinaires etc. On les retrouverait certainement encore dans les actions nerveuses, sensitives et même motrices.

Des deux forces antagonistes qui produisent l'oscillation, l'une est d'ordinaire une *force élastique*, dont la valeur change avec l'étendue du mouvement déjà produit, l'autre est une *force contractile*, dont la valeur change sous l'influence de l'action des nerfs (1). Ces deux forces offrent ceci de particulier, qu'elles varient en sens contraire l'une de l'autre : ainsi, dans un muscle non chargé, à mesure que la fibre se raccourcit davantage, sa force contractile faiblit et les actions

(1) Depuis les travaux de Weber, les physiologistes tendent à rapprocher de plus en plus la force contractile elle-même d'une force élastique.

nerveuses produisent des raccourcissements de plus en plus petits; la force élastique, au contraire, celle qui tend à ramener le muscle à sa forme naturelle a d'autant plus d'énergie que le muscle aura été plus raccourci.

Dans cette variation de sens inverse des deux forces antagonistes, se trouve la cause de la production du régime régulier des oscillations musculaires. Ce phénomène se produit toutes les fois qu'on soumet un nerf moteur à des excitations équidistantes, dont le nombre n'est pas suffisant pour produire le tétanos parfait (1).

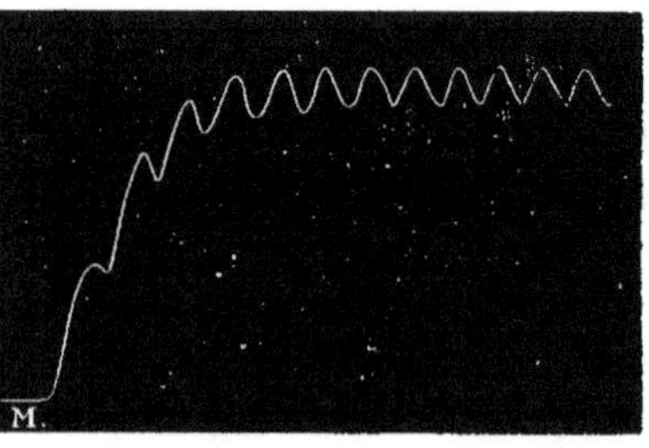

Fig. 45. — Variations des phases ascendantes et descendantes dans les secousses d'un muscle incomplètement tétanisé. Formation du régime régulier des oscillations à partir de la 5e secousse.

En examinant la figure 45, qui représente les secousses successives d'un muscle dont on excite le nerf en M, on s'aperçoit que les effets de la force contractile, c'est-à-dire les ascensions de la courbe tracée, vont toujours en diminuant, les effets de la force élastique (celle qui tend à ramener le muscle à sa longueur primitive), vont au contraire toujours en augmentant. Il s'en suit que, dans le tracé, les phases descendantes des oscillations s'accroissent de plus en plus. Dans cette variation en sens inverse qu'éprouvent les deux forces antagonistes, il y a nécessairement un instant où elles arrivent à l'égalité; les deux phases de l'oscillation sont alors égales entre elles et le régime régulier des secousses musculaires est établi.

Il n'y a plus alors aucune raison pour que les oscillations perdent la périodicité régulière qu'elles présentent, et à moins

(1) Voir *Du mouvement dans les fonctions de la vie*, page 368.

d'influence perturbatrice, le phénomène garde indéfiniment sa régularité.

Mais ce régime régulier se produit à des niveaux variables, suivant la force et la fréquence des secousses musculaires. Si, pendant que le muscle est à l'état d'oscillations régulières, comme dans la figure 45, on accélérait ou ralentissait le rythme des excitations électriques appliquées au nerf moteur, ou bien, si l'on augmentait ou diminuait le nombre de ces excitations, on verrait le régime régulier des secousses disparaître un instant, puis se reformer encore, mais à un autre niveau, c'est-à-dire à un autre degré de raccourcissement moyen du muscle. Tout ce qui accroît la force contractile (augmentation de fréquence ou d'énergie des excitations du nerf) élève le niveau où se produit le régime régulier des secousses ; tout ce qui diminue la force contractile (diminution de fréquence ou d'intensité des excitations) abaisse ce niveau.

Ces lois générales se retrouvent dans les autres oscillations fonctionnelles; nous en pourrions citer des exemples nombreux.

Dans l'appareil respiratoire, nous voyons des forces inspiratrices *musculaires* en antagonisme avec des forces expiratrices *élastiques*. Dans l'appareil circulatoire, nous voyons la force musculaire du cœur en antagonisme avec la force élastique des artères. Le sang est, pour ainsi dire, un intermédiaire inerte qui transmet l'effort du cœur à l'élasticité des artères qui lui résiste.

Formation du régime régulier de la tension artérielle. — Pour un certain degré de perméabilité des vaisseaux capillaires, la quantité du sang que le cœur envoie dans les artères règle la tension que prendra le système artériel. Dès que cette tension sera suffisante pour provoquer par les capillaires un écoulement de sang capable de compenser l'afflux qui résulte des impulsions successives du cœur, le régime régulier de la circulation sera atteint.

Pour comprendre la manière dont se combinent ces deux influences antagonistes, la force contractile du cœur et la force élastique des artères, suivons la manière dont la tension artérielle se relève, figure 46, par saccades successives de plus en plus petites, après un ralentissement passager du cœur.

Le système artériel vient pendant un instant de recevoir moins de sang ; il en a perdu par les capillaires et s'est sensiblement désempli (détendu). A ce moment, le cœur reprend son rythme rapide : la tension artérielle se répare, jusqu'à ce qu'elle ait atteint le régime régulier de ses variations.

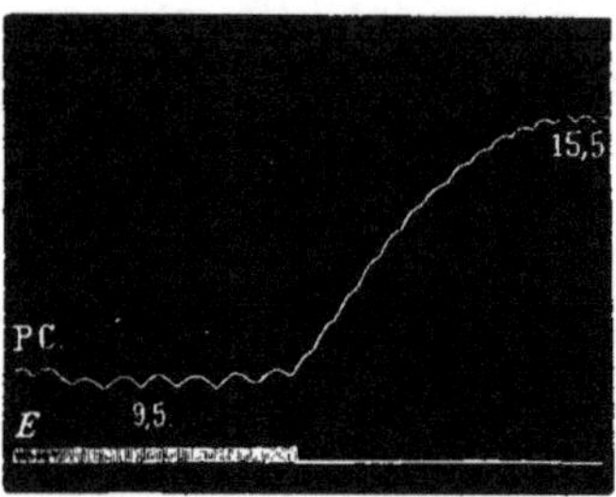

Fig. 46. — Réparation de la pression du sang après un ralentissement passager du cœur.

Or, les oscillations varient beaucoup aux différentes phases de cette réparation de la tension artérielle : tant que celle-ci est basse, chaque impulsion du cœur produit une forte élévation de la tension, tandis que l'écoulement capillaire n'amène qu'un léger abaissement. Mais, à mesure que s'élève la tension artérielle, on voit diminuer l'amplitude de la période ascendante et s'accroître celle de la période descendante, jusqu'à ce que ces deux phases soient égales entre elles. A ce moment, la courbe cesse de s'élever et oscille autour d'une ligne horizontale. Qu'est-il arrivé au point de vue de la quantité de sang qui est entrée dans les artères et de celle qui en est sortie?

On peut affirmer sans crainte d'erreur que, pendant l'élévation de la tension, il entrait dans les artères plus de sang qu'il n'en sortait, et que l'égalité entre l'entrée et la sortie du sang n'a été obtenue qu'au moment précis où les oscillations ont présenté leur régime régulier.

Ce que nous savons du module de l'élasticité des artères permet de comprendre aisément comment leur force élastique s'est accrue rapidement par la réplétion et a donné à la phase d'écoulement du sang, une importance rapidement croissante. Mais, si l'on cherche à se rendre compte des causes qui diminuent graduellement l'amplitude des phases d'élévation de la tension, on éprouve quelque embarras. En effet, différentes influences peuvent concourir à produire ce résultat :

1° La pénétration du sang à l'intérieur des artères, étant gênée par la résistance de plus en plus grande que lui oppose la tension artérielle, il se peut que le cœur envoie dans les artères des ondées de plus en plus petites;

2° Comme l'écoulement qui se fait par les capillaires est d'autant plus grand que la tension est plus forte, cet écoulement (qui se produit même pendant la phase systolique du cœur) soustraiera une quantité de sang de plus en plus grande, au moment où pénétrera l'ondée ventriculaire, ce qui atténuera de plus en plus les effets de la pénétration de cette ondée.

En présence de ces hésitations, il y a lieu de chercher par quelques exemples plus simples, comment se combinent les deux forces antagonistes dont l'une fait pénétrer le sang dans les artères et l'autre l'en fait sortir.

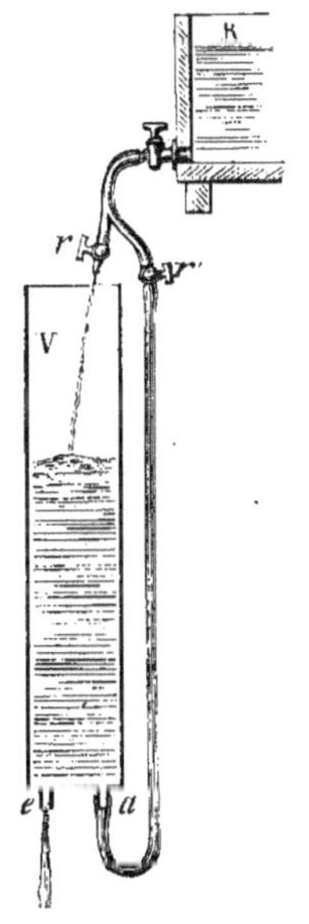

Fig. 47. — Formation d'un régime régulier dans le mouvement du liquide dans un vase soumis à un affluent et un écoulement combinés.

Supposons qu'un vase cylindrique V (fig. 47) s'emplisse de liquide par un robinet r coulant à l'air libre sous la charge d'un réservoir à pression constante R, et que d'autre part un orifice d'écoulement e, de même calibre que r, le vide par la partie inférieure.

Il est clair que, si le vase est vide, l'afflux l'emportera d'abord sur l'écoulement, car l'afflux se fera sous la charge du réservoir élevé, tandis que l'écoulement aura lieu sans charge, le niveau s'élèvera donc dans le cylindre. Mais, par cette élévation même, l'écoulement prendra de l'importance, de sorte que malgré la constance de l'afflux, le niveau s'élèvera de moins en moins. C'est donc l'accroissement de la force qui préside à l'écoulement qui aura éteint les effets de l'afflux.

Supposons maintenant que le robinet *r* soit fermé et qu'on ouvre le robinet *r'* qui fait arriver le liquide de R, par un tube jusqu'à l'orifice *a* situé au-dessous du vase.

En reprenant l'expérience de tout à l'heure, à partir du moment où le cylindre est vide, nous devrons voir le niveau s'élever moins promptement encore que tout à l'heure, car deux causes tendront à ralentir cette élévation ; d'une part, comme ci-dessus, l'écoulement prendra une importance croissante et atténuera de plus en plus les effets de l'afflux ; d'autre part, l'afflux lui-même ne se fera plus sous une charge constante, mais sous une charge toujours décroissante, car la différence entre le niveau du réservoir R et celui de l'eau dans le cylindre, ira toujours en diminuant.

Il est probable que dans la circulation du sang, ces deux sortes d'influences existent pour pallier les effets de la systole ventriculaire et pour diminuer graduellement les périodes d'ascension de la pression pendant que les périodes d'abaissement augmentent.

L'exemple que nous venons de choisir est toutefois moins complexe que la formation de la tension artérielle, car nous venons de supposer un afflux et un écoulement continus, tandis que, dans la circulation, l'afflux du sang est intermittent, ce qui en diminue l'abondance et abaisse le niveau auquel le régime régulier de l'écoulement se produira.

Pour suivre toutes les phases de ces phénomènes compliqués, il sera indispensable de recourir à la méthode graphique, grâce à laquelle nous obtiendrons une solution facile et précise, tandis que la complexité du problème le fait pour ainsi dire échapper au calcul.

Régime régulier des variations dans les phénomènes physiques. — Avant d'aborder l'exposé des expériences qui auront pour but d'éclairer le mécanisme des variations de la tension artérielle, nous rappellerons qu'il y a un grand nombre de phénomènes physiques où de semblables conditions s'observent : ainsi, quand la chaleur ou l'électricité sont appliquées à un corps d'une manière intermittente, pendant qu'une déperdition continue se produit.

Soit un corps à la température de 20° centigrades placé dans une enceinte à la même température. Appliquons au contact de ce corps un autre corps plus chaud, maintenu constamment à 100°, par exemple, et rendons cette application intermittente, de façon que le contact dure une seconde, et le non contact un temps égal. La température du corps échauffé passera par les mêmes phases que la pression du sang artériel et, à la suite d'ascensions saccadées, de hauteurs décroissantes, arrivera à un régime régulier constitué par des variations égales au-dessus et au-dessous d'une moyenne constante.

Un thermomètre inscripteur qui tracerait la variation de la température du corps échauffé donnerait une courbe semblable à la figure 45. J'ai fait cette expérience au moyen d'un thermomètre métallique, du système de Rédier, chauffé d'une manière régulièrement intermittente. La courbe montrait que, suivant les lois physiques bien connues, le corps s'échauffe et se refroidit inégalement aux différents instants de sa variation de température.

Au premier contact avec la source de chaleur, la température du corps à échauffer s'élève beaucoup, mais à mesure que le corps échauffé prend une température plus élevée, il gagne moins à chaque contact, puisque la différence de température entre lui et la source s'atténue. Pendant les phases de non contact, le phénomène inverse a lieu, parce que l'excès de température du corps sur le milieu ambiant va toujours en croissant ; de là résulte un refroidissement de plus en plus grand, pour des temps égaux, à mesure que le corps est à une température plus élevée au-dessus de l'air extérieur. Les phases descendantes des oscillations iront donc en augmentant d'étendue jusqu'à ce que le refroidissement, pendant les périodes de non contact, soit égal au réchauffement à chaque contact, cette égalité correspondra au régime régulier de la variation de température. Ici, les différences thermométriques jouent le même rôle que les différences de pression des liquides dans l'expérience précédente.

Nul doute que la chaleur qui s'engendre dans nos muscles, sous l'influence d'actes discontinus ne présente elle-même des phases discontinues dans sa production et comme, d'autre part, cette chaleur se transmet continuellement aux autres tissus de l'organisme et surtout au sang qui traverse les muscles, on trouve réunies toutes les conditions nécessaires pour qu'un régime régulier des variations de température se produise. Un jour sans doute, des appareils plus sensibles ou du moins plus *mobiles* que ceux dont nous disposons aujourd'hui nous révèleront ces oscillations de la température intra-musculaire.

Des phénomènes analogues s'observeraient encore, si l'on suivait les variations de la tension électrique d'un corps incomplètement isolé et mis en rapport, à des intervalles égaux, avec une source d'électricité qui possèderait toujours la même charge. Ces exemples, qu'on pourrait multiplier davantage, ont pour but de montrer l'importance de bien comprendre le jeu des forces antagonistes. Les expériences qu'on trouvera dans le chapitre suivant achèveront d'éclaircir ces problèmes compliqués.

CHAPITRE III

EXPÉRIENCES GRAPHIQUES SUR LES VARIATIONS DE NIVEAU DANS UN VASE SOUMIS A UN AFFLUX ET A UN ÉCOULEMENT DIVERSEMENT COMBINÉS.

Disposition de l'expérience ; moyen d'inscrire les changements du niveau des liquides. — Phases de l'élévation du niveau dans un cylindre quand l'afflux se produit sous charge décroissante. — Phases d'abaissement du niveau quand l'écoulement se produit sous charge décroissante. — Variations du niveau quand l'afflux et l'écoulement se font tous deux à la fois. — Variations du niveau lorsqu'un afflux intermittent se combine à un écoulement continu.

Pour bien se rendre compte des variations de pression qui résultent d'un afflux et d'un écoulement de liquide combinés de différentes façons, il faut donner à cet afflux, à cet écoulement et à la pression même, des valeurs déterminées. Nous choisirons donc les conditions les plus simples, à savoir un afflux sous charge connue, un écoulement sous charge également connue ; enfin, nous opérerons sur un vase de forme cylindrique, dans lequel par conséquent les niveaux, c'est-à-dire les pressions, s'élèveront proportionnellement à la quantité de liquide contenu dans le vase.

Pour cela prenons figure 48 un cylindre C muni inférieurement de deux ouvertures, l'une, pour l'afflux, recevant le liquide d'un réservoir à niveau constant R, par un tube A muni d'un robinet, l'autre pour l'écoulement, laissant déverser le liquide par un tube E dans un vase B duquel il déborde, par le conduit D, ce qui constitue pour le lieu d'écoulement une position toujours la même.

Si nous fermons le robinet d'écoulement E, et si nous laissons le vase se remplir sous la charge du réservoir R, la réplétion ne se fera pas sous charge constante ; car à mesure que le niveau s'élèvera dans le cylindre C, la charge, c'est-à-dire la

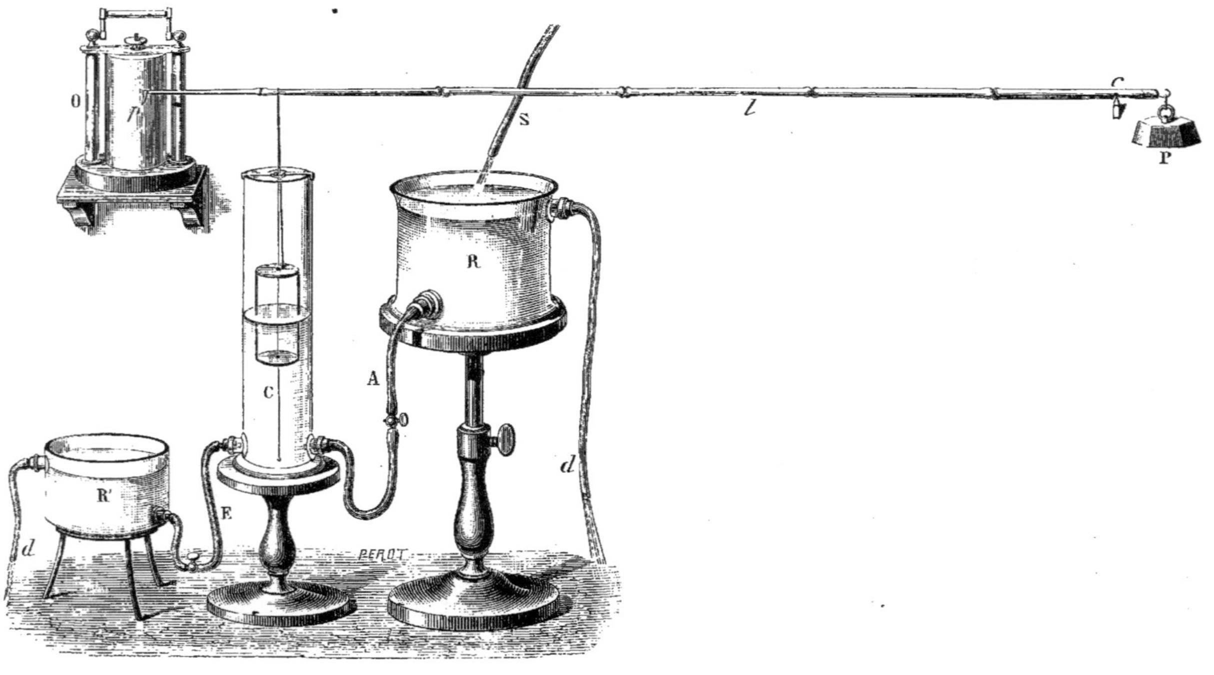

Fig. 48.—Une prise d'eau S verse continuellement de l'eau dans un réservoir R muni d'un *trop plein d*. Ce réservoir à niveau constant alimente par le tube A un cylindre C d'où le liquide s'échappe par le tube d'écoulement E dans un réservoir inférieur R', où le niveau est maintenu constant par un *trop plein d*. Un flotteur placé dans le cylindre est relié à un levier *l* qui inscrit par la plume *p* les variations du niveau sur le cylindre tournant O.

différence de hauteur entre le niveau constant du réservoir R et celui du cylindre diminuera. L'afflux s'arrêtera quand les deux vases auront le même niveau.

D'autre part, si nous fermons le robinet A du tube d'afflux, quand le cylindre sera rempli, et si nous laissons l'écoulement se faire seul, le niveau s'abaissera dans le cylindre C, mais l'écoulement ne se produira pas sous charge constante, car la charge sous laquelle il s'effectue est la différence toujours décroissante qui existe entre le niveau dans le cylindre C et celui du vase à écoulemement R.

Inscrivons d'abord les phases de chacune de ces variations de niveau : celle qui se produit par l'afflux seul et celle qui a lieu par l'écoulement seul.

Pour cela, nous plaçons sur le liquide du cylindre un flotteur guidé par un fil vertical (1) et nous inscrivons les déplacements verticaux de ce flotteur sur un cylindre qui tourne d'un mouvement uniforme.

On obtient d'excellents résultats avec la disposition suivante : Un bambou *l* d'environ 3 mètres de long est articulé en C, et porte à son court bras de levier un poids P qui, non seulement fait équilibre au grand bras, mais tent à le soulever avec un excès de force. Attachons au levier un fil qui le relie au flotteur et tous les mouvements de celui-ci seront fidèlement suivis par le levier. Munissons enfin l'extrémité libre du levier d'une plume contenant de l'encre formée de glycérine et de rouge d'aniline et nous pourrons inscrire indéfiniment, sur le cylindre tournant O, les mouvements d'élévation et d'abaissement du flotteur.

Grâce à la longueur du levier, l'arc de cercle tracé par la plume écrivante se confondra avec une ligne droite, *a a* dans la figure 49 et nous pourrons le négliger.

I. *Phases de l'élévation du liquide dans un cylindre quand l'afflux se produit sous charge décroissante.* — Quand le cylindre est vide et que le niveau du liquide est tombé à zéro, on ouvre le robinet d'afflux A et l'on voit s'écrire la courbe A (fig. 49). Cette courbe n'est ni une parabole ni une hyperbole, l'équation en serait très compliquée ; bornons-nous

(1) Pour la disposition du flotteur, voir *La Méthode graphique*, p. 216.

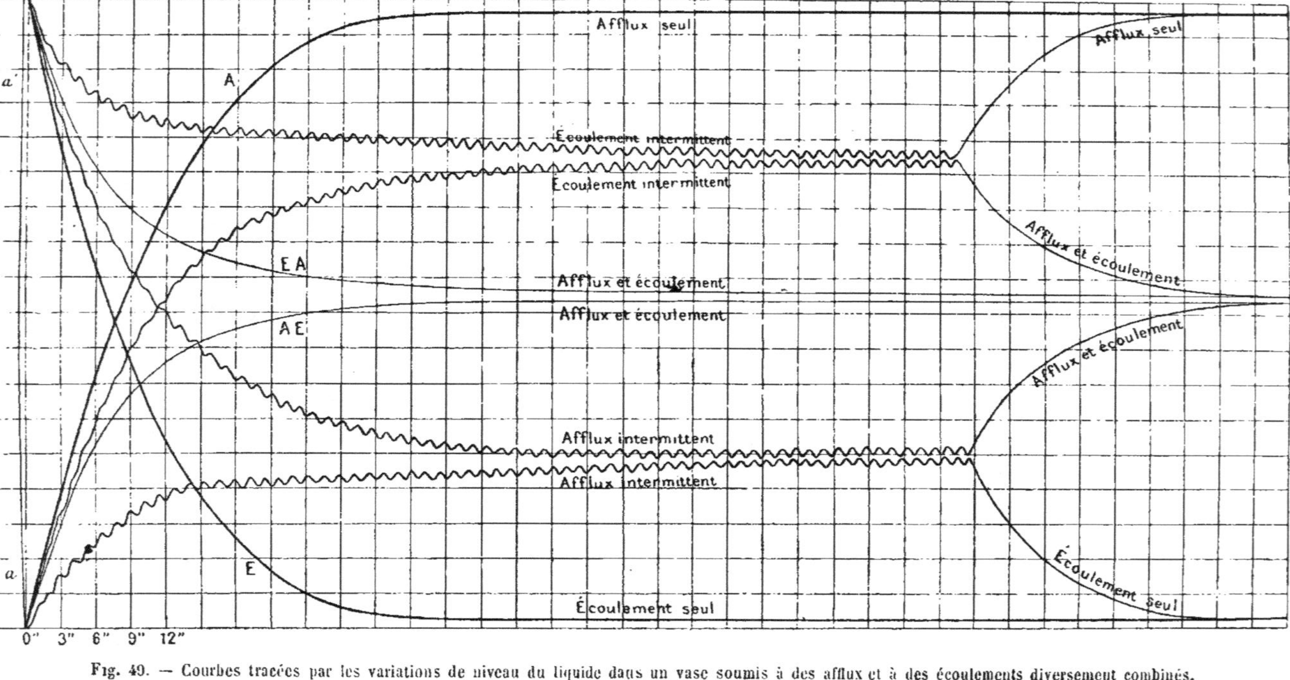

Fig. 49. — Courbes tracées par les variations de niveau du liquide dans un vase soumis à des afflux et à des écoulements diversement combinés.

à y voir l'expression d'un mouvement diminué, indiquant que la pénétration du liquide devient de plus en plus lente à mesure que la différence est moindre entre le niveau du réservoir et celui de l'eau contenue dans le cylindre.

II. *Phases de l'abaissement du niveau du liquide dans le cylindre, sous l'influence de l'écoulement seul.* — Lorsque le cylindre est rempli et que la courbe a atteint son niveau le plus élevé, fermons le tube d'afflux et ouvrons celui d'écoulement. Il se produira une courbe E, inverse de la précédente, montrant que l'écoulement se fait comme l'afflux avec une vitesse décroissante. La courbe E, est très sensiblement semblable à la courbe A. Les mêmes conditions se rencontrent de part et d'autre, mais agissent en sens inverse.

Dans l'un et l'autre cas, la différence de pression entre le niveau du cylindre et ceux des réservoirs d'afflux ou d'écoulement décroît du commencement à la fin de l'expérience, et, avec cette différence de niveau, décroît la quantité de liquide qui entre dans le cylindre ou en sort en un temps donné.

III. *Changements de la pression dans le cylindre sous l'influence de l'afflux et de l'écoulement se produisant tous deux à la fois.* — Quand le cylindre est vide et que la plume inscrivante a été amenée à zéro (fig. 49), ouvrons à la fois les deux robinets, de manière que l'afflux et l'écoulement se produisent en même temps. Nous verrons le niveau du liquide s'élever suivant la courbe A E (ascendante), et le niveau finira par s'arrêter en une position qui exprimera que l'afflux et l'écoulement se compensent d'une manière exacte à un moment donné. Le niveau auquel s'établira ce régime régulier du mouvement du liquide correspondra à la partie moyenne du réservoir, si l'afflux et l'écoulement se font avec une abondance égale.

Cette courbe montre que la pression ou niveau s'élève d'abord assez vite, car le vase, étant vide au début de l'expérience, se trouve dans les conditions de maximum de différence de charge en faveur de l'afflux et de minimum en faveur de l'écoulement. Mais, à mesure que le cylindre se remplit, non seulement la charge qui produit l'afflux diminue, mais celle qui produit l'écoulement augmente. Ces deux charges, variant en sens inverse, arrivent nécessairement à être égales. A ce moment, il n'y a aucune raison pour que le niveau du liquide varie dans le cylindre, puisque celui-ci perd exactement par l'écoulement autant de liquide qu'il en reçoit par l'afflux.

Si nous répétons la même expérience à partir du moment où le cylindre est plein, nous avons la courbe E A (descendante) qui exprime que l'écoulement l'emporte d'abord sur l'afflux, puisque les conditions initiales du niveau lui sont très favorables, tandis qu'elles s'opposent à l'arrivée du liquide du réservoir R. Mais, peu à peu, les deux influences s'égalisent et le régime régulier des courants se produit; la courbe atteint alors le niveau qu'elle occupait dans l'expérience précédente (1).

IV. *Variations du niveau dans un cylindre, lorsque des afflux intermittents se combinent à un écoulement continu.* — Ici nous nous rapprochons des conditions de la circulation du sang, car l'intermittence des afflux du sang envoyé par le cœur va être imitée. Pour cela, ouvrons et fermons alternativement le robinet du tube d'afflux, tandis que l'écoulement s'effectue d'une manière continue. Nous aurons ainsi des ondées intermittentes comme celles que le cœur envoie, et un écoulement continu comme celui qui se fait à travers les vaisseaux capillaires (2).

Si l'expérience se fait à partir du moment où le vase était vide, nous obtiendrons la courbe ascendante qui, dans la figure 49 porte la suscription *afflux intermittent*. Dans cette courbe, on voit que le niveau du liquide s'élève d'abord beaucoup dans les premiers afflux, puis de moins en moins vite. En outre, pendant les périodes de compression du tube, le niveau éprouve d'abord un simple arrêt dans son élévation, puis

(1) Ce niveau n'est pas rigoureusement atteint dans la figure 49, cela tient, d'une part à ce qu'il faut un temps très long pour que cet équilibre entre l'afflux et l'écoulement s'établisse, et d'autre part à ce que, dans mon appareil, certaines influences de capillarité empêchaient la parfaite obéissance du flotteur aux variations du niveau du liquide.

(2) Un assez bon moyen de régler l'intermittence des afflux, c'est de laisser ouvert le robinet d'afflux et de pincer entre ses doigts le tube d'une manière intermittente. On régularise le rythme des compressions et relâchement du tube en se réglant sur le bruit d'un métronome. J'ai plus récemment employé un appareil électro-magnétique pour obtenir ces intermittences avec une précision absolue,; la précision qu'on obtient avec la main est suffisante pour une expérience de ce genre.

redescend d'une manière de plus en plus sensible jusqu'à ce que les deux phases de la saccade, celle d'ascension et celle de descente soient devenues égales. Le régime régulier du mouvement du liquide est alors obtenu. Vers la fin de la figure, on supprime entièrement l'afflux et l'on voit s'inscrire la courbe d'écoulement seul avec la forme que nous lui connaissons depuis l'expérience II.

Répétons la même expérience en partant du moment où le cylindre est rempli d'eau ; nous obtiendrons la courbe descendante: *afflux intermittent*. Cette courbe, analogue à la précédente, mais inverse, ira rejoindre la première, quand le régime régulier du phénomène sera établi. Cessons de comprimer le tube d'afflux et nous verrons se produire, vers la fin de la figure, la courbe d'afflux et d'écoulement continus, s'exerçant simultanément comme nous l'avons déjà vu dans la ligne A E (ascendante).

L'étude de ces courbes ou l'afflux est intermittent, présente un grand intérêt, puis qu'elles nous conduit directement à l'interprétation de ce qui se passe dans la circulation du sang, lorsqu'après une perturbation passagère, le régime de la pression tend à reprendre sa régularité.

Une première remarque frappe le lecteur en présence de la figure 49, c'est que les courbes ascendantes et descendantes de l'*afflux intermittent* atteignent leur régime régulier à un niveau inférieur à celui où ce régime se produit, quand l'afflux et l'écoulement sont tous deux continus. Cela s'explique aisément par ce fait, qu'il y a toujours prédominance des influences de l'écoulement qui dure toujours, sur celles de l'afflux qui est intermittent.

Nous voyons aussi que les deux courbes, par une conséquence nécessaire de cette inégalité des deux influences antagonistes, expriment un changement inégalement brusque du niveau général du liquide. La courbe ascendante s'élève avec lenteur ; la courbe descendante tombe très vite. En effet, la force qui tend à faire baisser le niveau est toujours, en vertu de sa durée, dans des conditions plus favorables que la force qui tend à l'élever. Si l'on regarde ce qui se passe à l'origine de la courbe *afflux intermittent* descendante, on voit que la chute de cette courbe est d'abord à peine interrompue par les phases d'afflux, parce que celles-ci s'accomplissent dans des conditions de très faibles différences de niveau; plus tard, à mesure que la charge du réservoir R prend de la valeur, les afflux ont plus d'importance.

En somme, les ascensions du niveau ne se font jamais comme si la charge du réservoir agissait tout entière, car la pénétration du liquide est toujours en partie compensée par l'écoulement qui se fait dans le même temps. Cette compensation est parfaite quand le régime régulier est atteint.

L'inverse se produirait si, procédant d'une manière contraire, on rendait les écoulements intermittents, pendant que les afflux seraient continus. C'est ce qui a été réalisé dans des expériences faites, l'une à partir de la vacuité et l'autre à partir de la plénitude du cylindre. Les courbes obtenues portent la suscription *écoulements intermittents*. Il est inutile de décrire plus longuement leur signification, d'autant plus qu'elles s'écartent des types que nous fournit l'étude de la circulation du sang. Nous ne les avons données que pour rendre plus intelligible la manière dont sont produites les variations du niveau, ou de la pression, quand les afflux sont intermittents.

Chacune de ces courbes onduleuses pourrait être construite *a priori*, étant données, la courbe de l'afflux avec l'écoulement A E, et celle de l'écoulement seul E, ainsi que le rythme des intermittences.

En effet, prenons le cas où, le réservoir étant vide, nous ouvrons en permanence le tube d'écoulement, tandis que nous ouvrons et fermons tour à tour, de seconde en seconde, le tube d'afflux. Traçons sur le papier des divisions équidistantes qui, portées sur l'axe des x, correspondent à des intervalles d'une seconde. Il est clair que si nous ouvrons à l'instant o, le tube d'écoulement, le niveau s'élevant sous l'influence combinée de l'afflux et de l'écoulement suivra la direction déjà connue d'après la courbe A E (ascendante) et que la 1re partie de la 1re oscillation sera parallèle et superposable à la portion de la courbe A E qui correspond à la 1re seconde.

A partir de l'extrémité supérieure de cet élément de la courbe, l'écoulement s'exercera seul pendant une seconde; le niveau baissera donc suivant la pente que présente à ce niveau la courbe E déjà connue, et cette courbe continuera à descendre jusqu'à la rencontre de la division qui correspond à la 2e seconde. A cet instant, une nouvelle ouverture du tube d'afflux fera de nouveau monter le niveau du liquide suivant la pente que présente au même niveau la courbe A E, et cette élévation, moins rapide que la précédente, durera jusqu'à la 3e division des secondes, où elle fera place à une phase descendante, pareille à la portion correspondante de la courbe E.

Bien que la figure 49 ait été faite en réduisant les courbes originales par la photographie, puis en gravant ces courbes réduites, on n'y trouve pas ce parallélisme, aussi complètement que dans les tracés originaux (1).

Ces expériences jettent un grand jour sur la signification des tracés obtenus en mesurant les variations par lesquelles la pression du sang reprend son régime régulier lorsqu'elle a éprouvé une perturbation passagère. Elles nous permettent de lire presque couramment les courbes manométriques obtenues pendant la compression et le relachement de l'aorte, soit qu'on explore la pression en amont (fig. 44) ou en aval (fig. 43) de la région comprimée.

Et pourtant, nous n'avons encore abordé le problème que dans des conditions incomplètes. Nous nous sommes systématiquement éloigné des conditions de la circulation, en faisant, dans notre réservoir, la pression proportionnelle au volume d'eau qui pénètre ou qui s'écoule, tandis que la connaissance que nous avons des caractères de l'élasticité artérielle nous montre que plus les artères sont remplies, moins il faut de sang nouveau pour y produire une élévation de pression égale à aux ellévations qui se sont déjà produites sous l'influence des ondées précédentes.

(1) Il s'agit ici du parallélisme entre chaque élément de la courbe onduleuse et l'élément correspondant des courbes AE et E. Mais l'examen des tracés obtenus dans mes différentes expériences m'a toujours montré que ce parallélisme existe. Toutefois, aux points extrêmes de l'oscillation, l'inertie des pièces en mouvement, si petite qu'elle soit, déforme légèrement et arrondit les extrémités de ces oscillations. Cette déformation devient insignifiante si, en donnant aux intermittences des afflux une période plus longue, 3 à 4 secondes, on augmente l'étendue de chacune des branches des oscillations.

Il y aura donc lieu de se placer dans des conditions plus rapprochées de celle que la physiologie nous présente, en opérant sur des vases qui ne soient pas de forme cylindrique.

Imaginons, en effet, que le liquide dont ont inscrit les changements de niveau soit contenu dans un vase conique à base inférieure ; il faudrait beaucoup de liquide pour produire dans les premiers instants une certaine dénivellation, c'est-à-dire une certaine élévation de pression ; puis, à mesure que le vase se remplirait, son diamètre se rétrécissant, on verrait que des afflux égaux produiraient ces dénivellations de plus en plus importantes. Ainsi se trouveront fidèlement imitées les conditions mécaniques que crée la tension élastique des artères à titre de résistance à l'effort du cœur.

Mais les expériences qui viennent d'être décrites suffisent déjà pour montrer que les variations du niveau dans un vase soumis à la fois à des afflux intermittents et à un écoulement continu de liquide présentent de frappantes analogies avec celles qu'on observe dans la pression du sang, quand une perturbation quelconque en vient changer la valeur moyenne. La comparaison des tracés manométriques représentés ci-dessus avec les courbes obtenues dans des conditions purement physiques rend cette analogie évidente.

On verra, dans la suite de ce travail, que la manière dont s'établit la formation d'un nouveau régime régulier permet de discerner les cas où la force du cœur reste constante de ceux où l'effort de cet organe se modifie pour s'adapter aux résistances qu'il doit surmonter. *(A suivre.)*

VII.

EMPLOI D'UN NOUVEAU POLYGRAPHE POUR L'INSCRIPTION SIMULTANÉE DE LA PULSATION DU CŒUR ET DU POULS ARTÉRIEL,

Par E.-J. MAREY.

L'inscription du pouls et celle de la pulsation du cœur fournissent l'une et l'autre de précieux renseignements sur la manière dont s'effectue la circulation du sang. J'ai signalé un grand nombre de formes de la pulsation du cœur ou de celle des artères qui sont presque caractéristiques d'états circulatoires définis; en outre, depuis quelques années, bien des auteurs ont travaillé au développement de ces études, spécialement en ce qui concerne la signification clinique des différents tracés du pouls.

Ces formes graphiques, où se reproduisent périodiquement des inflexions parfois compliquées, sont très difficiles à interpréter si on ne considère que le tracé d'un phénomène isolé, celui du pouls d'une artère, par exemple, ou celui de la pulsation du cœur toute seule.

Mais, si l'on compare ces deux tracés recueillis sur un même sujet, l'interprétation en devient beaucoup plus simple. Il est donc très important de combiner la sphygmographie à la cardiographie. Pour cela, on recueille simultanément les tracés du cœur et du pouls au moyen de cette méthode de superposition des styles inscripteurs dont j'ai proposé l'usage pour déterminer la propagation du mouvement du sang dans les vaisseaux, et qui a servi de point de départ aux expériences de cardiographie que Chauveau et moi nous fîmes quelques années après sur les grands animaux.

Ces expériences ont donné plus de résultats qu'on n'en pouvait espérer. En effet, instituées pour montrer comment se succèdent les mouvements des différentes cavités du cœur, elles ont fait voir, en outre, la solidarité qui existe entre les circulations cardiaque et artérielle.

D'une part, en effet, la manière dont le cœur se vide change suivant le degré de réplétion ou de tension des artères, tandis que, d'autre part, les variations de la tension artérielle dépendent, jusqu'à un certain point, de la force ou de l'abondance avec laquelle le cœur pousse le sang.

Le désir d'obtenir sur l'homme des indications relatives à l'état de la circulation aussi précises que celles qu'on obtenait sur les animaux vivisectionnés m'a fait faire bien des essais et construire bien des appareils en vue d'inscrire à la fois la pulsation du cœur et celle du pouls radial.

DESCRIPTION DES INSTRUMENTS.

J'ai décrit, sous le nom d'*Explorateur à tambour* (1), l'appareil qui me satisfait le mieux pour recueillir la pulsation du cœur de l'homme ou des grands animaux ; cet instrument est représenté figure 50. Avec cet explorateur relié à un tambour à levier inscripteur, on obtient de bons tracés de la pulsation du ventricule gauche, si l'on a le soin de coucher sur le côté gauche le sujet en expérience. Dans la situation assise, représentée figure 52, c'est le ventricule droit qui est le plus facilement accessible.

Quant aux explorateurs du pouls, que j'ai décrits sous le nom de *sphygmographes à transmission* (2), ils avaient jusqu'ici un certain degré d'infériorité sur le *sphygmographe direct*, en ce qu'ils ne donnaient pas des tracés d'une aussi grande amplitude ; une notable partie de la force du pouls se perdait dans

(1) *Comptes rendus des Trav. du Laboratoire*, 1875, p. 32. Voyez aussi *la Méthode graphique*, p. 588.

(2) Voir *la Méthode graphique*, p. 583.

les organes de transmission. Une disposition nouvelle m'a donné des résultats tout à fait satisfaisants.

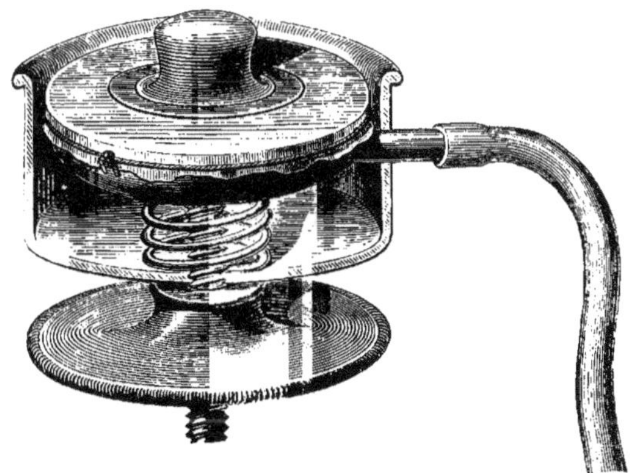

Fig. 50. — Explorateur à tambour de la pulsation du cœur de l'homme.

Voici en quoi elle consiste : sur une monture ordinaire de sphygmographe (fig. 51) est disposé un tambour explorateur qui tourne librement autour d'une charnière. Quand l'instrument est bien appliqué sur le poignet, on fait tourner le tambour, de manière que la membrane soit dirigée en bas, du côté de l'artère explorée. Du centre de cette membrane pend une tige métallique légère T, laquelle s'articule avec le ressort qui comprime l'artère.

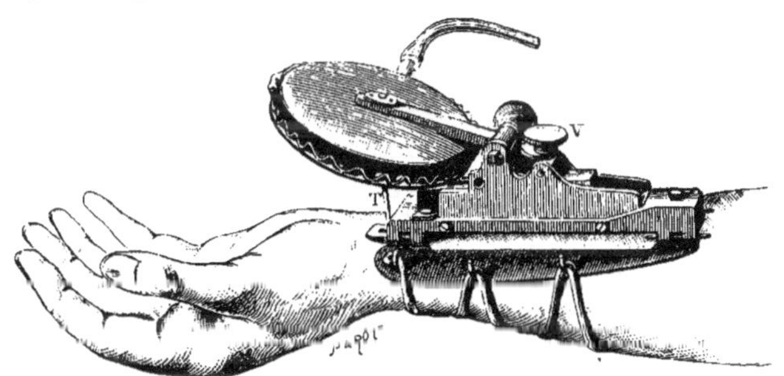

Fig. 51.— Sphygmographe à transmission envoyant la pulsation artérielle à un levier inscripteur situé à distance,

Les mouvements de ce ressort sont directement transmis par la tige à la membrane. On immobilise le tambour et l'on empêche tout mouvement de la charnière au moyen d'un écrou de serrage ; dès lors, tout l'effort des pulsations se traduit par un abondant déplacement d'air qui actionne avec force le tambour inscripteur.

Les tracés que donne ce sphygmographe ont sensiblement la même amplitude que ceux du sphygmographe direct.

J'ai modifié également l'appareil sur lequel s'inscrivent les indications des instruments ci-dessus représentés, et j'en ai fait un instrument commode et portatif, renfermant tout ce qui est nécessaire pour faire la plupart des expériences physiologiques et des recherches cliniques. Ce nouveau polygraphe est représenté figure 52 avec l'explorateur de la pulsation du cœur et un sphygmographe à transmission simultanément appliqué sur un malade. On recueille ainsi des tracés doubles qui permettent des comparaisons très intéressantes, ainsi qu'on en pourra juger par quelques exemples qui seront représentés plus loin ; mais auparavant je dois donner quelques explications sur la disposition du nouveau polygraphe et sur la manière de l'employer.

L'appareil, représenté figure 53, est contenu dans une boîte dont on enlève la partie supérieure quand on veut recueillir des tracés. Une petite caisse C contient les différents explorateurs dont on peut avoir besoin suivant les cas : explorateur de la pulsation du cœur, du pouls radial ou du pouls des autres artères ; explorateur de la respiration et de l'action musculaire, etc ; elle peut contenir aussi un chronographe, des bougies destinées à noircir le papier qui recouvre le cylindre et le vernis qui fixera les tracés. Le fond de cette caisse est creusé d'une gouttière dans laquelle on verse le vernis, afin d'y plonger les feuilles dont les tracés doivent être conservés. Cette caisse s'enlève alors et se retourne pour que sa gouttière intérieure reçoive le vernis. On l'enlève également lorsqu'on veut noircir le cylindre au moyen de la fumée d'une bougie.

Le grand cylindre qu'on voit en haut de l'appareil, et sur lequel trois tambours à levier écrivent à la fois, est représenté couvert d'une feuille de papier qui n'est pas encore noircie. Ce cylindre contient, à son intérieur, le rouage d'horlogerie qui doit le mettre en mouvement. Cette disposition réalise une très grande économie de place et j'ai résolu de l'employer

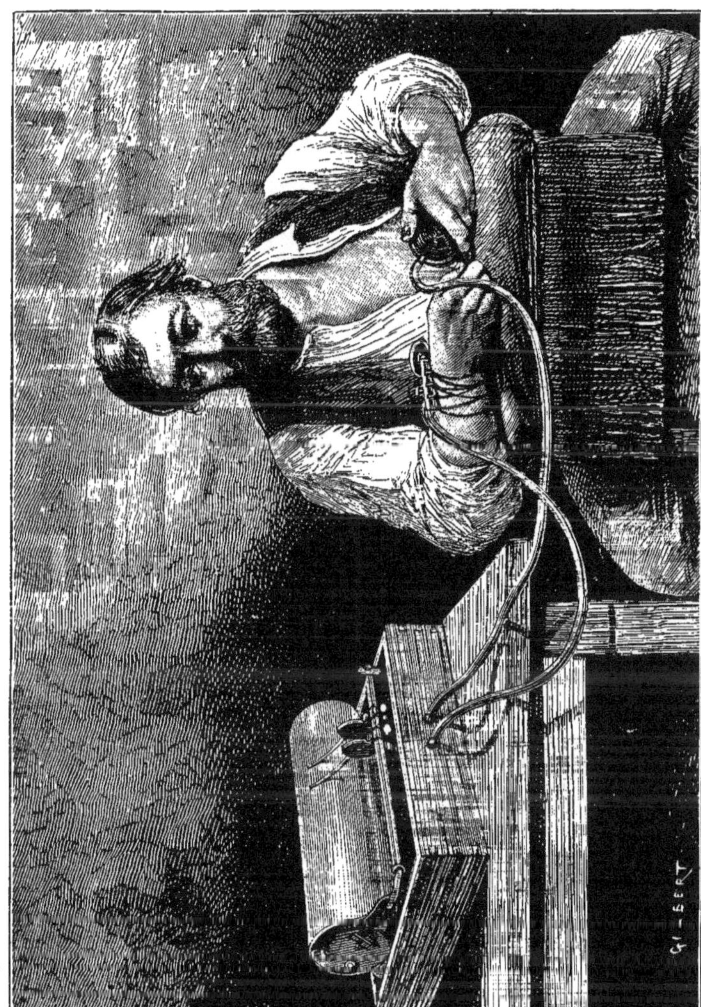

Fig. 52 — Inscription simultanée des pulsations du cœur et du pouls radial sur un malade. (Figure empruntée au Journal *la Nature*.)

pour tous les appareils qui doivent être portatifs; elle constitue, en outre un excellent moyen de protection pour le rouage d'horlogerie, qui se trouve ainsi à l'abri des poussières, des chocs et autres causes de détérioration.

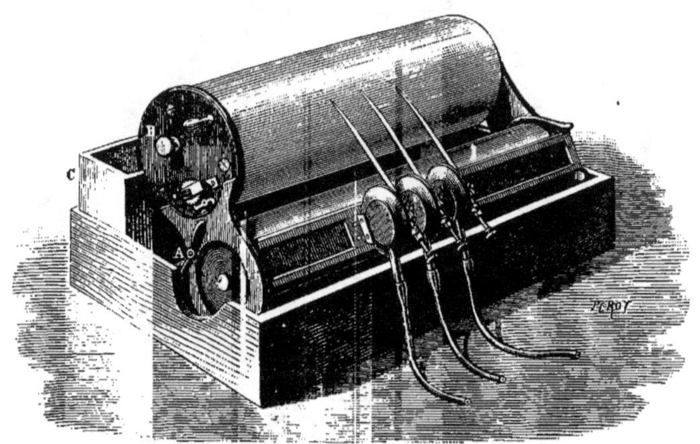

Fig. 53. — Polygraphe portatif à rouage intérieur.

Le fond du cylindre, qui est visible dans la figure 53, est formé par l'une des platines du rouage d'horlogerie; on y voit l'encliquetage qui sert à remonter le mouvement et le bouton B, qui, suivant qu'on le tire ou qu'on le pousse, sert à mettre le cylindre en marche ou à l'arrêter (1).

(1) Comme dans certaines expériences on peut avoir les deux mains occupées, il faudrait qu'un aide se chargeât de mettre le cylindre en marche ou de l'arrêter. Cette nécessité de l'intervention d'un aide constituait un inconvénient grave; je l'ai supprimée de la manière suivante :

Quand l'opérateur a placé les explorateurs du cœur et du pouls d'un artère et quand, maintenant avec les mains ces deux instruments en place, il constate que les mouvements des leviers s'exécutent convenablement, il lui suffit de souffler dans un tube qu'il avait préalablement placé dans sa bouche, pour que le cylindre s'arrête ou se mette en marche.

Le tube en question se termine par un tambour dont la membrane s'attache au bouton B. Ce tambour se fixe aisément au moyen de deux oreilles sur le fond du cylindre de l'instrument. Les mouvements de la membrane se font, dans les deux sens opposés, suivant qu'on souffle dans le tube ou qu'on aspire; on obtient de cette manière la marche et l'arrêt du cylindre.

Cet appareil est d'un emploi si commode, à cause de la liberté qu'il laisse aux mains de l'opérateur, que je ne l'enlève jamais du fond du cylindre et n'emploie plus d'autres moyens d'arrêt ou de mise en marche.

La vitesse que j'ai choisie comme étant la plus convenable dans la plupart des expériences, est de 2 centimètres par seconde; mais, comme cette vitesse serait insuffisante pour le noircissage du cylindre, on peut, pendant cette opération, imprimer avec la main une rotation plus rapide au cylindre, après l'avoir préalablement rendu indépendant du rouage d'horlogerie.

Pour cela, le fond du cylindre qui est invisible dans la figure 53, porte un écrou situé sur l'axe de rotation; si l'on tourne cet écrou vers la droite, le cylindre tourne follement sur son axe intérieur et peut prendre, sous l'impulsion de la main, ou par l'action d'un moteur étranger, une vitesse quelconque. Tourne-t-on le bouton à gauche, aussitôt le cylindre cesse d'être libre et ne se meut plus que sous l'action du rouage intérieur, c'est-à-dire avec la vitesse de 2 centimètres par seconde.

Le rouage, une fois remonté, peut marcher pendant huit minutes ce qui suffit pour recueillir plus de 35 tracés sans le remonter de nouveau.

Parallèlement au grand cylindre s'en trouve un autre, plus petit, à l'intérieur duquel est un rouleau de papier formant une abondante provision de feuilles taillées et gommées à l'avance sur l'un de leurs bords qu'il suffit de mouiller, à la façon d'un timbre-poste, pour la fixer à la surface du cylindre. Cette pièce est munie elle-même de deux charnières qui la fixent au fond de la boite, en permettant à l'ensemble des deux cylindres de pivoter, de manière à ce que celui qui porte le papier se trouve soulevé de 8 centimètres au-dessus du fond de la boite. Cette position est nécessaire pour l'opération du noircissage dans laquelle une bougie doit être promenée en dessous du cylindre recouvert de papier.

Une petite poignée spéciale, placée sur le fond visible du cylindre, sert à le soulever, et quand il a atteint la hauteur, convenable, une béquille A, s'appuyant sur le fond de la boîte, maintient le tout en position.

Enfin, les tambours, dont on peut varier le nombre suivant le besoin, glissent le long du cylindre dans une coulisse à frottement doux. A chaque fois qu'une expérience est finie, on déplace les tambours, afin qu'ils écrivent sur une nouvelle place du papier enfumé. Avec deux tambours, on peut recueillir, sur la longueur du cylindre, quatre doubles tracés. Si l'on met trois tambours, on peut recueillir trois triples tracés. Il va sans dire que le nombre des tracés serait moindre si la grande amplitude des mouvements qu'on inscrit forçait à écarter beaucoup les leviers les uns des autres (1).

Dans le déplacement qu'on fait subir aux tambours à levier parallèlement à l'axe du cylindre, l'exacte superposition des plumes est assurée; cela était indispensable pour la détermination des rapports de succession des mouvements inscrits par les différentes plumes. Toutefois, quelque parfaite que soit la superposition des tracés, l'œil ne juge les rapports de succession que d'une manière approximative, aussi, dans les mesures délicates, est-il absolument nécessaire de se servir des *repères* et du compas (2).

Enfin, une vis de réglage permet de graduer le contact des plumes avec le papier, de manière à obtenir des traits d'une grande finesse en évitant les frottements excessifs.

Nous pouvons maintenant soumettre au lecteur quelques types de doubles tracés recueillis avec le nouveau polygraphe, afin de montrer combien la clinique et la physiologie peuvent acquérir de précision, grâce aux inscriptions multiples.

(1) L'inscription a deux leviers sert dans les circonstances suivantes: en clinique, pour l'étude comparée de la pulsation du cœur et d'une artère; pour celles de deux artères différentes; pour celles d'une artère et d'une tumeur pulsatile; pour celle du cœur et de la respiration etc. En physiologie elle sert aux mêmes comparaisons et permet également d'inscrire la pression de deux artères différentes avec deux manomètres métalliques, ou bien la pression dans une artère en même temps que les pulsations du cœur, ou bien enfin les actions musculaires en même temps que les excitations électriques qui les provoquent (Voir *la Méthode graphique*, p. 202). — L'inscription à trois leviers est rarement nécessaire en clinique, sauf pour étudier certains phénomènes exceptionnels, comme les mouvements respiratoires avec ceux de la fontanelle dans les cas de *spina-bifida*; elle peut servir encore chaque fois que l'on combine l'emploi d'un *chronographe* ou d'un *signal électrique* avec l'inscription d'un double mouvement. En physiologie, l'emploi de trois leviers a des applications très fréquentes: ainsi, pour les expériences de cardiographie au moyen des sondes cardiaques, toutes les fois qu'on veut combiner l'inscription de la pulsation cardiaque et de la pression artérielle avec l'excitation électrique de certains nerfs dont il faut inscrire l'instant d'excitation. Les expériences de M. Francois-Franck, publiées dans ce volume, fournissent un grand nombre d'application, de l'inscription à trois leviers.

(2) *La Méthode graphique*, p. 483.

Double tracé pathologique, cœur et pouls radial, dans un cas d'irrégularité du rythme du cœur.

Un malade présentait un pouls faible, à peine sensible au toucher, très fréquent et irrégulier; l'auscultation du cœur faisait entendre des battements tumultueux sans bruit de souffle perceptible.

Le double tracé de pouls radial et de la pulsation du cœur fut recueilli, fig. 54; nous allons, par une analyse sommaire, montrer combien il renferme de renseignements utiles, dans un cas où le palper du pouls et l'auscultation elle-même ne donnaient que des renseignements fort incomplets.

Sur le tracé du pouls R on voit, au premier abord, que la forme est celle de l'altération athéromateuse des artères. On constate, en outre, une périodicité régulière dans le rythme et la force des pulsations. L'une des périodes est limitée, dans la figure, par une accolade; elle comprend quatre pulsations: une forte, deux moyennes et une petite. Les trois premières sont séparées les unes des autres par des intervalles égaux; la petite pulsation arrive prématurément et est suivie d'un intervalle plus long que les autres.

Le tracé du cœur offre la même irrégularité périodique, et la superposition des deux courbes montre clairement que la pulsation radiale avortée correspond précisément à la pulsation *anticipée* du cœur. Or, on sait que les systoles anticipées donnent toujours lieu à des pulsations artérielles avortées (1), attendu que le cœur n'a pas le temps de se remplir quand sa période diastolique est trop courte et que, dès lors, l'ondée sanguine qu'il envoie dans les artères est insuffisante pour y élever notablement la pression.

Relativement au rythme du cœur, un point important ressort de l'examen de la figure 54. Le repos qui suit les systoles anticipées a une durée telle, que le nombre des battements du cœur reste le même que s'il n'y avait pas d'irrégularité. Ainsi, dans la figure, les deux moitiés de la

(1) Voir, à cet égard, François Franck : *Recherches sur les intermittences du pouls et les troubles cardiaques qui les déterminent.* Trav. Lab., 1877, p. 63.

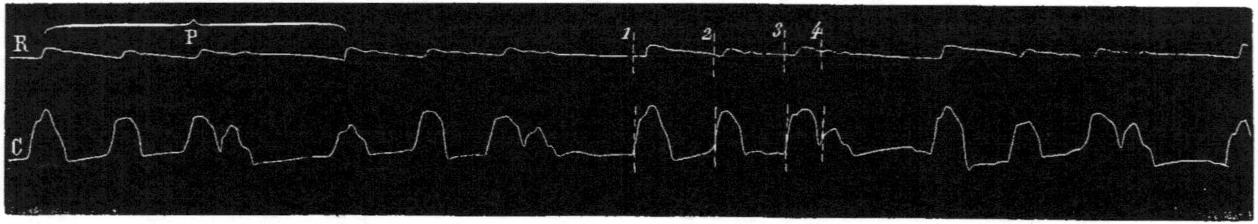

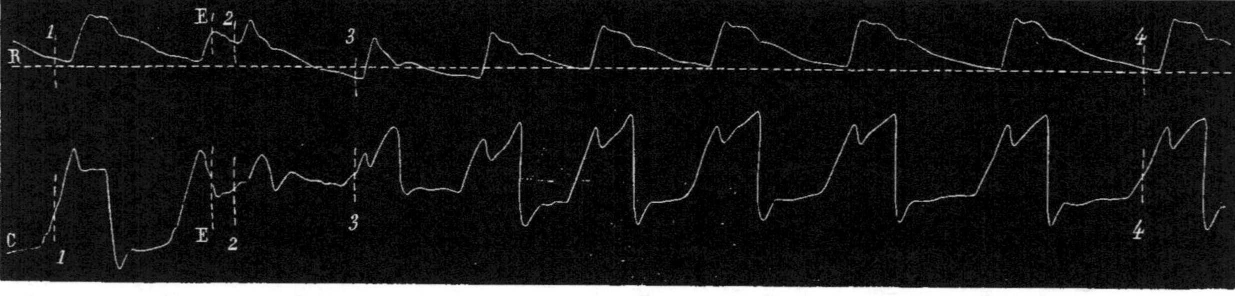

Fig. 54. — Tracés du cœur C et du pouls radial R recueillis simultanément dans un cas d'irrégularité périodique.

Fig. 55. — Tracés du cœur et du pouls radial R avant et après un effort ; celui-ci se produit en E pendant l'arrêt du cylindre.

période (en dessous de l'accolade) sont de même durée; la révolution cardiaque à repos trop court, et celle à repos trop long, ajoutées entre elles, ont la même durée que deux révolutions normales. On peut s'assurer de cette égalité en mesurant au compas l'intervalle qui sépare le début de la 1re systole de celui de la 3e; cet intervalle est le même que celui qui sépare le début de la 3e de celui de la 5e (1re pulsation de la période suivante).

Ce rythme ne s'observe pas dans les irrégularités que produit l'insuffisance mitrale; il se rencontre, au contraire, constamment lorsqu'on trouble le rythme du cœur par des excitations électriques ou autres (1). Il est assez vraisemblable que des influences excitatrices intervenaient chez le sujet qui a donné ces tracés et provoquaient les systoles anticipées.

Enfin, ces tracés superposés permettent de mesurer le retard de la pulsation artérielle sur celle du cœur et montrent que ces retards sont inégaux, suivant l'intensité de la pulsation artérielle. Quatre repères s'observent dans la figure 54; tous quatre correspondent aux débuts des systoles ventriculaires; or, la 4e systole du cœur précède la 4e pulsation artérielle d'un temps à peu près double de celui qu'on observe pour les pulsations normales. Les expériences sur la vitesse de propagation des ondes liquides m'avaient déjà montré que la vitesse de transport des ondes faiblement lancées est moindre que celle des ondes à grande force.

Il est probable qu'en poussant plus loin l'analyse comparative de ces deux courbes, on y trouvera encore bien des renseignements intéressants; ce qui vient d'être dit suffit pour montrer combien les tracés simultanés révèlent de caractères importants qui échappent au toucher le plus délicat et à l'oreille la plus exercée.

Double tracé physiologique, cœur et pouls, avant et après un effort.

Des expériences antérieures, dans lesquelles je n'inscrivais que les battements du pouls radial, m'ont fait voir que cer-

(1) Voir le Mémoire *sur les excitations électriques du cœur.* Trav. Lab, 1876, p. 63.

taines modifications se produisent toujours dans l'amplitude, la forme et la fréquence du pouls, après un effort prolongé. Ces tracés sont bien connus et j'en ai souvent représenté des types (1) dans lesquels on peut suivre les modifications qui se produisent pendant et après l'effort. Mais ces courbes, recueillies sur des cylindres tournant deux fois moins vite que celui du nouveau polygraphe, ont un aspect un peu différent qui pourrait dérouter le lecteur non prévenu. La figure 55 montre une pulsation du cœur C et du pouls radial R avant un effort qui a lieu en E pendant l'arrêt du cylindre. L'effort a duré environ 30 secondes, et dès qu'il eut cessé, on remit le cylindre en marche; les deux tracés, cœur et pouls, furent recueillis jusqu'à la fin de la figure.

On voit, dans la ligne du pouls, la forme des pulsations se modifier immédiatement après l'effort : le sommet en est plus aigu, l'amplitude moindre, la fréquence plus grande; mais, peu à peu, ces caractères disparaissent et le pouls devient plus ample et plus rare qu'avant l'effort.

Dans l'interprétation de ces changements de forme, j'ai dit autrefois (2) que, pendant la durée de l'effort, le sang est expulsé plus abondamment des artères, par la compression intérieure à laquelle l'aorte est soumise, dans le thorax et l'abdomen; que, d'autre part, le sang veineux, retenu par l'effort aux abords des cavités thoraciques et abdominales, s'accumule dans les veines. Au moment où l'effort cesse, on a donc : d'un côté, des artères flasques et à faible tension; de l'autre, un flot de sang veineux qui se précipite dans les grosses veines et dans le cœur droit, aussitôt que la pression baisse dans les cavités splanchniques.

Les premières pulsations qui suivent l'effort se ressentent de la vacuité du cœur; mais bientôt le sang veineux rentre dans le thorax, puis, ayant traversé le poumon, afflue au cœur gauche avec une abondance croissante : de là, les fortes pulsations, conséquence des ondées volumineuses envoyées par le cœur dans le système artériel. Ces effets n'exigent pour se produire que trois à quatre secondes, tant est rapide le pas-

(1) Voy. *Méthode graphique*, p. 584.
(2) *Physiologie médicale de la circulation du sang*, p. 296.

sage du sang par la petite circulation. Une ligne ponctuée montre sur le tracé R que la pression du sang dans la radiale, tombée, immédiatement après l'effort, au-dessous de son maximum ordinaire, le dépasse au bout de quatre pulsations.

Il est curieux de rechercher ce que devient la pulsation du cœur pendant que le pouls artériel subit les modifications que nous venons de décrire.

Au début de la figure 55, à gauche du point E, la courbe C présente les caractères classiques de la pulsation du ventricule gauche : on y retrouve tous les éléments de la révolution cardiaque (1). Le repère 1 marque l'instant où la systole du ventricule ajoute son effet à celui de la systole de l'oreillette, qui a lieu un peu auparavant. Les repères 2, 3, 4 marquent tous les débuts des systoles ventriculaires.

Or, si l'on compare les formes de la pulsation du cœur avant et après l'effort, on voit que le phénomène initial, celui qui donne lieu à la pulsation (*choc*), correspond, avant l'effort E, au maximum de hauteur de la courbe cardiaque. Après l'effort, au contraire, ce phénomène initial est suivi d'une autre élévation de pression plus forte encore que la première. Un second choc a lieu. (On sent parfaitement ce second choc en appliquant le doigt contre la paroi ventriculaire gauche, quand on est prévenu de son existence par l'inspection des tracés. C'est un exemple, entre beaucoup d'autres, de l'importance des appareils inscripteurs pour faire l'éducation du tact.)

La première pulsation du cœur est produite par l'élévation de pression que la systole ventriculaire doit atteindre pour vaincre la pression du sang dans l'aorte ; on conçoit que cette élévation soit très faible immédiatement après E, quand la tension artérielle est basse ; et que sa hauteur s'accroisse graduellement à mesure que s'élève la pression artérielle (2).

Il ne faut pas se préoccuper des valeurs absolues de ces élévations de pression dans les courbes du cœur et du pouls, car ces courbes ne sauraient être obtenues à une même échelle ; la pulsation du cœur a plus de force que celle du pouls, à cause

(1) Voir, pour l'analyse de ce tracé, *Trav. Lab.*, 1875, p. 71.

(2) J'ai démontré la solidarité des pressions maxima intraventriculaire et intra-aortique, *Trav.*, *Lab.* 1876, p. 319.

de l'inégalité des surfaces cardiaque et artérielle sur lesquelles agissent les explorateurs.

Or, si la systole ventriculaire a besoin d'un effort de plus en plus grand pour soulever les valvules sigmoïdes de l'aorte, ce soulèvement aura lieu à des phases de plus en plus avancées de la systole, à mesure que s'élèvera la pression artérielle. La pénétration du sang dans l'aorte retardera de plus en plus sur le début de la pulsation cardiaque et ce retard se fera sentir jusque sur le pouls radial. Cette prévision est entièrement confirmée par la comparaison des tracés du cœur et du pouls dans la figure 55. Le repère 1, avant l'effort E, montre que la pulsation artérielle retarde sur celle du ventricule d'un certain temps. Immédiatement après l'effort (repère 2), le retard du pouls n'a guère que le tiers de sa durée normale, puis, s'accroissant graduellement, à mesure que la pression artérielle s'élève, le retard du pouls augmente : il atteint et dépasse même sa valeur normale (repère 4) quand la pression est très élevée.

Comment expliquer la seconde pulsation du cœur?

Cette seconde pulsation a lieu pendant la durée de la période systolique. Or, à ce moment, le cœur et l'aorte sont en communication, puisque les valvules sigmoïdes de l'aorte sont ouvertes. Une modification de la pression dans le ventricule doit s'accompagner d'une modification semblable de la pression aortique, « le sommet du pouls aortique ayant toujours une « forme semblable à celui de la courbe de la pression intra- « ventriculaire (1) ». Comme il n'est pas possible de recueillir sur l'homme le pouls de l'aorte, j'ai dû rechercher la cause de ce second battement de cœur en faisant des expériences sur le *schéma*, et j'ai pu constater que le redoublement de la pulsation cardiaque se produit toutes les fois qu'une ondée sanguine, violemment lancée dans l'aorte, provoque une onde rétrograde, c'est-à-dire centripète, qui, des extrémités terminales de l'aorte, revient au ventricule. Cette interprétation sera justifiée plus loin par des expériences spéciales.

En résumé, les deux doubles tracés recueillis à l'aide du nouveau polygraphe se prêtent à des comparaisons fructueu-

(1) Voir *Trav., Lab.*, 1876, p. 327.

ses et bien plus intéressantes que l'analyse isolée de chacun des tracés. Je n'ai voulu donner qu'un aperçu de cette méthode que j'emploie depuis longtemps, mais qui, avec les anciens appareils, présentait beaucoup de difficultés.

VIII

SUR UN NOUVEAU SCHÉMA IMITANT A LA FOIS LA CIRCULATION GÉNÉRALE ET LA CIRCULATION PULMONAIRE,

Par E.-J. MAREY.

Dans un précédent travail *sur la pulsation du cœur* (1), j'ai décrit un appareil schématique au moyen duquel on reproduit la plupart des formes de la pulsation du cœur et des artères. J'ai insisté sur l'utilité de ces appareils synthétiques pour contrôler les théories par lesquelles on cherche à interpréter les formes graphiques recueillies sur le vivant. Les vivisections elles-mêmes sont souvent impuissantes à reproduire certains types de la pulsation cardiaque ou artérielle, parce qu'il n'est pas possible de modifier à son gré toutes les conditions du mouvement du sang chez un animal, tandis que, sur le schéma, l'opérateur est absolument maître de régler la force du cœur, la fréquence de ses mouvements, la tension artérielle, la force élastique des vaisseaux, etc.

Toutefois, le schéma dont j'ai donné la description et la figure présentait cette imperfection de n'avoir qu'un seul cœur et d'être réduit à un seul circuit fermé sur lui même. Cette disposition, suffisante pour un grand nombre d'expé-

(1) *Trav. Lab.*, 1875, p. 66.

riences, avait l'inconvénient de ne pas reproduire ces variétés dans la réplétion diastolique du cœur gauche qui, chez l'homme et chez les animaux, résultent des différences de vitesse que présente la circulation pulmonaire. On a vu (1) que, si le sang traverse peu abondamment les vaisseaux pulmonaires, il n'arrive au cœur gauche qu'en petite quantité, d'où il suit que l'ondée ventriculaire est de petit volume et que le pouls artériel est faible. L'inverse se produit quand le poumon est facilement traversé par le sang : alors, le liquide afflue en abondance dans l'oreillette et dans le ventricule, qui, abondamment rempli pendant sa période diastolique, envoie dans les artères une ondée volumineuse et produit de fortes pulsations artérielles.

J'entrepris donc la construction d'un nouveau schéma où les deux circulations seraient imitées, et pris pour plan de cet appareil la figure théorique 56, adoptée dans la plupart des traités classiques pour représenter le double trajet du sang (2).

DESCRIPTION DE L'APPAREIL.

Sur la figure 56 sont tracés par des lignes ponctuées quatre parallélogrammes indiquant la position d'organes que je nomme *compresseurs* et qui, écrasant avec plus ou moins de force les ampoules auriculaires ou ventriculaires contre la planche qui supporte tout l'appareil, produisent la systole de ces cavités et en font sortir une certaine quantité de liquide.

Ces compresseurs sont de petits rectangles de bois articulés par un de leurs bords à la planche du schéma. Les compresseurs des oreillettes ont leur charnière en haut, et ceux des ventricules l'ont à leur bord inférieur. Tous quatre peuvent donc exécuter un mouvement de va-et-vient comme de petits volets qui, suivant qu'ils se déplacent dans un sens ou dans l'autre, compriment ou relâchent les ampoules cardiaques situées au-dessous d'eux. L'abaissement des compresseurs se fait par la traction exercée sur l'angle intérieur

(1) P. 228.

(2) Cette figure est celle que Milne Edwards à introduite dans les traités classiques de zoologie.

de chacun d'eux par une corde qui traverse un trou percé dans la planche du schéma et qui, d'autre part, s'attache aux organes moteurs situés de l'autre côté de la planche (1). La diastole se fait d'elle-même, dès que l'action des compresseurs a cessé, et l'on voit ceux-ci se soulever par la réplétion des cavités cardiaques où rentre du liquide.

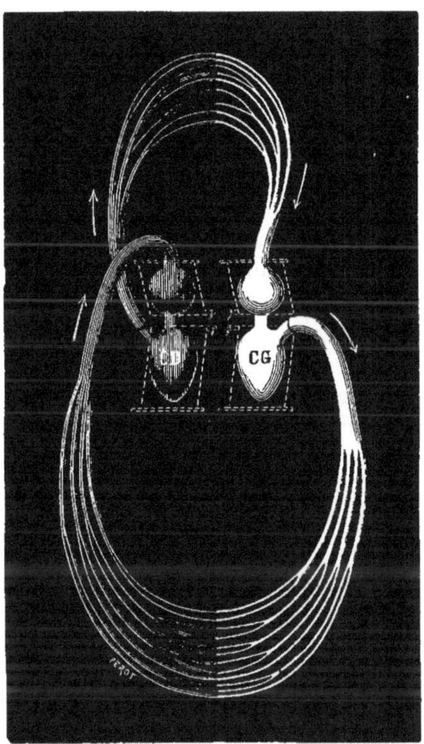

Fig. 56. — Disposition des vaisseaux et des compresseurs dans le nouveau schéma double de la circulation.

On a représenté dans la figure 56 les artères avec une teinte claire; les veines sont plus foncées. L'endroit où se fait la transition entre ces deux teintes, sur la ligne moyenne de

(1) Ces organes n'ont pas besoin d'être décrits de nouveau; ils sont, sauf quelques perfectionnements, les mêmes que dans l'appareil décrit précédemment. *Trav. Lab.*, 1875.

la figure, correspond aux vaisseaux capillaires ; en ce point sont placés de petits robinets qu'on ouvre plus ou moins, suivant que l'on veut créer plus ou moins de résistance à la circulation pulmonaire. Quant on veut faire varier cette résistance plus vite qu'il ne serait possible de le faire en agissant sur tous ces robinets, on se sert d'une sorte de règle de bois qu'une vis de rappel approche ou éloigne de la planche du schéma, de manière à comprimer à la fois tous les capillaires généraux ou tous les capillaires pulmonaires.

Des branchements latéraux, qui ne sont pas représentés dans la figure, constituent des prises de pression qu'on peut mettre en rapport avec différents manomètres, afin de juger des modifications qui se produisent dans les tensions artérielle ou veineuse, en différents points du système circulatoire et sous différentes influences.

Les cavités du cœur et les différents vaisseaux du schéma se prêtent ainsi à l'application des explorateurs dont on se sert pour les expériences sur l'homme.

Enfin, dans l'intérieur des cavités du cœur ou des grosses artères, on peut introduire, tantôt des sondes manométriques, tantôt des instruments destinés à rétrécir les orifices cardiaques ou à en rendre les valvules insuffisantes.

L'instrument destiné à produire les insuffisances valvulaires est représenté figure 57. C'est une petite carcasse fusiforme faite de trois fils métalliques et emmanchée d'une tige rigide de quelques centimètres de longueur. Dans la construction du schéma, la tige est engagée dans un tube C représentant une artère qui émanerait de la convexité de l'aorte A, et la carcasse est logée dans la région initiale de l'aorte, où sa présence ne gène en rien le cours du liquide. Le vaisseau traversé par la tige porte une ligature serrée qui empèche le liquide de s'échapper, tout en permettant de faire glisser la tige, à frottements, de manière à élever ou à abaisser la carcasse métallique.

Si, au moment d'une systole ventriculaire, on enfonce la tige, la carcasse de métal franchit le tube de verre qui correspond à l'orifice aortique et s'oppose, au moment de la diastole ventriculaire, à la clôture de la valvule *VS*. Grâce à la conicité de la carcasse de métal, on obtient tous les degrés possibles de l'insuffisance valvulaire. Si la pointe seule est engagée, l'insuffisance est faible; si on a enfoncé l'instrument plus profondément, l'insuffisance est plus complète.

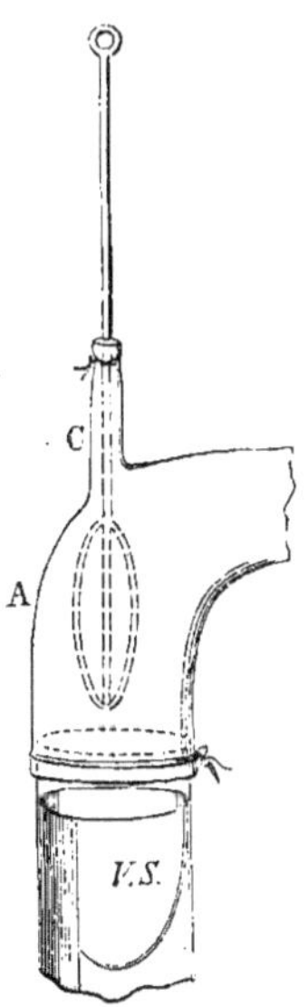

Fig. 57. — Appareil destiné à produire l'insuffisance aortique sur le schéma.

Un instrument du même genre est logé dans la veine cave supérieure et sert à produire l'insuffisance mitrale, etc.

Les rétrécissements d'orifices s'imitent aisément en comprimant avec les doigts l'origine de l'aorte ou celle de l'artère pulmonaire. Ceux des orifices auriculo-ventriculaires s'obtiennent en oblitérant partiellement ces orifices avec le doigt qui invagine la paroi des oreillettes.

Sur les artères, on peut disposer des ampoules élastiques imitant des anévrysmes de différentes formes, afin d'étudier les modifications qui se produisent dans les pulsations artérielles.

Enfin, au moyen de bandelettes d'étoffe inextensible dont on entoure l'aorte, on modifie l'élasticité de ce vaisseau.

La disposition du schéma est maintenant assez connue pour que nous puissions indiquer quelques-unes des expériences qui servent à reproduire les formes normales ou anormales de la pulsation du cœur ou des artères.

Expériences.

I. — *Détermination des rapports de la pulsation cardiaque avec le pouls aortique.*

La figure 58 montre le double tracé *P* du pouls à l'origine de l'aorte et *PV* de la pulsation du ventricule gauche. Ces deux tracés sont pris avec une grande vitesse de rotation du cylindre et une grande sensibilité du levier inscripteur, afin que les rapports de succession soient faciles à mesurer sur les deux courbes ainsi agrandies.

Sur la ligne *PV*, un premier repère *so* correspond au début de la systole de l'oreillette gauche ; un second repère *sv* signale le début de la systole ventriculaire, enfin le repère *fs* marque la fin de la systole du ventricule.

Ces repères ont été reportés sur la courbe *P* et montrent que le pouls aortique ne porte pas de trace sensible de la systole de l'oreillette; mais qu'il coïncide, au contraire, assez parfaitement avec le début de la systole ventriculaire.

Le léger retard du pouls sur la systole du ventricule tient, avons nous dit plus haut (1), à ce que l'effort ventriculaire doit avoir atteint un certain degré pour que les valvules sigmoïdes se soulèvent et que le sang pénètre dans l'aorte. On voit ainsi que pendant la phase systolique, tandis que la pression s'élève graduellement dans l'aorte, la courbe de la pulsation cardiaque s'abaisse ; cela tient à ce que le ventricule se vide peu à peu. Or, on a vu, à propos de la pulsation cardiaque (2), la part du changement de volume du cœur dans la forme de sa pulsation.

Enfin, pendant la phase systolique, on observe, dans le pouls aortique aussi bien que dans la pulsation du cœur, des ondulations au nombre de trois. Ce sont les traces d'oscillation du liquide à l'intérieur de l'aorte. Nous avons déjà parlé de ce phénomène, à propos de la bifurcation du sommet la de pulsation du cœur, phénomène qui s'observe, après un effort, au moment où la tension aortique est faible. Nous allons montrer

(1) P. 230.
(2) *Trav. Lab.*, 1875, p. 57.

un exemple de reproduction beaucoup plus intense de ces oscilllations ou ondes aortiques et de leur retentissement sur la pulsation du cœur.

II. — *Retentissement des ondes aortiques sur la pulsation du cœur.*

Les exemples de sommet bifurqué de la pulsation cardiaque s'expliquent, avons nous dit, par le retentissement des ondes aortiques. Chaque fois que l'aorte, peu tendue et par conséquent très extensible, reçoit une ondée sanguine animée d'une impulsion rapide, il se produit, à l'intérieur de ce vaisseau, des oscillations alternativement centrifuges et centripètes. Les points où la colonne liquide vient donner son *coup de bélier*, comme on dit en hydraulique, sont le siège d'une élévation de pression; de sorte que, d'après le nombre d'ondulations que contient la courbe du pouls aortique recueilli à l'origine de ce vaisseau, on peut juger du nombre d'oscillations qui se sont produites.

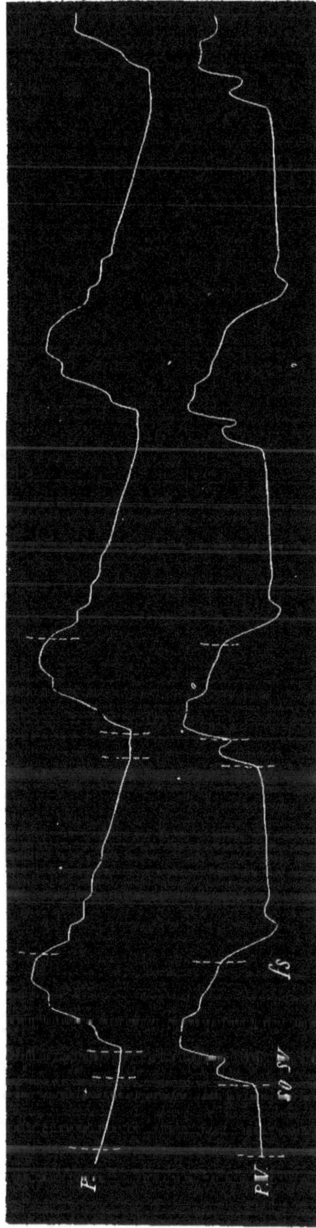

Fig. 38. — Reproduction sur le schéma, de la pulsation cardiaque *PV* et du pouls aortique *P*.

Pour mettre une aorte dans les conditions où de

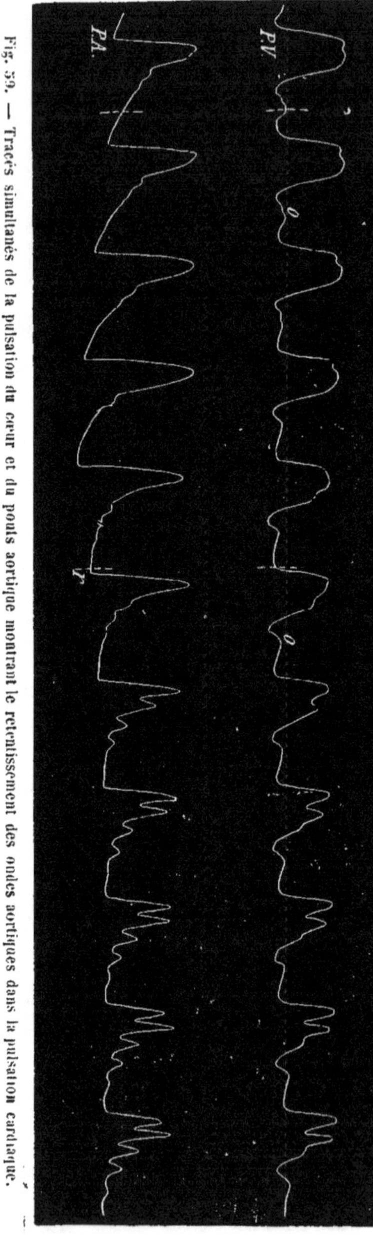

Fig. 59. — Tracés simultanés de la pulsation du cœur et du pouls aortique montrant le retentissement des ondes aortiques dans la pulsation cardiaque.

pareilles ondes se produisent avec intensité, il faut que les capillaires offrent peu de résistance, afin que la tension soit faible dans les artères et que les parois de l'aorte soient extrêmement extensibles; on obtient cet effet sur le schéma en dépouillant l'aorte des bandelettes d'étoffe inextensible qui la revêtent partiellement.

On voit alors, à chaque impulsion du cœur, se produire quatre ou cinq ondes aortiques. Pour faire cesser ces oscillations, il suffit de comprimer légèrement l'aorte vers ses régions initiales, afin de ne laisser passer le liquide qu'avec une vitesse modérée.

La figure 59 représente le tracé du cœur *PV* et du pouls aortique *PA* avec ou sans production des ondes aortiques.

Dans la première moitié de la figure, avant le repère *r*, on comprimait légèrement l'aorte, de manière à empêcher la brusque pénétration du liquide et la formation d'oscillations ou ondes aortiques. Dans la deuxième moitié, on a graduellement supprimé cette compression.

On voit que, tant que le pouls de l'aorte a été dépourvu d'oscillations, la pulsation cardiaque présentait à son sommet la forme ordinaire; mais, à mesure que la décompression de l'aorte laissait former plus librement les oscillations du liquide dans ce vaisseau, le sommet de la pulsation cardiaque présentait la trace de ces oscillations, devenait d'abord bifurqué, puis offrait jusqu'à trois ondulations dont le synchronisme avec celles de l'aorte est facile à établir au moyen des repères.

La pulsation du cœur offre dans cette figure, une particularité, c'est l'absence de l'ondulation qui correspond à la systole de l'oreillette. En effet, l'ondulation *o* qu'on observe après la période de *vacuité post-systolique* n'est autre que *le flot de l'oreillette,* afflux passif du sang qui, de l'oreillette, coule brusquement dans le ventricule relâché. Rien de plus variable que la présence ou l'absence des effets de la sytole de l'oreillette dans la pulsation du cœur; l'expérience suivante est destinée à montrer une des conditions qui favorisent ou empêchent l'apparition de la systole auriculaire dans la pulsation du cœur.

III. — *Influence de la vacuité ou de la réplétion du cœur sur l'apparition des effets de la systole de l'oreillette dans le tracé de la pulsation ventriculaire.*

Le schéma étant en marche et les appareils inscripteurs disposés, comme dans l'expérience 1re, pour donner des tracés très amplifiés, on inscrit (fig. 60) la pulsation du ventricule gauche S V en même temps que le pouls aortique; ce dernier présente des oscillations assez prononcées.

Au début du tracé, on avait comprimé fortement les vaisseaux pulmonaires depuis quelques instants, de sorte que les cavités gauches du cœur, étant peu remplies pendant la phase diastolique, envoyaient des ondées de petit volume. A partir de la première pulsation inscrite sur le tracé, on relâche les vaisseaux pulmonaires, alors le sang affluant en plus grande abondance dans le cœur gauche, les pulsations du cœur 1, 2, 3, et celles de l'aorte grandissent d'une façon continue. Or, à mesure que

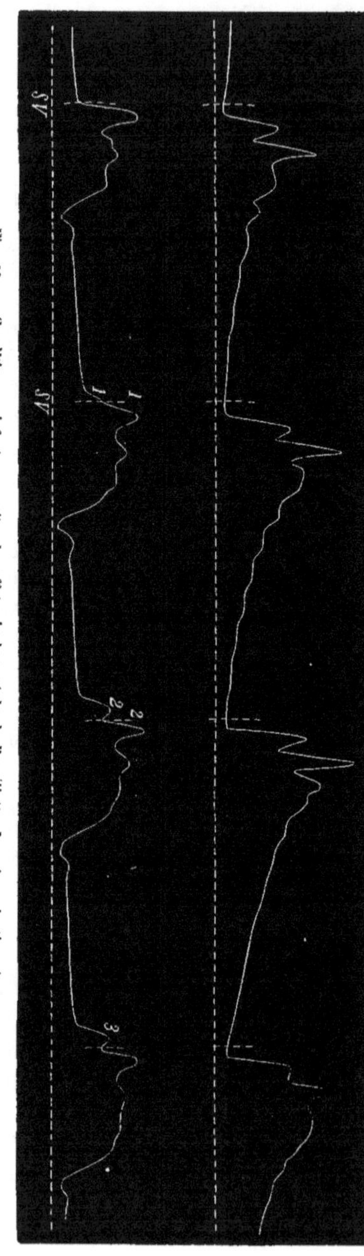

Fig. 60. — Conditions qui font apparaître les effets de la systole de l'oreillette dans la pulsation du cœur.

la réplétion du cœur gauche s'effectuait, la systole de l'oreillette qui ne s'apercevait pas dans la première pulsation (en avant de S V repère de la systole du ventricule), apparaît nettement, d'abord à l'état de vestige ; elle devient plus forte dans la deuxième et la troisième. Si l'on poursuit l'expérience, l'inscription de l'ondulation de l'oreillette après avoir atteint son maximum, reprend son amplitude ordinaire, lorsque le sang accumulé dans les régions veineuses a repris sa proportion normale.

On voit encore dans cette figure que, sous l'influence de l'obstacle pulmonaire, la pression ventriculaire tombe plus bas, à la fin de la diastole, dans la première partie du tracé que dans la seconde. De sorte que la réplétion plus complète des cavités du cœur gauche, non seulement fournit à l'aorte des ondées plus volumineuses, mais encore laisse le ventricule moins vide après que sa systole est accomplie. Des lignes ponctuées tracées sous chacune des courbes permettent de mesurer cette élévation de la pression.

IV. — *Effets des obstacles à la circulation pulmonaire sur le cœur et sur le pouls.*

Bien que ces effets ressortent déjà des expériences précédentes, nous avons voulu donner un nouveau type des modifications produites par un obstacle à la circulation pulmonaire. La compression des vaisseaux capillaires des poumons est faite à la deuxième pulsation, dans la figure 51 ; son début et sa durée sont marqués par une accolade en bas de la figure. Tous les effets de la moindre réplétion ventriculaire apparaissent nettement :

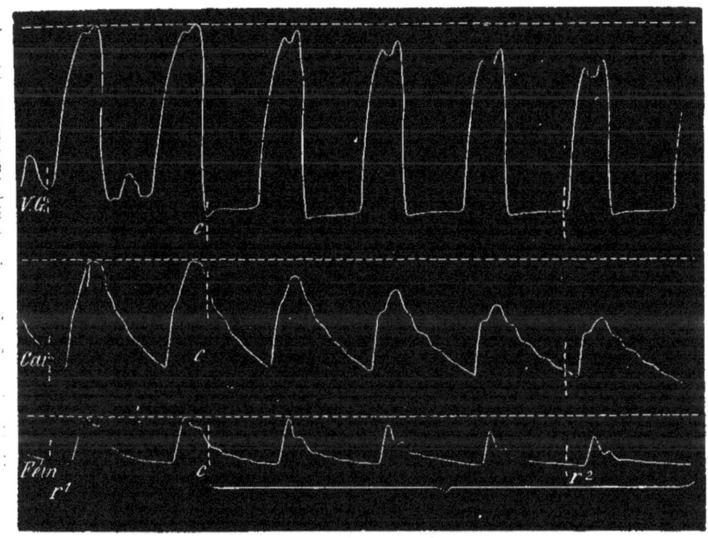

Fig. 61. — Effets de la moindre réplétion ventriculaire sur la pulsation du cœur et le pouls artériel.

1° Abaissement de la pression dans le cœur et dans les artères ;

2° Petitesse du pouls carotidien et fémoral ;

3° Production d'ondes plus nombreuses et plus apparentes dans les artères moins tendues ;

4° Retentissement de ces ondes dans la pulsation cardiaque;

5° Diminution du retard du pouls carotidien et fémoral par suite de l'abaissement de la tension artérielle. Cette diminution du retard se mesure d'après les repères r^1 et r^2.

V. — *Modifications qui se produisent dans le pouls artériel en amont et en aval d'une poche anévrysmale.*

Une tumeur anévrysmale agit par l'élasticité de ses parois pour modifier la pression du sang qui la traverse; elle tend à uniformiser cette pression et, par conséquent, à diminuer l'amplitude du pouls. Cette diminution peut aller jusqu'à l'extinction complète de la pulsation dans la partie de l'artère située en aval d'un anévrysme, comme on en a cité des exemples.

J'ai exposé autrefois ces effets de l'anévrysme et j'en ai donné la démonstration sur le schéma. Il existe toutefois une influence moins bien connue, c'est celle qui se produit dans le cours du sang en amont de la tumeur. Cette modification du cours du sang est-elle très considérable et peut-elle jouer un rôle dans ces dilatations énormes qu'on a souvent observées dans la portion de l'artère située en amont de l'anévrysme? L'existence d'une vaste dilatation sur une artère a-t-elle une influence sur la circulation du sang, abstraction faite des effets de l'élasticité de cette poche?

Telles sont les questions qui ont motivé l'expérience suivante :

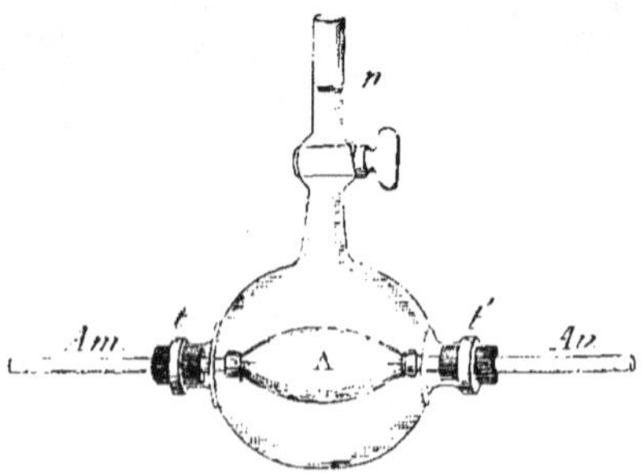

Fig. 62. — Disposition de l'expérience destinée à reproduire les effets d'un anévrysme sur la circulation artérielle.

Sur le trajet d'une des artères du schéma, je dispose une ampoule de caoutchouc fusiforme (A, fig. 62) qui jouera le rôle d'anévrysme; celle-ci est placée dans un matras à trois tubulures, l'artère afférente traverse l'une des tubulures en t, l'efférente en t'. La troisième tubulure se prolonge par un large tube vertical muni d'un robinet. On remplit d'eau le matras jusqu'à ce que le niveau du liquide soit en n, et l'on fait fonctionner le schéma. A chaque impulsion du cœur, la poche anévrysmale subit des mouvements d'expansion bientôt suivis de retrait, et le niveau n, s'élève et s'abaisse alternativement.

Si l'on inscrit le pouls de l'artère, en amont et en aval de la tumeur anévrysmale, on constate une grande différence dans la forme des pulsations, ainsi que le montre la figure 63. En *amont*, le pouls a une grande amplitude, le soulèvement de l'artère est bref et suivi d'un dicrotisme placé très bas. En *aval* de l'anévrysme, le pouls, très affaibli, est de forme arrondie et totalement dépourvu de dicrotisme.

A un moment donné, on ferme le robinet du tube vertical : aussitôt, le déplacement du liquide étant impossible, la poche anévrysmale devient inextensible et les pulsations, en aval et en amont de l'anévrysme, présentent toutes deux sensiblement la même forme (1). L'anévrysme agit donc exclusivement par l'élasticité de ses parois.

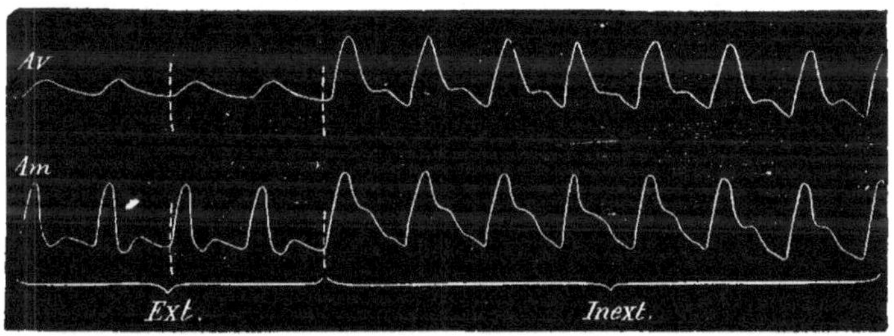

Fig. 63. — Tracés du pouls en amont de la poche anévrysmale *am* et en aval de cette poche (*av*). Modifications qui se produisent suivant que l'anévrysme est extensible ou non.

Enfin, si l'on compare la forme du pouls en amont de la tumeur dans les deux phases de l'expérience, on voit que

(1) Les légères différences qui s'observent dans les deux tracés tiennent à ce que les explorateurs du pouls ne sont pas rigoureusement semblables entre eux.

pendant la période d'extensibilité de la poche (1re partie de la figure), les pulsations, fortes et brèves, constituent pour ainsi dire une série d'expansions brusques ou de chocs qui peuvent avoir une influence sur la dilatation artérielle qu'on observe en cette région; mais à cet égard on ne saurait encore formuler que des conjectures. Des recherches ultérieures pourront seules apprendre si, dans le cas où les pulsations offriraient ces caractères pendant un temps prolongé, on observerait de pareilles dilatations des artères. Mais de semblables formes du pouls ne s'observent guère que dans certaines anémies et dans la fièvre hectique, et encore n'est-ce que d'une manière intermittente. Il est donc, pour le moment, impossible de tracer le plan d'une vérification expérimentale de l'hypothèse que nous venons d'émettre.

VI. — *Reproduction des caractères de la pulsation du cœur et de celle des artères dans les principales altérations des orifices du cœur.*

J'ai bien souvent déjà indiqué les formes que prend le pouls artériel dans les lésions organiques du cœur (1) et montré que le concours des caractères graphiques de pouls et des signes fournis par l'auscultation permettent de diagnostiquer le siège d'une lésion, même dans des cas fort embarrassants. La précision du diagnostic s'accroît encore lorsqu'on y fait concourir l'inscription de la pulsation cardiaque, dont la forme est souvent très caractéristique.

Ainsi celle de l'insuffisance aortique (2) ; celles que deux de mes élèves, M. Tridon (3) et M. François-Franck (4) ont signalées pour l'insuffisance mitrale.

Il est à désirer qu'on puisse bientôt dresser le tableau complet des caractères physiques par lesquels se révèle chacune des lésions du cœur; mais bien des difficultés retardent l'achèvement de ce travail.

Le véritable intérêt des *signes graphiques* n'est pas de con-

(1) *Physiologie médicale de la circulation du sang.*
(2) Marey, *Archives de Physiologie* 1869 p. 61-77.
(3) Tridon, *Thèse inaugurale.* Paris 1875.
(4) François Franck, *Trav. du Lab.* 1877. Mém. II.

firmer le diagnostic, ni même de rectifier les erreurs qu'on pourrait commettre, dans certains cas, d'après les signes fournis par l'auscultation. Les signes graphiques ont une autre portée : ils doivent donner des renseignements que ne donnent ni l'auscultation ni la percussion ; ils doivent montrer à quel degré la fonction circulatoire est troublée ; ils doivent exprimer jusqu'à quel point la réplétion ou l'évacuation du ventricule était gênée sur le sujet qui a fourni les tracés.

Tous les médecins savent que la gravité d'une lésion du cœur n'est point en rapport avec l'intensité ni la rudesse des bruits qui la traduisent à l'auscultation, et ils savent que l'affaiblissement de l'énergie ventriculaire qu'on a désigné sous le nom d'asystolie fait taire, en général, les bruits qu'on entendait à une période moins avancée de la maladie.

Il est prouvé, d'ailleurs, que l'intensité du bruit qui accompagne une insuffisance valvulaire n'est pas en rapport avec l'abondance du reflux sanguin, avec la largeur de l'orifice que cette insuffisance livre au cours rétrograde du sang. Quant aux rétrécissements des orifices du cœur, ils ne causent de bruits anormaux que si le sang les traverse avec vitesse.

Les signes graphiques fournissent précisément les renseignements que l'auscultation ne donne pas : ils montrent comment s'exécute la fonction cardiaque ; comment le ventricule se vide et se remplit. D'autre part, les pulsations des artères renseignent sur la manière dont l'ondée ventriculaire est reçue dans les vaisseaux : la comparaison des deux sortes de tracés conduit à la connaissance des différents états de la fonction circulatoire.

Les variations physiologiques de la pulsation du cœur et du pouls commencent à être interprétées avec exactitude ; les formes pathologiques doivent, à leur tour, recevoir leur explication. Or, sur quoi se basera-t-on, étant connue l'existence d'une lésion cardiaque, pour déterminer l'intensité des troubles qu'elle apporte à la fonction du cœur? Sera-ce sur l'état général du malade? Mais on sait qu'un même trouble circulatoire a des effets d'autant plus graves qu'il dure depuis plus longtemps. En outre, la gravité du pronostic dépend, en grande partie, des complications pulmonaires et hépatiques qui s'ajoutent aux effets d'une lésion du cœur.

Si l'on suit la marche empirique, le mieux serait assurément de choisir, entre tous, les cas où l'on a pu faire l'autopsie des malades dont on a recueilli les tracés cardiaques et artériels, puis, de comparer la déformation que présentait le tracé avec le degré d'altération des orifices du cœur.

Ici encore bien des difficultés se présentent: on sait combien sont peu précis les moyens dont on dispose pour déterminer à l'autopsie le degré d'insuffisance ou de rétrécissement d'un orifice du cœur, surtout quand ces altérations existent concurremment, comme c'est l'ordinaire. D'autre part, dans les maladies aiguës, les endocardites, par exemple, les progrès du mal sont parfois si rapides que la lésion qu'on trouve à l'autopsie diffère parfois beaucoup de celle qui devait exister à l'époque où ont été recueillis les tracés.

Pour échapper à toutes les causes d'erreur que nous venons de signaler, il faut laisser de côté l'empirisme pur et envisager les tracés des pulsations cardiaques et artérielles, non comme des figures ayant entre elles des ressemblances ou des dissemblances, mais comme les expressions naturelles de la fonction du cœur et des artères avec toutes les variations qu'elle comporte. En présence des premiers tracés fournis par le sphygmographe ou par le cardiographe, il a bien fallu en décrire les différentes formes, abstraction faite de leur signification. Plus tard, à mesure que l'interprétation physiologique des éléments de chaque espèce de courbe se dégageait des expériences faites sur les animaux et sur l'homme, le langage a dû changer ; chaque inflexion des courbes a été désignée par le nom de l'acte qu'elle exprime. Cette désignation sera complète lorsqu'il ne restera plus aucune obscurité dans l'interprétation des tracés.

L'interprétation des tracés physiologiques du cœur et du pouls est à peu près complète; il reste, toutefois, quelques obscurités encore sur la signification de certains types. On ne doit pas s'en étonner quand on pense à l'énorme variété des états circulatoires que l'on peut obtenir sur le vivant, soit en changeant les attitudes du sujet, soit en agissant sur la circulation par les variations de température, l'ingestion de différentes substances, la course, l'effort, la respiration ample ou ralentie, accélérée ou suspendue, etc. Presque toutes les formes physiologiques sont aujourd'hui interprétées; il en sera bientôt de même des formes pathologiques.

La méthode qui a donné les meilleurs résultats pour l'interprétation des tracés normaux du cœur et du pouls nous semble aussi la meilleure pour l'interprétation des formes cliniques. Cette méthode consiste en un incessant contrôle expérimental. Chaque fois que la raison suggère une explication pour rendre compte d'une déformation anormale du tracé cardiaque ou artériel, il faut vérifier expérimentalement la supposition qu'on a faite. Or, pour cette vérification, rien n'est plus précieux que le schéma.

En effet, il est difficile de produire sur les animaux des lésions artificielles du cœur afin d'en étudier les effets sur les tracés; l'orifice aortique seul se prête à la production de lésions expérimentales. Mais, sur l'appareil schématique, il est très facile d'altérer la fonction des valvules par des insuffisances plus ou moins larges ou de rétrécir à des degrés divers chacun des orifices. Comme on fait à volonté paraître et disparaître ces lésions artificielles, on voit les pulsations changer de caractère, suivant l'état de la fonction, et rien n'est plus instructif que ce genre d'expérience.

Il n'est même pas besoin que le mécanisme de la fonction cardiaque soit imité d'une manière très parfaite pour que des expériences schématiques soient probantes. On arrive, avec des moyens assez grossiers, à déterminer les effets qu'une lésion valvulaire produit sur le mécanisme cardiaque, c'est-à-dire sur la manière dont le ventricule se remplit et se vide.

N'ayant pas l'intention de donner ici une étude étendue sur cette synthèse pathologique, je me bornerai à trois exemples de reproduction schématique de lésions cardiaques; ils suffisent pour montrer la portée de ce genre d'expériences dont j'attends de bons résultats.

Dans les trois figures qui accompagnent chacun de ces exemples sont représentés les tracés de la pulsation du cœur et du pouls radial recueillis sur le schéma, avant et pendant l'existence d'une altération d'un orifice du cœur. Sur chacune de ces figures, un trait horizontal situé en haut des tracés, indique le moment à partir duquel a commencé la lésion artificielle. En comparant les moitiés droite et gauche de chaque figure, on voit, du premier coup d'œil, comment sont modifiées les deux courbes par le trouble mécanique apporté à la fonction du cœur.

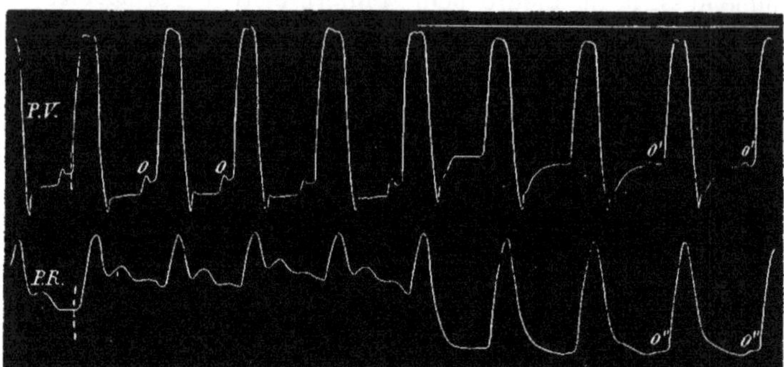

Fig. 64. — Reproduction schématique des effets de l'insuffisance aortique sur le cœur et sur le pouls.

1er Exemple : *Insuffisance aortique.* — Dans la figure 64 l'état initial montre une pulsation du cœur extrêmement énergique ; la systole ventriculaire est brève ; l'effet de la systole de l'oreillette est fortement marqué en *o o* dans la pulsation du cœur. Le pouls artériel offre un *tricrotisme* très prononcé.

Sous l'influence de l'insuffisance aortique, la pulsation du cœur devient moins ample ; la période de diastole montre une réplétion exagérée du ventricule dans laquelle disparaît d'abord l'effet de la systole auriculaire ; celui-ci reparaît sur la fin du tracé, en *o' o'*, peut-être sous l'influence de la réplétion extrême qui en exagère les effets, comme on l'a vu *Expérience III*. Du côté du pouls, abaissement considérable du minimum du tracé, montrant que le reflux dans le ventricule empêche la pression de se maintenir dès que la systole ventriculaire est finie ; suppression du dicrotisme ; apparition des effets de la systole de l'oreillette aux points *o' o'*, un peu avant le début de la pulsation (1). Ce phénomène singulier s'explique aisément quand on considère que la suppression de la clôture des sigmoïdes fait que le système artériel et le ventricule sont en

(1) Un effet semblable a été observé par le professeur Renaut, de Lyon, sur un tracé du pouls recueilli dans un cas d'insuffisance aortique, l'effet de la systole de l'oreillette était très prononcé dans le pouls carotidien.

communication pendant la phase de diastole ventriculaire; aussi, n'est-il pas étonnant de voir retentir jusque dans les artères les accroissements de pression que l'oreillette produit par sa systole et qui, dans les conditions ordinaires, sont insuffisants pour soulever les valvules sigmoïdes.

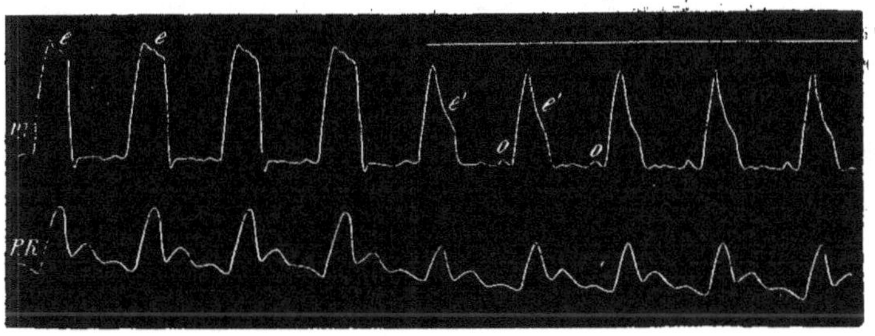

Fig. 65. — Reproduction schématique de l'insuffisance mitrale avec ses effets sur la pulsation cardiaque PV et artérielle PR.

2e Exemple : *Insuffisance mitrale.* — L'état initial du tracé cardiaque montre (fig. 65), que la pulsation est d'une moyenne intensité et que la diminution de volume du ventricule, caractérisée par la pente légère du sommet *e e*, correspond à une évacuation facile sans être exagérée. Le pouls artériel est assez ample et tricrote.

Après la production de l'insuffisance mitrale, la pulsation cardiaque est moins forte, ce qui prouve que le cœur se vide plus facilement, c'est-à-dire sans que le ventricule développe une pression aussi grande ; cette facile évacuation se manifeste, en outre, par la pente rapide de la ligne *e' e'* qui accuse une grande et rapide diminution de volume du ventricule pendant la phase systolique (1). L'effet de la systole auriculaire *o o* s'exagère sous l'influence de la plénitude de l'oreillette. Le pouls radial faiblit et la pression artérielle baisse, ce qui serait en contradiction avec la plus grande réplétion du ventricule, si le liquide suivait son cours normal et s'échappait entièrement du côté des artères.

3e Exemple : *Rétrécissement mitral combiné avec une légère*

(1) C'est la forme caractéristique étudiée par François-Franck.

insuffisance aortique. — L'état initial montre, fig. 66, que la réplétion du ventricule *r r* était plus intense qu'à l'ordinaire, ce qui tenait à une légère insuffisance des valvules aortiques. Pouls ample et tricrote.

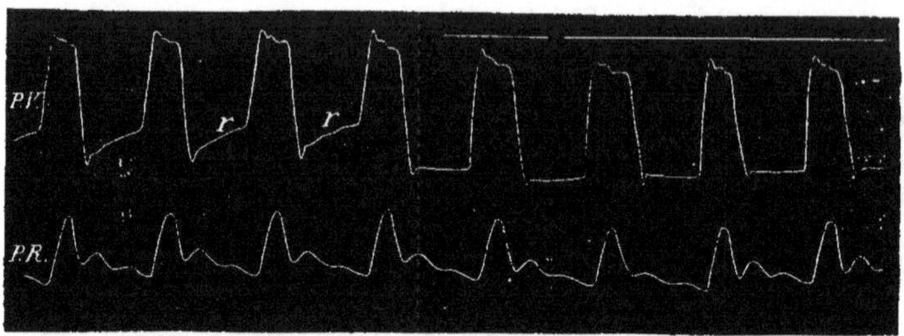

Fig. 66. — Reproduction schématique du rétrécissement mitral sur le cœur et le pouls.

Après la production du rétrécissement mitral, les maxima et surtout les minima de la pulsation cardiaque s'abaissent beaucoup, la réplétion diastolique devient à peu près insensible, de sorte que les effets de l'insuffisance aortique sont entièrement masqués par ceux du rétrécissement mitral. Les maxima de la pulsation cardiaque sont plus bas qu'auparavant; enfin, le pouls radial est très peu modifié dans sa forme, il occupe seulement un niveau moins élevé, preuve d'un léger abaissement de la pression.

Telles sont les modifications des tracés cardiaques et artériels qui correspondent aux altérations du mécanisme du cœur, produites par certaines lésions organiques. Assurément, bien des traits manquent pour que ces tracés artificiels représentent absolument ce qu'on observe sur les malades : ainsi les troubles dans le rythme des mouvements, si caractéristiques des insuffisances mitrales, ne peuvent être imitées avec un schéma auquel un moteur mécanique imprime des mouvements uniformes ; mais, pour faire comprendre les modifications qu'éprouvent les tracés cardiaques et artériels, suivant les troubles mécaniques apportés au cours du sang, l'emploi de ce schéma rendra des services incontestables.

IX

NOUVELLES RECHERCHES SUR LA MESURE MANOMÉTRIQUE DE LA PRESSION DU SANG CHEZ L'HOMME.

Par E.-J. MAREY.

Quelques essais entrepris pour mesurer la valeur absolue de la pression du sang chez l'homme, m'ont fait espérer qu'au moyen d'une contre-pression exercée sur un organe vasculaire, on pourrait mesurer la pression du sang, d'après la valeur manométrique de la contre-pression qui empêcherait l'abord du sang dans les tissus (1). L'appareil dont je me suis servi d'abord était d'un emploi incommode ; il fallait plonger le bras tout entier dans un cylindre plein d'eau tiède ; c'était un long travail que de remplir l'appareil et de le vider. Une disposition beaucoup plus simple m'a donné de bons résultats. Au lieu d'immerger dans l'eau et de comprimer la main tout entière et l'avant-bras, on peut n'agir que sur un doigt, comme cela est représenté dans la figure 67.

De plus, il n'est pas nécessaire de plonger directement le doigt dans le liquide. Un petit sac de caoutchouc très mince qui contient le doigt est réfléchi sur les bords du tube et fortement lié à l'extérieur de celui-ci (2). Un manchon de taf-

(1) Voyez *Trav. du Lab*, t. II, p. 209.

(2) L'idée d'employer ce sac de caoutchouc pour contenir l'eau qui sert à comprimer les tissus appartient au Dr Debove qui l'a appliquée dans des expériences faites à l'Hôtel-Dieu dans le courant de l'année dernière.

fetas inextensible, de 4 centimètres de longueur environ, est lié par-dessus le caoutchouc et s'invagine avec lui à l'intérieur du tube autour du doigt qui s'y enfonce. Ce manchon a pour effet d'empêcher le sac de caoutchouc de faire hernie autour du doigt lorsqu'on comprime le liquide à l'intérieur du tube.

Après avoir rempli l'appareil d'eau et l'avoir bien purgé d'air, on met la cavité pleine d'eau en rapport, d'une part, avec un manomètre très capillaire, *b*, d'autre part, avec un sac *c* inextensible, rempli d'eau que l'on comprime au moyen d'une petite presse à vis. Des robinets permettent de fermer ou d'ouvrir ces différentes communications. Enfin, un bracelet solidement fixé au poignet sert à fixer, au moyen d'une tige rigide le tube de verre où le doigt est plongé.

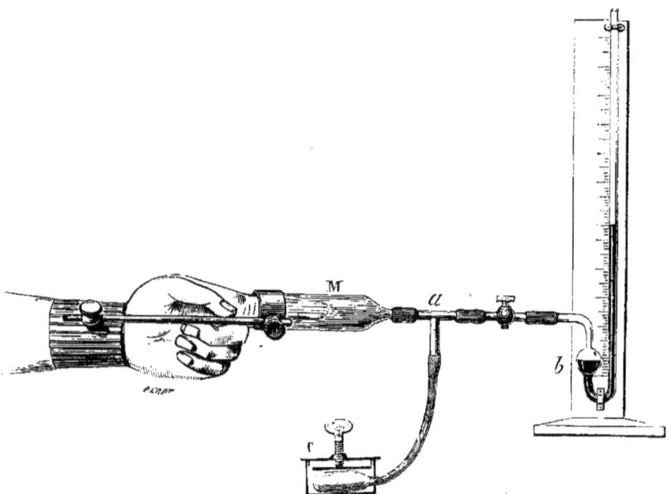

Fig. 67. — Disposition pour mesurer la pression du sang chez l'homme au moyen d'un manomètre.

Si, l'appareil étant plein d'eau, et tous les robinets étant fermés, on retire le doigt du tube de verre, on voit, à l'intérieur, le sac de caoutchouc qui reste ouvert. Rien de plus facile que de réintroduire le doigt dans cette poche béante, pourvu qu'on ait soin de recouvrir la peau d'un peu de poussière ou de râpure de bois. Cela permet à l'air de s'échapper aisément entre le doigt et les parois du sac de caoutchouc.

Une fois le doigt introduit, on assujettit l'appareil au poignet au moyen d'une vis de serrage, puis, ouvrant le robinet qui met le liquide en rapport avec la presse à vis *c*, on effectue la compression du doigt. On voit alors le sac de caoutchouc s'appliquer aux téguments en formant des plis à vive arrête, comme le ferait une draperie mouillée ; tout l'air renfermé entre le caoutchouc et le doigt s'échappe et la pression agit d'une manière aussi parfaite que si le doigt était directement plongé dans l'eau.

Ouvrons alors la communication avec le manomètre *b*, et nous verrons le mercure osciller sous l'influence des pulsations du cœur. Tant que la contre-pression est faible, les oscillations ont peu d'étendue ; puis elles grandissent, à mesure que la pression s'élève ; enfin elles diminuent et tendent à disparaître. Mais il est extrêmement difficile d'obtenir l'extinction complète de ces mouvements. Parfois j'ai porté la contre-pression jusqu'à 28 ou 30 centimètres de mercure, sans voir cesser les oscillations du manomètre ; le même phénomène a été observé par M. Debove sur ses malades.

Il est bien certain que ces pressions énormes étaient supérieures à la pression du sang. Les oscillations du manomètre m'ont paru tenir alors à des mouvements de totalité imprimés à l'appareil par la pulsation des tissus non immergés et qui, par conséquent, ne cessent jamais de recevoir du sang.

Mais, si la mesure *maximum* de la pression du sang ne peut être obtenue par celle d'une contre-pression capable de supprimer toute oscillation dans le manomètre, il est, toutefois, une indication précieuse fournie par cette méthode : c'est la détermination de la contre-pression sous laquelle on obtient les oscillations les plus amples de la colonne de mercure.

A ce moment, en effet, la théorie indique que les vaisseaux de la partie immergée sont entièrement détendus et que leurs parois flottent, pour ainsi dire, indifférentes entre la pression intérieure du sang et la pression extérieure de l'eau. Les choses se passent alors comme si la pression du sang était appliquée directement au manomètre.

Mais, pour que la colonne de l'instrument exécute une oscillation aussi étendue que possible, *il faut que le diamètre en soit très petit*, de telle sorte que la quantité de sang nécessaire à produire l'élévation du mercure soit incapable, en pénétrant dans les vaisseaux du doigt, de leur faire acquérir une certaine tension. Sans cela, les vaisseaux, par leur force élastique, résisteraient à une partie de l'effort du sang et l'on n'aurait plus, dans l'oscillation du manomètre, qu'une expression atténuée de la pression du sang.

En se plaçant dans de bonnes conditions c'est-à-dire avec un manomètre aussi fin que possible (1), sans créer trop de frottement, on cherche sous quelle pression s'obtiennent les oscillation les plus étendues, et à ce moment on lit, sur l'échelle du manomètre, la valeur absolue des *maxima* et des *minima*. Cette valeur est théoriquement celle que donnerait un manomètre appliqué aux artères collatérales du doigt plongé dans l'appareil.

Cette méthode a besoin d'être perfectionnée, particulièrement en ce qui concerne la fixation du tube où le doigt est comprimé, et tout porte à croire qu'une bonne fixation ne sera pas trop difficile à obtenir.

Mais un point délicat consiste à bien déterminer le moment où les oscillations du manomètre sont à leur maximum d'amplitude. Il est clair qu'on ne peut se fier à la seule inspection du mouvement de la colonne de mercure et que le mieux est d'inscrire ces oscillations. Or, comme la colonne manométrique est de très faible diamètre, l'instrument ne peut être muni d'un flotteur écrivant comme le kymographe de Ludwig. Cette étroitesse de la colonne de mercure la rend également impropre à déplacer un volume d'air capable de faire agir un tambour à levier (2). J'ai réussi, toutefois, à inscrire les mouvements de la colonne de mercure en versant de l'eau au-dessus de cette colonne qui se terminait supérieurement par un entonnoir muni d'une membrane, le tout étant rempli d'eau. Sur la membrane était placé un levier dans les conditions ordinaires.

D'autres fois je me suis servi d'un double levier, c'est-à-dire qu'un premier levier, amplifiant le mouvement 4 fois, agissait sur un levier placé au-dessus de lui et amplifiant lui-même 10 fois le mouvement du premier levier. Cette manière permet-

(1) Le calibre intérieur de 1/3 de millimètre m'a paru le plus favorable.

(2) Voir *Meth. Graphique*, p. 558.

tait d'agrandir 40 fois les mouvements du mercure transmis par l'eau à la membrane.

Si j'indique ces dispositions nouvelles de l'expérience et ces nouveaux essais, c'est avec l'espoir que d'autres physiologistes s'attacheront à améliorer cette méthode encore imparfaite et chercheront à rendre plus simple et plus précise la détermination directe de la pression du sang chez l'homme.

X.

DURÉE DE LA PERSISTANCE DES SENSATIONS DE TACT DANS LES DIFFÉRENTES RÉGIONS DU CORPS

Par le Dr A. BLOCH

La persistance des sensations de tact peut être étudiée par deux procédés différents : soit en recevant deux ou plusieurs chocs sur un point déterminé, soit en recevant successivement deux chocs sur deux points homologues du corps. Dans le premier cas, lorsque les chocs sont suffisamment rapprochés l'un de l'autre, il s'établit une fusion telle que l'expérimentateur ne perçoit plus qu'une sensation unique. Dans le second, c'est-à-dire lorsque l'on frappe successivement deux points homologues, il n'y a plus de fusion possible : les deux index, effleurés successivement, donnent deux sensations distinctes. Ici, la durée de la persistance se manifeste, lorsque les chocs sont suffisamment rapprochés, par la simultanéité des sensations.

J'ai développé dans un autre recueil (1), ce dernier procédé expérimental. J'ai constaté, pour la pulpe des doigts, la limite de 1/45 de seconde; pour le gros orteil, la limite de 1/40 de seconde. Ainsi, lorsque l'on frappe successivement les deux index, si les chocs sont séparés par un intervalle plus long

(1) *Archives de physiologie*, 1875.

que 1/45 de seconde, les sensations sont successives ; si l'intervalle diminue jusqu'à 1/45 de seconde, les deux sensations sont simultanées. De cette durée plus grande (1/40 de seconde), lorsque l'on expérimente avec les orteils et d'autres résultats semblables, je concluais que la persistance est moindre lorsque la partie frappée est plus sensible. Mais j'avais peu de chiffres comparatifs, à cause des difficultés qu'offrait le manuel expérimental.

Il était plus facile, pour étudier cette question, d'employer l'autre méthode, qui consiste, ainsi que je l'ai dit précédemment, à recevoir des chocs successifs en un point unique et à chercher l'intervalle nécessaire entre ces chocs pour obtenir la fusion. Il fallait un instrument donnant des chocs à intervalles très réguliers et facilement variables. Le diapason à poids mobiles remplissait parfaitement ces conditions. M. Kœnig a construit dans ce but un diapason à curseurs, actionné par un électro-aimant et armé, à l'extrémité d'une de ses branches, d'une tige de cuivre recourbée. C'est la pointe mousse de cette tige qui frappe, de petits chocs successifs, la région qu'on veut explorer. L'instrument donne de 40 à 70 vibrations doubles, c'est-à-dire de 40 à 70 chocs par seconde. La fusion est assez facile à apprécier, avec un peu d'habitude et, en général, pour les régions que j'ai soumises à l'expérience, l'hésitation, quant au chiffre à noter, ne dépasse pas trois vibrations doubles. Ainsi la fusion s'obtient, pour la partie antérieure de l'avant-bras, avec 58 chocs, et la dissociation est manifeste avec 56 ou 55.

Voici quelques résultats :

Partie antérieure de la cuisse . . .	52	chocs.
Dos du pied	55	»
Orteils, face supérieure	56	»
Avant-bras, face antérieure. . . .	58	»
Avant-bras, face postérieure . . .	59	»
Eminence thénar	60	»
Eminence hypothénar.	60	»
Dos de la main	61	»
Face antérieure, tête des métacarpiens.	61	»
Dos de la 3ᵉ phalange, ...	62	»
Dos de la 2ᵉ phalange.	64	»

Je n'ai pas pu étudier la sensibilité de la face antérieure des doigts avec ce diapason. La fusion ne s'obtient pas, même lorsque les curseurs sont reculés jusqu'à la fourche et que, par conséquent, le nombre des chocs est le plus grand.

Il faut donc, pour fusionner les sensations des chocs reçus à la face antérieure des doigts, plus de 70 vibrations par seconde. Les quelques résultats numériques relatés plus haut confirment l'opinion que j'avais émise (1), à savoir, que la persistance est variable selon les régions et d'autant moins longue que la partie soumise aux chocs est plus sensible.

Ils montrent, de plus, la dissemblance qui existe dans la durée de la persistance, selon qu'on l'étudie par l'un ou l'autre des deux procédés d'expérimentation. Ainsi, tandis que la simultanéité de chocs reçus par les orteils apparaît lorsque ces chocs se suivent à 1/40 de seconde, la fusion, au contraire, ne s'observe qu'avec 56 vibrations doubles.

Il existe donc des différences dans la perception de la persistance, suivant qu'on l'étudie par le procédé de la fusion ou par celui de la simultanéité. Il serait difficile de donner, actuellement, quelque explication de ces résultats dissemblables.

(1) *Travaux du Laboratoire*, 1877.

XI

RECHERCHES ET EXPÉRIENCES SUR LE MÉCANISME DU VOL DES OISEAUX

Par V. TATIN

En poursuivant, pendant le cours de cette année, les expériences sur le mécanisme du vol des oiseaux (1), j'ai obtenu des résultats qui m'ont paru assez importants. Assurément la réalisation du vol mécanique n'est pas encore atteinte, mais se montre comme un but éloigné peut-être, accessible à coup sûr.

Dans mes recherches, j'ai toujours eu en vue deux objectifs :

1° Contrôler les théories physiologiques nées de l'observation du vol des oiseaux et des expériences faites sur le vivant ;

2° Chercher si les ressources actuelles de la mécanique ne sont pas impuissantes à reproduire les actes du vol. A cet égard, ma conviction est faite, et je crois facile de démontrer aux plus sceptiques que le vol n'exige pas une dépense de travail supérieure à celle que peuvent fournir les machines dont nous disposons. La difficulté réside en outre dans la bonne utilisation du travail moteur ; c'est à l'expé-

(1) Voir, pour les premiers résultats que j'ai obtenus, *Travaux du laboratoire*, t. II, p. 87.

rience qu'on doit demander la détermination des conditions les plus favorables à l'application de ce travail.

J'ai déjà exposé (1) comment, à la suite de certaines expériences concluantes, j'ai été conduit à regarder la relevée de l'aile pendant le vol comme absolument passive. Un petit appareil à ressort de caoutchouc m'avait servi dans ces expériences, et comme il fut bientôt brisé, je pensai à employer, pour de nouvaux essais, la dernière machine à air comprimé que j'avais construite. Je modifiai cette machine de façon à assurer la liberté absolue de l'aile une fois arrivée au bas de sa course. On comprendra facilement que l'appareil devait, pour cette nouvelle fonction, avoir toujours une certaine vitesse de translation. L'appareil, disposé sur un manège auquel il devait imprimer un mouvement de rotation, prenait une vitesse tellement grande que je ne doutais pas qu'une fois abandonné à l'air libre il n'eût une vitesse plus que suffisante pour que la remontée de l'aile s'effectuât. A ma grande surprise, il n'en fut rien, et la machine, dégagée de toute entrave, eût au contraire moins de vitesse.

La seule raison plausible de ce fait curieux me paraît celle-ci : lorsque l'oiseau est au manège, qu'il a une certaine vitesse et que l'aile arrive au bas de sa course, celle-ci présente légèrement en avant sa face inférieure ; il doit en résulter un soulèvement, mais au détriment de la vitesse acquise ; or, au manège, cette vitesse est aussi celle du bras et des haubans, dont le poids est plus grand que celui de l'oiseau, et l'inertie de cette masse additionnelle lui fait continuer sa course sans ralentissement appréciable. A l'air libre, au contraire, lorsque l'oiseau arrive à la même position, sa grande légèreté et son volume relativement énorme font qu'il se ralentit assez pour ne plus agir sur une quantité d'air suffisante; il se rapproche alors des conditions dans lesquelles se trouverait un oiseau qui volerait presque sur place ; la puissance de la machine devient alors insuffisante et l'oiseau tombe obliquement.

Pour continuer ces recherches et élucider complètement ce point important de la physiologie du vol, la construction

(1) *Travaux du Laboratoire*, t. II, p. 96 et suiv.; et t. III, p. 299.

d'une machine aussi forte, mais beaucoup moins volumineuse, devenait nécessaire.

Un grand nombre de personnes ont étudié le mécanisme du vol, bien des théories ont été émises à ce sujet ; je n'entreprendrai pas de les discuter, et me contenterai d'exposer les idées que m'ont suggérées mes expériences personnelles.

Je ne veux considérer que le plein vol, dans les grandes espèces, c'est-à-dire celui qui me semble le plus parfait et en même temps le plus facilement imitable avec les moyens mécaniques dont nous disposons.

Dans ce genre de vol, la vitesse de l'oiseau doit être toute passive et il suffit pour cela que le centre de gravité soit toujours placé assez en avant du centre de sustention. J'ai développé suffisament ailleurs (1) ce point important. Il est bien admis que plus la vitesse est grande, plus la sustention est facile, parce que l'aile, en s'appuyant sur l'air, a un recul (2) proportionnellement inverse de la vitesse. Cette vitesse passive permet à l'aile de s'appuyer sur l'air presque horizontalement ; il en résulte une dépense de force minimum, puisque l'utilisation est plus parfaite. Pour la relevée, l'aile ne doit présenter en avant sa face inférieure que d'une façon insensible, pour éviter le ralentissement de la translation, et seulement assez pour obtenir le relèvement sans chute bien marquée du corps. On entrevoit qu'une machine suffisamment parfaite serait, comme l'oiseau en plein vol, un planeur continuel ne donnant quelques battements que pour compenser une chute qui, dans de bonnes conditions, ne dépasserait pas 1/8 du chemin parcouru. Ainsi, pour une vitesse moyenne de 12 mètres par seconde, le travail de sustention serait d'environ un cheval-vapeur par 50 kilogrammes de poids (3).

Je parle ici d'après des données expérimentales fournies par des appareils artificiels, c'est-à-dire que ces chiffres ne sont applicables qu'à ces appareils mêmes. On peut se reporter

(1) T. II, p. 87, *et Acad. des sciences*, t. LXXX, p. 458.

(2) Recul, pris dans le même sens que pour les hélices propulsives.

(3) Il aurait été fait dans ces derniers temps des expériences avec des planeurs qui auraient atteint la vitesse de 18 mètres par seconde. La chute dans ce cas a dû être moindre, mais je manque de renseignements précis.

pour la dépense probable de l'oiseau naturel à une expérience relatée à la fin du mémoire publié à cette place en 1876.

Parmi les diverses théories du vol, il en est une qui est au moins très intéressante et qui a réuni un certain nombre de partisans; c'est celle qui consiste à diviser l'aile en deux parties, l'une *active*, l'autre *passive;* la première, ramant toujours, située en dehors et servant à donner la propulsion; la seconde, plus large et plus rapprochée du corps, faisant constamment l'office de cerf-volant pour soutenir le tout. Cette distinction est, en apparence du moins, très rationnelle; cependant, je ne crois pas à la propulsion de l'oiseau par un coup d'aile agissant à la façon de la rame; je l'attribuerais plutôt au glissement sur l'air, ainsi que je l'ai dit plus haut, du moins pour les grands volateurs, ceux dont le vol me semble le plus intéressant.

Il est possible que, chez les petits oiseaux, il se passe quelque chose qui donne raison à la distinction des deux effets de l'aile : effet propulseur et effet de soutènement; voyons où nous pouvons être conduits en admettant ce double effet et en partant de ce principe pour construire un oiseau artificiel.

Il nous faudra d'abord assurer la mobilité de l'extrémité de l'aile, afin qu'elle agisse bien à la façon d'une branche d'hélice en descendant; en remontant, elle pourra, ou s'appuyer sur l'air, comme la partie passive dont elle est le prolongement, ou, sans grand inconvénient, frapper l'air par sa face dorsale, pourvu que la partie dite passive ne s'appuie jamais que par sa face inférieure; dans ce cas, nous aurions un peu moins de soulèvement et un peu plus de propulsion; l'un des effets peut compenser l'autre, et notre extrémité d'aile fait encore branche d'hélice en remontant.

Ce genre de vol est sans doute fort intéressant à étudier, et il a dès longtemps attiré l'attention des expérimentateurs. C'est ainsi que Henson, en 1843, proposait de faire un grand oiseau à ailes fixes, ou, pour mieux dire, n'ayant que la partie passive des ailes, et dans lequel la propulsion devait être obtenue au moyen de deux hélices, de pas contraires et tournant en sens inverse l'une de l'autre, pour conserver la stabilité.

C'était tirer ingénieusement parti de cette théorie et, après Henson, un certain nombre d'auteurs ont émis des projets analogues, tous appuyés sur le même principe. Les différences ne portent que sur des détails d'importance tout à fait secondaire. Henson fit imprimer des plans détaillés de sa machine, dans laquelle il paraît avoir à peu près tout prévu, sauf peut-être la force qui devait être nécessaire pour obtenir son soutien sur l'air. L'exécution en fut entreprise ; j'ignore si elle fut terminée ; il est probable que non.

Depuis cette époque, Wenham fit quelques essais analogues, mais en se rapprochant un peu plus de l'oiseau naturel, en ce sens qu'au lieu d'hélices, pour la propulsion, il voulut employer des sortes d'ailes longues et étroites destinées à ramer et dont l'effet fut presque nul. La partie passive de l'appareil était formée de plusieurs plans étroits superposés. On voit qu'au fond, c'était encore le principe de Henson.

Malgré ces échecs successifs et bien d'autres encore, j'ai voulu voir si on ne pourrait pas tirer parti de cette idée. Je sais que des appareils analogues, mus par des ressorts de caoutchouc, donnent de très bons résultats ; mais la dépense de force n'est pas déterminée. Elle est sans doute considérable, et il était intéressant de savoir si une machine ordinaire dont on peut facilement contrôler la force pourrait être construite avec une légèreté suffisante pour permettre le vol.

Les appareils de Henson et autres, que l'on nomme ordinairement aéroplanes, paraissent tous avoir échoué par leur excès de poids. Il est vrai que, à ma connaissance du moins, on n'a jamais fait de machine d'aucun système suffisamment légère. Je me suis donc proposé d'en faire une de petite dimension, mais suffisante pour des essais qui pourront au moins nous donner la limite de poids disponible pour un nombre connu de kilogrammètres par seconde.

J'ai pensé qu'avant d'entreprendre ce travail il serait intéressant de rechercher s'il n'existait pas quelques données précises sur la résistance de l'air, qui pussent me servir de guide au début de mes essais.

Un certain nombre d'auteurs se sont occupés de la résistance que peut offrir un fluide sur lequel un plan tend à s'appuyer à diverses inclinaisons. La plupart ont exposé leurs vues théoriques sans avoir expérimenté; d'autres ont expérimenté sur l'eau, dont la résistance est à peu près à celle de l'air dans le rapport des densités respectives de ces deux fluides. Le travail de ce genre que je crois le plus intéressant est celui de Thibault (1). Cet auteur ne donne que des chiffres fournis par des expériences faites directement sur l'air, et il paraît s'être placé dans les meilleures conditions pour faire ces expériences.

Voici d'après Thibault la résistance que l'air oppose à la translation d'un plan dont la projection verticale serait constante, mais qui formerait avec l'horizon des angles de plus en plus ouverts.

Pour donner plus de clarté aux chiffres indiqués par Thibault, je les ai traduits sous forme de la courbe A (fig: 68) et celle-ci, à son tour, m'a permis de construire d'autres courbes dont j'indiquerai la signification.

La ligne A représente, par la hauteur de ses ordonnées, la résistance à l'avancement dans l'air d'un plan mû horizontalement et diversement incliné par rapport à sa trajectoire; ainsi, il est vertical à 90 degrés et les inclinaisons sont indiquées, en degrés, sur l'axe des abscisses. Thibault ayant rapporté tous ses chiffres à une unité qui était la résistance d'un plan normal à la direction, et toujours égal en projection, j'ai dû, pour plus de clarté, construire les autres courbes. On remarquera aussi que ces expériences n'ont pas été faites au-dessous de 10°.

Un fait surprenant, c'est que la résistance est plus grande lorsque le plan est incliné à 50° que si le plan est normal et de même projection; vers 75°, on remarque encore quelque chose d'analogue. On pourrait douter de l'exactitude des observations, si ce fait n'avait été déjà signalé avant les expériences que je cite (2).

La courbe C représente la résistance à l'avancement d'un

(1) L'amiral Thévenard, qui avait bien observé, avait même cru pouvoir en déduire cette conséquence que l'avant d'un bateau passerait plus facilement dans l'eau, avec un avant plat et normal à la direction, qu'avec un avant formé de deux biseaux à 50°; mais Thibault fait judicieusement observer que ceci est applicable à des plans minces, et non à des solides.

(2) Thibault. *Recherches expérimentales*, Brest, 1826.

plan toujours égal en surface et dont on aurait fait varier l'incidence. Pour en déterminer les points, j'ai tracé une ligne auxiliaire B, qui n'est autre que celle des sinus de

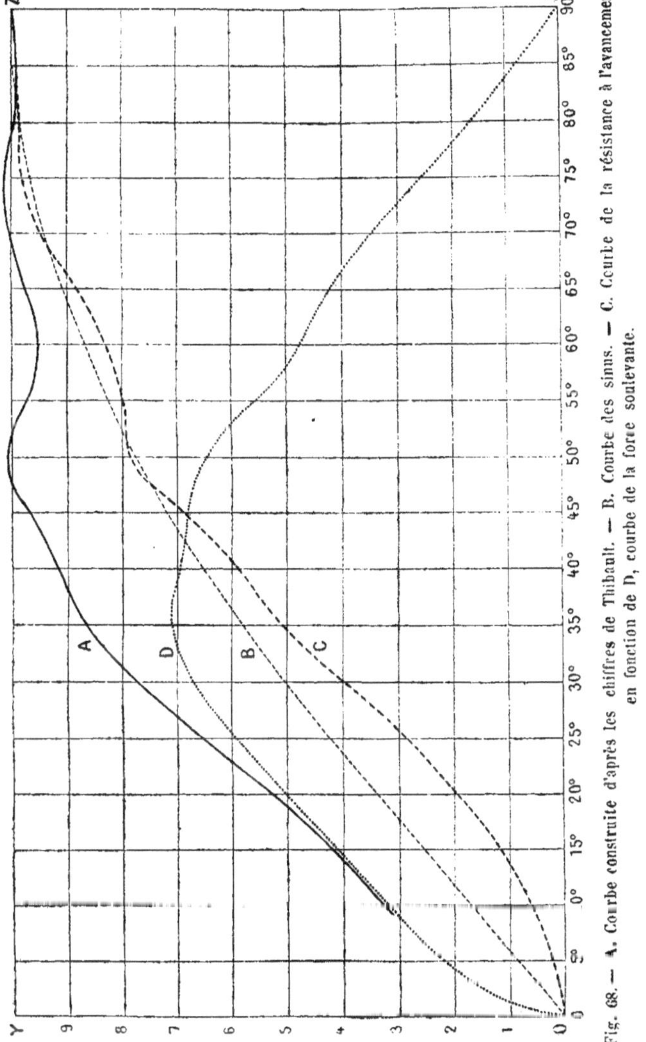

Fig. 68. — A. Courbe construite d'après les chiffres de Thibault. — B. Courbe des sinus. — C. Courbe de la résistance à l'avancement en fonction de D, courbe de la force soulevante.

0° à 90°. Par un simple calcul de proportions, j'ai pu tracer C, qui est entre B et OX, comme A est entre YZ et OX.

La résistance au passage d'un plan incliné, mû horizontalement dans l'air, ne peut être que la composante horizontale d'une force normale au plan et dont l'autre composante sera la force soulevante, ou composante verticale ; or, cette seconde force sera à la première comme le cosinus sera au sinus de l'angle que forme le plan avec l'horizon, et nous pourrons tracer la courbe D, représentant la force soulevante. L'examen de ces courbes fournit des données fort intéressantes, et nous fait bien saisir tout l'avantage qu'il y a à attaquer l'air sous les plus petits angles possibles, puisque c'est alors que la résistance à l'avancement est la plus faible relativement à la force soulevante. On peut aussi faire cette remarque, non moins importante, que c'est l'angle de 35° environ qui sera le plus efficace, en cas de nécessité de mouvement brusque et lorsque le volateur aura besoin d'un changement rapide de direction, sans tenir à conserver entièrement sa vitesse acquise, au risque de dépenser un peu plus de force dans les instants suivants. Ce cas doit certainement se présenter lorsqu'un oiseau de proie, par exemple, tombe rapidement sur sa victime et repart sans s'arrêter. Il est probable qu'il a incliné subitement ses ailes à 35° environ, l'angle ouvert en avant, et qu'ainsi presque toute sa vitesse s'est transformée en force soulevante. Il doit aussi se passer quelque chose d'analogue dans ces crochets rapides qu'on peut remarquer chez quelques oiseaux insectivores et mieux encore chez les chéiroptères.

Enfin, ces courbes nous rendront de grands services pour la construction de l'appareil dont j'ai parlé plus haut, véritable *oiseau décomposé*, et dont nous allons maintenant nous occuper.

Dans ce nouvel appareil, j'ai encore employé l'air comprimé. Je sais par expérience que l'emploi en offre bien des inconvénients. Il a d'abord un poids qui est plus du double de celui de la vapeur d'eau, ce qui oblige à faire des orifices beaucoup plus grands, si l'on veut éviter le retard de la marche de la machine qui pourrait être occasionné par un écoulement trop lent, soit à l'arrivée, soit à l'échappement. La détente, après chaque coup de piston, produit un froid assez considérable pour figer les huiles, mais je n'ai pas remarqué que cette cause ralentit la marche de la machine. Enfin, la pression dans le récipient diminue d'abord très rapidement, ce qui fait croire, au premier abord, qu'il existe quelque fuite d'air. La cause de cette chute rapide est que l'air, en se rendant à la machine, se détend à l'intérieur du réservoir qui, d'abord, se refroidit considérablement, et il y a condensation rapide du gaz, d'où l'abaissement de pression. La surface du récipient étant très grande, ce refroidissement a une limite, par suite de l'absorption d'un certain nombre de calories empruntés à l'air ambiant et l'abaissement de la pression devient régulier. Ces petits inconvénients, auxquels on pourrait, du reste, remédier, mais avec un certain poids additionnel, sont largement compensés par l'avantage d'obtenir à volonté la pression sous laquelle on veut expérimenter. En outre, avec la machine à air, on peut, sans crainte de se brûler, toucher diverses pièces, placer au besoin les doigts dans le jet d'une fuite; enfin, on n'est pas exposé à ces explosions ou tout au moins à ces détériations qui, dans les petites machines à vapeur, se produisent si l'eau vient à manquer. Toutefois, je pense que, pour des constructions plus grandes, la machine à vapeur sera préférable et que, de tous les moteurs actuellement connus, c'est le seul qu'il faudra employer.

Je construisis donc un réservoir à air comprimé, formé d'une bande d'acier laminé et roulée en hélice, de façon à obtenir un cylindre de 12 centimètres de diamètre environ; la bande d'acier n'étant pas très large, j'ai dû faire six tours; les deux extrémités sont fermées par deux cônes assez allongés, de même matière. La grande longueur des assemblages m'a obligé à employer pour les faire environ 1,300 rivets.

Pour éviter toute fuite, une légère soudure d'étain pénètre tous les assemblages. A l'une des extrémités, est un petit autoclave permettant au besoin d'introduire une bougie dans l'intérieur, pour s'assurer des progrès de l'oxydation inévitable, malgré un enduit qui, fondu dans l'intérieur, doit le préserver.

Ce récipient a une longueur totale de 85 centimètres; sa résistance théorique est de 30 kilogrammes de pression (1). Il

(1) La pression est toujours comptée par centimètre carré de surface.

en a pu supporter 20 expérimentalement et, par conséquent, il est dans les meilleures conditions de sécurité pour travailler de 5 à 10 kilogrammes seulement (Je n'ai pas encore eu besoin de dépasser 7.5). Son poids est de 700 grammes et son volume de 8 décimètres cubes.

La machine, que je me suis efforcé de simplifier, afin d'avoir de la légèreté unie à une grande force, se compose d'un seul petit cylindre oscillant. La distribution se fait par l'oscillation sur une plaque latérale parfaitement dressée. J'évite ainsi le guide, la bielle et l'excentrique, obligatoires dans les autres systèmes de machine. Je puis aussi, grâce à cette disposition, réduire considérablement la longueur du bâtis. La surface du piston est de $8{,}5^{cq}$ et sa course de $0^{m},02$. Tout est en acier, sauf le corps du cylindre et les coussinets, qui sont en laiton. Quoique cette machine soit destinée à faire 8 tours par seconde, il m'a cependant paru nécessaire d'y ajouter deux petits volants destinés à faciliter le passage du point mort. Ces volants sont à gorges, afin de recevoir les cordes de transmission. La machine avec ses volants pesait 330 grammes. Elle est fixée sur une petite planchette, et son axe est parallèle à celui du récipient sur lequel cet ensemble est rapporté au moyen d'écrous. De petites conduites en cuivre amènent l'air du récipient, au moyen d'un robinet; un autre robinet est disposé à l'introduction de l'air en pression dans le réservoir. On se rend compte à chaque instant de la valeur de cette pression, au moyen d'un petit manomètre fixé sur la planchette derrière la machine et indiquant jusqu'à 10 kilogrammes. Perpendiculairement à l'axe de l'ensemble, sont deux pièces de sapin destinées à supporter les transmissions qui communiquent aux hélices la force de la machine. Ces hélices sont formées d'un centre en cuivre, duquel partent 4 branches en jonc garnies d'un voile en soie maintenu dans la forme convenable, comme contour et comme galbe, au moyen de fines nervures en jonc filé. Leur diamètre est de 40 centimètres et leur pas de 46 centimètres environ. Leurs arbres portent chacun une petite poulie de bois dont le diamètre est à celui des volants comme 1 : 3.

Elles sont placées de chaque côté de l'appareil et en avant des plans ou ailes fixes. Les transmissions sont des cordes à boyau passant dans les gorges des volants ; elles se réfléchissent à angle droit sur des poulies de renvoi, et se rendent aux poulies des arbres d'hélices qui sont à $0^m,50$ l'une de l'autre. Les plans sont placés immédiatement sous les arbres, et ont ainsi leur bord antérieur au niveau de la planchette qui est sur le récipient ; leur bord postérieur est un peu plus bas et tel, que l'angle ouvert en avant, ait avec l'horizon, près de 6 degrés d'incidence, ce qui correspond à sinus 0,10; leur largeur est de $0^m,40$ et leur envergure $1^m,90$. Leur contour est de jonc et leur voile en taffetas de soie. Leur poids est d'environ 100 grammes pour chacun ; ils sont maintenus dans la position utile par un certain nombre de haubans. A l'arrière est une queue analogue à celle d'un oiseau et dont la fonction consiste à maintenir l'appareil dans une direction suffisamment horizontale. Elle agit à la façon de celle des petits planeurs simples.

Le poids des différentes pièces, queue, bâtis des transmissions, haubans, hélices, etc., joint à celui des pièces principales que j'ai indiqué, porte l'ensemble à 1 kilogr. 600. Pour obtenir la pression d'air suffisante, j'ai construit une pompe à air du système de M. P. Giffard, qui me permet de porter la pression à 10 kilogrammes. Cette pompe est indépendante et se raccorde au récipient au moyen d'un tube de cuivre assez long et tenu pour être flexible.

Nous voici maintenant en possession d'un véritable aéroplane avec lequel il s'agit d'expérimenter. Je dois faire remarquer que, sauf peut-être la légèreté relative de sa construction, cet appareil est à peu de chose près, semblable à celui que propose Henson. Je ne parle que des organes principaux : plans, queue et hélices.

J'avais d'abord hésité à entreprendre cette construction à cause de la prévision du peu de rendement d'une aussi petite machine à mouvement circulaire ; en effet, dans ces dimensions on peut s'estimer heureux d'obtenir 25 à 30 0/0 (1), tandis que dans les petites machines à mouvement rectiligne alternatif que j'avais construites jusque-là pour des oiseaux à ailes

(1) Le rendement des grandes machines analogues peut atteindre 85 0/0 assez facilement, la crainte d'un trop faible rendement n'était donc fondée que parce que la machine est très petite.

battantes, le rendement, que j'ai constaté expérimentalement, est presque total, c'est-à-dire varie entre 95 et 100 0/0.

Les premières expériences consistèrent naturellement à m'assurer de la bonne fonction de tous les organes, l'appareil étant maintenu captif; tout me parut parfait et je pensai alors à mesurer la force de la traction des hélices ; l'expérience fut facile, je suspendis l'appareil verticalement à un petit dynamomètre que j'ai construit spécialement pour ces expériences ; avec une pression de 5 kilogr. 5, j'obtins un allègement de 200 grammes, mais la machine paraissait tourner avec une vitesse peu en rapport avec ce résultat et sa dépense de force était certainement excessive.

Cependant, en nous reportant à la figure 68, nous pouvons voir qu'à 6° la résistance à l'avancement est à la force soulevante comme 1 : 10 à peu près ; donc, rigoureusement la traction devait être suffisante pour obtenir le soulèvement du poids total ; mais il fallait compter avec autre chose que des plans simples; en effet, nous avons en plus le récipient, la machine, l'épaisseur des plans, les haubans, etc., enfin, de quoi doubler ou à peu près, la résistance à l'avancement. L'idée me vint alors de rechercher si les tours d'hélices correspondaient bien aux tours de machine dans les proportions pour lesquelles ces pièces étaient construites; or, l'expérience me montra qu'il s'en fallait de beaucoup.

Je crois intéressant de rapporter une des expériences que je fis pour constater le glissement des cordes sur les gorges des poulies, glissement qui seul pouvait être la raison du retard de la rotation des hélices. Le levier d'un tambour manipulateur (1), fut appuyé sur le cylindre dont l'oscillation communiquait son mouvement à la membrane de ce tambour ; d'autre part, une petite came fut fixée sur un des arbres d'hélices et sa disposition lui permettait d'agir, à chaque tour, sur un second tambour à levier ; deux tambours récepteurs furent mis en communication avec les premiers et inscrivirent ensemble sur un cylindre enregistreur les deux vitesses qu'il s'agissait de comparer, or voici le graphique curieux et inat-

(1) Voir Marey, *La Méthode graphique*, p. 446.

tendu que j'obtins au commencement et à la fin de l'expérience (fig. 69).

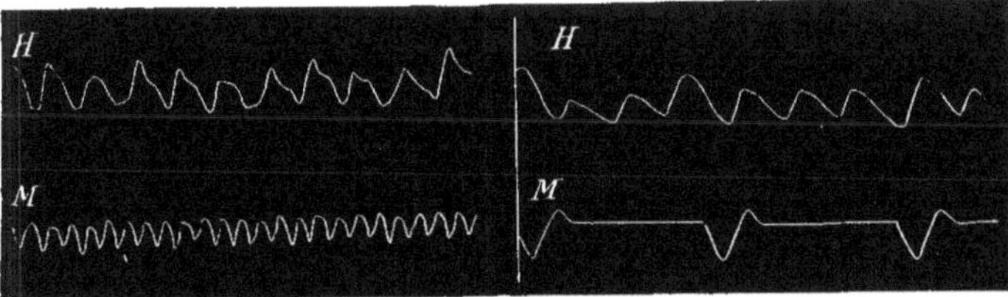

Fig. 69. — HH. Tours d'hélices au commencement et à la fin de l'expérience. — MM. Tour, correspondants de la machine.

Je rappelle que les hélices devaient faire trois tours pour un tour de machine, et l'on voit que c'est presque le contraire qui eut lieu, au début, à la pression 6 kilogrammes que j'employai dans cette expérience; la première partie du graphique représente cette phase, dans laquelle la machine fit près de vingt-cinq tours par seconde, tandis que les hélices n'en faisaient que dix à onze. La seconde partie du graphique est empruntée à la même expérience, mais lorsque la pression fut descendue à 3 kilogr. 5, on voit qu'alors tout se passait dans des conditions assez satisfaisantes, les rapports étant à peu près ceux que la construction faisait prévoir. Plusieurs autres essais furent faits, en changeant les cordes qui d'ailleurs s'allongent trop rapidement pour servir longtemps ; je les enduisis autant que je le pus de colophane pour mieux assurer leur adhérence et enfin, j'en vins à les remplacer par des cuirs ronds tels qu'on en emploie ordinairement dans les machines à coudre. Ces cuirs furent également enduits de colophane, et leur grande surface de contact dans les gorges m'avait fait espérer que le glissement des courroies serait enfin supprimé ; il n'en fut rien, et les résultats n'en furent qu'insensiblement modifiés. Ces expériences ont du moins servi à quelque chose : d'abord, à démontrer que la transmission d'une force d'une certaine importance ne peut pas se faire utilement avec de trop petites poulies. Ceci soit dit seulement à titre de renseignement pour les personnes qui voudraient construire ou faire construire quelque petite machine analogue. Chacun sait, qu'en grand, on emploie des courroies dont le glissement est à peu près nul; enfin, si nous remarquons, sur le graphique ci-dessus, que la vitesse des tours d'hélices est presque la même à toutes les vitesses de la machine, nous pouvons en déduire que les hélices sont, dans ce cas, un excellent frein qui nous permettra de mesurer la dépense nécessaire pour obtenir les dix tours par seconde que font assez régulièrement ces hélices.

Mais comme, d'après mes calculs, c'était 24 tours par seconde qu'il me fallait, en faisant d'avance une part de 20/100 au recul, je ne vis qu'une ressource : supprimer les transmissions et les remplacer par des engrenages. Je détruisis donc le bâtis en bois que je remplaçai par un autre, disposé différemment et approprié à la nouvelle installation, je lestai légèrement les hélices, afin de pouvoir supprimer les volants, et enfin je renouvelai les nervures principales des plans qui dans certaines expériences avaient fléchi au point de tourner leur face inférieure, non plus en bas, mais tout à fait extérieurement. Le roseau remplaça le jonc et la rigidité fut parfaite. Ces modifications terminées, l'appareil présenta, sauf les hélices dont je parlerai plus loin, l'ensemble présenté par la figure 70, et le poids total se trouva réduit de $0^{k},040$; c'est peu sans doute, mais il faut apprécier les plus petites économies de poids, puisque le poids est le seul ennemi. La première expérience que je fis avec ces nouvelles dispositions fut de m'assurer si la machine, pouvant mieux utiliser sa force, ne pouvait pas communiquer aux hélices une puissance de traction plus grande que précédemment, la traction qui d'abord était de $0^{k},200$ atteignait maintenant $0^{k},350$ avec une pression de 6 kilogrammes à peine. Ce chiffre m'ayant paru suffisant, je construisis pour les expériences suivantes un chariot, sorte de petite voiture à 4 roues sur lequel je pensais fixer l'appareil, afin de le laisser courir sans que les hélices puissent toucher au sol. L'emplacement sur lequel j'opérai est une grande plate-forme circulaire en bois; je plaçai au centre un axe vertical autour duquel tournait une boucle formée par les extrémités de deux petits cordages qui de là se rendaient, l'un à l'avant, l'autre à l'arrière de l'appareil ; ces petits cordages étaient destinés à le retenir contre la force centrifuge et lui permettaient de décrire, sur la plate-forme, des cercles de plus de 40 mètres de circonférence. On a vu que j'ai ajouté à l'ensemble un poids assez important, c'est celui de chariot : il est de 0^k,200 ; aussi ai-je pensé devoir élever la pression jusqu'à 7 kilogrammes.

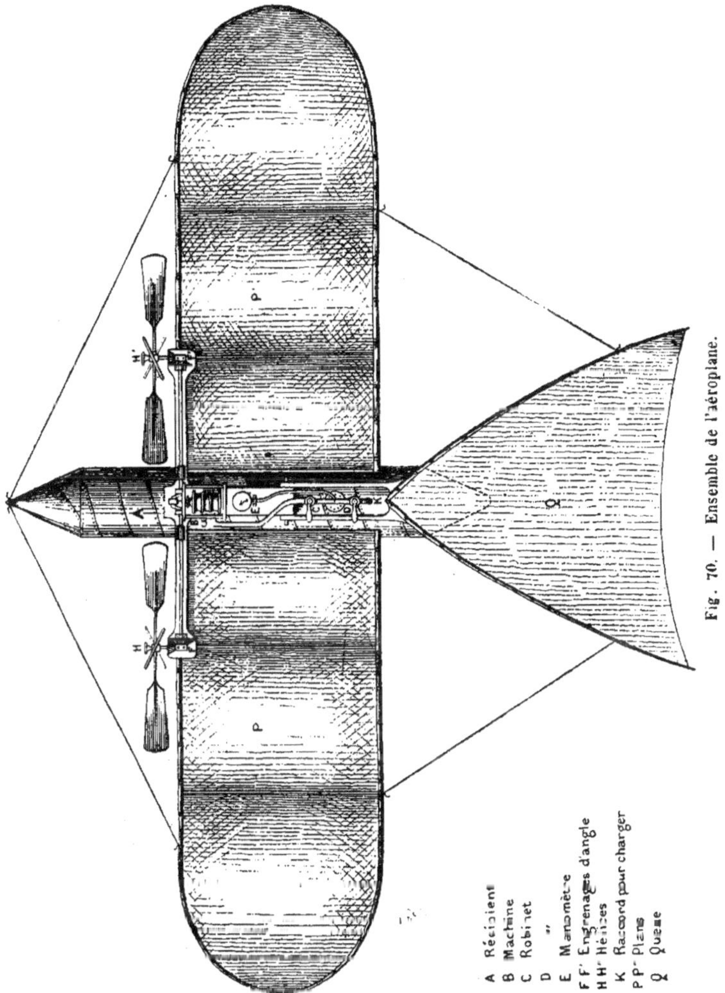

Fig. 70. — Ensemble de l'aéroplane.

Je passerai sous silence une série d'expériences qui n'ont servi qu'à me faire modifier quelques détails d'installation, jusqu'à ce qu'enfin je me sois trouvé dans les conditions voulues.

J'eus alors la satisfaction de voir l'appareil partir avec une vitesse croissante, au bout de quelques secondes, le chariot ne fait plus qu'effleurer le sol ; enfin il le quitte entièrement à la vitesse d'environ 8 mètres par seconde, ce qui est sensiblement conforme aux calculs. Il décrit au-dessus du sol une courbe analogue à celles que décrivent les petits planeurs libres et lorsqu'il retombe, après sa courbe, le choc est assez violent pour détériorer le chariot. Cet accident se reproduisit, chaque fois que j'expérimentai dans les mêmes conditions ; le chariot fut bientôt complètement détruit et les hélices mêmes ne furent pas épargnées, quoique encore utilisables. J'essayai alors une autre expérience que j'avais déjà faite plusieurs fois, sans succès, faute de dispositions convenables. L'appareil, débarrassé de son chariot est suspendu à deux roulettes à gorge ; ces roulettes peuvent courir très librement sur un fil de fer à télégraphe, de 80 mètres de long et tendu autant que possible. Lorsque la vitesse fut suffisante, l'appareil se souleva au point d'aller heurter une de ses hélices contre le fil de fer. La première roulette arriva avec vitesse heurter à son tour l'hélice qui fut mise hors de service. Ces accidents ne sont pas regrettables, puisqu'ils nous démontrent que l'appareil avait, dans les deux cas, vaincu complètement la pesanteur.

Je dus, pour continuer ces études, refaire un nouveau chariot et de nouvelles hélices, espérant donner à ces pièces assez de résistance pour qu'elles puissent servir à faire une série d'expériences nouvelles, d'où se déduiraient des évaluations numériques du travail dépensé.

Le nouveau chariot n'eut que trois roues, plus grandes et plus légères que celles de l'ancien. Les hélices, au contraire, furent faites plus lourdes, mais leur construction devait leur assurer une moindre résistance à la rotation. Leurs branches furent formées d'une mince feuille de cuivre, aplatie, courbée à chaud, suivant le galbe de l'hélice rationnelle. Les 2/5 intérieurs de chaque branche ne furent formés que par un fil d'acier, cette partie de l'hélice pouvant être considérée comme dépensant beaucoup de force pour sa rotation, sans grand effet utile pour la propulsion ; le pas et le diamètre furent conservés.

Je n'ai pu, malheureusement, faire avec cet appareil autant d'expériences que je l'aurais désiré ; il reste, en effet, à étudier les résultats à obtenir avec différentes inclinaisons des plans et différents pas d'hélices ; puis, à étudier ce point très intéressant, du rapport le plus convenable de la surface des plans au diamètre des hélices, et enfin la vitesse de translation qui utilisera le mieux la force dépensée.

J'ai pu, cependant, déduire de mes expériences les chiffres suivants qui ne sont pas très rigoureux, mais assez approximatifs pour servir de base à des recherches analogues, si quelqu'un voulait tenter de poursuivre ces travaux. En désignant par A la surface alaire, en mètres carrés (sans la queue), et par V la vitesse de translation, en mètres par seconde, on peut compter avoir pour mesure de la force soulevante $0^{kg},045\ AV^2$. La machine devra fournir un travail correspondant à 1 kilogr. 5, pour 1 kilogramme de poids total, ce qui représente la force d'un cheval-vapeur pour 50 kilogrammes de poids de la machine.

Ces expériences me paraissent démontrer que la construction de grands appareils plus lourds que l'air, n'a rien d'impossible et que peut-être, dès maintenant, on pourrait tenter l'application pratique de ces appareils à la locomotion aérienne.

Ces expériences devant être coûteuses, je dois, à mon grand regret, renoncer à les entreprendre et serai satisfait si mes essais peuvent encourager d'autres à les poursuivre.

Maintenant, vu la réussite de ce système et les échecs successifs de mes essais précédents, faut-il conclure que la recherche de l'imitation de la nature doive être abandonnée? Pour moi, je ne le crois pas. J'aime mieux admettre que mon dernier travail a été moins imparfait, et que le jour où l'on sera arrivé à faire fonctionner des ailes artificielles avec plus de perfection, lorsque l'étude du vol, en un mot, aura enfin laissé pénétrer les détails, sans doute importants, qui ont dû échapper jusqu'à ce jour, je ne doute pas qu'un oiseau artificiel à ailes battantes ne donne des résultats supérieurs à tout ce qu'on obtiendra avec les machines qui tendront à s'écarter des types naturels (1).

(1) Je ne puis terminer ce mémoire sans exprimer ici mes remercîments les plus sincères à l'Association française pour l'avancement des sciences, dont les subventions m'ont facilité la construction des appareils qui m'ont servi dans mes premières recherches ; à M. Bischoffsheim dont les libéralités, lorsqu'il s'agit d'un progrès scientifique, sont bien connues et qui a bien voulu supporter la plus grande partie des frais de construction et d'expériences de mon dernier travail; à MM. les officiers du génie dont la grande complaisance m'a permis d'opérer dans de bonnes conditions aux ateliers d'aérostation de Chalais, et enfin à mon cher maître, M. Marey, dont les conseils ne m'ont jamais fait défaut et dont les encouragements ont si souvent adouci l'amertume des déceptions.

XII

RECHERCHES SUR LES EFFETS PRODUITS PAR L'EXCITATION DU BOUT CENTRAL DU PNEUMOGASTRIQUE ET DE SES BRANCHES SUR LA RESPIRATION, LE CŒUR ET LES VAISSEAUX

Par A. FRANÇOIS-FRANCK.

INTRODUCTION.

Ce travail contient les résultats sommaires d'un grand nombre d'expériences, faites depuis 1876, dans le laboratoire de M. le professeur Marey, et qui ont été, en partie, communiquées, soit à l'Académie des sciences, soit à la Société de biologie (1).

Il s'agit des effets que produisent, sur les actes mécaniques de la respiration, sur le rythme et la fonction cardiaques, sur le calibre des vaisseaux, les ligatures du pneumogastrique ainsi que l'excitation du bout central de ce nerf et de ses branches afférentes.

Ce qui m'a engagé à entreprendre ces recherches, malgré le grand nombre de travaux importants exécutés déjà dans

(1) François-Franck. *Comptes rendus Acad. des Sciences.* Décembre 1876, octobre 1878, mai 1879, août 1879. — *Société de biologie*, juillet 1877, octobre 1879, 2, 8, 22 novembre 1879.

le même sens, c'est que les résultats sont loin d'être concordants et complets : les effets respiratoires produits par l'excitation centripète du pneumogastrique sont encore un sujet de discussion ; les troubles cardiaques réflexes observés dans les mêmes expériences n'ont été qu'indiqués, mais non étudiés avec détails dans leurs variations, dans leurs rapports avec une foule de conditions différentes ; les modifications vasculaires ont peut-être encore moins arrêté l'attention.

Ces raisons suffisaient déjà pour légitimer de nouvelles séries de recherches.

Mais j'avais surtout l'espoir d'arriver à la solution d'une question des plus importantes et que voici : étant donné les effets respiratoires, cardiaques et vasculaires que produit l'excitation centripète du pneumogastrique pris en masse, quelle est la part qui revient, dans la production de ces effets, à chacun des groupes de filets sensibles qui se trouvent réunis dans le tronc du pneumogastrique ? Les nerfs laryngés supérieur et inférieur, les filets sensibles de la trachée, du poumon, du cœur, de l'œsophage, de l'estomac, etc., concourent-ils également à produire les mêmes effets ? N'en est-il pas quelques-uns qui agissent, par voie réflexe, sur la respiration, à l'exclusion du cœur et des vaisseaux ; sur le cœur, à l'exclusion de la respiration, etc. ? En d'autres termes, pourrions-nous arriver, un organe innervé par le pneumogastrique étant donné, à déterminer d'une façon précise la nature des réactions qui sont liées à la mise en jeu des filets sensibles de cet organe ?

Je savais sans doute qu'une pareille étude nécessiterait des recherches multipliées et un travail de longue haleine ; néanmoins je n'ai pas hésité à l'entreprendre, dussé-je n'en élucider qu'une partie chaque année. Depuis le début de ces études, qui remontent à 1875, et dont quelques résultats ont paru dans les Comptes rendus du Laboratoire pour l'année 1876, jai suivi le programme que je viens d'indiquer, et cependant je ne puis donner dans le travail actuel qu'un petit nombre de résultats nouveaux.

La raison en est, qu'avant de poursuivre l'étude des effets réflexes spéciaux à chacune des branches afférentes au pneumogastrique, j'ai dû reprendre l'examen des réactions du pneumogastrique lui-même, n'ayant pas, comme je l'ai dit tout à l'heure, de point de départ assuré dans les résultats des travaux antérieurs.

Cette étude préliminaire constitue la première partie du présent travail.

La seconde partie comprend l'examen des réactions respiratoires, cardiaques et vasculaires produites par l'irritation des nerfs sensibles de l'appareil respiratoire et du cœur.

PREMIÈRE PARTIE

CHAPITRE I

LIGATURE ET SECTION DU PNEUMOGASTRIQUE A LA PARTIE MOYENNE DU COU.

§ 1. *Effets respiratoires de la ligature du pneumogastrique.* Inspiration brusque au moment de la ligature d'un pneumogastrique, celui du côté opposé étant intact ou coupé. Ralentissement de la respiration après la section des deux pneumogastriques; analyse des modifications de l'inspiration et de l'expiration; cause du type respiratoire particulier qui suit la double section des pneumogastriques.

§ 2. *Effets de la ligature du pneumogastrique sur le rythme du cœur:*

a. Effets immédiats : réflexe cardiaque modérateur se produisant, soit par le pneumogastrique opposé, soit par le pneumogastrique dont on fait la ligature : démonstration du passage du réflexe par le nerf lié. Conditions qui empêchent ce réflexe de se produire (chloroforme, curare, atropine, refroidissement, hémorrhagie, etc.).

b. Effets consécutifs à la ligature ou à la section des deux pneumogastriques : accélération du cœur; discussion de la théorie des actions modératrices centrales supprimées par la section.

§ 3. *Effets de la ligature du pneumogastrique sur la pression artérielle.* Quand la ligature produit le ralentissement réflexe des battements du cœur, la chute de pression qui s'observe est subordonnée au trouble cardiaque produit par la ligature. Si on supprime le ralentissement du cœur par l'atropine, la ligature agit pour provoquer par voie réflexe le resserrement des vaisseaux. La grande élévation de pression qui suit la double section du pneumogastrique est subordonnée à l'accélération du cœur.

Nous passerons successivement en revue les effets respiratoires, les effets cardiaques et les effets vasculaires immédiats et consécutifs produits par les ligature et section d'un seul pneumogastrique ou des deux pneumogastriques à la partie moyenne du cou.

§ I. — Effets de la ligature d'un pneumogastrique sur la respiration.

A. *Effets immédiats.* — 1° Quand on pratique la ligature ou la section d'un nerf pneumogastrique chez le chien, le chat, le lapin, l'animal réagit toujours par une inspiration. Cet effet se produit à quelque moment de la respiration que soit pratiquée la ligature : si le nerf est lié au début d'une inspiration, le mouvement commencé s'exagère, comme amplitude, ou s'accomplit plus brusquement (fig. 71) ; quand la liga-

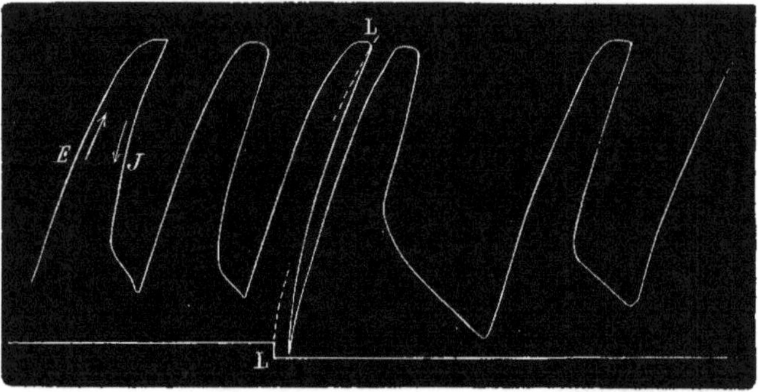

Fig. 71. — Amplitude exagérée d'une inspiration commencée, la ligature brusque du pneumogastrique étant faite au point L. (Courbes de l'aspiration thoracique obtenues sur le chien avec une sonde pleurale. — E. Expiration. J. Inspiration.)

ture surprend la respiration au moment de l'expiration, celle-ci est interrompue et une brusque dilatation thoracique se produit (fig. 72).

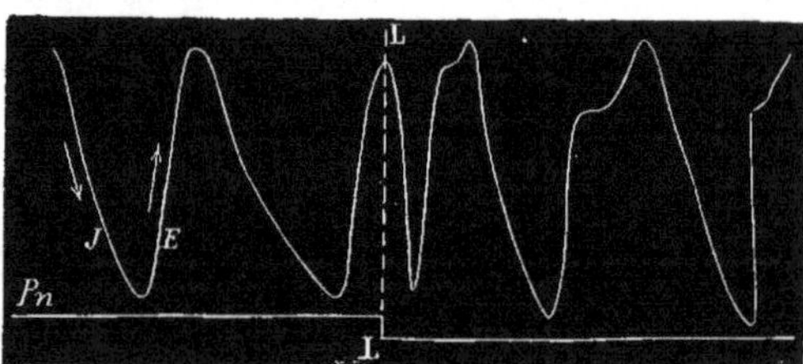

Fig. 72. — Expiration interrompue par la production d'un mouvement inspiratoire sous l'influence de la ligature du pneumogastrique faite au point L. (Courbes pneumographiques sur le chat. — E. Expiration. J. Inspiration.)

2° Suivant la rapidité avec laquelle est faite la ligature ou la section du nerf, la réaction inspiratoire se fait plus ou moins brusquement et se maintient un temps plus ou moins long. Ainsi, avec une ligature graduellement serrée, l'effet inspiratoire, débutant plus lentement, se prolonge davantage (fig. 73).

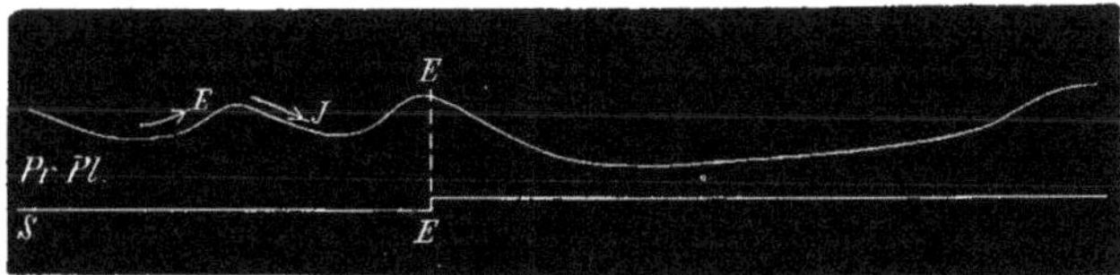

Fig. 73. — Lenteur exagérée et amplitude plus grande des mouvements respiratoires, aussitôt après la ligature du pneumogastrique en E E. chez le lapin. (Courbes de la pression pleurale, Pr. Pl. — E, expiration. J, inspiration. S, signal électrique indiquant le moment de la ligature.

En un mot, l'excitation traumatique produite par la ligature ou la section, règle, d'après sa rapidité et sa propre durée, la rapidité et la durée de la réaction inspiratoire. Ceci s'observe du moins chez les animaux qui, comme le lapin et les chiens de certaines races, ne réagissent pas d'ordinaire par des mouvements généraux ; chez les animaux irritables, notamment chez le chat, le rapport signalé tout à l'heure, entre la durée d'application de la ligature et la durée du réflexe inspiratoire, ne se retrouve plus : l'inspiration brusque du début ne se soutient pas, et il se produit à sa suite une série de respirations rapides qui ne sont évidemment que des manifestations douloureuses: on les supprime avec l'éther et on voit s'établir alors le rapport indiqué.

3° L'effet inspiratoire immédiat provoqué par la ligature ou la section d'un pneumogastrique est le même, que le pneumogastrique opposé soit intact ou coupé.

4° Chez le chien, la ligature produit le même effet quand elle est appliquée au pneumogastrique isolé et au pneumogastrique uni au sympathique.

5° Cette réaction inspiratrice n'est point ici considérée comme spéciale au nerf pneumogastrique ; on la retrouve quand on excite violemment et tout d'un coup un nerf de sensibilité générale : nous verrons plus loin (Chap. II) que la véritable réaction respiratoire du pneumogastrique ne se produit qu'avec une excitation beaucoup plus prolongée.

B. *Effets respiratoires consécutifs à la ligature des Pneumogastriques.* — 1° *Ligature ou section d'un seul pneumogas-*

trique. — Après l'inspiration initiale qu'elle provoque, *comme agent d'irritation traumatique,* la ligature d'un seul pneumogastrique entraîne souvent un ralentissement plus ou moins persistant de la respiration : elle agit alors *comme agent de suppression.* Mais cet effet consécutif n'apparaît chez les animaux excitables, comme le chat, qu'après une période de respirations rapides et irrégulières ; d'autres fois, il se produit aussitôt après la réaction inspiratrice du début.

Quand le ralentissement de la respiration survient à la suite de la section d'un seul pneumogastrique, il est d'ordinaire moins notable que celui qui résulte de la section des deux nerfs, et il persiste moins longtemps. Du reste, les caractères sont les mêmes que ceux du ralentissement consécutif à la section des deux nerfs et sur lequel nous allons insister.

§ II. — Ligature ou section des deux pneumogastriques.

Le ralentissement de la respiration qui fait suite à la double section des pneumogastriques est un fait bien connu et constant chez le chien, le chat, le lapin et le cochon d'Inde.

1° *Modifications de l'inspiration.* — Quand on examine la manière dont se modifie la respiration pour arriver à ce ralentissement, on voit que la phase d'inspiration est toujours très notablement prolongée. Mais cet allongement ne se produit pas d'une manière identique chez tous les animaux ; chez le chien, par exemple, l'inspiration se fait d'habitude lentement, mais régulièrement, de son début à sa fin (fig. 74) ; chez

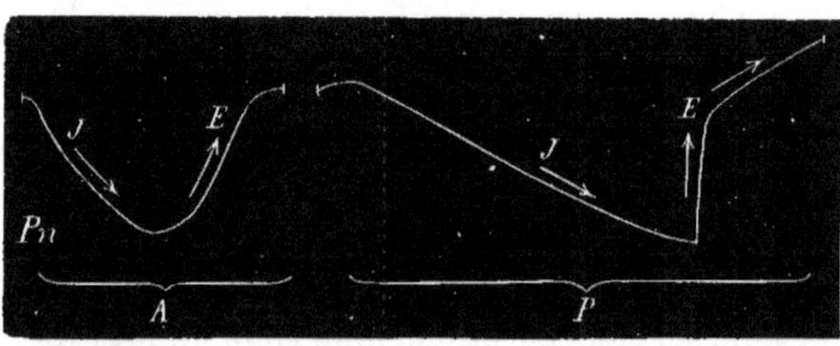

Fig. 74. — Transformation du type respiratoire chez le chien, par la double section des pneumogastriques. — A, avant; P, après la section. — L'inspiration J s'allonge notablement ; l'expiration E se fait en deux temps. (Pn, courbes pneumographiques contrôlées par l'exploration de la pression pleurale.)

le lapin, l'inspiration, encore prolongée dans son ensemble, débute brusquement. Le chat présente aussi un allongement de la phase inspiratoire, mais c'est surtout sur la période d'expiration que porte la modification du type respiratoire chez cet animal.

Malgré les différences dans la manière dont il se produit, l'*allongement de la phase d'inspiration* n'en est pas moins un phénomène commun aux divers animaux, chien, chat, lapin dont les pneumogastriques viennent d'être sectionnés.

Un autre fait qui s'observe également chez chacun d'eux, c'est l'amplitude si frappante de l'inspiration avec dilatation considérable du thorax.

Cette amplitude extrême de l'inspiration a peut-être sa raison d'être dans la suppression des voies nerveuses centripètes qui relient la surface respiratoire à l'appareil moteur de la respiration : l'interruption des nerfs sensibles du poumon, supprimant les rapports normaux entre la muqueuse respiratoire et les muscles inspirateurs, détruit la coordination normale. On peut supposer que dans les conditions physiologiques, le degré de dilatation de la poitrine soit subordonné à la sensation de plénitude du poumon ; après la section des nerfs sensibles de cet organe, aucune influence régulatrice n'intervient plus pour guider et limiter le mouvement de dilatation thoracique, et les puissances inspiratrices agissent désormais sans mesure pour produire une aspiration thoracique exagérée. Cette hypothèse a pour elle les notions acquises sur les rapports physiologiques du poumon et de l'appareil moteur de la respiration (1).

L'extrême lenteur de l'inspiration ne peut, du reste, s'expliquer par une gêne au passage de l'air à travers le larynx, dont les muscles intrinsèques sont paralysés par la section des pneumogastriques : l'inspiration se fait tout aussi lentement chez l'animal trachéotomisé.

On ne peut l'expliquer davantage par la perte du tonus des petites bronches à la suite de la section de leurs nerfs moteurs ; c'est seulement pour l'interprétation des modifications de l'expiration que cette altération fonctionnelle peut être invoquée.

2° *Modifications de l'expiration.* — Quand on compare la phase d'expiration après la section des deux pneumogastriques

(1) *Voy.* Hering. — Wien. Sitzungsb. Cl. 2, LVII.

à la phase d'expiration normale, on la trouve, comme celle d'inspiration, notablement prolongée. Mais ici encore se présentent des différences notables suivant les animaux employés. Tandis que chez le chien (fig. 74), l'expiration débute par un relâchement brusque du diaphragme et des autres muscles inspirateurs et se termine par une poussée abdominale, chez le lapin, au contraire (fig. 75), le début de l'expiration se fait

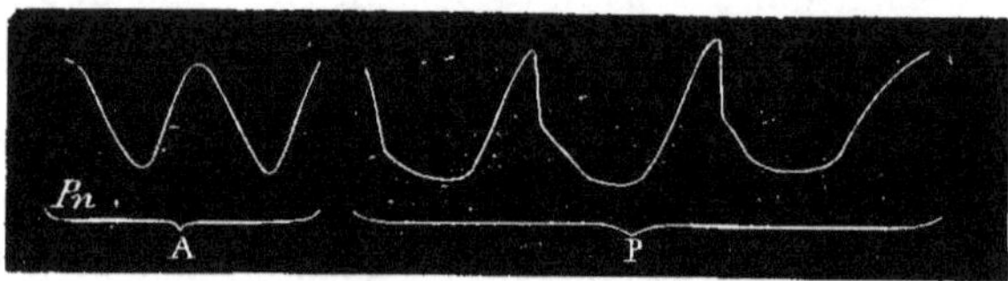

Fig. 75. — Type respiratoire du lapin avant (A) et après (P) la double section des pneumogastriques (Pn, courbes pneumographiques partie descendante, inspiration; partie ascendante, expiration.

lentement et la seconde moitié avec une assez grande rapidité. Dans ces deux types différents, il y a cependant un fait commun, la lenteur avec laquelle s'opère une partie de l'expiration, partie terminale chez le chien, partie initiale chez le lapin. La raison pour laquelle cette période d'expulsion lente occupe un instant différent de la phase expiratrice, chez le lapin et chez le chien, nous échappe. Mais nous pouvons admettre que la paralysie des muscles bronchiques joue un rôle important dans la production de ce phénomène.

Les troubles respiratoires (ralentissement de la respiration par allongement des deux phases, mais surtout de l'inspiration) s'observent pendant un certain temps, à la suite de la double section des pneumogastriques. Mais, au bout d'un nombre d'heures qui varie avec l'espèce animale, avec l'âge du sujet, les caractères sur lesquels je viens d'insister se modifient. L'inspiration devient plus brève et l'expiration s'allonge de telle façon qu'il se produit une très longue pause expiratrice. A ce moment, il y a déjà dans le poumon des désordres anatomiques, et les modifications du rythme respiratoire ne résultent plus seulement de la perturbation fonctionnelle provoquée par la double section des pneumogastriques. Aussi laisserons-nous de côté ces modifications secondaires dont l'étude est en dehors de notre sujet.

§ II. — Effets de la ligature et de la section d'un pneumogastrique sur le rythme du cœur.

1° *Effets immédiats de la ligature d'un pneumogastrique, le pneumogastrique opposé étant intact.* — La ligature du pneumogastrique d'un côté, quand le pneumogastrique opposé est intact, provoque, dans les conditions normales, un effet cardiaque modérateur. Cet effet consiste presque toujours en un ralentissement notable, portant sur les deux ou trois battements qui suivent la ligature.

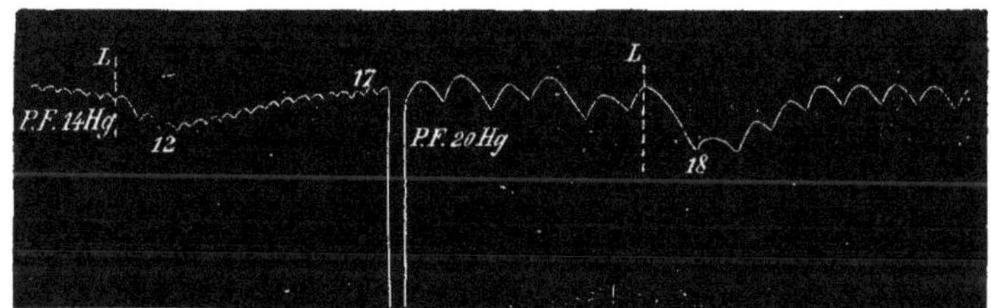

Fig. 76. — Effets cardiaques de la ligature d'un pneumogastrique, celui du côté opposé étant intact, chez le lapin et chez le chien. On voit, dans le premier cas, au moment de la ligature L, la pression tomber de 14 à 12 C. Hg., et les battements se ralentir ; dans le second cas, la pression tombe, sous la même influence, de 20 à 18 c. Hg. (P. F., pression fémorale explorée avec le manomètre métallique.)

La section du pneumogastrique faite d'un coup de ciseaux produit ordinairement le même effet ; cependant quelquefois, quand on se sert de ciseaux fins, très tranchants, et que la section est opérée très rapidement, l'effet cardiaque modérateur fait défaut.

Cet effet n'est pas le résultat d'une irritation centrifuge descendant vers le cœur par le nerf lié ou sectionné, car si on répète la ligature ou la section sur le segment périphérique du pneumogastrique, on n'observe pas de ralentissement du cœur (1).

(1) C'est du moins ce qu'on constate dans la très grande majorité des cas sur le chien, le chat et le lapin. MM. Dastre et Morat m'ont dit avoir également observé l'absence d'effet cardiaque par la ligature ou la section du segment périphérique du pneumogastrique chez les mammifères domestiques; chez la tortue terrestre ils ont vu, au contraire, avec M. Jolyet, l'action modératrice provoquée directement par la ligature du bout périphérique du pneumogastrique. Dans quatre expériences j'ai noté un ralentissement du cœur par la ligature du bout inférieur du pneumogastrique, une fois chez un chien, trois fois chez le chat : ce sont les seuls cas dans lesquels j'ai vu cet effet se produire.

L'action modératrice résulte d'un réflexe cardiaque, comme le démontre la reproduction du ralentissement du cœur, quand on fait une seconde ligature du pneumogastrique au-dessus de la première (1).

2° *Effets immédiats de la ligature d'un pneumogastrique, le pneumogastrique opposé étant coupé.* — La ligature du pneumogastrique droit ou gauche, *celui du côté opposé ayant été sectionné*, produit un ralentissement du cœur presque aussi notable que la ligature d'un pneumogastrique quand le nerf symétrique est intact (fig. 77).

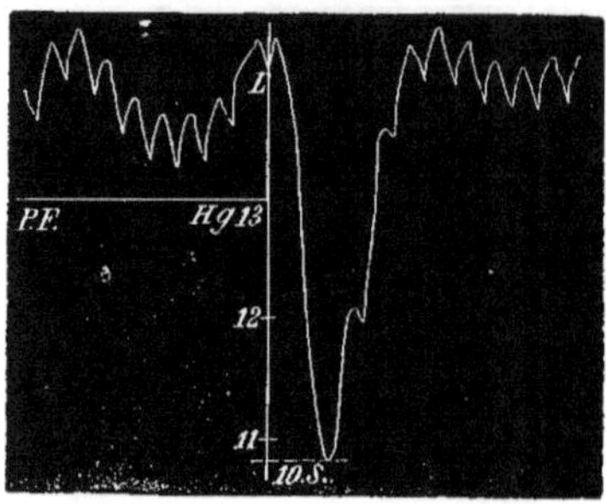

Fig. 77. — Arrêt réflexe du cœur produit par la ligature brusque (L) du pneumogastrique droit, le gauche étant coupé. (Chat. Exploration de la pression fémorale P.F. avec un manomètre à mercure.)

Comme la ligature du bout périphérique ne produit que très exceptionnellement un effet cardiaque, et que d'autre part la voie réflexe de l'autre pneumogastrique est supprimée par la section, il faut admettre que le nerf sur lequel on pratique la ligature sert lui-même de voie de transmission centripète et centrifuge à l'action réflexe modératrice.

Ce fait est d'accord avec ce qu'on observe dans les ligatures ou sections des nerfs mixtes, du sciatique, par exemple : la secousse musculaire, provoquée par une ligature brusque du sciatique dans sa continuité ou mieux par une section, est plus prolongée que la secousse simple déterminée par une section brusque du bout périphérique : l'effet réflexe s'ajoute dans le premier cas à l'effet direct.

(1) MM. Kohts et E. Tiegel ont étudié les effets de la section des pneumogastriques sur le cœur et la respiration. Dans la partie de leur travail qui traite des effets cardiaques, ils disent que la section du pneumogastrique produit chez les lapins et chez les chiens un ralentissement passager qui se répète avec de nouvelles ligatures ou sections. La section doit par conséquent produire une excitation durable soit à l'endroit où elle est faite, soit dans les centres qui agissent sur le nerf. (Kohts et Tiegel (Strassburg). Einfluss der Vagusdurchschneidung auf Herzschlag und Athmung. — *Arch. f. d. Ges. Physiol.*, XIII. Résumé in Jarhersb. von Hoffmann u. Schwalbe. *Physiol.* 1877, p. 53.)

La réalité du passage du réflexe modérateur par le pneumogastrique sur lequel porte la ligature, celui du côté opposé étant sectionné, est démontrée par ce fait, qu'une seconde ligature faite *au-dessus* de la première ne produit pas de ralentissement du cœur.

Dans le cas de ligature du pneumogastrique, l'irritation provoquée par le *début* de la constriction du fil, produit un réflexe modérateur qui a le temps de passer par le même nerf, avant que la continuité des tubes nerveux ne soit complètement interrompue. Ce passage se fait extrêmement vite, car les ligatures les plus brusques ne l'empêchent pas de se produire. Je poursuis en ce moment des expériences pour calculer la durée de ce réflexe en interrompant la continuité du nerf avec une lame mousse ou tranchante, poussée par un ressort : le nerf est sectionné avec une rapidité variable qui est indiquée par deux signaux électriques successifs avec un petit appareil que je désigne sous le nom de *Névrotome à signal électrique* (fig. 78).

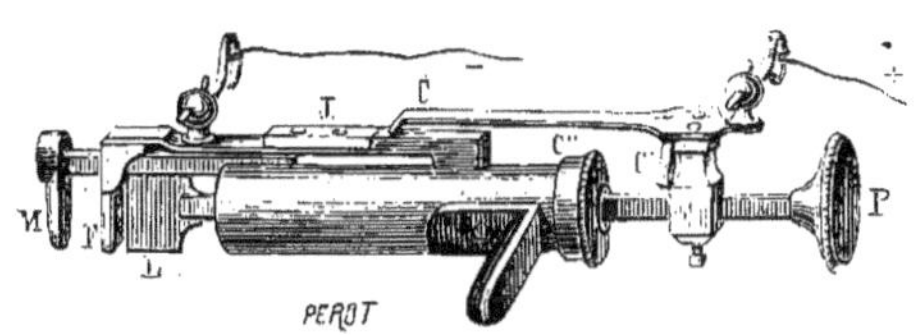

Fig. 78. — *Névrotome à signal électrique, construit par* M. GALANTE.

Le nerf étant saisi sans compression ni tiraillement entre la branche (M) et la branche (F) de l'instrument, on pousse le piston P qui se termine par une lame mousse ou tranchante (L suivant les conditions de l'expérience. Cette lame s'engage dans la bifurcation de la branche F, et, à l'instant précis où elle vient toucher le nerf, la rupture d'un courant électrique se produit, quand le contact C passe sur la pièce isolante I. Le signal inscripteur de M. Deprès qui est intercalé dans le circuit donne à ce moment l'indication de la rupture. Quand le nerf a été comprimé ou sectionné par la lame, le courant se referme par le contact du point C' et du point C'', et un nouveau signal est enregistré. On peut exécuter le mouvement très lentement ou très vite, et la rapidité avec laquelle il a été produit se trouve indiquée par l'écart entre les deux signaux. - On enregistre en même temps les variations de la pression artérielle ou les battements du cœur et on s'assure ainsi des rapports entre l'effet cardiaque et la durée d'application de la compression.

Malgré la rapidité de l'acte réflexe qu'implique la production du ralentissement du cœur dans les cas de ligature brusque, l'effet modérateur n'apparaît que tardivement, c'est-à-dire plusieurs dixièmes de seconde après la ligature. Il résulte de là que la presque totalité du retard est de provenance périphérique ; ceci s'accorde, du reste, avec ce que nous ont appris les recherches de Donders et celles de Tarchanoff sur la lenteur relative de la réaction modératrice à la suite de l'excitation du bout périphérique du pneumogastrique.

3° *Conditions des expériences dans lesquelles la ligature du pneumogastrique n'a pas produit de ralentissement ou d'arrêt réflexe du cœur* (*chloroforme, curare, refroidissement, etc.*). — Chez les chiens âgés, peu sensibles, chez les animaux qui exécutent, au moment où on touche le fil qui entoure le nerf, des mouvements généraux violents, le ralentissement réflexe du cœur peut manquer.

Il fait aussi défaut chez les animaux qui viennent de subir une *anesthésie chloroformique* complète, chez ceux dans les vaisseaux desquels une certaine quantité du *carbonate de soude* du manomètre a pénétré auparavant, à la suite d'une chute de pression.

Sous l'influence de certains poisons, comme l'*atropine*, le réflexe cardiaque fait nécessairement défaut, en raison de la paralysie bien connue des appareils modérateurs périphériques.

La même raison explique la disparition de l'effet cardiaque quand le *curarisation* a été poussée très loin : à ce moment, comme on le sait, le bout périphérique du pneumogastrique devient inexcitable. Mais bien avant cette période, alors que l'action du curare n'a pas encore supprimé complètement l'influence des muscles sùr la respiration, les réflexes cardiaques ont disparu : j'insisterai sur ce fait dans le prochain chapitre à propos des excitations du bout central du pneumogastrique. Je le signale seulement ici au sujet des conditions expérimentales qui suppriment les effets cardiaques réflexes de la ligature du pneumogastrique.

Chez les animaux *refroidis* par une immobilité prolongée ou qui ont été soumis à une réfrigération artificielle avec un appareil à courant d'eau (1), chez ceux qui ont subi une

(1) L'appareil à réfrigération que j'ai employé consiste en un manchon de caoutchouc à double paroi sur lequel on fait circuler un courant d'eau froide. Cet appareil a été construit par M. Galante.

perte de sang importante, les réflexes cardiaques de la ligature du pneumogastrique font défaut ou sont très notablement atténués.

4° *Effets consécutifs de la ligature ou de la section du pneumogastrique sur le rythme du cœur.*

Quand l'effet *immédiat* de la ligature ou de la section d'un pneumogastrique a été le ralentissement du cœur, comme c'est la règle, on voit ensuite survenir une accélération qui est ordinairement passagère (fig. 76, 77). Le caractère transitoire de cette accélération la distingue de l'accélération consécutive à la double section des nerfs pneumogastriques, dont il sera question tout à l'heure. Elle paraît être la conséquence du ralentissement lui-même, en ce sens qu'elle ne se produit que si le ralentissement initial réflexe a eu lieu, qu'elle est proportionnée, dans sa valeur et dans sa durée, à la valeur et à la durée du ralentissement. Quant à la nature des rapports qui existent entre l'accélération consécutive passagère et le ralentissement initial des battements du cœur, nous pouvons l'interpréter de deux façons : ou bien l'accélération consécutive au ralentissement est le résultat d'une *tendance à l'uniformité du rythme:* l'influence modératrice a été un instant prédominante, et, pendant ce temps, l'influence accélératrice s'est pour ainsi dire accumulée pour se dépenser librement après la suspension de l'action modératrice ; cette première hypothèse repose sur les notions acquises de l'interférence entre les influences modératrices et les influences accélératrices; ou bien la chute de pression qui s'est produite pendant la phase de ralentissement du cœur favorise le débit ventriculaire et permet au cœur d'accélérer ses battements : cette seconde hypothèse repose sur la *loi d'uniformité de travail de cœur* formulée depuis longtemps par M. le professeur Marey.

L'accélération des battements du cœur après la section des deux nerfs pneumogastriques est généralement considérée, depuis V. Bezold, comme la conséquence de la suppression des influences modératrices centrales. Les expériences dont les résultats sont indiqués ci-dessous semblent tout à fait confirmatives de cette opinion devenue classique.

En effet, 1° quand on a fait la section du pneumogastrique

d'un côté, le pneumogastrique opposé étant déjà coupé, on voit le cœur s'accélérer ensuite d'une façon persistante.

2° L'accélération consécutive à la double section des pneumogastriques fait défaut chez les animaux dont l'appareil modérateur du cœur est déjà paralysé par l'atropine.

3° Les animaux profondément curarisés, ceux qui ont reçu dans les vaisseaux, et spécialement dans le bout central de la carotide, une certaine quantité de carbonate de soude, ne présentent pas d'accélération consécutive à la section des pneumogastriques ; mais ils ont aussi, comme les animaux atropinisés, perdu l'excitabilité de leurs appareils cardiaques modérateurs.

4° Cette accélération n'est pas la conséquence de l'élévation de la pression, car elle se produit chez les animaux dont les splanchniques ont été arrachés et chez lesquels la pression ne peut s'élever que très modérément et d'une façon pasagère (1).

(1) Une opinion contraire a été défendue dans un travail très remarquable par M. Rutherford (*Journal of Anat. a. Physiol.*, 1868-1869, p. 403 et suiv.). Ce physiologiste a vu se produire l'accélération chez les animaux atropinisés (dans 5 cas sur 9 expériences chez le chien; dans 1 cas sur 4 expériences chez le lapin); il a de plus noté sur un lapin que la section du vague d'un côté et de la branche modératrice du vague du côté opposé n'ayant pas produit d'accélération du cœur, la section du tronc du pneumogastrique du côté où la branche modératrice avait été coupée, a été suivie d'accélération. Il conclut que l'accélération consécutive à la section des pneumogastriques est due à la section d'autres filets que ceux qui ralentissent le cœur. D'autres expériences l'amenèrent à conclure que l'élévation de la pression qui s'observe chez les animaux en état de digestion stomacale et qui fait défaut chez les animaux à jeun est le phénomène initial de la section du pneumogastrique; que le cœur ne s'accélère que consécutivement et à cause de l'élévation de la pression.

Les expériences dont j'ai présenté les résultats ne comportent pas les mêmes conclusions : j'ai vu le cœur s'accélérer chez les animaux à jeun et chez les animaux en digestion; l'accélération du cœur s'est produite sans élévation notable de la pression quand les splanchniques étaient coupés; chez les chiens et chats atropinisés à un degré suffisant pour que l'excitation du bout périphérique du pneumogastrique ne produisît plus aucun effet cardiaque (1 milligr. chez le chat, 3 milligr. chez le chien en injection dans la plèvre), la double section des pneumogastriques n'a produit ni élévation persistante de la pression, ni accélération du cœur.

J'ajouterai que la théorie de M. Rutherford, bien qu'elle puisse paraître appuyée par ses propres expériences, ne s'appliquerait précisément pas au cas particulier du lapin qui est en digestion stomacale presque continue et chez lequel la double section des pneumogastriques ne produit souvent aucun effet vasculaire cardiaque.

Le seul fait dont l'interprétation m'échappe et qui m'avait fait prêter une

§ III. — Effets de la ligature du pneumogastrique sur la pression artérielle.

Effets immédiats. 1° Quand la ligature du tronc d'un pneumogastrique, celui du côté opposé étant intact ou coupé, produit le ralentissement ou l'arrêt réflexe du cœur, la pression artérielle subit une chute proportionnelle à la durée de l'arrêt ou à la valeur du ralentissement.

2° Quand la ligature du pneumogastrique ne produit pas pour l'une des raisons déjà notées (p. 295), de ralentissement ou d'arrêt réflexe du cœur, la pression artérielle s'élève. Dans la plupart de ces exemples l'élévation de la pression, au moment de la ligature et dans les instants suivants, doit être attribuée à un réflexe vaso-moteur; le ralentissement du cœur étant supprimé soit par l'atropine (fig. 79), soit par le curare,

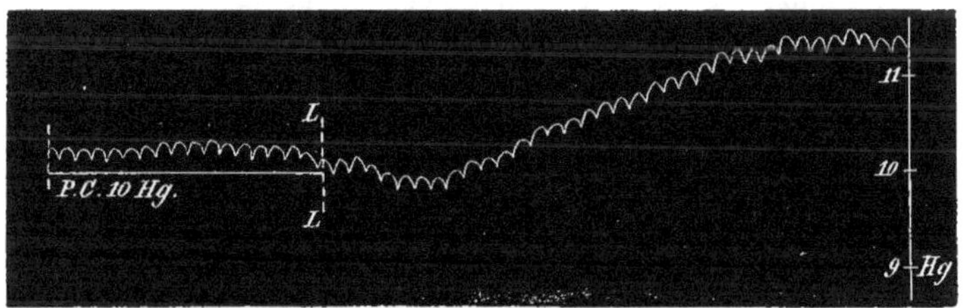

Fig. 79.— Effets vaso-constricteurs réflexes produits par la ligature L du pneumogastrique droit, chez un chat atropinisé, le pneumogastrique gauche étant intact. Après une première chute (effet inspiratoire passager) la pression carotidienne P. C. s'élève de 10 à 11,5 c. Hg. (manomètre à mercure.)

la ligature du tronc du pneumogastrique a agi comme l'irritation traumatique ou électrique de son bout central. Quelquefois ce réflexe vaso-moteur ne peut être invoqué seul : dans plusieurs expériences, l'animal a exécuté des mouvements généraux avec effort, dont l'influence sur la pression est venue s'ajouter au réflexe vasculaire (1).

3° Dans certains cas, quoique la ligature du pneumogas-

sérieuse attention à l'opinion de M. Rutherford est relaté dans mes tableaux d'expériences ; il s'agit d'une jeune chatte, à jeun depuis la veille, la ligature du pneumogastrique gauche produisit un réflexe cardiaque modérateur et la section de l'autre pneumogastrique ne fut suivie d'aucune accélération.

(1) On observe quelquefois chez les animaux qui ont les pneumogastriques

trique produise un léger ralentissement du cœur on peut observer encore une élévation de la pression artérielle. On doit expliquer cette anomalie apparente par ce fait que, le ralentissement du cœur ayant été très modéré, il n'a pas suffi à dissimuler l'influence antagoniste du resserrement réflexe des vaisseaux sur la pression.

4° Exceptionnellement la pression artérielle ne subit pas de variation ou s'abaisse légèrement aussitôt après la ligature : l'absence d'élévation de la pression, le cœur ne subisant pas de ralentissement, peut s'expliquer soit par un défaut de sensibilité du nerf irrité, soit par l'action aspiratrice exercée sur le sang par la brusque inspiration qui accompagne la ligature du pneumogastrique.

Effets consécutifs. — 1° Il est peu fréquent de noter, à la suite de la ligature ou de la section *d'un seul* pneumogastrique une élévation persistante de la pression. C'est seulement dans les rares circonstances où la section *d'un seul* pneumogastrique est suivie d'une accélération persistante du cœur (comme dans quelques cas que j'ai observés sur le chat) qu'on obtient une élévation persistante de la pression artérielle.

2° Après la section des deux pneumogastriques, la pression artérielle s'élève et reste élevée un temps assez considérable, telle est la règle bien connue ; mais cette élévation de la pression

coupés, une notable accélération du cœur avec élévation de la pression quand on pratique la ligature du bout central de l'un des deux nerfs. Il s'agit dans ces cas, dont la figure 10 fournit un exemple, d'une accélération réflexe combinée avec un réflexe vaso-moteur constricteur.

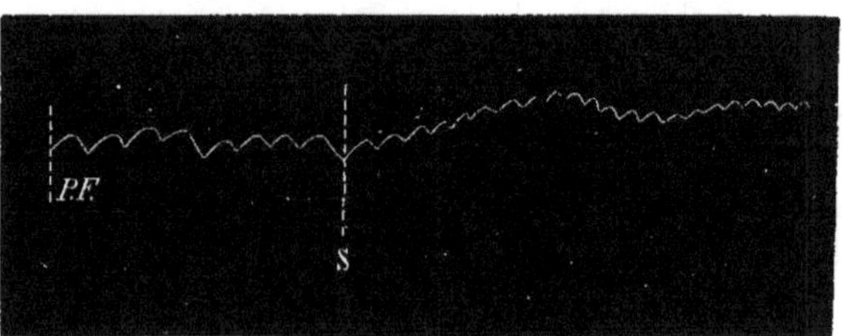

Fig. 80. — Effets vaso-constricteurs réflexes combinés avec un réflexe cardiaque accélérateur chez un chien dont les deux pneumogastriques étaient coupés. On lie le bout central du pneumogastrique gauche au point S. (P. F., pression fémorale. Manomètre élastique.)

consécutive à la double section des pneumogastriques, n'en est pas la conséquence directe : elle résulte, comme on le pense généralement, de l'accélération du cœur qui est liée à cette section des deux nerfs modérateurs.

Comme il a été dit plus haut à propos des effets cardiaques de la double section des pneumogastriques (p. 296), l'élévation consécutive de la pression a fait défaut chez les animaux atropinisés à un degré suffisant pour que le pneumogastrique ait perdu son influence modératrice sur le cœur, et chez lesquels l'accélération du cœur ne se produisait pas à la suite de la section des deux pneumogastriques. Ce fait paraît bien montrer la subordination de l'élévation de la pression à l'accélération du cœur.

3° La pression ne s'élève pas, ou s'élève très peu, malgré l'accélération du cœur après la section des pneumogastriques quand on a fait subir aux animaux une opération comme le double arrachement des splanchniques qui ouvre un grand réseau vasculaire et permet un large écoulement du sang des artères dans les veines.

CHAPITRE II.

EFFETS RESPIRATOIRES PRODUITS PAR L'EXCITATION DU BOUT CENTRAL DU PNEUMOGASTRIQUE.

Procédés d'exploration des mouvements respiratoires. — Effets respiratoires types produits par l'excitation centripète du pneumogastrique : inspiration initiale d'origine douloureuse, suivie d'une expiration plus ou moins complète qui constitue l'effet réel de l'excitation. — L'inspiration initiale disparait avec les anesthésiques. — L'effet expiratoire se produit quelle que soit la phase de la respiration avec laquelle coïncide l'excitation. — Analyse de l'effet expiratoire réflexe : les parois thoraciques se resserrent ainsi que le poumon lui-même. Démonstration du retrait actif du poumon par la résistance à l'insufflation pendant l'excitation centripète et pendant l'excitation centrifuge du pneumogastrique. — Résultats de la combinaison du resserrement des parois thoraciques et du retrait actif du poumon lui-même : la pression pleurale, sollicitée en sens contraire par chacune de ces influences, ne dépasse pas pendant l'expiration provoquée le niveau des maxima expiratoires normaux. — Influence de la durée des excitations sur les réflexes respiratoires; influence de leur intensité et de leur fréquence. — Ce n'est pas la modification du rythme qui est essentielle, c'est le changement d'état des parois et du poumon qui se resserrent. — Influence avantageuse de la morphine et des anesthésiques pour mettre en évidence le véritable réflexe respiratoire en supprimant les manifestations douloureuses. — Effets de l'arrêt respiratoire en expiration sur la pression œsophagienne et sur la pression intra-cardiaque.

Les opinions si différentes qui ont été émises sur la nature des réactions respiratoires produites par l'excitation du bout central du pneumogastrique, tiennent en grande partie à la différence des procédés employés pour l'exploration des mouvements respiratoires (1).

(1) L'histoire des divergences des résultats obtenus par l'excitation du bout central du pneumogastrique a été faite à plusieurs reprises par les auteurs qui se sont successivement occupés de la question depuis les recherches de Rosenthal en 1861. Sans entrer ici dans le détail, je rappellerai seulement que MM. Arloing et Tripier (*Arch. Physiol.*, 1872) ont conclu de leurs expériences que « les courants moyens et forts produisent toujours, quel que soit le moment où ils passent à travers les vagues une inspiration brusque...; mais le

De ces procédés les uns sont absolument défectueux, l'exploration de la pression latérale de l'air dans la trachée, par exemple : en effet on n'obtient ainsi que l'indication des variations de pression *à leur début;* quand un arrêt respiratoire se produit, il est impossible de savoir qu'elle en est la forme inspiratrice ou expiratrice ; il faut qu'il y ait mouvement de l'air dans la trachée pour que ce procédé fournisse des indications ; et encore ne peut-il guère servir que comme moyen de comptage.

L'inscription des mouvements des parois thoracique ou abdominale avec les différents pneumographes est préférable, mais il ne serait pas prudent d'y ajouter une confiance sans réserves : il se peut en effet que la base du thorax présente une *dilatation* pendant l'*expiration*, si les muscles abdominaux se contractent et refoulent le diaphragme ; aussi est-il bon de contrôler les indications pneumographiques par l'inscription simultanée de la pression pleurale.

Les courbes de la pression intra-pleurale, obtenues avec une simple sonde en gomme munie d'œillets latéraux et introduite par une petite boutonnière intercostale font nécessairement foi. On peut recueillir directement les indications des variations de l'aspiration thoracique en réunissant la sonde pleurale au tube de transmission du tambour à levier, ou bien, si les courbes présentent ainsi une trop grande amplitude, on les réduit par l'interposition d'un manomètre en U, contenant de l'eau.

C'est à ce procédé que j'ai eu recours dans toutes les expériences dont il est question dans ce chapitre, en le combinant avec tel ou tel autre mode d'exploration auquel il servait de contrôle.

Il y a cependant d'autres méthodes très précieuses par leur

flanc ne s'arrête pas dans cette position ; il survient immédiatement une expiration forcée » Cette conclusion me paraît être rigoureusement exacte ; mes propres expériences la confirment en tous points ; mais l'interprétation de ces effets me paraît devoir être différente : d'accord avec Rosenthal (1877 et 1878), je crois que l'effet réel de l'excitation centripète du pneumogastrique avec des courants suffisants est l'arrêt respiratoire en expiration ; l'inspiration initiale n'est qu'un phénomène surajouté, d'origine douloureuse, commun aux excitations des autres nerfs sensibles, comme l'ont vu Schiff, Bert et plus récemment Langendorff. (Mittheil. a. d. Königsberger phys. Labor. Königsberg. 1878. 33-67.)

extrême simplicité et pouvant aussi fournir d'utiles indications : ainsi l'exploration des variations de la pression dans une bouteille d'une grande capacité dont la cavité est, d'autre part, en rapport avec la trachée de l'animal. Ce procédé a été employé par Marey, Bert, Hering, etc. De même, l'exploration des variations de la pression intra-thoracique à l'aide d'une ampoule œsophagienne (Ceradini, Luciani). On peut reprocher au premier de ces deux procédés d'atténuer trop notablement les détails des courbes, en raison du grand espace nuisible représenté par la masse d'air contenue dans le réservoir; le second, excellent quand l'œsophage est paralysé, devient dangereux dans le cas où on risque de provoquer, par voie réflexe, des contractions œsophagiennes, ce à quoi expose précisément l'irritation du bout central d'un pneumogastrique, celui du côté exposé étant intact.

Je m'en tiendrai donc aux résultats fournis par l'exploration simultanée de la pression intra-thoracique avec une sonde pleurale et des mouvements de la paroi avec le pneumographe à ressort de M. Marey.

§ I. — Effets respiratoires types de l'excitation centripète du pneumogastrique.

Quand on excite avec des courants induits de moyenne intensité, ou mieux, avec une série de décharges du condensateur Micro-Faraday ($\frac{1}{10}$ M. F. 10 unités Daniell. 30 décharges par seconde), le bout central du pneumogastrique chez le chien, on observe les phénomènes suivants si l'animal ne réagit pas par des mouvements généraux :

1° L'excitation provoque, à son début, une inspiration brusque, plus ou moins profonde, mais toujours accusée par une exagération de l'aspiration thoracique;

2° L'excitation continuant, à l'inspiration initiale succède une expiration plus ou moins complète qui relève la pression à l'intérieur du thorax.

Tels sont les deux phénomènes essentiels qu'on observe chez un animal sensible, ne réagissant pas cependant par des mouvements généraux.

Mais, de ces deux effets successifs le second seul représente la réaction respiratoire vraie du bout central du pneumogastrique. En effet, l'inspiration initiale est un phénomène de douleur qui est commun à toutes les excitations des nerfs sensibles et n'appartient point en propre au pneumogastrique.

3° En supprimant la sensibilité à la douleur par les anesthésiques, on fait disparaître l'inspiration initiale, réaction douloureuse, et on obtient d'emblée l'effet expiratoire propre à l'irritation centripète du pneumogastrique.

Les deux figures suivantes montrent les effets qui viennent d'être indiqués. Dans la première, fournie par un animal non anesthésié, mais tranquille, on voit que le premier effet de l'irritation du bout central du pneumogastrique est une *inspiration profonde*, caractérisée par la chute simultanée des trois courbes (pneumographe, pression intra-thoracique, pression latérale dans la trachée) : ceci est tout à fait comparable à ce qui se produit au moment de la ligature brusque. (Voir chapitre I.) A ce premier effet succède un

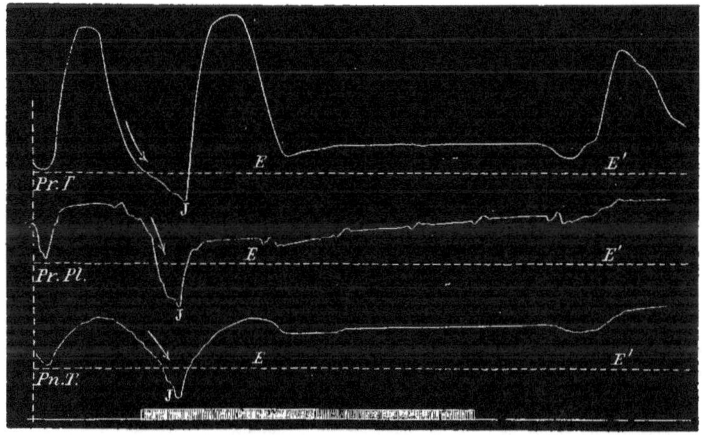

Fig. 81. — Effets respiratoires de l'excitation du bout central du pneumogastrique. On voit qu'au début de l'excitation, chacune des trois courbes (Pr. T., pression trachéale, Pr. Pl. pression pleurale, Pn. T., Pneumographe autour du thorax) indiquent une inspiration profonde. Ensuite la respiration s'arrête en expiration de E en E') Chien non anesthésié.

arrêt prolongé en expiration indiqué sur les courbes du pneumographe et de la sonde pleurale par une élévation du tracé. En même temps que ces deux courbes indiquent une expiration soutenue, la courbe trachéale semblerait plutôt marquer un arrêt en inspiration, si on n'était prévenu qu'il y a là une fausse indication : il n'y a plus de courant d'air rapide dans la trachée et la pression y prend une valeur moyenne qui ne renseigne en rien sur l'état des parois thoraciques au moment correspondant. Cette remarque suffit à prouver à quelles erreurs expose l'exploration de la pression trachéale dans des expériences de ce genre.

A la fin du tracé, on peut voir *un renforcement de l'expiration* qui s'accuse par l'élévation de chacune des courbes : si la courbe trachéale fournit cette fois une indication concordante, c'est qu'à ce moment il se produit une expulsion brusque de l'air qui était resté dans le poumon et, par conséquent, une augmentation de la pression trachéale.

Cette première série de tracés montre donc que l'excitation du bout central du pneumogastrique provoque : 1° une inspiration initiale ; 2° un arrêt expiratoire avec renforcement terminal.

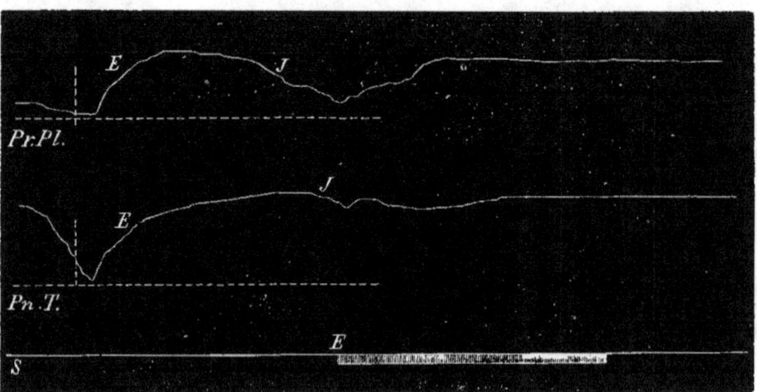

Fig. 82. — Effets respiratoires produits par l'excitation du bout central du Pneumogastrique : l'animal étant anesthésié l'effet est tout entier expiratoire. (Pr. Pl., courbes de la pression pleurale ; Pn. T., Courbes pneumographiques.

Dans la figure 82 on peut voir que, sous l'influence de l'anesthésie, l'inspiration initiale a disparu : en supprimant la sensibilité à la douleur, on a fait disparaître la réaction respiratoire qui est liée à la sensation douloureuse, et on a mis en évidence l'effet expiratoire propre à l'excitation centripète du pneumogastrique.

4° L'arrêt en expiration se produit, bien que l'excitation coïncide à son début avec un mouvement inspiratoire. Ceci est important, car on a pensé que la forme de l'arrêt respiratoire, provoqué par l'excitation centripète du pneumogastrique dépendait de la phase de la respiration avec laquelle l'irritation coïncide : l'arrêt serait inspiratoire si l'excitation arrive au moment de l'inspiration, expiratoire, au contraire, si c'est avec une expiration commencée que coïncide l'excitation (P. Pert. Schiff.). Dans la figure précédente on voit, au contraire, que l'inspiration qui commençait est interrompue et remplacée par une expiration parfaite.

§ II. — État des parois thoraciques et du poumon lui-même pendant l'expiration provoquée par l'excitation centripète du pneumogastrique.

1° *État des parois thoraciques.* — L'expiration provoquée par voie réflexe pendant l'excitation du bout central du pneumogastrique peut résulter, soit d'une simple suspension de l'action des muscles inspirateurs, soit et simultanément d'un resserrement actif des parois. Quand on examine les tracés fournis par l'exploration de la pression intra-thoracique, on ne voit pas, d'ordinaire, les maxima de l'expiration provoquée s'élever au-dessus du niveau des maxima de l'expiration normale (fig. 82). Cette observation tendrait à faire admettre qu'il ne s'agit que d'un relâchement simple du diaphragme, sans contraction simultanée des muscles expirateurs. Cependant, si l'on tient compte de ce qui se produit en même temps du côté du poumon lui-même, on verra qu'il y a des raisons pour admettre une expiration active.

2° *État du poumon. Examen par la méthode de l'insufflation.* — J'ai cherché à déterminer la part que pouvait prendre le poumon lui-même dans le phénomène expiratoire réflexe produit par l'excitation centripète du pneumogastrique. Dans ce but, l'exploration de la pression intra-thoracique étant pratiquée chez un animal faiblement curarisé, de préférence chez le chat, on établit la respiration artificielle par insufflation. Après s'être assuré de la fixation de la canule trachéale et de la valeur constante des pressions de l'air envoyé dans le poumon, on inscrit les variations de la pression intra-thoracique avant, pendant et après l'excitation du bout central du pneumogastrique.

On voit, dans ces conditions, que *le poumon oppose une résistance exagérée à la pénétration de l'air* pendant l'excitation centripète du pneumogastrique. C'est ce que montre la figure suivante.

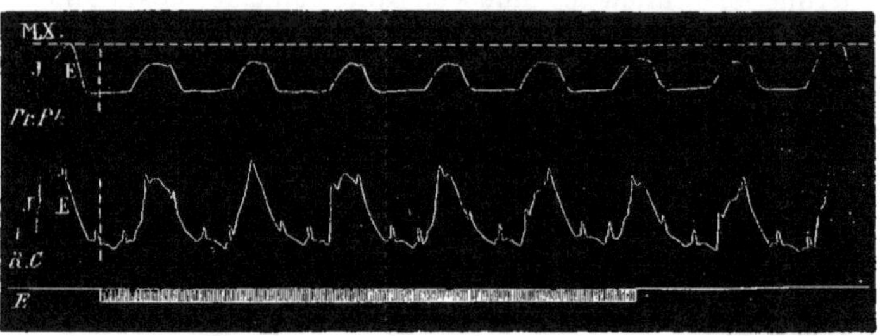

Fig. 83. — Effets produits sur le poumon lui-même par l'excitation du bout central d'un pneumogastrique, le pneumogastrique opposé étant intact. — Chat curarisé et soumis à la respiration artificielle. R. C. Tracé des mouvements de la paroi thoracique et du cœur. (Double explorateur à tambour.) — Pr. Pl., pression pleurale. Pendant l'excitation E, les maxima (Mx) des courbes de la pression pleurale s'abaissent notablement, le poumon résistant à l'insufflation.

Comment comprendre autrement que par un resserrement actif du tissu pulmonaire cette résistance à l'insufflation ? L'animal est, en effet, suffisamment curarisé pour que les muscles des parois ne puissent pas réagir par voie réflexe et rendre ainsi moins facile la pénétration de l'air dans le poumon. Du reste, une expérience directe et qui paraît décisive pour établir le resserrement actif du poumon lui-même, consiste à sectionner le pneumogastrique opposé à celui dont on excite le bout central : il n'y a plus de voie de réflexion motrice sur le poumon, et, pendant l'excitation centripète du pneumogastrique, on n'observe plus sur l'animal curarisé la résistance à l'insufflation qui s'observait auparavant.

Enfin, comme démonstration de la valeur de la méthode, il est facile de mettre en évidence le resserrement du poumon par l'exploration de la pression pleurale pendant qu'on excite le bout périphérique du pneumogastrique : ce resserrement directement provoqué s'accuse dans la figure suivante par la résistance croissante à l'expansion du poumon par l'insufflation.

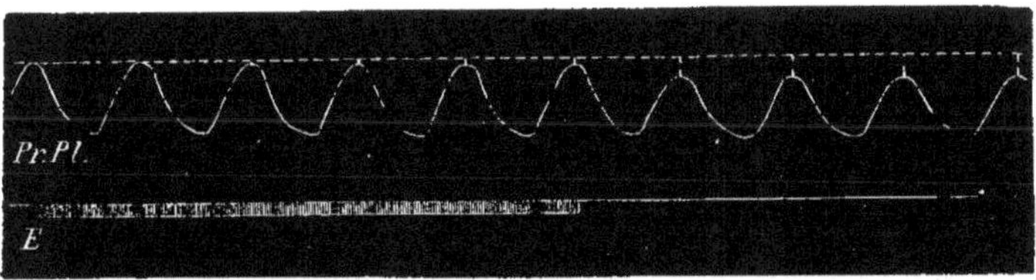

Fig. 84. — Résistance croissante du poumon à l'insufflation, produite par l'excitation du bout périphérique du pneumogastrique chez un animal curarisé. (Pr. Pl.) Courbes de la pression pleurale. E, Excitation du bout périphérique du pneumogastrique droit.

La conclusion de ces expériences par la méthode des insufflations trachéales combinées avec l'exploration de la pression intra-thorarique, est donc la suivante :

Pendant l'excitation du bout central du pneumogastrique d'un côté, celui du côté opposé étant intact, on observe sur un animal curarisé une résistance notable du poumon à l'insufflation; cette résistance doit être attribuée au resserrement actif du tissu pulmonaire produit par voie réflexe : elle ne se produit plus en effet quand on répète l'excitation après avoir sectionné le pneumogastrique opposé à celui dont on excite le bout central (1).

3° *Résultats de la combinaison du resserrement des parois thoraciques et du poumon lui-même.* — Si nous tenons compte maintenant des notions qui précèdent pour interpréter les indications fournies par l'examen de la pression intra-thoracique chez l'animal non curarisé dont on excite le bout central du pneumogastrique, nous verrons qu'il est possible de mettre en évidence le resserrement actif des parois thoraciques elles-mêmes dans l'arrêt expiratoire noté plus haut.

En effet, quand nous recueillons les courbes de la pression

(1) Dans son travail publié en 1876 (Ueber die Beziehungen der N. Vagi zu den glaten Muskelfasern der Lunge (*Arch. f. d. Ges. Physiol.*, XIII, 491-508), M. Gerlach était arrivé par une autre méthode, celle de l'exploration de la pression de l'air dans la trachée, aux mêmes conclusions. Mes propres expériences ne font donc que confirmer les résultats obtenus par M. Gerlach et qui ne m'étaient pas connus, quand mes recherches ont été faites.

intra-thoracique chez l'animal normal pendant l'arrêt expiratoire provoqué par voie réflexe, nous enregistrons l'effet combiné du retrait du poumon qui tend à augmenter l'aspiration thoracique et du resserrement des parois qui tend à diminuer cette même aspiration et à la transformer en pression positive.

Par conséquent, il n'est point étonnant que nous n'observions pas l'effet total du resserrement des parois, cet effet étant amoindri par le retrait du poumon sur lui-même. Mais si nous réussissons à supprimer l'influence atténuante du resserrement pulmonaire, nous pourrons mettre en évidence l'effet du resserrement des parois qui persistera seul. C'est par la section du pneumogastrique opposé à celui dont on excite le bout central qu'on peut empêcher le resserrement réflexe du poumon de se produire; le fait a été démontré par M. Gerlach et par nous-même à l'aide des deux procédés différents indiqués tout à l'heure. Dans ces conditions nouvelles, l'excitation centripète du pneumogastrique d'un côté ne peut plus agir par voie réflexe que sur l'appareil musculaire des parois, et on voit dans les courbes de la pression intra-thoracique la preuve que ces parois se resserrent activement (fig. 85).

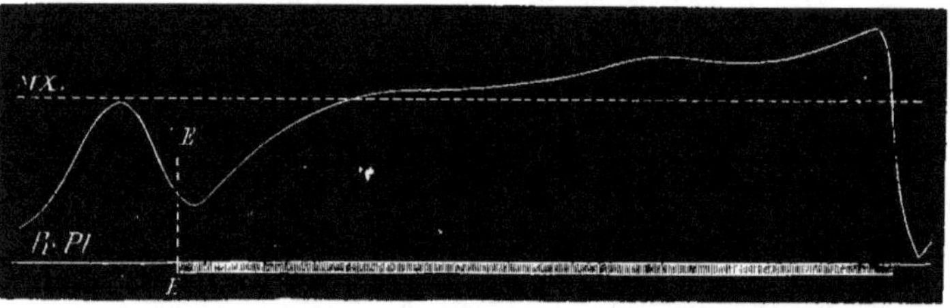

Fig. 85. — Pression intra-thoracique (Pr.Pl.) s'élevant au-dessus de la ligne des maxima normaux (MX) pendant l'excitation E du bout central du pneumogastrique d'un côté, celui du côté opposé étant coupé.

Ces expériences comparatives autorisent à conclure que *l'excitation du bout central du pneumogastrique provoque, par voie réflexe, en même temps que le resserrement du poumon lui-même, le resserrement actif des parois thoraciques.*

§ III. — Variations de l'effet respiratoire type (arrêt en expiration) produit par l'excitation centripète du pneumogastrique.

1° *Influence de la durée des excitations.* — L'arrêt réflexe de la respiration en expiration ne s'observe qu'à la condition que les excitations centripètes du pneumogastrique, faites sur un animal non anesthésié, aient une certaine durée. En effet, comme on l'a vu plus haut, le premier résultat de l'excitation est de provoquer une réaction inspiratoire due à la surprise douloureuse du début de l'irritation : dès lors si cette excitation ne dépasse pas en durée le temps nécessaire à l'inspiration initiale pour s'accomplir, tout l'effet pourra se borner à ce phénomène; si l'on s'en tient là, on pourra croire que l'irritation centripète du pneumogastrique provoque une réaction *inspiratoire*. Mais, en prolongeant davantage l'excitation, on voit apparaître l'effet expiratoire. On comprend que pour mettre en évidence la réaction expiratoire, il faudra prolonger l'excitation un temps variable suivant le rythme respiratoire de l'animal pour arriver à dépasser la durée de l'inspiration du début.

2° *Influence de l'intensité et de la fréquence des excitations.* — On a attribué, et avec raison, une grande importance au degré d'intensité des excitations ainsi qu'à leur fréquence, dans la production des arrêts respiratoires réflexes du bout central du pneumogastrique. En effet si on s'attache, comme on l'a toujours fait, à rechercher *l'arrêt complet* de la respiration cette donnée de l'intensité et de la fréquence des excitations mérite tout l'intérêt qui leur a été accordé. Mais je crois que c'est bien plutôt l'état de resserrement des parois thoraciques qu'il faut considérer : que l'arrêt respiratoire soit complet ou qu'au contraire, comme cela s'observe sur les animaux très irritables, la respiration s'accélère, c'est toujours le resserrement des parois et du poumon qui constitue le phénomène essentiel; on le retrouve dans tous les cas, que la respiration soit arrêtée, ralentie ou accélérée. En un mot, ce qui paraît surtout important à déterminer, c'est l'état de retrait des parois et du poumon et non point le rythme même de la respiration. Si on part de cette idée on pourra s'accorder beaucoup mieux qu'on ne l'a fait jusqu'ici sur le véritable sens des réflexes respiratoires produits par l'excitation centripète du pneumogastrique.

3° *Influence des anesthésiques et narcotiques.* — Les manifestations douloureuses constituent le véritable obstacle à l'étude précise des réactions respiratoires immédiatement liées à l'excitation centripète du pneumogastrique. Aussi est-il indiqué de chercher à supprimer la douleur perçue pour obtenir ces réactions avec autant de netteté que possible. On arrive à ce résultat par l'administration des anesthésiques ou des narcotiques, notamment de la morphine. L'exemple suivant suffit à montrer l'avantage de la tranquillité de l'animal dans ce genre de recherches : il a été fourni par un chat d'une grande sensibilité, dont les mouvements généraux violents et les respirations volontaires rapides masquaient les effets réels de l'excitation centripète du pneumogastrique (ligne 1, fig. 86). On injecte dans la plèvre de cet animal 2 centrigrammes de chlorhydrate de morphine, et au bout de 4 minutes, on recueillle le tracé n° 2.

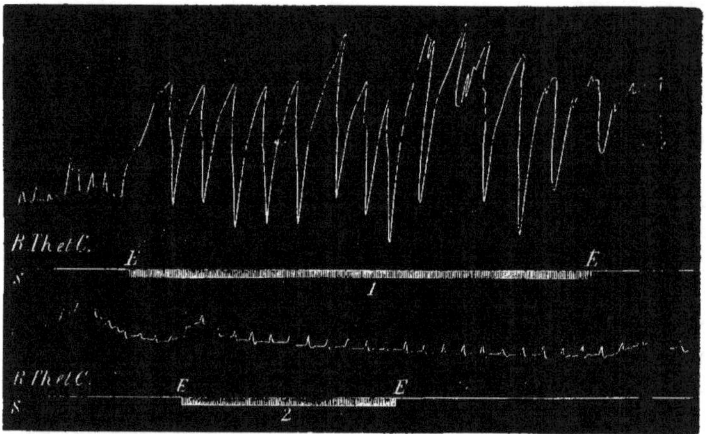

Fig. 86. — Suppression des réactions douloureuses de la ligne 1 et démonstration des effets respiratoires réels de l'excitation centripète du pneumogastrique (ligne 2) par la morphine chez le chat (explorateur à double tambour), R. Th et C, Respiration thoracique et cœur.

On obtient le même résultat avec l'éther chez le chat, avec le chloroforme uni ou non à la morphine chez le chien. Mais il faut se demander dans quelle mesure on est en droit de supprimer les réactions douloureuses produites par l'excitation centripète du pneumogastrique pour étudier les effets respiratoires de cette excitation : n'y a-t-il pas, sous l'influence des substances employées, une modification des réactions respiratoires du pneumogastrique ? L'examen des effets produits par cette excitation chez un animal qui n'a reçu ni narcotique ni anesthésique, mais qui s'est montré assez peu sensible pour ne pas réagir par des mouvements, suffit à répondre à cette question.

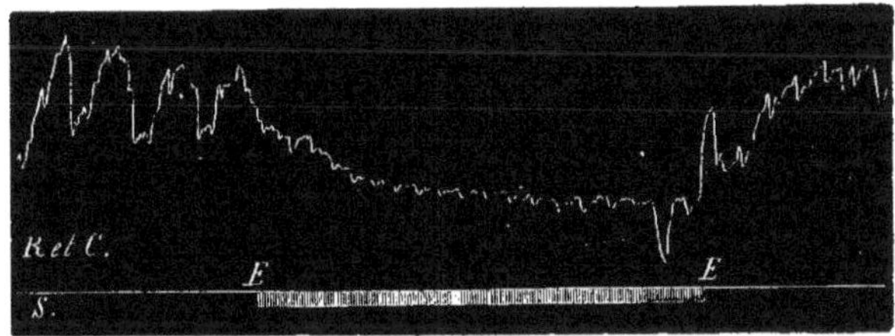

Fig. 87. — Arrêt respiratoire en expiration produit chez le lapin par l'excitation centripète EE du pneumogastrique, sans anesthésique ni morphine. (R et C, Respiration et cœur (explorateur à tambour).

On voit (fig. 87) par la ressemblance des effets respiratoires réflexes chez les animaux normalement tranquilles, comme le lapin, ou rendus immobiles par les anesthésiques ou par la morphine (chat) fig. 86, qu'il n'y a pas lieu de se préoccuper d'une perturbation des réflexes respiratoires par les agents indiqués. Du reste, la suite de ce travail montrera l'avantage qui résulte de l'emploi raisonné des anesthésiques ou des narcotiques, pour mettre en relief certains phénomènes réflexes dissimulés par des réactions étrangères.

§ IV. — Effets de l'expiration provoquée par voie réflexe sur la pression œsophagienne et sur la pression intra-cardiaque.

La diminution de l'aspiration intra-thoracique résultant du resserrement actif des parois pendant l'expiration provoquée par l'excitation centripète du pneumogastrique, retentit nécessairement sur les organes que contient la cavité thoracique : œsophage, cœur, gros vaisseaux.

Effets sur l'œsophage. — Pour apprécier rigoureusement les effets œsophagiens de l'expiration provoquée, il est nécessaire de sectionner le pneumogastrique opposé à celui dont on excite le bout central : la principale raison en est que les filets sensibles du pneumogastrique d'un côté réagissent par voie réflexe sur les filets œsophagiens moteurs du côté opposé : on pourrait, par suite, attribuer à l'influence des parois thoraciques l'augmentation de la pression intra-œsophagienne qui, dans ces conditions, résulterait surtout de la contraction de l'œsophage lui-même. Tandis que, quand le pneumogastrique opposé au pneumogastrique excité est coupé, les variations de la pression œsophagienne deviennent tout à fait comparables aux variations de la pression pleurale dont elles sont complètement solidaires ; elles subissent, comme celle-ci, l'influence des mouvements des parois. C'est pour cela qu'on retrouve dans les courbes fournies par une sonde à ampoule manométrique introduite dans l'œsophage, les variations que nous avons déjà étudiées sur les tracés de la pression intra-thoracique. La figure 88 montre ces effets œsophagiens produits indirectement par l'excitation du bout central d'un pneumogastrique, celui du côté opposé étant coupé : on y reconnait l'inspiration initiale (dépression brusque du début) et l'expiration prolongée (élévation soutenue de la pression œsophagienne). Cette dernière partie du tracé est, en outre, intéressante à considérer en ce qu'elle montre bien le resserrement actif des parois, fait déjà établi plus haut par les courbes pleurales : ici, comme dans le cas du paragraphe précédent, l'effet réflexe de l'excitation centripète du pneumogastrique d'un côté n'a pu se produire que sur les parois, le poumon étant hors de cause puisque le pneumogastrique opposé, contenant ses nerfs moteurs, était coupé.

Effets sur la pression intra-cardiaque chez le chien. — J'ai pu inscrire dans un certain nombre d'expériences, les courbes des pressions dans le ventricule droit de chiens de grande taille, grâce à une sonde cardiaque que M. Marey a bien voulu faire construire pour ce genre de recherches sur le modèle des sondes cardiaques du cheval. Les résultats obtenus à l'aide de cette sonde, sont surtout relatifs à l'étude du bout périphérique du pneumogastrique que je reprendrai plus tard : il n'en sera question ici qu'à propos des modifications que subit la pression intra-cardiaque pendant l'arrêt expiratoire réflexe produit par l'excitation centripète d'un pneumogastrique, les deux nerfs étant coupés. On peut s'assurer, en examinant la figure suivante (fig. 88), que les minima de la pression intra-cardiaque se relèvent notablement pendant l'arrêt en expiration indiqué sur la courbe de la pression œsophagienne. Cette élévation des minima représente une certaine valeur manométrique, malgré la faible amplitude des indications fournies par la sonde : l'ampoule plongée dans le ventricule droit, avait, en effet, nécessairement une très faible capacité, et d'autre part, le levier du tambour inscripteur était désensibilisé pour éviter les projections du tracé qui se seraient produites à cause de la brusque impulsion systolique.

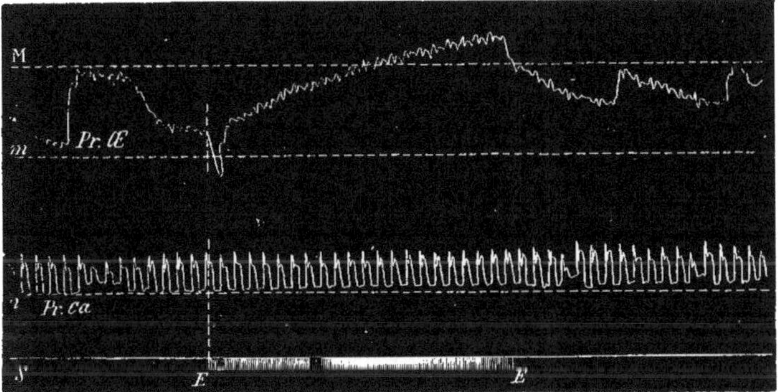

Fig. 88. — Pression œsophagienne (Pr. Œ) et pression intra-cardiaque (Pr.) s'élevant pendant l'excitation (EE) du bout central du pneumogastrique droit chez un chien dont le pneumogastrique gauche était coupé. n, m lignes de repère pour les minima normaux.

Cette figure établit donc, d'accord avec les tracés de la pression pleurale qui ont été donnés plus haut, que pendant l'expiration provoquée par voie réflexe, il se produit une diminution notable de l'aspiration intra-thoracique, retentissant sur les organes contenus dans le thorax et résultant du resserrement actif des parois. Mais il faut noter encore une fois que cette diminution de l'aspiration thoracique ne se produit qu'à la condition que le pneumogastrique opposé au pneumogastrique dont on excite le bout central ait été sectionné : sans quoi la contraction réflexe du poumon, augmentant l'aspiration thoracique empêche le resserrement de la paroi de se traduire par une élévation aussi marquée des minima.

CHAPITRE III.

EFFETS PRODUITS SUR LE RYTHME DU CŒUR PAR LES EXCITATIONS DU BOUT CENTRAL DU PNEUMOGASTRIQUE (1).

Exposé général des effets cardiaques produits par l'excitation du bout central d'un pneumogastrique, celui du côté opposé étant intact. Conditions des expériences. — Rapports entre l'intensité et la durée des excitations et l'intensité et la durée du réflexe cardiaque. Renforcement central des excitations. — Persistance des réflexes modérateurs du cœur après l'abaissement de la pression produit par la double section des splanchniques et la section sous-bulbaire de la moelle. — Disparition du ralentissement réflexe après la double section des pneumogastriques et l'arrachement du spinal. — Le ralentissement secondaire, dû à l'élévation de la pression artérielle, ne doit pas être confondu avec le ralentissement réflexe d'origine centrale : il est produit dans les appareils modérateurs périphériques, et disparaît par l'atropine. — Action suspensive d'un certain nombre de susbtances toxiques, atropine, curare, anesthésie, etc. Atténuation des réflexes modérateurs du cœur par le refroidissement, le défaut de sensibilité, etc.

L'excitation du bout central d'un pneumogastrique sur le chien, le chat et le lapin produit, par voie réflexe, quand le pneumogastrique opposé est intact, le ralentissement du cœur ; l'arrêt est l'exception.

Quelquefois j'ai vu manquer le ralentissement du cœur chez le lapin ; du reste, chez cet animal, l'excitation centripète

(1) Les réactions réflexes produites sur le cœur par l'excitation du bout central d'un pneumogastrique, le pneumogastrique opposé étant intact, ont été indiquées depuis longtemps. Von Bezold a signalé ces réflexes modérateurs en 1863 ; Dreschfeld a repris les expériences de Von Bezold sur ce sujet en 1867, (Bezold's Untersuch., 1867, p. 327) ; Kowalesky et Adamük (*Centralblatt*, 1868, p. 546), Aubert et Röver, y ont particulièrement insisté en 1868, les considérant comme des réflexes modérateurs ; Arloing et Tripier, en 1872, ont repris cette étude et sont arrivés à ce résultat : que l'irritation centripète d'un pneumogastrique provoque une systole brusque et violente, etc. (*Arch. de Phys.*, 1872, p. 11). Mes expériences confirmatives des recherches de Aubert et Röver, ont fourni des résultats tout autres que ceux d'Arloing et Tripier sur ce point particulier. (François-Franck, Comptes rendus *Acad. des Sciences*, août 1879.)

du pneumogastrique s'accompagne normalement de troubles cardiaques réflexes beaucoup moins accusés que chez le chien et le chat.

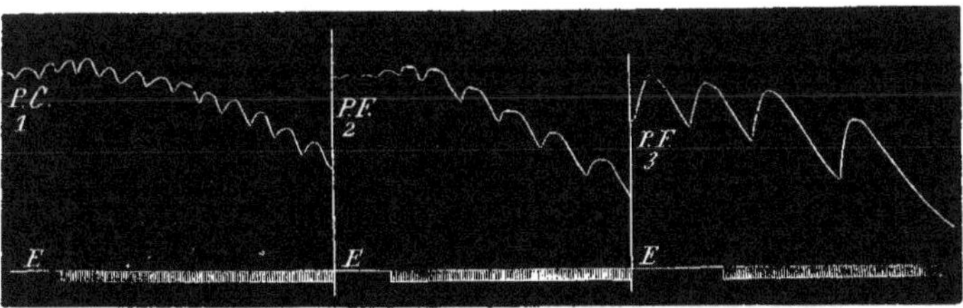

Fig. 89. — Effets réflexes de l'excitation E du bout central du pneumogastrique droit, le pneumogastrique gauche étant intact, sur le lapin (1), sur le chat (2), sur le chien (3). (Exploration de la pression fémorale PF avec le manomètre élastique.)

Pour observer le ralentissement réflexe du cœur avec la plus grande netteté, il faut que l'animal en expérience ne réagisse pas par des mouvements généraux : le meilleur moyen d'obtenir la disparition des réactions violentes, quand elles se produisent, consiste dans une demi-anesthésie par l'éther chez le chat et le lapin, par le chloroforme ou par l'éther chez le chien.

La morphine à petites doses (1 centigramme de chlorhydrate en injection dans la plèvre chez le chat, 3 centigrammes chez le chien), paraît rendre les réflexes cardiaques plus évidents; mais il est probable que cette substance agit, comme les anesthésiques à doses modérées, en émoussant la sensibilité à la douleur et en supprimant par suite les réactions générales.

§ I. — Rapport entre les excitations centripètes d'un pneumogastrique et leurs effets cardiaques réflexes.

1° Le ralentissement réflexe du cœur apparaît après le début de l'excitation avec un retard qui est surbordonné au degré de fréquence préalable des battements du cœur, à la sensibilité du nerf excité, à l'intensité des excitations, au degré d'anesthésie; par conséquent, on ne peut assigner à ce retard une valeur absolue.

2° Ce ralentissement n'atteint pas d'emblée son maximum

il va croissant du début à la fin de l'excitation, si celle-ci n'excède pas quelques secondes (de 7 à 10), quelquefois on observe à la suite d'une progression régulièrement croissante du ralentissement, un arrêt du cœur (phénomènes d'addition centrale des excitations).

3° Quand les excitations sont prolongées (si elles dépassent par exemple, le chiffre moyen de 20 à 25 secondes), on voit le ralentissement diminuer d'importance vers la fin de l'excitation et le cœur reprend graduellement son rythme.

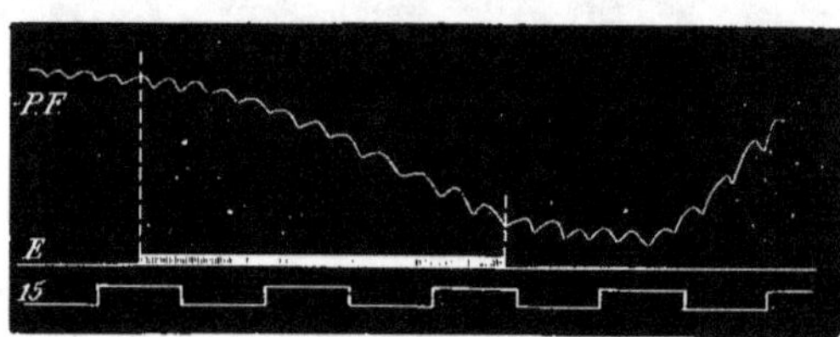

Fig. 90. — Ralentissement réflexe du cœur produit chez le chat par l'excitation du bout central du pneumogastrique droit, le gauche étant intact.
Le ralentissement va croissant du début à la fin des excitations; il dure plus longtemps que l'excitation celle-ci, ayant été courte (3 secondes 1/2) (manomètre élastique).

Si, au contraire, les excitations du bout central du pneumogastrique sont de moyenne durée (7 à 10 secondes), il est fréquent de voir le ralentissement persister plusieurs secondes après que l'excitation a cessé.

4° Une excitation induite unique ou une seule décharge de condensateur, pourvu qu'elle soit assez intense quand elle est lancée dans le bout central d'un pneumogastrique, provoque un réflexe cardiaque modérateur passager, mais très évident. Or, la même excitation, appliquée au bout périphérique du pneumogastrique, reste, comme on le sait (Donders, Tarchanoff), sans effet sur le cœur.

La ligature brusque du bout central agit de la même façon comme l'ont vu déjà Kohts et Tiegel et comme je l'ai indiqué plus haut : elle provoque un ralentissement réflexe du cœur.

5° Quand on augmente, dans une même série d'excitations induites successives, appliquées au bout central du pneumogastrique, l'intensité des excitations en rapprochant graduellement la bobine induite de la bobine inductrice, on remarque

que le ralentissement réflexe du cœur devient de plus en plus marqué (fig. 91.) Cette expérience indique un rapport de pro-

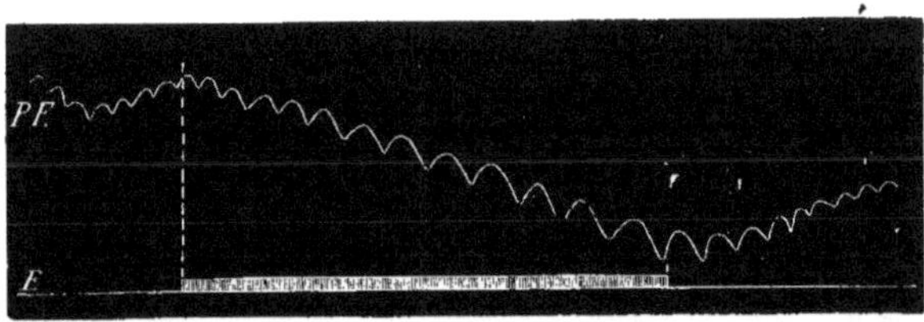

Fig. 91. — Ralentissement croissant des battements du cœur, produit par l'augmentation graduelle des excitations appliquées au bout central d'un pneumogastrique chez le chat, le pneumogastrique opposé étant intact. (E Excitation, P.F. pression fémorale. (Manomètre élastique.)

portionnalité entre l'intensité des excitations et l'intensité des effets modérateurs réflexes : une série d'expériences comparatives faites sur le même animal avec des excitations de plus en plus fortes, établit ce rapport avec tous ses détails.

§ II. — Persistance des réflexes modérateurs du cœur après la section des splanchniques et la section sous-bulbaire de la moelle.

1° Quand on a fait l'arrachement de l'un des splanchniques au-dessous du diaphragme, en ne pratiquant à l'abdomen qu'une petite ouverture à sa partie latérale et postérieure, le ralentissement réflexe du cœur continue à se produire sous l'influence de l'excitation du bout central d'un pneumogastrique, celui du côté opposé étant intact.

On observe encore le même ralentissement réflexe après avoir fait l'arrachement du second splanchnique.

Or ces deux arrachements successifs ont produit une chute de la pression artérielle ; le premier a fait tomber la pression de 16 à 13 C. Hg. dans l'exemple cité (fig. 92), le second de 13 à 10 C. Hg, la persistance de l'effet modérateur réflexe malgré un abaissement aussi notable de la pression indique donc déjà qu'il est indépendant de la valeur de la pression artérielle.

2° Après la section sous-bulbaire de la moelle, quand les effets immédiats de cette lésion (mouvements à caractère convulsif, élévation passagère de la pression) ont disparu, l'excitation centripète d'un pneumogastrique continue à provoquer le ralentissement réflexe du cœur, malgré l'abaissement considérable de la pression artérielle.

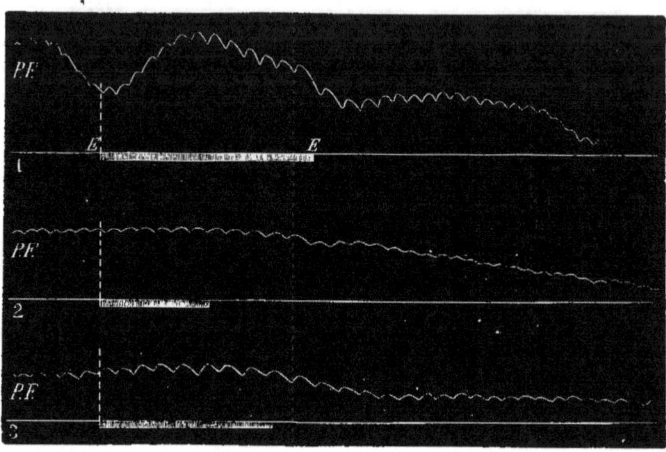

Fig. 92. — Conservation du ralentissement réflexe du cœur (ligne 1) (E E), chez un chat, après la section d'un splanchnique (ligne 2), des deux splanchniqués (ligne 3). P.F. Pression fémorale.

Mais le ralentissement est beaucoup moins notable qu'avant la section de la moelle : on peut expliquer cette atténuation en tenant compte de ce fait que, dans les instants qui suivent la lésion, il est impossible d'obtenir l'effet modérateur réflexe; qu'un peu plus tard le ralentissement commence à reparaître; qu'enfin il est plus marqué à mesure qu'on s'éloigne davantage du moment de la section. Il semble que le traumatisme ait suspendu pour un temps et définitivement atténué le pouvoir modérateur réflexe du bulbe.

Quoique beaucoup moins marqué, l'effet modérateur persiste, ce qui permet d'éliminer dans la production du réflexe cardiaque toute participation de la portion cervicale du nerf spinal. Or quand le spinal tout entier a été arraché d'un côté, l'excitation du bout central du pneumogastrique opposé cesse de produire le ralentissement réflexe du cœur, bien que le pneumogastrique correspondant au spinal arraché n'ait point été directement lésé. Par conséquent nous pouvons admettre conformément à l'opinion de Waller, que l'effet modérateur est dû à la présence dans ce nerf des filets du spinal: mais la conservation du réflexe modérateur, quand la *portion médullaire* seule du spinal est détruite, nous permet en plus de conclure que c'est la *portion bulbaire* seule de ce nerf qui transmet au pneumogastrique les influences modératrices centrales.

§ III. — Influences qui atténuent ou font disparaître le ralentissement réflexe du cœur produit par l'excitation du bout central du pneumogastrique.

1° *Section des deux pneumogastriques, arrachement du spinal.* — Si le pneumogastrique opposé à celui dont on excite le bout central est coupé, le ralentissement réflexe du cœur disparaît. Il en est de même quand on arrache le spinal opposé, en respectant le pneumogastrique proprement dit.

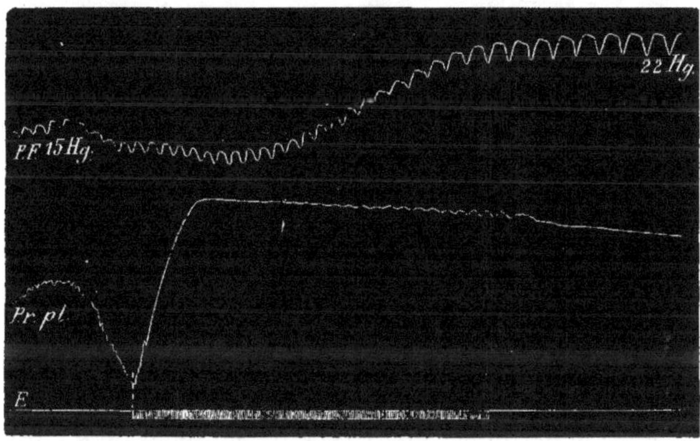

Fig. 93. — Ralentissement du cœur observé chez un chien dont on excitait le bout central du pneumogastrique gauche, le droit étant coupé : ralentissement secondaire produit par l'excès de pression intra-cardiaque. (Pr. fémorale. Manomètre élastique peu sensible.)

Mais dans ces conditions l'excitation centripète du pneumogastrique provoquant, comme nous le verrons plus loin, un réflexe vaso-moteur qui s'accuse par une grande élévation de la pression artérielle chez le chien et le lapin, on peut observer un ralentissement *secondaire* des battements du cœur. Il ne s'agit plus ici d'un effet modérateur réflexe produit par l'excitation centripète du pneumogastrique, nerf sensible, mais bien d'une action modératrice d'origine endocardiaque : le ralentissement ne survient que quand la pression s'est notablement élevée; il disparaît sous l'influence de l'atropine (1) : il doit être considéré comme la conséquence d'un réflexe modérateur périphérique, s'accomplissant tout entier dans les appareils intra-cardiaques et résultant de l'excès de la pression intra-ventriculaire.

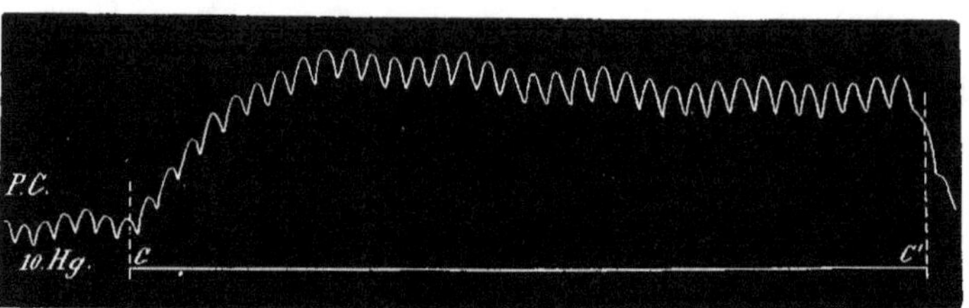

Fig. 94. — Ralentissement modéré du cœur produit chez le chat par la compression de l'aorte abdominale, après la double section des pneumogastriques, et avant l'administration d'atropine (ralentissement d'origine endocardiaque).
La compression commencée au point C est interrompue au point C' (pression carotidienne manomètre à mercure).

Ces effets sont en tous points assimilables à ceux que produit la compression de l'aorte après la double section des pneumogastriques, comme on le voit dans la figure 94.

2° *Action suspensive d'un certain nombre de substances toxiques*. — L'*atropine* (à la dose de 2 milligrammes injectés dans la plèvre chez le chat, de 3 chez le lapin, de 5 chez un chien de moyenne taille) produit, au bout de 5 à 6 minutes, la disparition complète est due cardiaques modérateurs. Cette suppression est due à l'action bien connue de cet alcaloïde sur les appareils modérateurs périphériques du nerf vague. Il résulte de cette action périphérique que, non seulement le ralentissement *immédiat*, lié à l'excitation du bout central d'un pneumogastrique, disparaît sous l'in-

(1) Ce ralentissement du cœur observé, quand la pression artérielle s'est notablement élevée et malgré la double section des pneumogastriques, ne présente pas les caractères de l'arythmie qu'a signalée Heidenhain : il est régulier et disparaît quand on paralyse les appareils modérateurs périphériques avec l'atropine, contrairement à ce qui se produit dans les cas d'arythmie étudiée par Heidenhain.

fluence de l'atropine, mais aussi qu'on n'observe plus le ralentissement réflexe *secondaire*, de provenance périphérique, lié à l'excès de la pression intracardiaque.

Avant d'arriver à la suppression totale de l'effet modérateur réflexe produit par l'excitation centripète du pneumogastrique, l'action de l'atropine s'accuse par l'atténuation *graduelle* et *régulièrement décroissante* des effets cardiaques modérateurs (1).

Les effets paralysants de l'atropine sur les appareils modérateurs du cœur ont à peu près complètement disparu 20 heures après le début de leurapparition; 30 heures après, je les ai toujours vus complètement dissipés, quand les doses ne dépassaient pas celles que j'ai indiquées : à ce moment, l'excitation du bout central du pneumogastrique produisait un réflexe modérateur tout aussi accusé qu'avant l'administration de l'atropine.

Il faut remarquer que l'action paralysante de l'atropine sur l'appareil modérateur du cœur disparaît beaucoup plus vite que son influence dilatatrice sur la pupille. Cette différence paraît due à ce qu'une dose beaucoup plus minime est nécessaire pour produire la mydriase : après que l'excès d'atropine s'est éliminé, il en reste encore dans l'économie une dose plus que suffisante pour agir sur l'iris.

Le *Curare*, introduit dans le sang par l'absorption sous-cutanée, suspend les réflexes cardiaques modérateurs. Cette influence paralysante se produit avant que l'excitation du bout périphérique du pneumogastrique soit devenue inefficace à provoquer l'arrêt du cœur; elle apparaît même avant que les mouvements respiratoires volontaires soient complètement supprimés. Ce fait doit être rapproché de la disparition des mouvements réflexes dans les muscles (Rouget) avant la perte d'excitabilité directe des nerfs moteurs. Il paraît résulter de ces

(1) Malgré la suppression du ralentissement réflexe, on ne voit qu'exceptionnellement l'excitation centripète du pneumogastrique d'un côté, celui du côté opposé ainsi que tous les autres nerfs cardiaques étant intacts, et l'animal ne réagissant pas par des mouvements généraux, provoquer l'accélération réflexe des battements du cœur; je n'ai constaté cette accélération qu'une seule fois chez le chat. Il faut peut-être tenir compte, pour expliquer cette absence d'accélération réflexe, de l'augmentation préalable de la fréquence des battements du cœur qu'on observe souvent chez les animaux atropinisés.

deux ordres de faits que *l'action paralysante du curare est primitivement centrale.*

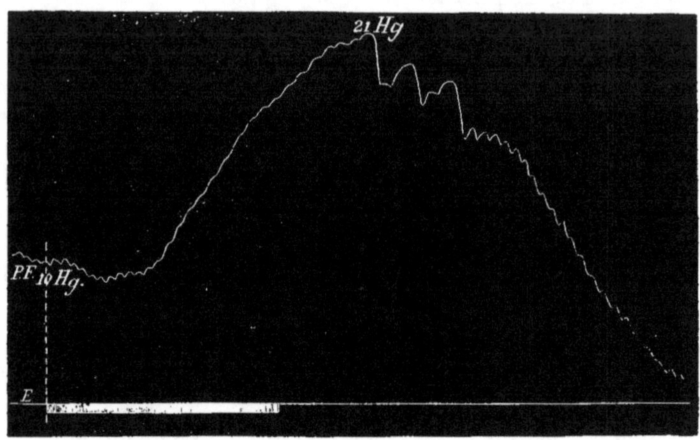

Fig. 95. — Ralentissement secondaire des battements du cœur observé sur le chat curarisé, sous l'influence d'une grande élévation de la pression produite par l'excitation centripète du pneumogastrique gauche.
E. Excitation. — *PF.* Pression fémorale avec un manomètre élastique. Intermittences du cœur en haute pression.

Quand les réflexes modérateurs du cœur ont cessé de se produire à une certaine période de la curarisation progressive, on peut observer, comme après la double section des pneumogastriques, un ralentissement *secondaire* des battements du cœur sous l'influence des grandes élévations de pression (fig. 95); c'est ce qui se produit quand on provoque le resserrement réflexe des vaisseaux ou quand on comprime l'aorte au-dessous du diaphragme.

Ce ralentissement secondaire prouve que les appareils modérateurs intracardiaques sont encore respectés par le curare. Il s'agit en effet d'un réflexe périphérique, d'origine endocardiaque, provoqué par l'élévation excessive de la pression dans le cœur lui-même.

Avec une curarisation complète, l'effet modérateur des grandes augmentations de la pression disparaît. A ce moment, l'excitation du bout périphérique du pneumogastrique ne produit plus l'arrêt du cœur, et le curare agit sur les appareils modérateurs intra-cardiaques comme l'atropine. (Cl. Bernard, Kœlliker, Wundt.)

Les *anesthésiques*, et tout particulièrement le chloroforme, produisent, à une période avancée de leur action, la disparition des réflexes modérateurs du bout central du pneumogastrique sur le cœur.

L'éther en inhalations, l'hydrate de chloral en injections intraveineuses, ne déterminent qu'assez tardivement la suppression des réflexes cardiaques; aussi sont-ils d'un grand secours quand on les administre à doses modérées, pour mettre en évidence l'action modératrice réflexe du bout central d'un pneumogastrique, celui du côté opposé étant intact. Ces agents, ainsi que la morphine à doses moyennes, atténuent suffisamment la sensibilité à la douleur pour que l'animal ne réagisse pas violemment.

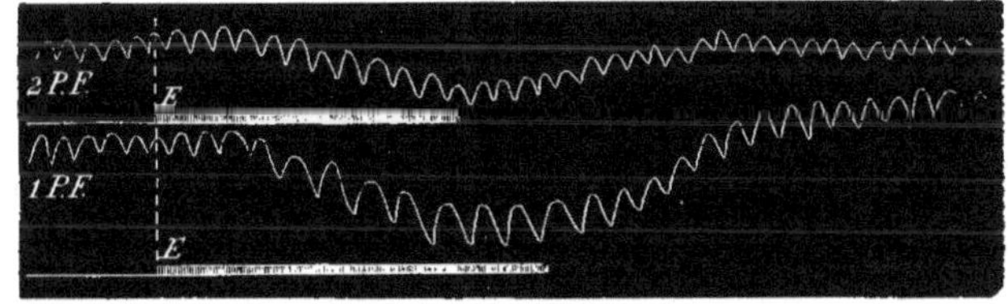

Fig. 96. — Diminution de l'excitabilité réflexe du pneumogastrique sous l'influence de l'*éther*. — Ligne 1, ralentissement réflexe avant l'éthérisation; ligne 2, atténuation sous l'influence de l'éther (Chat; *PF* pression fémorale, manomètre élastique).

Le chloroforme, à très petites doses, chez le chat et le lapin, produit la disparition des réflexes cardiaques; chez le chien, cet effet est tardif.

Avec l'éther, ces effets modérateurs réflexes disparaissent difficilement chez le chien; mais si, après avoir tenté l'anesthésie par l'éther, on donne à cet animal une petite dose de chloroforme, le ralentissement réflexe du cœur disparaît avec une grande rapidité.

Quand on combine la morphine au chloroforme suivant la méthode de Cl. Bernard, les réflexes cardiaques disparaissent beaucoup plus vite, même chez le chien, qu'avec le chloroforme seul. Sans dépasser la demi-anesthésie qui permet d'obtenir avec la plus grande netteté le ralentissement réflexe du cœur sur le chien, le chloroforme étant administré seul, on voit se supprimer les effets modérateurs du bou central du pneumogastrique, si une dose moyenne de morphine a été absorbée au préalable (1).

Quand les réflexes cardiaques ont disparu sous l'influence de chloroforme à hautes doses chez le chien, à petites doses chez le chat et le lapin, ou sous l'influence d'une éthérisation avancée chez ces deux derniers animaux, on les voit reparaître en s'accusant graduellement davantage, à mesure que se produit l'élimination, les inhalations étant suspendues.

Mais l'action suspensive de l'éther, surtout du chloroforme, est persistante : en effet les mêmes excitations du bout central du pneumogastrique, qui provoquaient un ralentissement notable du cœur avant l'administration des anesthésiques, ne produisent plus qu'un ralentissement beaucoup moindre quand l'anesthésie est dissipée. Il résulte de cette persistance dans les effets,. qui dure plus d'une heure, que si, pendant cette période, on soumet de nouveau l'animal aux inhalations d'éther ou de chloroforme, les réflexes cardiaques disparaissent beaucoup plus vite que pendant la première anesthésie.

L'influence suspensive des anesthésiques sur les réflexes modérateurs du cœur est beaucoup plus rapide chez les animaux à jeun depuis deux ou trois jours, ce qui s'accorde avec la plus grande activité des anesthésiques et autres substances toxiques sur toutes les autres fonctions dans ces conditions (Bernard).

Avec les anesthésiques à dose croissante (éther chez le chat, chloroforme chez le chien), l'effet cardiaque modérateur présente, sur le début de l'excitation, un retard de plus en plus considérable à mesure qu'il s'atténue davantage.

Avec l'atropine, au contraire, l'effet modérateur réflexe du bout central du pneumogastrique présente seulement une atténuation graduelle, sans augmentation de retard.

Les anesthésiques sembleraient donc retarder la formation du réflexe modérateur *dans les centres*, tandis que l'atropine ne ferait qu'en atténuer d'abord et plus tard en supprimer la manifestation à la *périphérie*.

(1) J'ai déjà insisté sur ce point dans un travail publié en 1876, dans les *Comptes rendus du Laboratoire*. Depuis, ces expériences répetées avec le Dr Guibert ont été utilisées par ce chirurgien dans ses études sur l'anesthésie mixte. (Bossis., Th. Doct., Paris, 1879.)

Influences du jeûne, du défaut de sensibilité, du refroidissement artificiel, des mouvements généraux, etc., sur les réflexes modérateurs du cœur. D'autres influences que celles des agents toxiques atténuent le pouvoir modérateur réflexe du bout central de pneumogastrique.

Le jeûne, prolongé deux et trois jours, chez le chat, a notablement affaibli dans un cas, supprimé dans un autre, le ralentissement réflexe du cœur (1). Doit-on rapporter cet effet du jeûne aux troubles de la sensibilité, qui s'est montrée très émoussée, ou à l'abaissement de température qu'ont présenté cet animaux ? Les deux influences peuvent être invoquées, car, d'une part, les animaux naturellement peu sensibles, comme les chiens âgés ou appartenant à certaines races, d'autre part, les animaux soumis au refroidissement graduel, avec un courant d'eau froide dans un manchon à double paroi, ne présentent que des réflexes cardiaques insignifiants. Chez les animaux refroidis artificiellement, ces réflexes font même complètement défaut quand la température a été abaissée de 6 à 7 degrés au-dessous de la normale.

La suppression de la respiration, prolongée deux ou trois minutes chez le chat, entraîne une demi-asphyxie pendant laquelle l'excitation du bout central du pneumogastrique ne provoque plus qu'un ralentissement à peine marqué du cœur, la même excitation chez l'animal normal, ne réagissant pas par des mouvements généraux (demi-anesthésie par l'éther), produisait un réflexe modérateur du cœur très accusé. Cette atténuation du réflexe modérateur du cœur par l'asphyxie paraît tenir surtout à une diminution de l'activité des terminaisons du pneumogastrique ; à ce moment en effet les mêmes excitations du bout périphérique du pneumogastrique, qui produisaient, dans les conditions d'hématose normale, l'arrêt complet du cœur, ne déterminent plus qu'un ralentissement peu marqué.

Les mouvements généraux, surtout s'ils s'accompagnent de

(1) Je n'ai pas prolongé l'inanition au delà de trois jours chez les animaux, de sorte que je ne puis dire si plus tard le cœur se serait arrêté plus facilement que dans les conditions normales, sous l'influence des excitations centripètes des pneumogastriques. Chossat, Cl. Bernard, ont noté que le cœur s'arrête sous l'influence d'excitations périphériques légeres chez les animaux complètement inanitiés.

cris et d'efforts, suppriment presque à coup sûr les réflexes modérateurs du cœur pendant l'excitation du bout central du pneumogastrique; quelquefois même on voit l'accélération se substituer au ralentissement. L'explication de cette disparition des réflexes cardiaques modérateurs est fournie par l'examen des effets que produisent les mouvements généraux violents quand ils agissent seuls : le cœur subit une accélération le plus souvent notable; dans le cas d'excitation du bout central du pneumogastrique, cet effet accélérateur peut interférer avec l'effet modérateur, et le rythme n'est pas modifié, ou bien prédominer sur l'effet modérateur, et une légère accélération se produit.

Si le calme se rétablit pendant l'excitation du bout central de pneumogastrique ou quand cette excitation cesse, l'effet modérateur apparaît et se maintient plus ou moins longtemps ; il était masqué par l'influence accélératrice des mouvements généraux: ceux-ci venant à cesser, le réflexe cardiaque modérateur peut se manifester. Telle est du moins l'opinion qui semble la plus pausible en présence de ces faits et en raison des notions acquises sur la combinaison de deux influences antagonistes qui s'entre-détruisent plus ou moins complètement.

Dans la même catégorie de faits rentrent ceux dont j'ai parlé dans mon travail sur l'innervation accélératrice du cœur, c'est-à-dire les exemples d'interférences entre les effets modérateurs produits par l'excitation du bout central du pneumogastrique et les effets accélérateurs déterminés par la double compression carotidienne. Je rappelle seulement ici que, pour masquer complètement l'influence accélératrice de la compression carotidienne, il faut atténuer par l'un des agents indiqués plus haut l'action réflexe du pneumogastrique sur le cœur.

CHAPITRE IV

RÉFLEXES VASCULAIRES PRODUITS PAR L'EXCITATION DU BOUT CENTRAL DU PNEUMOGASTRIQUE.

Elévation réflexe de la pression produite par l'excitation centripète du pneumogastrique chez le chien et chez le lapin. — Conditions de production de cet effet. — Preuves de sa provenance vaso-motrice. — Combinaisons variées du resserrement des vaisseaux et du ralentissement du cœur. — Retard du resserrement vasculaire réflexe sur le début de l'excitation ; variations de ce retard et leurs causes. — Intensité du réflexe vaso-moteur, et ses variations en rapport avec l'intensité des excitations, avec l'échauffement et le refroidissement des animaux, avec l'état asphyxique ; influence des anesthésiques, chloroforme, éther, chloral, sur l'intensité de ce réflexe. — Durée du réflexe vaso-moteur par rapport à la durée des excitations. — Interférences de l'élévation réflexe de la pression avec les oscillations spontanées du calibre des vaisseaux. — Conservation du réflexe vaso-constricteur malgré l'abaissement préalable de la pression produit par le nitrite d'amyle ; son abolition quand la pression a été abaissée par le chloroforme. — Différence dans l'intensité du réflexe vaso-moteur produit par l'excitation du pneumogastrique et par celle des autres nerfs sensibles.

L'irritation du bout central du pneumogastrique droit ou gauche provoque, chez le lapin et chez le chien (après séparation du cordon sympathique), le resserrement réflexe des vaisseaux. Chez le chat, c'est le plus souvent une dilatation réflexe qui s'observe (1).

En raison de cette différence des réactions vasculaires, nous étudierons dans ce chapitre les réflexes vaso-constricteurs

(1) D'après H. Aubert et G. Röver, l'excitation du pneumogastrique (bout central) produit tantôt l'élévation, tantôt l'abaissement de la pression (*Pflüger's Archiv.* 1868.)—Dans les expériences comparatives que j'ai faites sur le chien (après section du cordon sympathique au dessous du ganglion cervical supérieur) et sur le lapin (après isolement des nerfs sympathique et dépresseur), je n'ai point observé d'effet dépresseur du pneumogastrique, même après de nombreuses excitations. Cet effet dépresseur s'est produit seulement dans les expériences où j'appliquais au nerf des courants très faibles. — Voy. *Pflüger's Archiv.* 1868, p. 601 et 1869 p. 94, les remarques de J. Bernstein sur les recherches de H. Aubert et G. Röver

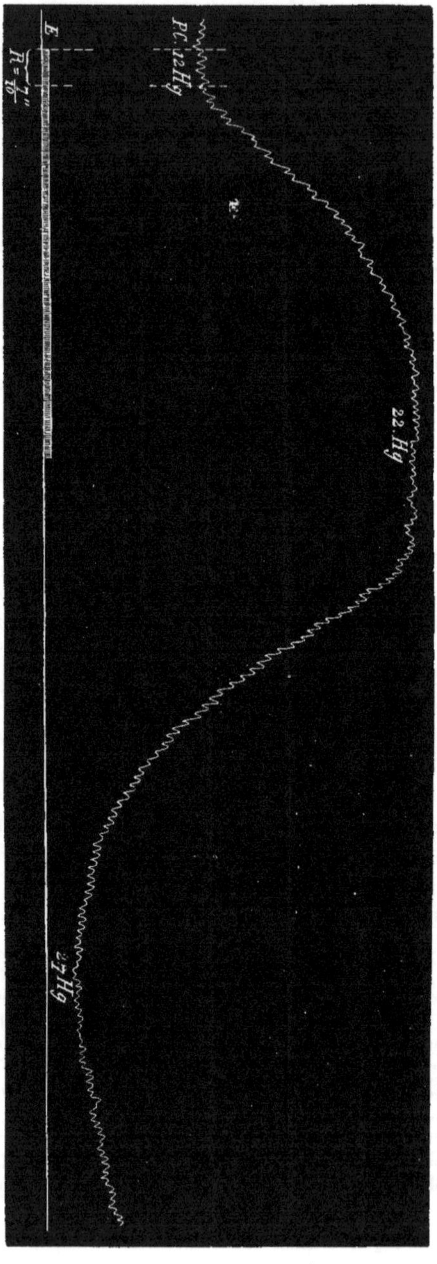

Fig. 97 — Réflexe vaso-moteur type chez le lapin dont on excite le bout central du pneumogastrique droit, le gauche étant coupé, après absorption de 3 milligrammes d'atropine. La pression s'élève de 12 à 22 C. *Hg.* sous l'influence de l'excitation qui débute en *E.* (Pression carotidienne *PC.*, Manomètre élastique.)

du bout central du pneumogastrique chez le chien et chez le lapin; les réflexes vaso-dilatateurs produits chez le chat par la même excitation feront l'objet du chapitre suivant.

Réflexes vaso-moteurs du bout central du pneumogastrique.

Quand on excite le bout central du pneumogastrique chez le chien et le lapin, on observe une élévation plus ou moins considérable de la pression, si aucune cause d'abaissement de la pression ne survient simultanément (fig. 97).

Pour mettre en évidence cet effet réflexe de l'irritation centripète du pneumogastrique sur la pression, il faut supprimer la production simultanée du ralentissement du cœur. Comme on l'a vu plus haut (chap. III), cette suppression s'obtient par la section du pneumogastrique opposé à celui dont on excite le bout central, par l'action de l'atropine, par les anesthésiques à haute dose, par la curarisation, etc.

L'élévation de la pression qui s'observe dans ces conditions est indépendante des efforts de l'animal, ainsi que le prouve son apparition quand les mouvements généraux avec efforts sont supprimés (demi-curarisation, demi-anesthésie, doses modérées de morphine); elle n'affecte non plus aucun rapport avec l'arrêt réflexe de la respiration : on l'observe en effet chez les animaux curarisés et soumis à la respiration artificielle.

On démontre la provenance périphérique de l'élévation de la pression, par la section sous-bulbaire de la moelle qui supprime, avec la possibilité de tout réflexe vaso-constricteur, l'élévation de la pression artérielle.

L'origine vaso-motrice de cette élévation de pression s'établit aussi en inscrivant simultanément les courbes de la pression dans le bout central et dans le bout périphérique d'une artère (1). On voit ainsi que la pression récurrente, d'abord très inférieure à la pression directe, s'élève aussi haut ou presque

(1) Cette exploration simultanée de la pression directe et de la pression récurrente dans le bout central et dans le bout périphérique d'une artère ne fournit de renseignements importants sur la provenance périphérique d'une variation de la pression aortique, que dans certaines conditions déterminées, par exemple, quand on explore la pression récurrente dans une artère aussi dépourvue que possible de larges communications anastomotiques, dans le bout périphérique de la fémorale, après ligature de la fémorale profonde, chez un animal curarisé. En opérant de cette manière, j'ai observé l'effet local du resserrement vasculaire réflexe. Dans des expériences analogues, très complètes du reste, et sur lesquelles je reviendrai plus tard, M. Navalichin n'a point constaté les mêmes effets (*Pflüger's Archiv*. VIII, 609). Il faut, pour conclure au resserrement vasculaire quand la pression s'élève dans les deux manomètres en rapport avec le bout central et avec le bout périphérique d'une artère, que le chiffre de la pression dans le bout périphérique se rapproche du chiffre de la pression dans le bout central. En effet, dans les conditions de perméabilité normale des petits vaisseaux, il y a un écart notable entre les indications du manomètre central et celles du manomètre périphérique; s'il y a un resserrement des vaisseaux, la pression récurrente doit tendre à égaler la pression directe. Si elle la dépasse, le doute n'est pas possible sur la provenance périphérique d'une élévation de pression générale ; c'est ce qui s'observe dans la carotide quand on excite le sympathique cervical.

aussi haut que celle-ci à la suite de l'excitation du bout central du pneumogastrique : l'écart normal entre ces deux pressions disparaissant, on peut conclure que les vaisseaux périphériques se sont resserrés.

L'effet vasculaire réflexe persiste, quoique atténué, après la double section des splanchniques, nerfs vaso-moteurs du réseau abdominal, ce qui doit faire supposer que les vaisseaux des autres régions du corps entrent pour une large part dans la production de l'élévation réflexe de la pression.

La section des nerfs mixtes des membres, faites après la double section des splanchniques, ne supprime pas le réflexe vaso-moteur, mais l'atténue notablement : on a, en effet, par cette section, interrompu la continuité des vaso-moteurs qui arrivent aux vaisseaux des membres par les nerfs rachidiens, mais on a laissé intacts les vaso-moteurs fournis directement par le sympathique.

D'un autre côté, quand on laisse intacts les nerfs mixtes des membres, l'arrachement des deux premiers ganglions thoraciques et la section du sympathique abdominal des deux côtés, ne font point encore complètement disparaître l'élévation de la pression produite par l'excitation du bout central du pneumogastrique : d'où cette conclusion, que les vaso-moteurs qui accompagnent les nerfs mixtes cérébro-rachidiens prennent une part importante à la production de cette élévation de la pression.

Combinaison des effets du resserrement des vaisseaux et du ralentissement du cœur. — Si aucune influence antagoniste n'intervient, le réflexe vasculaire se traduit par une élévation plus ou moins considérable de la pression artérielle.

Quand, en même temps que le resserrement vasculaire, l'excitation centripète du pneumogastrique provoque un ralentissement réflexe des battements du cœur, plusieurs cas peuvent se présenter :

1° Le ralentissement du cœur est peu accusé, tandis que le resserrement vasculaire est assez notable : dans ces conditions, la pression artérielle ne s'abaisse pas, malgré le ralentissement du cœur, ou même elle subit une légère élévation ;

2° Le ralentissement du cœur est très marqué ; alors, quoique les vaisseaux périphériques se resserrent, la pression artérielle subit une chute plus ou moins profonde.

Mais, dans ce dernier cas, la chute de pression, quoique pouvant être très notable, n'est point aussi considérable que quand on provoque directement par l'excitation du bout périphérique du pneumogastrique le même ralentissement du cœur. Ludwig a déjà insisté sur l'atténuation de la chute de pression qui accompagne le ralentissement du cœur, quand il se produit en même temps un réflexe vaso-constricteur qui modère l'écoulement du sang à la périphérie.

Inversement, quand une influence capable de produire à elle seule une élévation de pression (comme les mouvements généraux, les efforts) intervient en même temps que le réflexe vaso-moteur produit par l'excitation centripète du pneumogastrique, les effets s'ajoutent : l'augmentation de la pression est dans ce cas considérable.

On démontre que cette grande élévation résulte bien de la combinaison des effets mécaniques des mouvements et du réflexe constricteur, en comparant l'effet des mouvements généraux seuls ou du réflexe vasculaire aux effets combinés dont il s'agit : avec les mouvements et les efforts tout seuls, l'élévation de la pression est beaucoup moins considérable ; de même avec le réflexe vaso-moteur isolé.

Retard du réflexe vasculaire sur le debut de l'excitation. — Ce retard, toujours très notable, qu'on peut évaluer en moyenne à $\frac{6 \text{ ou } 7}{10}$ de seconde chez un animal normal (fig. 97, 98), varie sous une série d'influences.

1° Quand on refroidit artificiellement l'animal en expériences, le retard du resserrement vasculaire réflexe s'exagère notablement, en même temps que diminue l'intensité de son effet sur la pression artérielle.

2° Les anesthésiques, et tout particulièrement le chloroforme, augmentent considérablement la valeur de ce retard ; par exemple, chez un chien non anesthésié, le retard normal était de $\frac{8}{10}$ de seconde ; chez le même animal chloroformé, ce retard s'est élevé à 2 secondes $\frac{2}{10}$ (fig. 98).

3° La durée de ce retard diminue quand on augmente l'intensité des excitations, et la valeur de l'augmentation de la pression s'accroît parallèlement à la diminution du retard.

Ce fait a ses analogues dans la diminution du retard des mouvements réflexes des membres, quand l'excitation périphérique est exagérée.

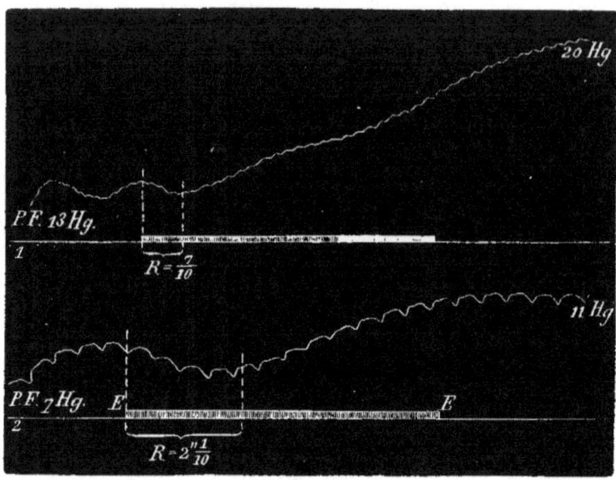

Fig. 98. — Différences de l'intensité et du retard du resserrement réflexe des vaisseaux avant le chloroforme et sous l'influence du chloroforme.

Avant le chloroforme (ligne 1), le retard est de 7/10 de seconde; sous l'influence du chloroforme, le retard va jusqu'à 2 secondes 1/10.

Variations de l'intensité du réflexe vasculaire.— 1° *Intensité des excitations.* — Quand les excitations appliquées au bout central du pneumogastrique sont graduellement augmentées comme intensité, on voit l'élévation réflexe de la pression s'exagérer graduellement, jusqu'à un maximum qu'elle ne dépasse pas, même quand on continue à augmenter l'intensité des excitations.

2° *Influence du refroidissement.* — Chez un animal artificiellement refroidi (avec un appareil à double courant d'eau), à mesure que s'abaisse la température centrale, les réflexes vaso-constricteurs s'atténuent. A un moment donné du refroidissement croissant, quand la température a été abaissée, par exemple de 38 à 31 (T. rectale, lapin), on ne peut plus provoquer de réflexes vaso-constricteurs. A ce moment du reste l'excitation directe du bout périphérique du sympathique reste sans effet sur les vaisseaux de l'oreille; c'est à peine si elle produit encore une faible dilatation pupillaire, avec l'intensité maxima des excitations.

3° *Influence de l'échauffement.*— L'élévation graduelle de la température centrale avec un courant d'eau chaude dans un appareil à double paroi s'accompagne, à partir d'un certain degré d'échauffement (2 à 3 degrés au-dessus de la normale), d'une diminution considérable dans l'intensité du réflexe vaso-moteur constricteur ; la disparition complète n'a pas été obtenue, les animaux n'ayant pas résisté à un échauffement de plus de 8 degrés. Il est à noter que les élévations réflexes de la pression diminuent à mesure que, sous l'influence de l'échauffement graduel, la pression moyenne s'abaisse.

4° *Influence de l'état asphyxique.* — Quand on a suspendu pendant deux ou trois minutes la respiration d'un animal trachéotomisé, en fermant graduellement le robinet de la canule, l'excitation du bout central du pneumogastrique provoque un réflexe vaso-constricteur beaucoup plus énergique que pendant les conditions d'oxygénation normale du sang.

Cette exagération du réflexe vaso-moteur constricteur paraît tenir à l'action propre du sang asphyxique dont la présence dans les vaisseaux, constitue, comme on le sait, une cause puissante de resserrement vasculaire. Si l'excitation réflexe du système vaso-moteur vient s'ajouter à cette influence préexistante, on comprend que l'élévation de la pression soit plus considérable que dans les conditions normales (1).

5° *Influence des anesthésiques.* — La même disparition graduelle des réflexes vaso-constricteurs du bout central du pneumogastrique s'observe quand on administre les anesthé-

(1) Latschenberger et Deahna (*Arch. f. d. ges. Physiol.*, XII, 157-204, 1876) ont observé en excitant le bout central du pneumogastrique du lapin, une inversion des réflexes vasculaires sous l'influence de la fatigue et pendant la durée même de l'excitation. Avec le nerf frais, c'est une élévation de pression qu'ils observent; avec le nerf fatigué, la dépression se produit d'emblée. Ils admettent dans le pneumogastrique deux ordres de filets sensibles, presseurs et dépresseurs. Dans nos expériences, la chute de pression s'est montrée comme la conséquence de la fatigue des appareils vaso-constricteurs et exceptionnellement comme le résultat immédiat de l'irritation de filets dépresseurs contenus dans le pneumogastrique du lapin. Chez le chat au contraire (*voy.* chap. V.) l'effet dépresseur se produit d'emblée et constitue la règle.

siques à doses croissantes, surtout le chloroforme. Bien que les divers animaux employés résistent d'une façon très différente à l'action du chloroforme, on finit toujours par arriver à la période de disparition des réflexes vaso-moteurs. On a vu s'atténuer graduellement l'intensité du réflexe, en même temps qu'augmentait le retard de sa manifestation sur le début de l'excitation ; ils disparaissent complètement à une période avancée de l'intoxication, mais ils reparaissent en s'accusant de plus en plus quand on a suspendu l'administration du chloroforme et à mesure que cette substance s'élimine. Il faut noter que, pendant un temps variable après que la chloroformisation a été suspendue, les réflexes vaso-constricteurs restent atténués; ils ne reprennent leur intensité initiale qu'au bout de quelques heures.

On peut se demander si cette persistance dans l'atténuation des réflexes vaso-constricteurs, après une anesthésie profonde par le chloroforme, est bien due à une action prolongée de la substance anesthésique : en effet les animaux restent refroidis pendant plusieurs heures, et le retour de l'excitabilité vaso-motrice réflexe coïncide assez exactement avec le retour de la température normale; c'est peut-être l'abaissement de la température, et non l'action persistante du chloroforme lui-même, qui produit cette atténuation prolongée des réflexes vasculaires.

Avec l'éther, au début de son action, les réflexes vaso-constricteurs ne sont pas sensiblement atténués, ce qui justifie l'emploi de cet agent, pour l'étude des réactions vasculaires du bout central du pneumogastrique. Mais quand on pousse l'action de l'éther au delà d'une demi-anesthésie, on voit diminuer l'intensité du resserrement vasculaire réflexe, en même temps que son retard augmente; à partir de ce moment, l'action suspensive de l'éther est tout à fait comparable à celle du chloroforme. Elle est cependant moins persistante, ce qui peut tenir à ce que, le refroidissement des animaux ayant été beaucoup moins grand qu'avec le chloroforme, la température remonte plus rapidement à son degré normal.

Les injections intraveineuses de chloral agissent dans le même sens que le chloroforme et l'éther sur les réactions vaso-motrices du bout central du pneumogastrique : ce n'est là du reste qu'un cas particulier de l'action dépressive du chloral, signalée à propos des réflexes vaso-moteurs en général (Vulpian-Carville). Il est à noter, à propos du chloral, comme à propos de l'éther, que l'excitabilité réflexe des vaso-moteurs se maintient beaucoup plus longtemps, à un degré égal d'anesthésie, qu'avec le chloroforme.

Durée du réflexe vaso-moteur constricteur. — On ne peut pas assigner au resserrement vasculaire produit par voie réflexe une *durée absolue*, comparable à la durée moyenne qu'on reconnaît à la secousse des muscles striés, provoquée par une excitation simple. En effet, le resserrement vasculaire obtenu par l'excitation du bout central du pneumogastrique ou de tout autre nerf sensible, est beaucoup plutôt comparable à un tétanos musculaire qu'à une secousse simple ; or le tétanos d'un muscle ou d'un ensemble de fibres musculaires n'a pas d'autre limite que la fatigue même des fibres contractées ; en deçà de cette limite, il peut être très bref ou prolongé, suivant que les excitations qui lui ont donné naissance ont eu elles-mêmes une courte ou une longue durée.

Dans les conditions ordinaires des expériences sur le bout central du pneumogastrique, on n'irrite jamais le nerf pendant assez longtemps, pour arriver à la limite possible du resserrement vasculaire réflexe, lequel peut durer plusieurs minutes. Les excitations qu'on envoie dans le bout central du pneumogastrique ne dépassent ordinairement pas quelques secondes; c'est donc par rapport à chacune de ces séries d'excitation qu'il faudrait étudier la durée du réflexe vaso-moteur. Tout ce que nous pouvons dire ici sur ce sujet, c'est que des excitations très brèves du bout central du pneumogastrique, une demi-seconde, par exemple, provoquent un resserrement réflexe des vaisseaux qui dure, dans un cas donné, avec une intensité d'excitation déterminée: 25 secondes. Si on double la durée de ces excitations, on n'augmente pas sensiblement la durée du resserrement vasculaire; d'autre part, si on réduit à $\frac{3}{10}$ de seconde la durée des excitations, le resserrement vasculaire présente encore une durée sensiblement égale : il semble, en résumé, que les excitations du bout central du pneumogastrique, entre une durée de $\frac{3}{10}$ de seconde, et une durée d'une seconde, sont capables de provoquer un resserrement vasculaire réflexe également prolongé, durant, par exemple, 20 à 25 secondes.

Quand on applique les excitations pendant plusieurs secondes, le réflexe vaso-moteur dure plus longtemps ; mais nous ne pouvons pas établir de rapport rigoureux entre la durée des excitations dépassant plusieurs secondes et la durée du resserrement vasculaire : il faudrait tenir compte, dans la recherche de ce rapport, du degré de fatigue du nerf excité, de l'état préalable de resserrement ou de dilatation des vaisseaux, de l'intensité des excitations : toutes choses qui devraient faire l'objet d'un travail spécial, et qu'il serait hors de propos d'indiquer dans un résumé comme celui-ci.

Ce qui est certain, c'est que la durée du resserrement vasculaire dépasse toujours de beaucoup la durée des excitations, et que cet excès de durée est surtout frappant quand on applique au bout central du pneumogastrique des excitations brèves et de moyenne intensité.

Interférences de l'élévation réflexe de la pression avec les oscillations spontanées de la pression. — Chez les animaux curarisés, il est très habituel d'observer des variations spontanées de la pression moyenne affectant une lenteur relative, rythmées assez régulièrement entre elles, et sans aucun rapport avec les mouvements respiratoires. Ces oscillations spontanées de la pression paraissent résulter de changements rythmiques du calibre des petits vaisseaux ; telle est du moins l'explication habituellement acceptée.

Dans mes expériences, j'ai observé, en outre de ces oscillations curariques de la pression moyenne, des oscillations tout à fait identiques à la suite de la section des splanchniques : il est possible que dans ce cas les vaisseaux abdominaux, séparés de leurs centres vaso-moteurs et soumis à une charge sanguine exagérée, réagissent par des contractions rythmiques à cette excitation locale.

J'ai cherché dans ces deux conditions, chez les animaux curarisés et chez ceux qui avaient les splanchniques coupés, dans quel sens se modifieraient les oscillations spontanées de la pression sous l'influence de l'excitation du bout central du pneumogastrique.

Quand on a constaté, sur les courbes manométriques, un régime régulier de ces oscillations spontanées de la pression, vient-on à irriter électriquement le bout central du pneumogastrique, on remarque que le niveau moyen des oscillations s'élève notablement. La partie ascendante de chaque courbe prend une importance relative plus considérable, tandis que la partie descendante s'atténue. Après un temps variable suivant la durée du réflexe vaso-constricteur qui est venu modifier le niveau général des oscillations spontanées, celles-ci reprennent graduellement leur régime initial par une exagération croissante de leur partie descendante. (fig. 99.)

Différence dans l'intensité du réflexe vaso-constricteur produit par l'excitation du bout central du pneumogastrique et par celle d'autres nerfs sensibles. — Quand on compare la valeur de l'élévation de la pression qui fait suite à l'excitation du bout central

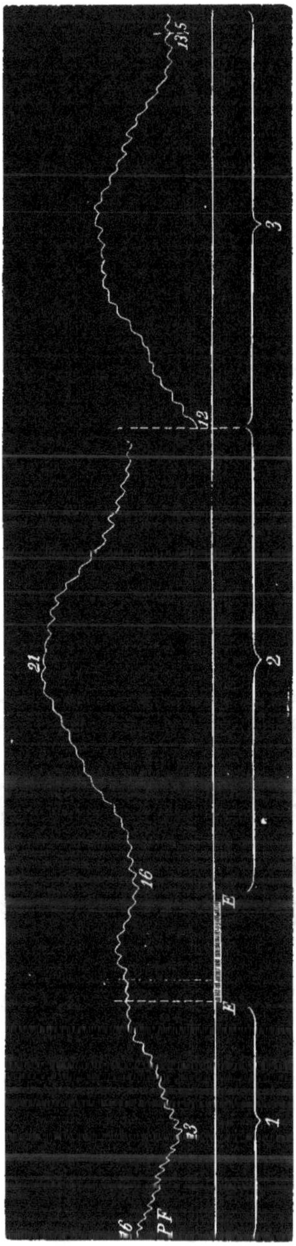

Fig. 99. — Modifications des oscillations curariques de la pression (changements rythmiques du calibre des vaisseaux) par le réflexe vaso-constricteur produit en *E* par l'excitation centripète du pneumogastrique. Les oscillations deviennent beaucoup plus lentes; elles augmentent d'amplitude : au lieu d'osciller entre 13 et 16 *Hg*, la pression oscille entre 16 et 21 *Hg*; de plus, ces oscillations s'effectuent avec des vaisseaux périphériques resserrés, comme le prouve l'élévation des minima de 13 à 16 *Hg*. Cette modification a duré, dans l'exemple ci-dessus, plus d'une demi-minute. On voit le retour des oscillations initiales après une suspension du tracé qui a duré 25 secondes.

d'un pneumogastrique, à la valeur de l'augmentation de pression produite par l'irritation centripète du nerf crural ou du sciatique chez le même animal, on constate que le resserrement vasculaire réflexe est beaucoup plus énergique dans le premier cas que dans le second, à égale intensité d'excitation.

Cette différence pourrait être attribuée à la sensibilité plus vive du pneumogastrique que des autres nerfs sensibles ; mais bien qu'on l'observe, en effet, quand le pneumogastrique provoque des manifestations douloureuses plus marquées que le sciatique, on la retrouve aussi chez les animaux dont le pneumogastrique est peu sensible. La seule hypothèse que nous puissions donner au sujet de la prédominance du réflexe vaso-constricteur produit par l'irritation centripète du pneumogastrique, c'est que les filets ascendants de ce nerf sont en rapport normal avec un plus grand nombre d'appareils vaso-moteurs, ou bien possèdent la propriété de mettre plus facilement en jeu les centres des nerfs vaso-constricteurs.

Conservation du réflexe vaso-constricteur malgré l'abaissement préalable de la pression par le nitrite d'amyle. — Quand on a produit sur un animal une chute considérable de la pres-

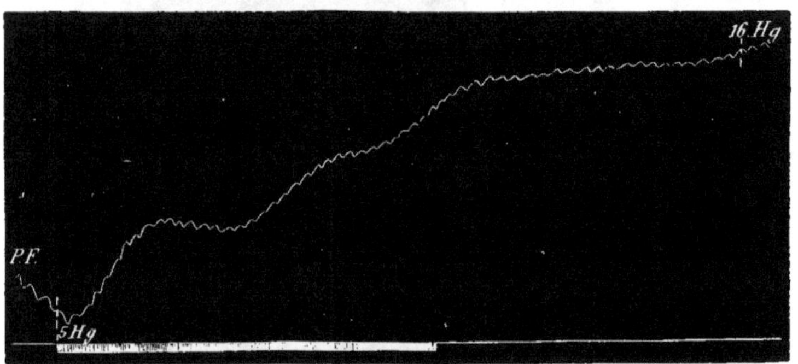

Fig. 100. — Réflexe vaso-moteur constricteur produit par l'excitation centripète du pneumogastrique malgré la chute considérable provoquée par le nitrite d'amyle.

La pression était tombée, sous l'influence du nitrite d'amyle, de 12 à 5 *Hg* ; elle s'élève de 5 à 16 *Hg* par l'excitation réflexe, et retombe à 5.5' *Hg* quand l'effet vaso-constricteur a disparu.

sion par quelques inhalations de nitrite d'amyle, l'excitation du bout central du pneumogastrique fait monter la pression à un niveau tout aussi élevé que si l'excitation était survenue dans les conditions de pression normale. Ce fait, déjà signalé par Huizinga, montre que l'action vasculaire du nitrite d'amyle n'est pas une action paralysante comparable à celle du chloroforme, sous l'influence de laquelle l'excitation centripète du pneumogastrique reste sans effet, comme nous l'avons vu plus haut. La dilatation vasculaire produite par le nitrite d'amyle se produit donc en vertu d'un mécanisme actif, et non par la paralysie préalable des vaso-constricteurs.

CHAPITRE V

RÉFLEXES VASO-DILATATEURS DU BOUT CENTRAL DU PNEUMOGASTRIQUE CHEZ LE CHAT.

Fréquence de l'effet vaso-dilatateur produit par l'excitation du bout central du pneumogastrique chez le chat. — Conditions dans lesquelles se produit cet effet vasculaire.

Egalité de la chute de pression produite: 1° par l'excitation centripète du pneumogastrique et par celle du dépresseur; 2° par l'excitation du bout central des deux pneumogastriques et de leurs branches abdominales. — L'excitation simultanée des deux pneumogastriques et des deux dépresseurs chez les chats ne produit pas un effet vaso-dilatateur plus important que l'excitation du bout central d'un seul de ces nerfs.

L'effet vaso-constricteur produit par l'excitation centripète d'un nerf sensible l'emporte sur l'effet vaso-dilatateur du bout central du pneumogastrique. — Cette prédominance de l'effet vaso-constricteur explique pourquoi l'excitation du bout central du pneumogastrique chez le chat, au-dessus de l'origine du laryngé supérieur, provoque une élévation réflexe de la pression.

Comme le pneumogastrique isolé chez le chien et le lapin, le pneumogastrique d'un côté, chez le chat, provoque par voie réflexe, le pneumogastrique opposé étant intact, le ralentissement réflexe des battements du cœur (fig. 101).

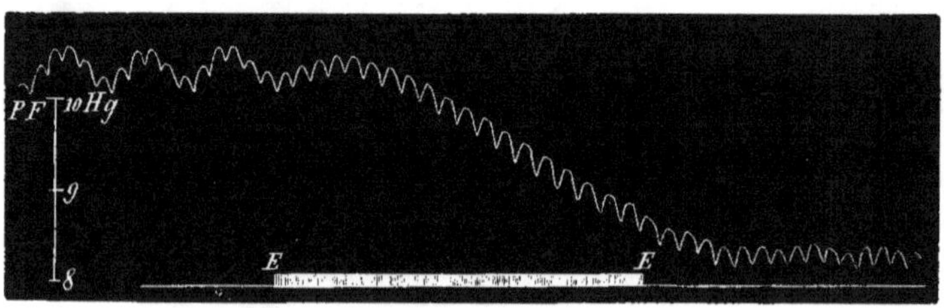

Fig. 101. — Double effet, cardiaque et vasculaire, de l'excitation centripète du pneumogastrique chez le chat : excitation faible du bout central du pneumogastrique gauche, isolé du dépresseur, le pneumogastrique droit étant intact; léger ralentissement du cœur, chute notable de la pression fémorale. Manomètre à mercure. Chute de 10.5 à 8.3 *g*.

Mais, à l'inverse du pneumogastrique des deux premiers animaux, celui du chat produit par voie réflexe une chute très notable de la pression artérielle ; il agit donc à la façon du nerf dépresseur (fig. 102).

C'est du moins ce qui s'est produit chez la plupart des chats qui ont fait l'objet de mes expériences.

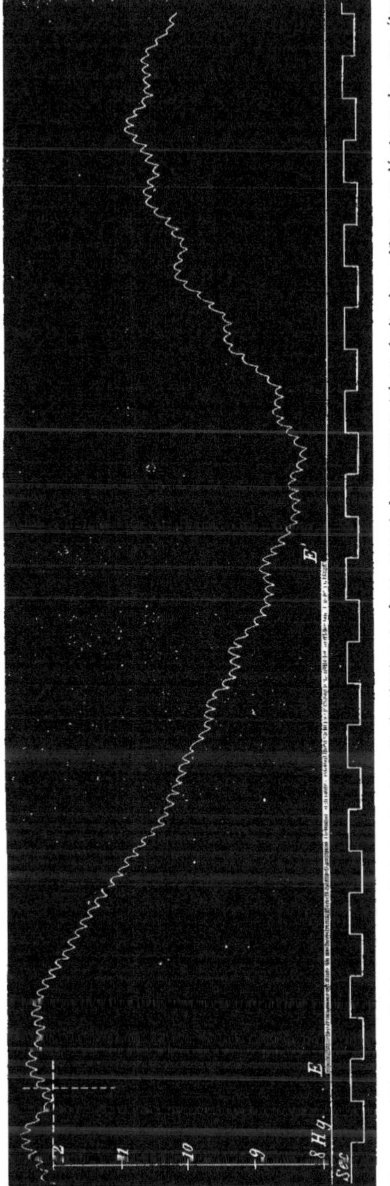

Fig 102.— Effet vaso-dilatateur pur produit chez le chat par l'excitation du bout central du pneumogastrique droit, les réflexes modérateurs du cœur étant supprimés par l'atropine. L'excitation commencée en *E* a provoqué une chute de pression de **12.5** à 8.5 *Hg*. L'abaissement a persisté un peu après l'excitation terminée en *E'* et la pression n'est remontée que graduellement à son point de départ. — (Pression fémorale. Manomètre à mercure avec flotteur inscripteur. Une seconde représente 0.006 millimètres).

L'effet dépresseur du bout central du pneumogastrique n'étant pas une règle absolue dans tous les cas, j'ai cherché à préciser les conditions dans lesquelles cet effet a pu manquer. En relevant, à ce point de vue, toutes les expériences sur le chat, qui sont au nombre de 37, j'ai noté que le réflexe vaso-dilatateur du bout central du pneumogastrique s'est montré sur des chats vigoureux, jeunes, *en état de digestion gastrique*, n'ayant pas été anesthésiés avec le chloroforme ; aucun de ces animaux n'avait reçu dans le bout central de l'artère en rapport avec le manomètre la moindre quantité de carbonate de soude.

De ces différentes conditions : il en est une qui a particulièrement attiré mon attention, c'est l'influence possible de l'état de digestion des animaux.

On admet, en effet, que la suractivité circulatoire gastro-intestinale qui accompagne la digestion résulte d'un réflexe vaso-dilatateur ayant son point de départ dans la muqueuse de l'estomac et de l'intestin et se transmettant vers les centres par des filets ascendants contenus dans le pneumogastrique : c'est même sur la suppression de ces nerfs sensibles gastro-intestinaux, dans le cas de section des nerfs pneumogastriques, que M. Rutherford a fondé une théorie de l'augmentation de pression consécutive à la double section de ces nerfs. Il est possible dès lors que l'irritation centripète du pneumogastrique au cou, chez les animaux en digestion, entraîne une exagération du phénomène circulatoire abdominal préexistant.

Je n'insisterai pas sur les recherches qu'a provoquées l'hypothèse précédente, réservant leur exposé pour le travail dans lequel j'étudierai spécialement les réflexes des filets sensibles du tube digestif.

Quelles que soient du reste les conditions précises dans lesquelles l'irritation centripète du pneumogastrique, chez le chat, provoque une chute de pression par voie réflexe, le fait est assez commun pour être considéré comme normal, et doit être étudié d'une façon spéciale.

1° *Valeurs comparées des chutes de pression produites par l'excitation centripète du pneumogastrique et par celle du dépresseur* (chat). — Chez le chat, le filet dépresseur est presque toujours séparé de la gaine du pneumogastrique et facile à sectionner et à exciter d'une façon indépendante. Or, quand on a coupé, au même moment, le filet dépresseur et le pneumogastrique du même côté, en ayant soin de préserver également le bout central de ces deux nerfs du refroidissement et de la dessiccation, on peut comparer les effets que produira sur la pression artérielle la même excitation appliquée à chacun d'eux.

De cette comparaison résulte ce fait important que l'effet dépresseur est assez identique, de part et d'autre, pour qu'on puisse, pour ainsi dire, superposer les deux courbes de la chute de pression (fig. 103).

Pour obtenir cette identité des effets vaso-dilatateurs, il faut se mettre à l'abri d'une cause de différence qui consiste dans la production simultanée des réflexes cardiaques modérateurs.

En effet, l'excitation centripète du pneumogastrique et celle du dépresseur d'un côté, le pneumogastrique opposé étant intact, produit un ralentissement réflexe du cœur. Mais comme l'effet modérateur cardiaque du bout central du pneumogastrique est plus intense que celui du bout central du dépresseur, il en résulte que la chute de pression qui accompagne l'excitation du pneumogastrique est plus importante que celle qui accompagne l'excitation centripète du dépresseur. On pourrait attribuer dès lors une influence vaso-dilatatrice plus énergique au premier de ces deux nerfs, si on ne tenait pas compte du ralentissement plus marqué du cœur : ce ralentissement, en effet, intervient comme une cause d'exagération de la chute de pression. Il faut donc, pour faire l'expérience comparative sur le bout central du pneumogastrique et sur celui du dépresseur, commencer par supprimer la manifestation cardiaque réflexe de part et d'autre : cette suppression s'obtient, comme on le sait, soit par l'administration d'atropine, soit par la section du pneumogastrique opposé à celui dont on a excité le bout central : c'est après la double section des pneumogastriques qu'a été obtenu le double tracé présenté plus loin (page 344).

Dans quelques expériences, l'excitation centripète du pneumogastrique a produit une chute de pression plus considérable que celle du dépresseur ; cette prédominance peut s'expliquer par le fait que la section du dépresseur avait été faite deux heures auparavant et que le nerf, plusieurs fois excité, pouvait avoir diminué d'excitabilité.

2° *Comparaison des effets vaso-dilatateurs produits par l'excitation centripète de chaque pneumogastrique.* — Nous

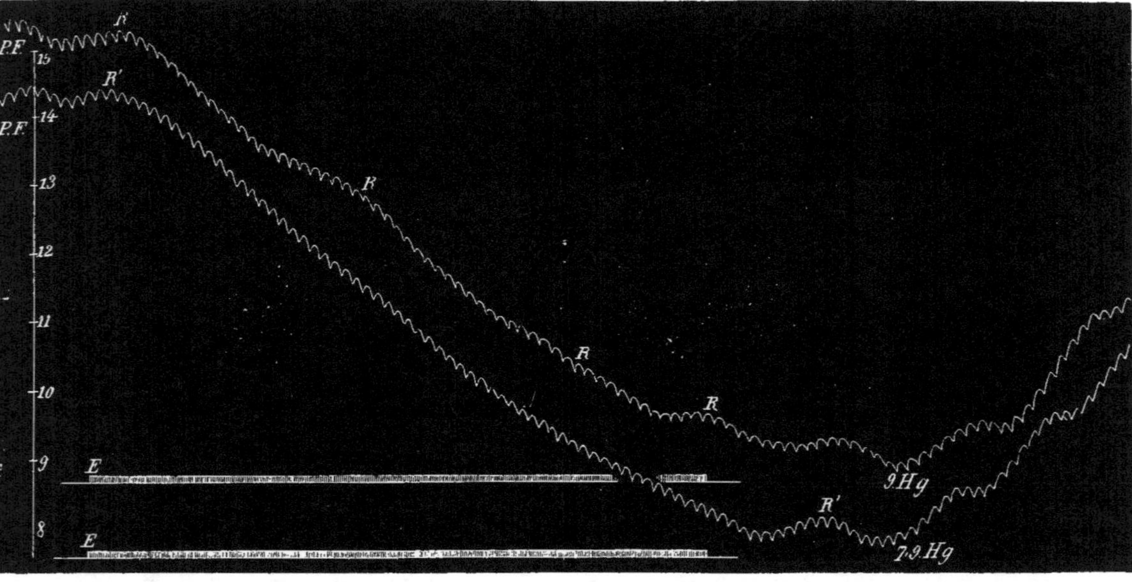

Fig. 103. —Comparaison des effets vaso-dilatateurs réflexes produits par deux séries d'excitations identiques en fréquence, en intensité et en durée, appliquées au bout central du pneumogastrique (courbe supérieure) et du dépresseur (ligne inférieure) sur un chat atropinisé.

On voit que les effets vasculaires sont aussi comparables que possible : la chute est sensiblement parallèle de part et d'autre ; on retrouve seulement quelques oscillations respiratoires *R* dans le tracé correspondant à l'excitation du dépresseur, tandis que la respiration est suspendue pendant l'excitation du bout central du pneumogastrique. La reprise s'effectue de la même façon dans les deux cas. (Chat atropinisé. Manomètre à mercure à flotteur).

venons de voir que, chez les chats qui présentent une chute de pression sous l'influence de l'excitation d'un pneumogastrique, il n'y a pas de différence entre cet effet vaso-dilatateur et celui qui résulte de la même excitation appliquée au bout central du dépresseur.

J'ai de même comparé les effets vasculaires de chaque pneumogastrique, et, pas plus que dans l'essai comparatif précédent, je n'ai observé de différence dans la valeur de la chute de pression, à la condition que le bout central de chacun des deux pneumogastriques fût également préservé des causes d'altération par le froid, la dessiccation, le tiraillement, etc.

Voici deux courbes (fig. 104) correspondant, l'une à l'excitation centripète du pneumogastrique droit, l'autre à l'excitation centripète du pneumogastrique gauche, qui montrent bien l'identité des effets vaso-dilatateurs de l'un et l'autre nerfs. Je n'ai reproduit ici que la partie initiale de chaque courbe, parce que toutes deux présentaient dans le reste de leur parcours les caractères montrés tout à l'heure (fig. 102 et 103), dans le tracé des effets vasculaires réflexes du pneumogastrique.

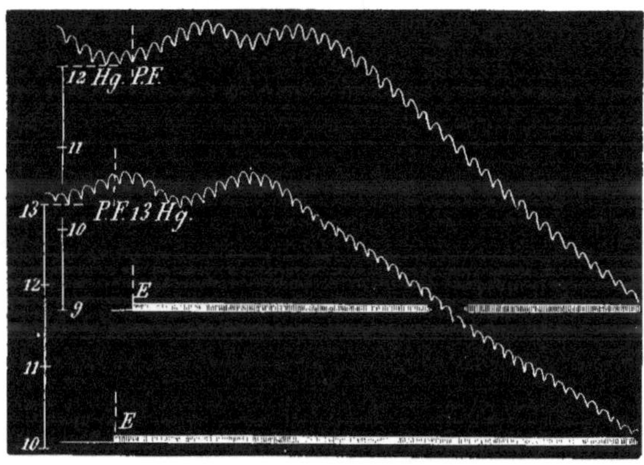

Fig. 104.— Comparaison des effets vaso-dilatateurs produits par l'excitation du bout central du pneumogastrique droit (ligne supérieure) et du bout central du pneumogastrique gauche (ligne inférieure) chez un chat atropinisé. La chute de la pression est la même (3 C. *Hg.*).

Cette comparaison entre les effets vasculaires réflexes de chaque pneumogastrique était intéressante, parce que la provenance abdominale de chacun de ces nerfs est différente :

le pneumogastrique gauche distribue surtout ses branches à l'estomac et au foie, le pneumogastrique droit entre spécialement dans la constitution du plexus solaire. Si une différence de sens ou même d'intensité se fût présentée dans les phénomènes vasculaires réflexes produits par ces deux nerfs, on aurait pu rapporter au point de départ abdominal, gastrique, hépatique, intestinal, l'origine de la différence observée.

J'ai été amené par le résultat de l'expérience précédente à interroger, dans l'abdomen, le bout central d'un certain nombre de branches du pneumogastrique droit et du pneumogastrique gauche. Ces expériences ont été jusqu'ici faites exclusivement sur le chat. Je les exposerai avec détail en étudiant plus tard les effets spéciaux des nerfs sensibles de l'appareil digestif ; je ne veux pour le moment indiquer que quelques points de ces recherches relatifs au sujet actuel.

1° L'excitation centripète des filets du *pneumogastrique gauche*, qui rampent à la surface de l'estomac et le long de sa petite courbure, ne produisent pas de réflexe vaso-dilatateur à beaucoup près aussi notable que celui que détermine l'excitation centripète du pneumogastrique correspondant pris à la partie moyenne du cou.

Parmi ces filets, il en est un, plus volumineux que les autres, presque isolé parmi eux, et qui se dirige du côté du foie : sur le chat à demi anesthésié par l'éther, ayant les deux pneumogastriques intacts, l'excitation du bout central de ce filet hépatique a provoqué des troubles cardiaques réflexes très remarquables et une chute profonde de la pression. Je me contente de signaler le fait sans y insister autrement. Quand on eut administré de l'atropine à cet animal pour supprimer les troubles cardiaques réflexes, la même excitation appliquée au bout central du même filet hépatique a produit seulement une chute de pression. Le peu d'importance de cette chute (2 c. *Hg.*) comparativement à celle que produit l'excitation centripète du pneumogastrique au cou, peut s'expliquer par le fait même de l'ouverture de l'abdomen.

2° En passant à l'excitation centripète du pneumogastrique droit, pris immédiatement au-dessus du plexus solaire, j'ai observé chez l'animal, dont les deux pneumogastriques étaient intacts à la région cervicale, des troubles cardiaques réflexes caractérisés par un ralentissement régulier et une chute notable de la pression. En supprimant par l'atropine l'effet cardiaque modérateur, on n'a plus obtenu que le réflexe vasculaire se manifestant par une chute de pression. Dans cette excitation du bout central du pneumogastrique droit au-dessus du plexus solaire, la chute de pression n'a pas été plus profonde que dans l'excitation du filet gastro-hépatique du pneumogastrique gauche.

Cette similitude des effets vaso-dilatateurs produits par l'irritation centripète des branches abdominales des pneumogastriques, doit être rapprochée de l'identité des effets vasculaires réflexes notés plus haut, quand on excitait comparativement le bout central de chaque pneumogastrique à la partie moyenne du cou.

4° *Excitation simultanée du bout central des deux pneumogastriques et des deux dépresseurs.* — Quand on a obtenu un effet vaso-dilatateur maximum, se caractérisant par exemple par une chute de pression de 7 cent. *Hg*, en excitant avec des courants induits assez intenses le bout central du pneumogastrique d'un côté, on peut se demander si l'excitation simultanée des deux pneumogastriques produira une chute de pression plus considérable. Rien ne prouve en effet *à priori* que l'irritation centripète d'un seul de ces deux nerfs provoque l'effet vaso-dilatateur total qu'il est possible d'obtenir chez le chat. L'expérience montre que l'irritation du bout central du second pneumogastrique surajoutée à celle du premier ne provoque pas un effet vaso-dilatateur plus accusé.

En ajoutant encore à l'irritation centripète des deux pneumogastriques réunis, celle du bout central de l'un des deux nerfs dépresseurs ou des deux nerfs, on n'obtient pas plus que tout à l'heure d'exagération de l'effet dilatateur réflexe.

On paraît autorisé à conclure que l'excitation centripète d'un seul de ces quatre nerfs, qui jouent, chez le chat, le rôle de dépresseur, suffit à produire le maximum d'effet, pourvu qu'elle soit assez intense.

5° *Excitations simultanées d'un nerf sensible qui produit le resserrement réflexe des vaisseaux, et du bout central du pneu-*

mogastrique qui en provoque la dilatation. — Comme nous le verrons dans le chapitre suivant, les excitations du bout central du laryngé supérieur sur le chat, comme sur le chien et le lapin, produisent invariablement le resserrement réflexe des vaisseaux. On pouvait donc utiliser cette propriété du laryngé supérieur, pour chercher de quelle façon se combineraient les effets constricteurs produits par l'excitation centripète d'un nerf sensible, et les effets vaso-dilatateurs provoqués par l'excitation d'un autre nerf sensible, soit du pneumogastrique chez le chat, soit du dépresseur.

Après avoir inscrit les courbes de la chute de pression produites chez un chat par l'irritation centripète du pneumogastrique, on cherche sur le même animal quel degré d'irritation du bout central du laryngé supérieur est nécessaire pour provoquer une élévation réflexe de la pression ayant, en valeur positive, ce que l'abaissement réflexe avait en valeur négative, par rapport au niveau normal.

La recherche de deux effets vasculaires inverses l'un de l'autre et présentant, chacun dans son sens, la même valeur paraît en effet importante au premier abord : il s'agit d'opposer ces deux effets en les produisant simultanément et d'obtenir leur annulation réciproque.

Quand on a produit, en excitant le bout central du pneumogastrique, une chute de pression équivalente comme valeur manométrique à l'élévation de pression produite par l'excitation du bout central du laryngé, on procède à l'excitation simultanée des deux nerfs, en conservant à chacun sa valeur d'excitation respective. Dans ces conditions, l'effet vaso-dilatateur du bout central du pneumogastrique est complètement annulé par l'effet vaso-constricteur du bout central du laryngé supérieur ; non seulement la pression ne tombe pas, mais elle subit une élévation notable (fig. 105).

Par conséquent l'effet vaso-constricteur prédomine dans le cas indiqué. En poursuivant l'expérience, on constate que, même en diminuant beaucoup l'intensité des excitations appliquées au bout central du laryngé, de façon à ne plus obtenir qu'une élévation faible de pression, la prédominance de l'effet vaso-constricteur se maintient dans l'excitation simultanée des deux nerfs.

Il résulte de ces expériences comparatives qu'un réflexe vaso-constricteur modéré suffit pour supprimer l'effet d'un réflexe vaso-dilatateur beaucoup plus intense qui tend à se produire simultanément; mais le fait le plus remarquable, c'est que l'effet vaso-constricteur s'accuse encore dans ces conditions par une élévation de pression presque aussi considérable que s'il était provoqué seul.

Ces faits, et quelques autres du même ordre, impliquent non seulement la prédominance des effets vaso-contricteurs sur les effets vaso-dilatateurs, quand les uns et les autres tendent à se produire simultanément, mais ils peuvent amener à comprendre que la production d'une dilatation vasculaire, directe ou réflexe, n'est possible qu'à la condition que l'influence vaso-contrictive ne soit pas simultanément mise en jeu. Peut-être ces considérations devront-elles être invoquées pour interpréter les variations des résultats observés quand on excite un tronc nerveux qui, comme le sciatique, contient a la fois des filets vaso-constricteurs et des filets vaso-dilatateurs.

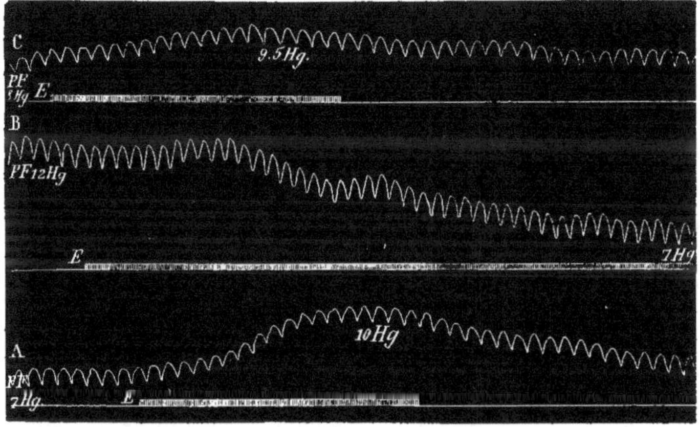

Fig. 105. —Recherche des effets vasculaires produits chez le chat par l'excitation simultanée du bout central du pneumogastrique (vaso-dilatateur) et du laryngé supérieur (vaso-constricteur).

L'excitation centripète du laryngé supérieur seul (A) élève la pression de 7.5 à 10 cent. *Hg* Les mêmes excitations appliquées au bout central du pneumogastrique (B) abaissent la pression de 10.5 à 7 *Hg*; en combinant ces deux effets (C) on n'observe que l'effet vaso-constricteur du bout central du laryngé supérieur (nerf fatigué).

Pour revenir au point spécial qui nous occupe, l'effet vasculaire des excitations du bout central du pneumogastrique, nous avons à tirer immédiatement parti du résultat fourni par l'excitation simultanée du bout central du pneumogastrique et du bout central du laryngé chez le chat.

6° *Excitation du bout central du pneumogastrique au-dessus du laryngé supérieur chez le chat.* — L'effet dépresseur qui a été reconnu à l'irritation centripète du pneumogastrique ne se produit que quand on irrite ce nerf au-dessous de l'origine du laryngé supérieur. Si, au contraire, l'excitation est transportée au bout central du nerf pneumogastrique au-dessus de l'origine du laryngé, c'est un effet vaso-contricteur énergique qui s'observe.

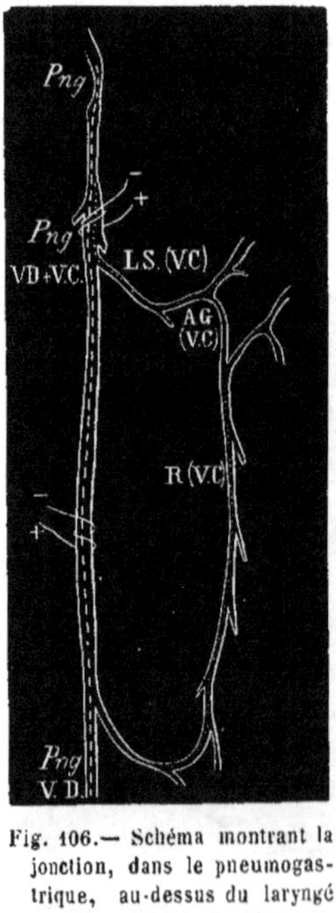

Fig. 106.— Schéma montrant la jonction, dans le pneumogastrique, au-dessus du laryngé supérieur (L.S.), des filets sensibles dont l'excitatation produit des réflexes vaso-dilatateurs (V.D.) et de ceux dont l'excitation produit des réflexes vaso-constricteurs (V.C).

Cette différence s'explique facilement, si on tient compte de la présence dans le nerf pneumogastrique, au-dessus du laryngé supérieur, des filets sensibles (LS.(V. C.), fig. 106), du laryngé supérieur et de ceux du récurrent (R. V. C.): ces deux ordres de filets provoquent, comme nous le verrons dans les chapitres suivants, des réflexes vaso-contricteurs énergiques. Ils se rencontrent dans la partie supérieure du pneumogastrique avec les filets sensibles (*Png* V. D.) du tronc lui-même, qui produisent des effets vaso-dilatateurs : c'est donc leur excitation simultanée qu'on fait en excitant le pneumogastrique au-dessus du laryngé supérieur. Or, nous venons de voir que l'excitation simultanée du laryngé supérieur et du pneumogastrique à la partie moyenne du cou provoque une élévation réflexe de la pression, à cause de l'action prédominante de l'effet vaso-constricteur des filets laryngés. On fait exactement la même expérience quand on excite le bout central du pneumogastrique sectionné au-dessus du laryngé supérieur, au niveau de la région indiquée, sur le schéma, par les lettres *Png* V.D.+V.C.; seulement, dans ce dernier cas, les filets sensibles de deux ordres sont excités en même temps, dans le même tronc, au lieu de l'être simultanément dans deux nerfs séparés.

SECONDE PARTIE

EFFETS RÉFLEXES PRODUITS SUR LA RESPIRATION, LE CŒUR ET LES VAISSEAUX PAR LES BRANCHES SENSIBLES DU PNEUMO-GASTRIQUE.

CHAPITRE I

NERFS LARYNGÉS SUPÉRIEURS.

§ 1er. Ligature du laryngé supérieur : brusque inspiration suivie d'un court arrêt respiratoire ; arrêt réflexe du cœur ; resserrement vasculaire.

§ 2. Excitations du bout central du laryngé supérieur : effets respiratoires communs aux excitations des autres nerfs sensibles ; arrêt du cœur quand les deux pneumogastriques sont intacts ; ralentissement plus ou moins notable quand un pneumogastrique est coupé ; l'effet cardiaque est plus accusé quand le pneumogastrique correspondant au laryngé excité est intact ; variations de l'effet cardiaque suivant que l'animal est anesthésié, curarisé, etc. — Resserrement vasculaire réflexe très énergique produit par l'excitation centripète du laryngé supérieur. — Combinaisons du réflexe vaso-moteur et du réflexe cardiaque. — Modifications différentes de la pression artérielle suivant la prédominance de l'effet vasculaire ou de l'effet cardiaque.

§ I. — Effets réflexes produits sur la respiration, le cœur et les vaisseaux par la ligature brusque du laryngé supérieur.

Effets respiratoires. — La ligature brusque d'un nerf laryngé supérieur, faite avec ou sans section préalable des nerfs pneumogastriques à la partie moyenne du cou, produit un arrêt subit de la respiration.

C'est le plus souvent, comme dans le cas de ligature du pneumogastrique lui-même, une inspiration brusque qu'on observe : l'excitation traumatique instantanée produite par la ligature ou par un coup de ciseaux agit sur le nerf laryngé supérieur comme sur les autres nerfs sensibles, et la réaction inspiratoire n'a rien de spécial au laryngé.

Cet effet respiratoire se traduit par une augmentation de l'aspiration thoracique quand on explore la pression pleurale, ou par une dilatation brusque des parois quand un pneumographe est appliqué autour de la poitrine.

A la suite de cet effet immédiat, qui se produit quelle que soit la phase de la respiration à laquelle correspond la ligature, la respiration reste suspendue un temps variable, toujours assez court, pendant lequel la poitrine revient graduellement à l'état expiratoire ; de telle sorte que le premier mouvement qui se produit à la suite de cet arrêt est une inspiration (fig. 107).

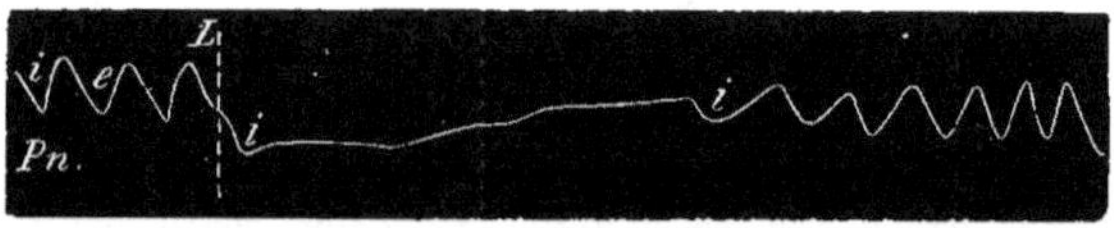

Fig. 107. — Effets respiratoires immédiats et consécutifs de la ligature brusque du laryngé supérieur.

(*Pn.* Respiration thoracique explorée avec le pneumographe ; en L ligature du laryngé ; une inspiration *i* se produit aussitôt et la respiration reste arrêtée un instant ; puis survient une petite inspiration, et les respirations reparaissent en augmentant graduellement d'amplitude. (Chat.)

Effets cardiaques de la ligature du larynge superieur. — 1° Quand on fait la ligature du nerf laryngé supérieur d'un côté, *le pneumogastrique correspondant ou celui du côté opposé étant intact,* on observe, dans les conditions ordinaires de l'expérience, soit un ralentissement, soit, le plus souvent, un arrêt passager mais complet des battements du cœur.

2° L'effet cardiaque réflexe de la ligature du laryngé supérieur est, chez un même animal, plus intense que celui qui se produit par la ligature du tronc du pneumogastrique d'un côté, celui du côté opposé étant intact (fig. 108).

La raison de cette différence, que nous retrouverons dans la comparaison des effets produits sur le cœur par les excitations du bout central du laryngé supérieur et du pneumogastrique, paraît tenir en partie à une excitabilité beaucoup plus grande des fibres sensibles du laryngé supérieur. En

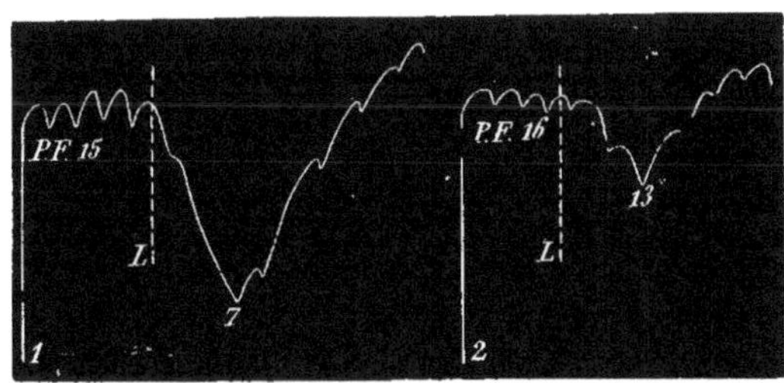

Fig. 108.— Comparaison des effets cardiaques réflexes produits par la ligature du nerf laryngé supérieur (1) et du nerf pneumogastrique (2). — La ligature du laryngé produit un arrêt complet du cœur ; celle du pneumogastrique, un simple ralentissement.

effet, la ligature d'un pneumogastrique, quand celui du côté opposé est intact, produit, comme nous l'avons vu, l'excitation réflexe des deux nerfs, puisque l'action modératrice réfléchie a le temps de passer par le nerf lié avant que la ligature n'en ait complètement interrompu la continuité. De même pour la ligature du laryngé : la transmission du réflexe modérateur se fait par les deux pneumogastriques. Les conditions du réflexe sont donc les mêmes ; l'intensité de l'irritation des filets sensibles excités paraît seule différer dans les deux cas.

3° L'effet cardiaque de la ligature d'un nerf laryngé supérieur est moins accusé quand l'un des deux pneumogastriques, *et spécialement le pneumogastrique correspondant au nerf lié*, a été sectionné. Cette différence paraît tenir à la suppression de l'une des deux voies par lesquelles se transmet au cœur l'influence modératrice réflexe des centres.

J'insisterai sur les détails de cette interprétation à propos des effets cardiaques produits par l'excitation électrique du bout central du laryngé supérieur.

4° Chez les animaux profondément curarisés ou anesthésiés, chez ceux qui sont soumis à l'action de l'atropine, ou, ce qui revient au même, chez ceux dont les deux pneumogastriques sont coupés, l'irritation par ligature du laryngé supérieur ne produit plus aucun effet cardiaque modérateur ;

quelquefois, c'est une accélération qui s'observe normalement.

5° L'accélération peut être due à ce qu'on a supprimé l'influence prédominante des appareils modérateurs, soit par un poison paralysant, soit par la section des nerfs.

6° Certains animaux peu sensibles, notamment les chiens âgés, ne présentent aucune réaction cardiaque.

Effets de la ligature du laryngé supérieur sur la pression artérielle. — 1° Quand la ligature du laryngé supérieur produit un arrêt ou un ralentissement réflexe du cœur (V. p. 354), la pression artérielle subit une chute plus ou moins profonde, suivant le degré du ralentissement ou la durée de l'arrêt du cœur.

2° Mais ces modifications de la pression ne sont que la conséquence éloignée de la ligature du laryngé supérieur : elles dépendent de l'effet cardiaque. Pour déterminer les effets réels de cette irritation traumatique du laryngé sur la pression, il faut supprimer la réaction cardiaque, soit par la section des deux pneumogastriques, soit par un poison paralysant des appareils modérateurs du cœur, comme l'atropine, le curare, etc. On voit alors, sous l'influence de la ligature du laryngé supérieur, la pression artérielle s'élever graduellement, atteindre un maximum et redescendre graduellement au dessous de son niveau primitif pour le reprendre ensuite et le conserver.

Les phases de ces modifications de la pression sont évidemment celles d'un réflexe vaso-constricteur, qui se démontre du reste par les procédés ordinaires (section des splanchniques, section de la moelle, etc.).

3° Sous l'influence de la ligature du laryngé supérieur, on observe souvent chez les animaux curarisés qui présentent de grandes oscillations spontanées de la pression (wellenformige de Traube), l'interférence du réflexe vaso-moteur constricteur avec ces oscillations. Ainsi, dans plusieurs expériences, il est noté qu'à la suite de la ligature du laryngé supérieur, les oscillations spontanées de la pression ont présenté une amplitude exagérée, ont augmenté de durée et se sont produites à un niveau manométrique plus élevé. Cette modification a duré une demi-minute.

Des effets identiques ont déjà été notés à propos de l'excitation centripète du pneumogastrique chez les animaux curarisés. (V. fig. 99, p. 337.)

§ II. — Effets réflexes produits sur le cœur par l'excitation du bout central du laryngé supérieur (1).

L'effet de l'excitation du bout central du laryngé supérieur chez le chien et le chat se caractérise le plus souvent par un arrêt réflexe du cœur, rarement par un simple ralentissement, les deux pneumogastriques étant intacts.

Chez le lapin, ces réflexes modérateurs sont moins accusés dans les mêmes conditions d'intégrité des deux pneumogastriques; c'est un ralentissement très considérable du battement du cœur, et non, comme chez les animaux précédents, un arrêt complet qui s'observe dans la grande majorité des cas (fig. 109).

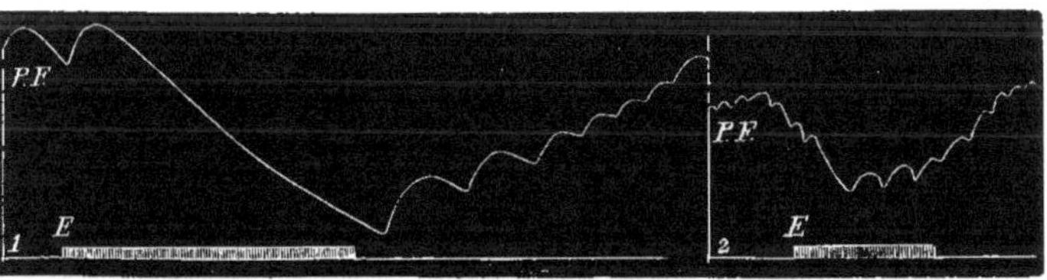

Fig. 109.— Comparaison des effets cardiaques produits chez le chien et chez le lapin par l'excitation du bout central du laryngé supérieur.

L'arrêt réflexe s'obtient chez le chien (1) avec des excitations qui produisent seulement un ralentissement chez le lapin (2). (Manomètre élastique. Pression fémorale P. F.)

On voit que la différence essentielle entre les effets modérateurs réflexes du bout central du laryngé supérieur et ceux du bout central du pneumogastrique consistent en ce que les

(1) Je ne crois pas devoir étudier d'une façon spéciale, comme je l'ai fait pour le pneumogastrique lui-même, les effets *respiratoires* produits par l'excitation du bout central du laryngé supérieur. Ces effets ne me paraissent point différer de ceux que provoque l'excitation d'un nerf sensible quelconque ; ils sont seulement beaucoup plus marqués en raison même de la sensibilité plus grande du nerf excité. L'arrêt de la respiration ne se fait pas nécessairement dans un sens ou dans l'autre ; il est plutôt en rapport, comme l'a dit M. Bert, avec l'instant de la respiration auquel correspond l'excitation. Du reste, pour ce nerf comme pour tous les autres nerfs sensibles, c'est le plus souvent une inspiration brusque qui se produit au début de l'excitation.

effets modérateurs du laryngé supérieur sont beaucoup plus accusés. Cette différence peut être due à ce que les deux pneumogastriques étant intacts dans les cas d'excitation centripète du laryngé supérieur, il y a pour la transmission du réflexe modérateur deux voies au lieu d'une seule. Mais l faut tenir grand compte, pour expliquer l'effet cardiaque prédominant du laryngé supérieur, de la sensibilité beaucoup plus grande de ce nerf que du pneumogastrique excité plus bas.

Différence des effets produits sur le cœur par l'excitation du bout central du laryngé supérieur suivant que le pneumogastrique correspondant est intact ou coupé. — L'effet modérateur réflexe produit sur le cœur par l'excitation centripète du laryngé supérieur est à son maximum quand les deux pneumogastriques sont intacts: l'arrêt du cœur se produit dans ces conditions (fig. 110).

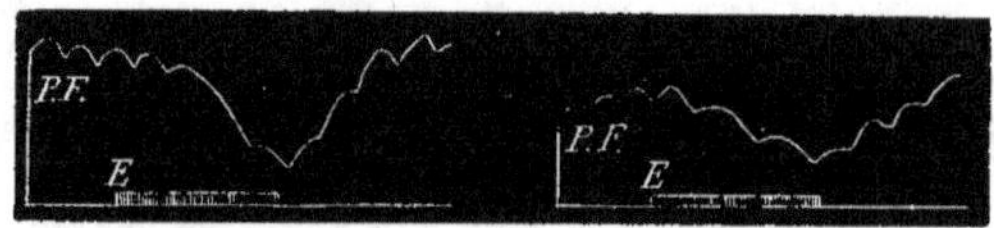

Fig. 110. — Comparaison des effets réflexes de l'excitation centripète du laryngé supérieur suivant que le pneumogastrique correspondant est intact (gauche de la figure) ou coupé (droite de la figure). On voit que le réflexe modérateur est beaucoup plus accusé dans le premier cas que dans le second.

Quand on répète l'excitation du bout central du laryngé supérieur après avoir coupé l'un des deux pneumogastriques, l'effet cardiaque réflexe est moins accusé. Mais il diffère encore suivant que c'est le pneumogastrique correspondant au laryngé excité ou le pneumogastrique opposé qui a été sectionné. Le réflexe cardiaque est plus énergique quand le pneumogastrique intact est celui qui correspond au laryngé dont on excite le bout central.

On peut conclure de ce résultat que, pour une même intensité d'excitation, le réflexe modérateur est plus facile à provoquer quand le nerf centripète et le nerf centrifuge sont en rapport l'un avec l'autre dans une même moitié latérale du bulbe ; on exprime un fait analogue qui se présente dans l'étude des réflexes médullaires en disant que la résistance *transversale* de la substance grise (*Querleitung*, Rosenthal) est plus grande que la résistance latérale.

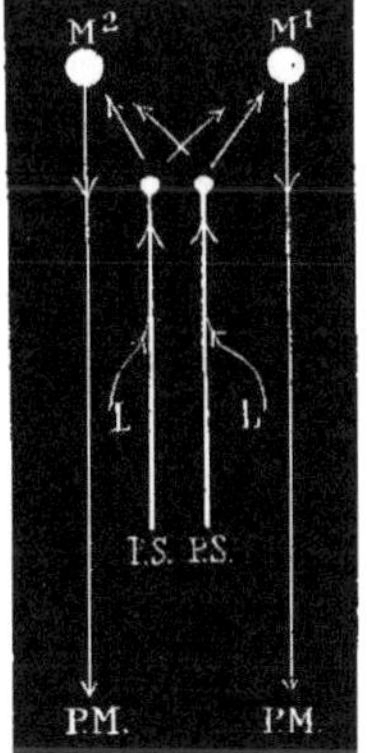

Fig. 111. — Schéma du trajet des réflexes laryngés.

Si donc, l'excitation du laryngé supérieur L (schéma de la fig. 111) retentit sur l'appareil modérateur n° 1, situé du même côté du bulbe, elle pourra provoquer un réflexe cardiaque plus accusé que dans le cas où la voie centrifuge correspondante étant interrompue, cette excitation devra se transmettre à travers le bulbe sur l'appareil modérateur M².

Le même raisonnement s'applique au cas de l'excitation du bout central du pneumogastrique; ici c'est toujours uniquement en se transmettant d'un côté à l'autre du bulbe que l'irritation centripète d'un pneumogastrique (PS) peut provoquer le réflexe cardiaque modérateur; les filets modérateurs (M¹) du côté correspondant à l'excitation sont forcément sectionnés puisqu'ils sont compris dans le nerf coupé dont on irrite le bout central. Aussi, n'observe-t-on, comme nous l'avons vu, que très exceptionnellement l'arrêt réflexe du cœur avec l'excitation du bout central du pneumogastrique; ce cas est tout à fait comparable à celui de l'excitation du bout central d'un nerf laryngé supérieur quand le pneumogastrique correspondant (M¹) est sectionné.

Il y a cependant une différence de degré entre le ralentissement réflexe consécutif à l'irritation centripète du laryngé supérieur, le pneumogastrique correspondant étant coupé et celui du bout central d'un pneumogastrique: sur un même animal, l'effet modérateur réflexe du laryngé comparé à l'effet modérateur réflexe du pneumogastrique se montre beaucoup plus notable. Cela tient sans doute à l'excitabilité plus grande des filets sensibles du laryngé supérieur que de ceux du pneumogastrique excité plus bas.

Conditions qui modifient les effets cardiaques réflexes au laryngé supérieur. — Les remarques qui ont été faites dans le chapitre précédent relativement aux influences qui atténuent ou font disparaître le réflexe modérateur du cœur, produit par l'excitation centripète du pneumogastrique, sont de tous points applicables au réflexe modérateur produit par l'excitation du bout central du laryngé supérieur.

Ces influences s'adressent en effet aux appareils modérateurs centraux (bulbaires) ou périphériques (intra-cardiaques) qui sont mis en jeu soit par l'irritation du pneumogastrique lui-même, soit par celle du laryngé supérieur; par conséquent elles produisent des effets identiques dans l'un et l'autre cas. Il n'y a donc pas lieu d'y revenir ici.

§ III. — Effets vasculaires produits par l'excitation du bout central du laryngé supérieur.

1° *Réflexe vaso-constricteur. — Causes de son intensité.* — Chez tous les animaux employés (chiens, chats, lapins) l'excitation du bout central du laryngé supérieur a produit, par voie réflexe, l'élévation de la pression artérielle; nous avons vu au contraire que chez le chat, l'irritation centripète du pneumogastrique produit le plus souvent un effet vaso-dilatateur qui rapproche ce nerf du nerf dépresseur proprement dit.

2° L'effet vaso-constricteur réflexe du bout central du laryngé supérieur n'est pas dû seulement à l'irritation des fibres sensibles *laryngées :* comme nous le verrons dans le paragraphe suivant, cette irritation atteint aussi les filets sensibles provenant de la trachée et des grosses bronches et remontant dans le laryngé supérieur par l'anastomose de Galien qui les a elle-même reçues du récurrent.

3° C'est peut-être à l'irritation simultanée d'un grand nombre de filets sensibles laryngés et trachéo-bronchiques, que l'excitation centripète du laryngé supérieur doit de provoquer un réflexe vaso-constricteur beaucoup plus énergique que celui de tout autre nerf sensible. Si en effet on compare l'intensité de l'effet vasculaire produit par l'excitation du bout central du pneumogastrique chez le chien et chez le lapin, à l'intensité de la réaction vaso-motrice du laryngé supérieur, on voit que pour une même intensité d'excitation, l'élévation de la pression est beaucoup plus grande dans le cas d'irritation du laryngé. Il en est de même quand on compare les effets de l'irritation centripète du crural ou du sciatique à celle du laryngé supérieur chez le chien, le chat ou le lapin.

L'extrême sensibilité du laryngé supérieur comparée à celle des autres nerfs peut cependant suffire pour expliquer l'intensité remarquable du réflexe vaso-constricteur produit par son irritation.

4° *Combinaisons de l'effet vaso-constricteur avec le ralentissement réflexe du cœur.* — Comme nous l'avons vu dans le paragraphe précédent, l'excitation centripète du laryngé supérieur provoque des réflexes cardiaques modérateurs très accusés. Il en résulte que dans la plupart des cas l'effet du réflexe vasculaire constricteur est masqué par l'effet prédominant de l'arrêt complet et du ralentissement très notable du cœur : la pression artérielle ne peut que s'abaisser, malgré le resserrement des vaisseaux périphériques, à cause de la suspension totale ou de la diminution considérable de l'afflux sanguin (*Voy.* page 357). Il est pourtant possible de démontrer, même dans ces conditions complexes, l'existence du resserrement réflexe des vaisseaux : il suffit de comparer la rapidité et la profondeur de la chute de la pression artérielle dans le cas d'arrêt ou de ralentissement *réflexe* du cœur, à la rapidité et à la profondeur de la chute de pression dans le cas d'arrêt ou de ralentissement produit par l'excitation *directe* du bout périphérique du pneumogastrique ; la pression tombe beaucoup moins vite et moins bas dans le premier cas que dans le second, ce qui implique la coexistence d'un resserrement vasculaire périphérique mettant obstacle à l'écoulement du sang dans les veines.

On peut encore s'assurer de la coexistence du resserrement vasculaire en constatant que la pression s'élève malgré le ralentissement du cœur si celui-ci n'est pas très notable.

5° *Démonstration directe du réflexe vaso-constricteur.* — Mais ces démonstrations indirectes, malgré leur intérêt ne valent pas la démonstration directe du réflexe vaso-constricteur qu'il est facile d'obtenir par plusieurs procédés, par la double section des pneumogastriques, par l'action du curare et surtout par celle de l'atropine.

La double section des pneumogastriques supprimant tout

réflexe cardiaque modérateur de *provenance centrale* ne permet pas cependant de mettre le réflexe vaso-constricteur du bout central du laryngé dans toute son évidence. En effet quand l'élévation de la pression produite par voie réflexe est arrivée à un degré assez élevé, on voit le cœur se ralentir sous l'influence de l'excès de la pression intra-cardiaque, tout comme dans le cas de compression de l'aorte. Il en résulte que l'effet du réflexe vaso-moteur est forcément atténué par ce ralentissement secondaire : j'ai déjà insisté sur ce point à propos des effets vasculaires de l'excitation du bout central du pneumogastrique chez le chien et le lapin ; je le rappelle ici pour montrer que la double section des pneumogastriques n'est pas suffisante pour permettre d'observer les effets complets du réflexe vaso-constricteur dans le cas d'excitation centripète du laryngé.

Le curare, supprimant à une certaine phase de son action l'excitabilité réflexe des appareils modérateurs centraux, agit d'abord comme la double section des pneumogastriques ; pour arriver à supprimer les réflexes modérateurs périphériques en paralysant avec ce poison l'appareil ganglionnaire du cœur, il faut pousser l'intoxication très loin : dès lors le système vaso-moteur se trouve atteint et le réflexe vaso-constricteur atténué. Par conséquent l'emploi du curare comme moyen de mettre en évidence l'effet total du réflexe vaso-moteur est défectueux.

L'atropine est de beaucoup préférable à la double section des pneumogastriques et à l'empoisonnement par le curare. En effet à partir du moment où l'atropine a été introduite dans les voies lymphatiques (plèvre, tissu cellulaire sous-cutané) on voit s'atténuer graduellement les réflexes cardiaques modérateurs et se dégager avec une netteté de plus en plus grande les réflexes vaso-constricteurs.

De sorte que, si on fait, de minute en minute, l'excitation du bout central du laryngé supérieur, après l'injection du sulfate d'atropine, on assiste à l'apparition de l'effet vaso-constricteur réflexe, qui devient de plus en plus prédominant sur l'effet du réflexe, cardiaque modérateur. Après cinq ou six minutes, tout ralentissement du cœur a disparu et l'élévation réflexe de la pression se produit avec toute son intensité. On voit alors l'élévation de la pression se manifester avec une importance d'autant plus grande que le ralentissement réflexe du cœur est lui-même plus atténué.

Le grand avantage de l'emploi de l'atropine est précisément de supprimer le ralentissement secondaire des battements du cœur quand la pression est arrivée à un chiffre élevé. Il faut cependant noter que, malgré la suppression totale de l'excitabilité directe du pneumogastrique, on observe quelquefois des troubles cardiaques secondaires quand la pression artérielle a acquis une valeur très élevée au-dessus de la normale : ce fait observé d'abord par Heidenhain, en excitant la moelle cervicale elle-même avec des courants électriques chez des animaux atropinisés, se retrouve chez les animaux dont on excite le bout central du laryngé supérieur quand la réaction vaso-motrice est très intense : l'arythmie des battements qui s'observe alors est tout à fait comparable à celle qu'a indiquée Heidenhain. Mais ce n'est qu'exceptionnellement que la pression intra-cardiaque atteint une valeur suffisante pour provoquer ces troubles de rythme ; de sorte que l'atropine reste encore le meilleur moyen de mettre en évidence l'effet du réflexe vaso-moteur produit par l'excitation du bout central du laryngé supérieur (1).

(1) Pour l'examen des conditions qui font varier dans son retard, sa durée, son intensité, etc., le réflexe vaso-constricteur du laryngé supérieur, je renvoie au chapitre relatif aux effets vasculaires du bout central du pneumogastrique chez le chien et le lapin (1re partie, ch. IV). Pour les combinaisons des effets vaso-constricteurs et vaso-dilatateurs, voyez le ch. V, 1re partie, relatif aux effets vaso-dilatateurs du pneumogastrique chez le chat.

CHAPITRE II

NERFS SENSIBLES DE LA TRACHÉE ET DES GROSSES BRONCHES CONTENUS DANS LE RÉCURRENT.

Le nerf récurrent contient des filets sensibles qui proviennent de la trachée et des grosses bronches. — Ces filets remontent dans le récurrent pour gagner le laryngé supérieur par l'anastomose de Galien. — On démontre leur existence par les effets respiratoires et vasculaires réflexes que produit soit l'irritation du récurrent lui-même, soit celle de l'anastomose de Galien. Une autre démonstration est fournie par la dégénération des filets trachéo-bronchiques du récurrent à la suite de la section de l'anastomose de Galien.

L'existence de filets sensibles contenus dans le tronc du nerf récurrent et passant de ce nerf dans le laryngé supérieur par l'anastomose de Galien, peut être mise en évidence avec une facilité toute particulière chez le chat.

Cet animal présente une disposition anatomique très favorable à cette démonstration. Le nerf récurrent R (fig. 112), accessible surtout à droite, forme le long de la trachée un tronc volumineux, superficiellement situé et qu'on découvre en écartant l'un de l'autre les muscles sterno-hyoïdiens. En ménageant la grosse veine qui est située dans l'interstice de ces deux muscles, et en érignant vers la droite le muscle sterno-hyoïdien du côté droit, on met à nu le nerf recurrent, qu'il est facile de suivre jusqu'au bord inférieur du larynx. Un peu au-dessus du cartilage cricoïde, le récurrent se divise en deux branches pénétrant toutes deux dans le larynx, en dedans du cartilage thyroïde: la branche interne R', la plus volumineuse, est destinée aux muscles intrinsèques du larynx; la branche externe et postérieure A.G., plus grêle, longe la face interne du cartilage thyroïde, et va se jeter aussitôt dans le nerf laryngé supérieur. Cette branche externe du récurrent n'est autre que l'anastomose de Galien. Elle va rejoindre le laryngé supérieure L, au niveau du point où s'en détachent les filets sensibles intra-laryngés (L') et en dedans du point d'émergence du laryngé externe L.E.

Chez le chat, l'anastomose de Galien offre cette particularité qu'elle est accessible en dehors de la cavité laryngée, au-dessous du bord inférieur du cartilage thyroïde dans un espace d'un centimètre environ; on peut donc facilement l'atteindre sans ouvrir le larynx, la sectionner entre deux ligatures, en exciter alternativement les deux bouts; il est aussi très facile de faire la résection de cette anastomose à l'aide d'une simple incision pratiquée le long du larynx, et de déterminer ainsi la production de tubes nerveux dégénérés dans le nerf récurrent; je reviendrai plus loin sur la signification physiologique de cette dégénération.

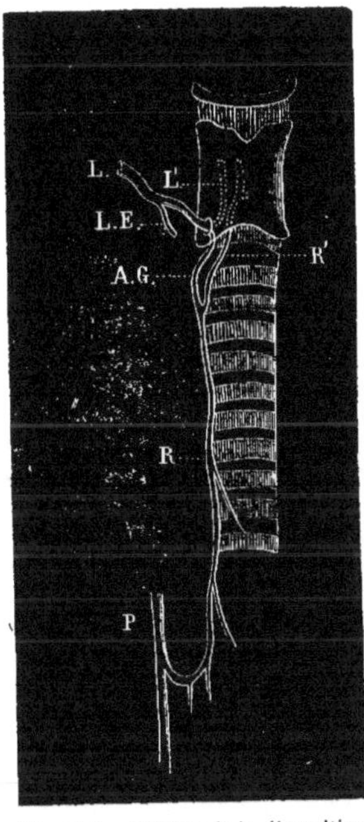

Fig. 112.— Schéma de la disposition du récurrent et de l'anastomose de Galien chez le chat.

J'insisterai d'abord sur la démonstration immédiate et directe des fibres sensibles du nerf récurrent, sur leur trajet et sur leur provenance.

§ I. — *Démonstration directe de la présence de filets sensibles dans le nerf récurrent.*

Le procédé le plus simple, et en même temps celui qui met le plus nettement en évidence les filets sensibles du nerf récurrent, me paraît être le suivant :

L'animal est à demi-anesthésié par l'éther et ne réagit pas par des mouvements généraux aux excitations faibles des nerfs sensibles; on lui a, au préalable, administré par injection, dans la plèvre, un demi-milligramme de sulfate d'atropine pour supprimer les réactions cardiaques qui pourraient masquer les modifications vaso-motrices. Dans ces conditions, on fait la ligature brusque du nerf récurrent à la partie moyenne du cou et on observe les variations de la pression dans le bout central d'une carotide ou d'une fémorale.

Au moment où on fait la ligature, l'animal ne réagissant pas par des mouvements généraux à cause de l'éthérisation, le cœur ne subissant aucune modification de rythme en raison de la paralysie des pneumogastriques par l'atropine, on observe une élévation graduellement croissante de la pression : de 10 C.Hg., par exemple, la pression s'élève en 6 secondes à près de 12 C.Hg., puis décroît lentement pour reprendre sa valeur initiale au bout de deux minutes seulement.

Voici l'un des exemples de cet effet vasculaire réflexe produit par la ligature du nerf récurrent droit.

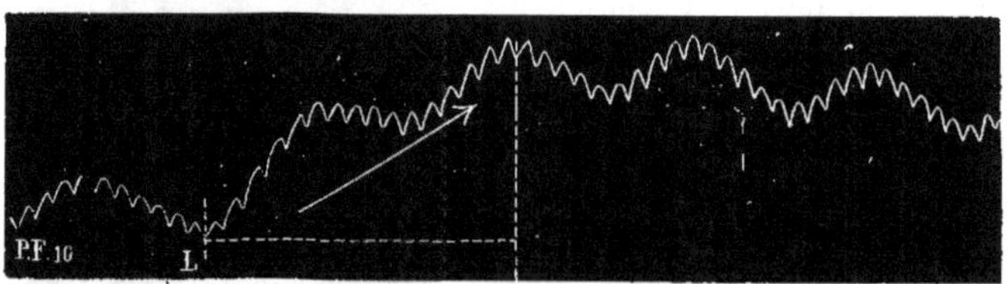

Fig. 113. — Effets vaso-moteurs réflexes produits par la ligature du récurrent faite au point L. La pression fémorale P.F. s'élève en 6 secondes de 10 à 12 centimètres Hg. (Chat. Manomètre à mercure, à flotteur.)

On voit par le tracé précédent que, sans modifications respiratoires, sans réactions générales ou cardiaques, la pression artérielle subit, par la ligature brusque du nerf récurrent du côté droit, une ascension régulièrement croissante suivie d'une chute graduelle, courbe dont l'ensemble représente l'effet d'un resserrement vasculaire suivi d'un relâchement.

Mais jusqu'ici rien ne démontre que la réaction vasculaire provoquée par la ligature du récurrent résulte plutôt de l'excitation de nerfs sensibles ascendants, remontant du récurrent dans le laryngé supérieur, que de filets sensibles descendants, passant du recurrent dans le pneumo-gastrique à la base du cou.

Les expériences suivantes prouvent que les filets sensibles excités sont bien des filets ascendants :

1° On fait une seconde ligature du récurrent *au-dessous* de la première, c'est-à-dire entre la première ligature et l'origine du récurrent au pneumogastrique : aucune modification de la pression ne se produit.

2° On pratique de nouveau la ligature du récurrent *au-dessus* du point où a été appliqué le premier fil, c'est-à-dire plus près du larynx. Aussitôt apparaît une élévation régulièrement croissante de la pression, arrivant à peu près au même chiffre que dans le cas de la première ligature, et faisant place à une chute lente et graduelle jusqu'au niveau primitif.

Par conséquent, les effets de la première ligature, considérée ici comme excitation traumatique, se retrouvent quand on lie le nerf plus près du larynx.

3° Si on coupe le récurrent en séparant ainsi un bout inférieur et un bout supérieur et qu'on procède à l'excitation successive de ces deux bouts, on n'observe aucune modification vasculaire par l'excitation du bout inférieur, tandis que celle du bout supérieur, allant du côté du larynx, provoque une élévation de pression qui peut être considérable (1).

(1) On peut démontrer aussi la sensibilité du bout périphérique (laryngé) du récurrent en inscrivant les modifications du rythme respiratoire. Voici un exemple de l'influence qu'exerce sur les mouvements de la respiration l'excitation très faible du segment périphérique du récurrent chez le chien.

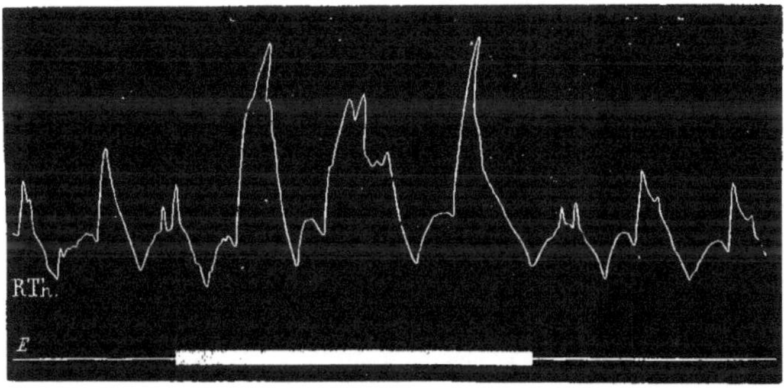

Fig. 114. — Manifestation respiratoire de l'excitation douloureuse (E) du bout supérieur du récurrent chez le chien. — Respiration thoracique (R. Th.) avec le double explorateur à tambour.

Mais quoique ces modifications respiratoires aient une certaine valeur comme réactions de la sensibilité, on pourrait supposer que, dans le cas actuel elles sont dues au spasme des muscles laryngés. C'est pourquoi j'ai pré-

Les variations qu'on observe dans la valeur de cette augmentation de pression sont elles-mêmes en rapport avec l'intensité des excitations apliquées au bout périphérique du nerf récurrent; en d'autres termes le resserrement vasculaire réflexe qui dépend de ces excitations et auquel est due l'élévation de la pression est d'autant plus intense que les excitations sont elles-mêmes plus puissantes. C'est ce que montrent les courbes manométriques suivantes, recueillies sur le même animal à des instants différents (fig. 115, 116).

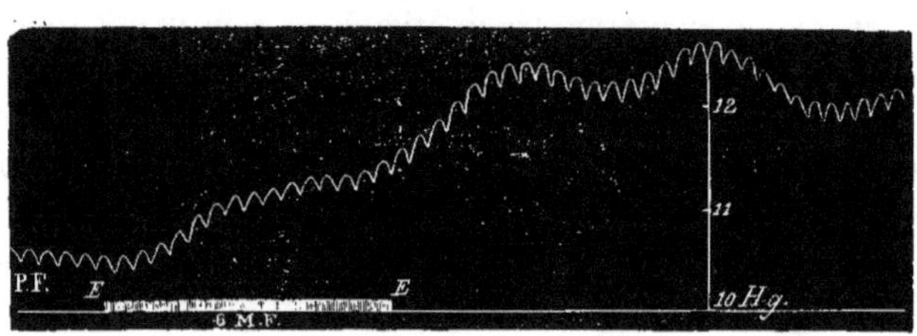

Fig. 115.— Réflexe vaso-moteur produit par l'excitation faible (EE. Condensateur M.F. 6 éléments Dauiell) du bout supérieur du récurrent chez le chat. Faible élévation de la pression fémorale P.F. de 10 à 12 Hg.

Je ne crois pas nécessaire d'insister sur la réalité du réflexe vaso-moteur produit par l'excitation du nerf récurrent sous l'influence de l'irritation des fibres sensibles ascendantes que contient ce nerf : il suffit de dire que la suppression de ces variations de pression a été obtenue par les procédés ordinaires, section de la moelle, etc.

Ce qui me paraît plus important, étant donné que cette réaction vasculaire constitue un témoin incontestable de la présence de fibres sensibles dans le nerf excité, c'est de rechercher le trajet de ces filets centripètes entre le point excité et les centres.

féré ne donner dans ce travail que les résultats des excitations du bout périphérique du récurrent sur le système vasculaire.

L'influence du nerf laryngé récurrent sur la respiration a été d'abord démontrée par Burkhard (*Ueber den Einfluss d. Nervus Vagus aud die Athembewegung.* — *Pflüger's Arch.*, I, p. 107); elle a été étudiée de nouveau par Rosenthal (*Bemerk. über d. Thatigkeit d. Autom. Nervencentr imbesond. ub. d. Athembewegung.* — *Erlangen*, 1875).

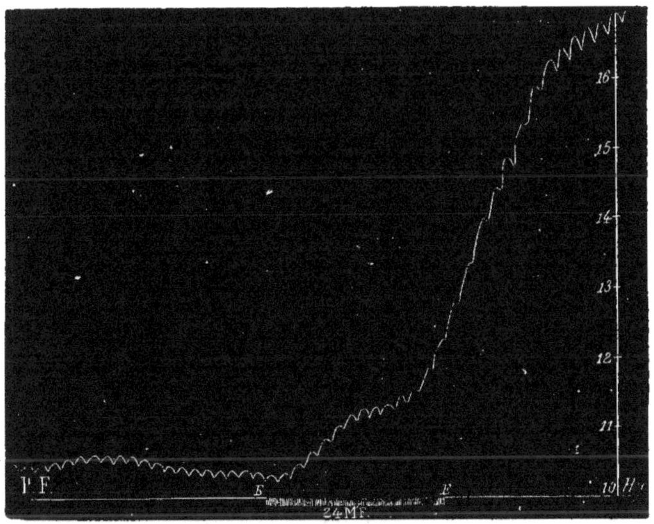

Fig. 116. — Réflexe vaso-constricteur produit par l'irritation électrique (EE. Condensateur M.F. 24 Daniell) du bout supérieur du récurrent chez le chat. La pression fémorale P.F. s'élève de 10,5 Hg. à 17 Hg. en 6 secondes. (Manomètre à mercure muni d'un flotteur.)

§ II. — Trajet des fibres sensibles ascendantes contenues dans le nerf récurrent.

1° *Passage de ces fibres dans l'anastomose de Galien.* — Il était indiqué de chercher directement dans l'anastomose de Galien la présence des filets sensibles du nerf récurrent. En effet il n'y avait aucune probabilité pour que ces filets fussent contenus dans les branches musculaires de ce nerf.

Comme je l'ai dit plus haut, il est très facile d'atteindre sur le chat l'anastomose de Galien au-dessous du larynx, et d'en faire la section et l'excitation sans pénétrer dans la cavité laryngée.

En pratiquant la ligature de ce filet anastomotique sur cet animal du même côté où le nerf récurrent avait été sectionné et excité, j'ai constaté la même élévation de pression qu'au moment de la ligature du récurrent; ce fait semblait montrer déjà que les éléments nerveux dont l'excitation passagère produite par la ligature avait déterminé le réflexe vaso-moteur, se retrouvent dans l'anastomose de Galien.

Cette présomption s'est trouvée confirmée par la disparition de tout réflexe vaso-moteur quand on excitait le bout périphérique du récurrent, après la ligature de l'anastomose de Galien correspondante.

Une démonstration plus directe encore du passage dans ce filet anastomotique des fibres sensibles contenues plus bas dans le nerf récurrent, résulte de l'apparition d'une élévation notable de la pression quand on a pratiqué l'excitation du segment de la branche anastomotique resté en rapport avec le nerf laryngé supérieur. Les courbes manométriques obtenues dans ces conditions sont tout à fait identiques à celles qui ont été présentées plus haut, et qui avaient été fournies par l'excitation du segment supérieur du nerf récurrent lui-même.

2° *Passage des filets sensibles du récurrent et de l'anastomose de Galien dans le nerf laryngé supérieur.* — Si on coupe le nerf laryngé supérieur, les effets vaso-moteurs réflexes de l'excitation du nerf récurrent ou de l'anastomose de Galien cessent de se produire : le nerf laryngé supérieur reçoit donc de l'anastomose de Galien les filets sensibles du récurrent, pour les conduire au tronc du nerf pneumogastrique par lequel ils gagnent les centres nerveux.

Nous ne pouvons pas pousser plus loin la recherche du trajet de ces filets, parce que dans le nerf laryngé supérieur lui-même, ils se trouvent réunis à d'autres filets sensibles qui y ont été amenés par la branche du laryngé se distribuant à la muqueuse du larynx : la ligature du tronc du nerf laryngé et l'excitation de son bout central atteignent dès lors d'autres filets que ceux dont il s'agit, et les effets observés ne sont pas seulement le résultat de l'excitation des nerfs sensibles provenant du récurrent.

Mais la présence de ces derniers filets dans le nerf laryngé supérieur est suffisamment établie par ce fait que l'excitation du récurrent cesse de déterminer le réflexe vaso-moteur quand le laryngé supérieur a été coupé.

§ III. — **Dégénération d'un certain nombre de tubes nerveux dans le nerf récurrent à la suite de la section de l'anastomose de Galien.**

L'examen du nerf récurrent quelques jours après la section de l'anastomose de Galien a montré chez le chien (Philipeaux et Vulpian) et chez le chat dans mes propres recherches, la présence d'un certain nombre de tubes nerveux dégénérés (1).

La dégénération de ces tubes nerveux après la section de l'anastomose de Galien peut être interprétée de deux manières différentes : ou bien il s'agit de fibres centrifuges, descendant du laryngé supérieur dans le nerf récurrent, ou bien de filets centripètes remontant du récurrent dans le laryngé supérieur.

La présence de fibres centrifuges, descendantes, dans le nerf récurrent n'est pas directement démontrable : l'excitation du segment du nerf récurrent compris entre le larynx et l'origine de ce nerf au pneumogastrique ne produit aucun effet moteur, aucune modification du rythme cardiaque, si le pneumogastrique correspondant a été coupé. De même la double section des laryngés supérieurs n'empêche pas l'accélération réflexe du cœur de se produire : il n'y a donc pas de preuves que le nerf récurrent contienne, comme l'a pensé M. Schiff, des fibres cardiaques descendantes : M. Rutherford avait déjà mis en doute la présence de fibres de ce genre ; j'ai de mon côté présenté sur ce sujet quelques nouvelles remarques (2) qui tendent à faire rejeter l'hypothèse du passage de nerfs accélérateurs du laryngé supérieur dans le laryngé inférieur par l'anastomose de Galien.

Si donc rien ne démontre la présence de fibres centrifuges,

(1) Dans la note qu'ils ont publiée en 1869 dans les *Archives de physiologie* « *Sur l'anastomose qui existe entre le nerf laryngé supérieur et le nerf récurrent* », MM. Philipeaux et Vulpian donnent cette conclusion : « En un mot, le filet anastomotique qui existe entre le nerf laryngé supérieur et le nerf récurrent provient exclusivement du premier de ces nerfs, p. 667. »

Nous arrivons de notre côté à la même conclusion et nous pouvons préciser la nature de ces filets du laryngé supérieur qu'on trouve dans le récurrent. Ce sont des filets sensitifs passant du récurrent dans le laryngé supérieur, et au point de vue anatomique des branches du laryngé supérieur.

(2) Comptes rendus Acad. d. Sciences, 25 août 1879.

descendantes, dans le nerf récurrent, les tubes nerveux dégénérés qu'on trouve dans ce nerf à la suite de la section de l'anastomose de Galien, ne peuvent être que les filets sensibles remontant du récurrent dans le laryngé supérieur (1).

§ IV. — Provenance des filets sensibles contenus dans le nerf récurrent.

D'après la distribution des filets du récurrent au niveau de la bifurcation des bronches, le long de la trachée et le long de l'œsophage, nous pouvons supposer *à priori* que les filets sensibles qui remontent dans le laryngé supérieur par l'anastomose de Galien, transportent vers les centres les impressions des muqueuses des grosses bronches, de la trachée et de l'œsophage.

Des expériences directes peuvent montrer qu'en effet la muqueuse des grosses bronches et celle de la trachée reçoivent des filets sensibles du laryngé supérieur.

On pratique sur un chat la double section des pneumogastriques au-dessous des nerfs laryngés supérieurs, et on introduit dans la trachée une canule métallique en forme de T, fermée du côté du larynx, ouverte du côté des bronches : par cette canule on fait arriver sur la muqueuse trachéo-bronchique des vapeurs d'ammoniaque par exemple, en prenant soin d'éviter que les vapeurs ne se répandent autour de la tête de l'animal et ne viennent irriter les muqueuses nasale et laryngée. La portion de l'arbre respiratoire située au-dessous du niveau de la canule n'est plus en rapport avec les centres nerveux que par les filets sensibles du récurrent (2), les deux pneumogastriques étant coupés. Or, au contact des

(1) Dans la note déjà citée MM. Philipeaux et Vulpian s'expriment ainsi : *Après s'être accolé au nerf récurrent, ce nerf* (*l'anastomose de Galien*) *se divise en deux filaments d'inégale grosseur l'un, le plus grêle, reste accolé au filet récurrent, et nous n'avons pas reconnu sa destination; l'autre, plus gros, abandonne bientôt le nerf récurrent pour aller se distribuer à la muqueuse de la trachée, à une assez grande distance au-dessous du point où il se sépare de ce nerf.* »

(2) C'est ce filet trachéal que je considère comme le nerf sensible de la partie inférieure de la trachée et des grosses bronches.

vapeurs irritantes sur la muqueuse trachéo-bronchique, l'animal donne des preuves évidentes de la gêne qu'il en éprouve : sa respiration s'accélère, il fait des mouvements expulsifs, etc.

Ces réactions sensibles, sans disparaître complètement quand on fait la section des récurrents, s'atténuent du moins d'une façon très notable. Si leur disparition n'est pas complète, c'est que, selon toute probabilité, les vapeurs irritantes introduites dans la trachée, provoquent un spasme pulmonaire (bronchique et vasculaire) qu'il est impossible d'éviter et dont la production complique les résultats de l'expérience (Voy. Ch. III).

Je crois qu'on peut conclure de l'ensemble des recherches qui précèdent :

1° *Que le bout supérieur du nerf récurrent, uni au laryngé supérieur par l'anastomose de Galien est sensible ;*

2° *Que les filets sensibles qu'il contient passent dans le laryngé supérieur par l'anastomose de Galien ;*

3° *Que le nerf laryngé supérieur se trouve ainsi recevoir, non seulement les filets sensibles du larynx, mais encore ceux de la trachée, des grosses bronches et peut-être de la partie supérieure de l'œsophage.*

4° *Un autre point ressort de ces expériences, c'est que l'étude anatomique et expérimentale de l'anastomose de Galien n'est chez aucun animal aussi facile à exécuter que sur le chat, en raison de la situation, de ce filet anastomotique qui est presque tout entier situé en dehors de la cavité du larynx.*

CHAPITRE III

NERFS SENSIBLES DES POUMONS (1).

Modifications respiratoires produites par les irritations portées sur la muqueuse pulmonaire : suspension de la respiration avec resserrement actif du poumon. — Les filets sensibles du poumon remontent dans le pneumogastrique lui-même, et chaque pneumogastrique contient les nerfs sensibles du poumon correspondant. — Les troubles cardiaques réflexes produits par les irritations endo-pulmonaires sont caractérisés soit par le ralentissement simple, soit par l'irrégularité des battements du cœur. — L'irritation de la muqueuse pulmonaire produit, indépendamment des troubles cardiaques, une chute de pression qui persiste quand les pneumogastriques sont coupés. Cet effet peut être attribué au spasme des vaisseaux pulmonaires qui coexiste avec le resserrement du poumon lui-même.

Les recherches de Rosenthal, de Hering, de Brown-Sequard, de Donders, etc. (2), ont montré les principaux rapports fonctionnels qui existent entre la surface sensible du poumon et les appareils moteurs de la respiration, du cœur et des vaisseaux. Il ne peut entrer dans le plan d'un travail aussi résumé que celui-ci, d'exposer les travaux des auteurs précédents et d'en discuter les détails : je me bornerai à indiquer quelques faits qui résultent de mes propres recherches.

(1) Développement d'une note présentée à l'Institut le 2 décembre 1878. — Une partie des expériences d'où sont tirées les conclusions de ce chapitre a été faite avec le professeur Lépine (de Lyon) en avril 1878, une autre partie avec le professeur Stirling (d'Aberdeen) en juillet et août 1878.

(2) Brown-Sequard (*C. R. Soc. de Biologie*, 1856, p. 705; *Proceed. of the royal Society*, n° 27, 1857; et *Journal de la physiologie*, t. I, 1858, p. 512); — Hering (*Strickers Jahrbucher*, 1872, p. 37), — Donders, *Ueber den Einfluss des Athmung* (*Nederl. Archiv.* III, 1868).

I. *L'irritation de la muqueuse pulmonaire avec des vapeurs irritantes produit des modifications de la respiration, du rythme du cœur et du calibre des vaisseaux* (1).

1 *Modifications respiratoires.* — Elles consistent en une *inspiration initiale brusque suivie d'un arrêt plus ou moins complet en expiration.* Cet effet est le même que celui que produit l'irritation électrique du bout central du pneumogas-

(1) *Conditions des expériences.*

Les inhalations de vapeurs irritantes doivent être faites par la trachée afin d'éviter la complication qui résulterait nécessairement de l'irritation nasale et laryngée si l'inhalation se faisait par les narines (*).

La canule trachéale doit être fermée du côté du larynx, ouverte du côté des bronches; mais, malgré cette précaution, on n'est assuré d'éviter l'irritation de la muqueuse laryngée que si on a, au préalable, sectionné les deux nerfs laryngés supérieurs.

L'irritation de la muqueuse trachéale et des grosses bronches est évitée par le fait même de la double section des laryngés supérieurs : en effet, les filets sensibles de la trachée et des premières bronches remontent par le recurrent et l'anastomose de Galien dans le nerf laryngé supérieur, ainsi que cela résulte des expériences développées dans le chapitre précédent.

Par conséquent, les vapeurs irritantes ne peuvent agir que sur les filets sensibles du poumon, ceux du larynx et de la trachée étant sectionnés.

L'appareil employé dans ces expériences pour insuffler les vapeurs irritantes dans les bronches est représenté par le schéma suivant :

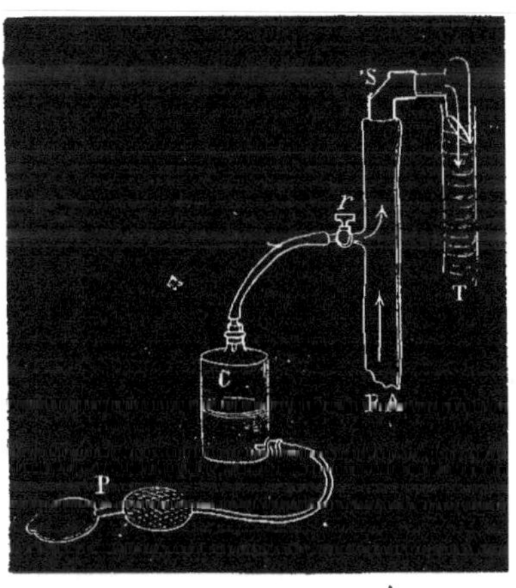

Fig. 117. — Schéma de la disposition employée pour insuffler les vapeurs irritantes dans le poumon. La trachée T est munie d'une canule à soupape S; sur le trajet du tube par lequel arrive l'air de la machine à respiration artificielle (RA), on branche un robinet *r* qui fait communiquer au moment voulu la cavité du tube d'insufflation avec le bocal C. Dans ce bocal, la vapeur irritante a été mise sous pression avec l'ampoule de caoutchouc P, et quand on ouvre le robinet *r*, cette vapeur est entraînée du côté des bronches par le courant d'air du soufflet.

(*) Pour l'historique et la discussion des effets réflexes des irritations nasales et laryngées, voyez mon travail sur ce sujet, *C. R. du Laboratoire*, 1876.

trique ; d'où l'on peut déjà conclure qu'un certain nombre, sinon la totalité des filets sensibles excités dans le bout central du pneumogastrique, provenaient du poumon lui-même.

En outre de ce trouble produit dans les mouvements extérieurs de la respiration, l'irritation endo-pulmonaire provoque un resserrement actif du tissu pulmonaire qui s'accuse par une *augmentation de l'aspiration thoracique*. On ne peut expliquer autrement que par un retrait actif du poumon l'exagération de l'aspiration thoracique : en effet, au moment où on l'observe le diaphragme est relâché, les parois costales déprimées, le paroi abdominale affaissée ; par conséquent, si le poumon ne revenait pas activement sur lui-même, c'est une diminution de l'aspiration pleurale qu'on devrait constater. Il semble même que ce resserrement pulmonaire constitue le phénomène essentiel de l'irritation produite sur la muqueuse respiratoire par l'inhalation de vapeurs irritantes : ce qui tend à faire admettre cette opinion, c'est d'abord que l'expiration observée n'est point le résultat d'une contraction des muscles expirateurs qui sont tous relâchés ; c'est la diminution du périmètre du thorax dont les parois s'incurvent en dedans au niveau de la base de la poitrine ; c'est enfin l'augmentation lente et graduelle de la pression trachéale.

Sans insister autrement sur le détail de ces faits, je résumerai les effets respiratoires des irritations endo-pulmonaires dans la proposition suivante : *l'irritation de la muqueuse pulmonaire produite par des vapeurs ou des gaz irritants (ammoniaque — acide sulfureux), détermine la suspension des mouvements avec resserrement actif du poumon.*

Trajet des filets sensibles du poumon. — Les effets indiqués (suspension de la respiration avec resserrement actif du poumon), se produisent quand les deux pneumogastriques sont intacts ; ils disparaissent quand les deux pneumogastriques sont coupés. Ces nerfs semblent donc contenir les filets sensibles du poumon en même temps que les nerfs moteurs des muscles pulmonaires dont la présence y a été expérimentalement démontrée (W. Edwards, P. Bert, etc.).

Ce qui appuie cette opinion c'est qu'on observe encore les

mêmes effets respiratoires, quand on a sectionné le sympathique du cou et enlevé ou contusionné, sans ouvrir la plèvre, le premier ganglion thoracique de chaque côté, les deux pneumogastriques étant intacts : les filets sympathiques qui se rendent au poumon paraissent donc ne jouer aucun rôle centripète ou centrifuge dans les phénomènes respiratoires produits par l'irritation endo-pulmonaire.

Quand on répète sur un animal dont on a coupé un pneumogastrique, l'expérience qui avait donné les résultats indiqués, les deux pneumogastriques étant intacts, on observe encore la suspension respiratoire avec le resserrement pulmonaire. Cette persistance des effets réflexes malgré la section d'un pneumogastrique peut faire admettre que les filets moteurs d'un seul pneumogastrique suffisent à produire la contraction des muscles pulmonaires des deux côtés. Mais cette hypothèse a besoin d'être confirmée par une expérience directe dans laquelle on explorerait simultanément la pression de l'air dans chacune des deux bifurcations de la trachée : l'irritation du bout périphérique d'un seul nerf pneumogastrique devrait produire l'augmentation *simultanée* de la pression des deux côtés.

La persistance des effets respiratoires réflexes de l'irritation endo-pulmonaire quand un pneumogastrique a été coupé, ne prouve point que le seul nerf qui reste intact puisse servir à la transmission centripète des impressions produites sur la muqueuse de chacun des deux poumons.

En effet, les vapeurs irritantes sont aussi bien tranportées par le courant d'air, dans le poumon correspondant au pneumogastrique intact, que dans le poumon du côté opposé, et on peut admettre *à priori* que les effets observés résultent de l'irritation du poumon dont l'innervation est intacte. On peut démontrer qu'il en est bien ainsi par l'expérience suivante : si on obture avec une sonde (1) engagée par la trachée et munie à son extrémité d'une ampoule qu'on insuffle par

(1) Cette sonde obturatrice est construite d'après le principe de la canule à insufflation que M. Holmgren emploie pour distendre le poumon de la grenouille et pour empêcher l'air de s'échapper au dehors (V. Ranvier, *Technique histologique*). M. P. Bert avait déjà appliqué à l'exploration de la pression abdominale par le rectum, chez le chien, une sonde qui se fixait d'une manière analogue (V. *Arch. Physiologie*, 1869).

l'extérieur, la bronche correspondante au pneumogastrique intact, on empêche les vapeurs irritantes de s'engager dans le poumon du même côté, et on n'observe plus l'arrêt respiratoire réflexe avec excès d'aspiration thoracique.

Toutes ces expériences doivent être faites sur des animaux qui ne réagissent pas par des mouvements généraux : aussi est-il presque toujours nécessaire de leur administrer au préalable une dose de morphine suffisante pour les engourdir.

2° *Effets cardiaques des irritations de la muqueuse pulmonaire.* — A l'inverse des excitations laryngées qui produisent si facilement l'arrêt réflexe du cœur, les irritations des nerfs sensibles du poumon ne déterminent que des troubles peu accusés du rythme cardiaque : il semble que l'excitabilité des nerfs sensibles de l'appareil respiratoire décroît du larynx aux petites bronches, du moins au point de vue des effets cardiaques modérateurs. Comme, d'autre part, les irritations pulmonaires avec des vapeurs irritantes déterminent, ainsi que nous l'allons voir, des troubles très marqués dans la pression artérielle, il est difficile d'affirmer que les modifications cardiaques observées, résultent uniquement d'influences nerveuses réflexes mises en jeu par l'irritation endo-pulmonaire. Voici cependant quelques faits qui peuvent établir la réalité des réflexes cardiaques produits par l'irritation intra-pulmonaire avec les vapeurs d'ammoniaque et de chloroforme.

1° Chez les animaux dont les deux pneumogastriques sont intacts et qui présentent une certaine sensibilité (jeunes chiens lévriers, chiens dits havanais, chats en digestion), l'inhalation de vapeurs irritantes par la trachée produit soit le ralentissement réflexe régulier des battements du cœur, soit une véritable arythmie.

2° Après l'administration de l'atropine, le ralentissement réflexe du cœur a disparu chez un chat qui avait présenté un ralentissement régulier; l'atropine n'a point empêché l'arythmie de se reproduire chez un jeune chien qui avait présenté une chute de pression avec grandes irrégularités du cœur (1).

(1) Je ne puis m'empêcher de rapprocher ce second fait des résultats qu'a obtenus Heidenhain chez les animaux atropinisés dont il élevait considérable-

3° *Effets des irritations intra-pulmonaires sur la pression sanguine.* — Quand on insuffle une petite quantité de vapeurs ammoniacales ou d'acide sulfureux dans la trachée, en préservant comme il a été dit plus haut, les muqueuses laryngée et trachéale, on voit se produire une chute importante de la pression artérielle.

La chute de pression ainsi produite est indépendante des troubles cardiaques qui peuvent l'accompagner, car on l'observe en dehors de toute irrégularité de rythme du cœur, ainsi que de tout ralentissement chez les animaux atropinisés.

La double section des pneumogastriques ne fait pas complètement disparaître l'effet des inhalations des gaz ou des vapeurs irritantes sur la pression sanguine, mais elle l'atténue d'une façon tellement notable qu'on est autorisé à considérer les filets contenus dans le pneumogastrique comme jouant un rôle important dans la production du phénomène.

Mais comment interviennent les pneumogastriques dans la production de la chute de pression qui suit l'inhalation de vapeurs irritantes ?

Leur rôle comme nerfs centripètes ne paraît point douteux, puisque leur section fait presque complètement disparaître l'effet qui se produisait auparavant.

Ce qui est plus difficile à déterminer, c'est la part qu'ils peuvent prendre comme nerfs de réflexion dans la production du phénomène vasculaire dont la chute de pression est la conséquence.

Ici deux hypothèses se présentent : ou bien l'abaissement de la pression dans le système artériel général, résulte d'une dilatation des vaisseaux périphériques, comme dans le cas de l'excitation du nerf dépresseur ; ou bien cette chute de la pression générale est la conséquence d'un resserrement des vaisseaux pulmonaires qui diminue l'afflux sanguin dans le système aortique.

ment la pression sanguine par l'électrisation directe de la moelle. Heidenhain avait noté l'apparition de troubles cardiaques caractérisés par l'irrégularité des battements et qu'il désigne sous le nom d'arythmie. Dans l'expérience que je viens de rappeler, la cause de l'arythmie était différente, mais la production de ces troubles n'a point été non plus modifiée par l'atropine.

L'hypothèse la plus vraisemblable est celle du resserrement des vaisseaux du poumon.

Or aucune expérience *directe* n'a établi l'action du pneumogastrique comme nerf vaso-constricteur du poumon; au contraire, des expériences de M. Brown-Sequard (1), quelques recherches que j'ai faites moi-même sur les variations de la pression dans l'artère pulmonaire et dans le cœur droit (2), amènent à penser que les vaso-constricteurs du poumon sont fournis par le sympathique au niveau des ganglions premier thoracique et cervical inférieur.

Par conséquent si nous sommes autorisés à considérer les impressions intra-pulmonaires, comme transmises au centre par des branches du pneumogastrique, nous ne connaissons pas d'expériences permettant d'admettre que la réflexion sur les vaisseaux du poumon se fait par des filets centrifuges, vaso-moteurs, contenus dans les mêmes troncs nerveux. Il y a au contraire quelques raisons pour considérer le réflexe vaso-constricteur pulmonaire comme s'opérant par les filets pulmonaires du sympathique.

La formule qui peut résumer ce qui précède est la suivante :

1° *L'irritation intra-pulmonaire produite par les inhalations de vapeurs ou de gaz irritants provoque la chute de la pression artérielle générale, surtout en détermin nt le resserrement des vaisseaux du poumon;*

2° *Ce resserrement se produit par voie réflexe, l'irritation intra-pulmonaire gagnant les centres nerveux par les filets sensibles du poumon, branches du pneumogastrique, et la réflexion s'opérant selon toute probabilité, par les filets sympathiques du premier ganglion thoracique.*

(1) *Voy.* le compte rendu de ces expériences dans la *Gazette hebdomadaire*, septembre 1879 (art. de M. Hénoque).

(2) Communication au congrès de Montpellier (*Association française*, septembre 1879).

CHAPITRE IV

EFFETS DES EXCITATIONS DES NERFS SENSIBLES DU CŒUR.

L'excitation des nerfs sensibles du cœur isolés (nerfs dépresseurs) produit, en outre des modifications cardiaques et vasculaires connues, une amplitude exagérée des mouvements respiratoires qui peut contribuer à favoriser la circulation cardio-pulmonaire.

L'irritation endo-cardiaque obtenue par le contact de substances irritantes produit, par voie réflexe, des troubles respiratoires. Ces effets apparaissent sans que la substance injectée pénètre dans le poumon ; ils se maintiennent après la section des nerfs dépresseurs ; ils disparaissent après la double section des pneumogastriques. Le cœur est donc mis en rapport avec l'appareil moteur de la respiration, comme la surface sensible du poumon est mise en rapport avec l'appareil moteur du cœur.

1° *Effets respiratoires de l'excitation du bout central du nerf dépresseur.* — Il ne sera question dans ce paragraphe que des effets respiratoires des irritations endocardiaques : les effets de ces irritations sur le rythme du cœur et sur la pression artérielle sont trop connus pour qu'il y ait lieu d'apporter de nouvelles preuves en faveur de leur existence.

On connaît, depuis les recherches de MM. Ludwig et E. Cyon sur le nerf dépresseur, les modifications cardiaques et vasculaires que produit l'excitation centripète des nerfs sensibles du cœur isolés des autres nerfs cardiaques. Ces modifications consistent en un ralentissement réflexe des battements du cœur qui s'opère par le pneumogastrique et en une chute de la pression artérielle qui résulte de la dilatation des vaisseaux périphériques.

Les filets sensibles du cœur qui font partie du nerf dépresseur ont été considérés comme pouvant intervenir dans les cas où la pression artérielle s'élevait au-dessus de son niveau normal, pour ramener cette pression à une valeur voisine du chiffre physiologique : ces nerfs constitueraient, en quelque sorte, des régulateurs du travail du cœur.

On a moins étudié les effets respiratoires que produit l'excitation centripète du nerf dépresseur : c'est un nerf dont l'irritation provoque des manifestations douloureuses : le fait a été indiqué par Cyon lui-même. Mais au nombre de ces réactions, il est intéressant de signaler tout particulièrement l'amplitude considérable que prennent les mouvements respiratoires quand on excite le bout central du nerf dépresseur chez le lapin ou chez le chat non anesthésiés, à la condition que ces animaux ne fassent point de mouvements violents.

Ce qui rend cette remarque intéressante, c'est que la chute de la pression est beaucoup plus notable si l'animal exécute des mouvements respiratoires d'une certaine amplitude que quand le nerf est excité pendant la respiration artificielle nécessitée par la curarisation. Or, il est à supposer que dans les conditions du fonctionnement normal, cette exagération des mouvements respiratoires peut intervenir pour faciliter la déplétion du cœur droit, puisque de nombreuses expériences ont démontré, d'autre part, que l'expansion du poumon produite par aspiration thoracique, augmente la rapidité du cours du sang dans la circulation cardio-pulmonaire.

2° *Nerfs cardiaques suspensifs de la respiration.* — Les irritations endocardiaques normales ou artificielles n'agissent cependant pas sur la respiration uniquement en se transmettant aux centres nerveux par la voie des nerfs dépresseurs. En effet, quand on injecte directement dans l'oreillette ou dans le ventricule droit d'un petit animal comme le lapin ou le chat, quelques gouttes d'une solution concentrée d'hydrate de chloral, on observe un arrêt respiratoire, même quand les nerfs dépresseurs sont coupés (1).

Cet arrêt respiratoire apparaît, comme je m'en suis assuré, avant que le sang chargé du liquide irritant n'ait eu le temps de transporter ce liquide dans les vaisseaux pulmonaires : il suffit, pour mettre ce fait en évidence, de déposer la solution de chloral dans l'oreillette droite pendant qu'on produit, en excitant le bout périphérique du pneumogastrique, une pause diastolique prolongée du cœur : l'arrêt de la respiration apparaît avant que la systole ventriculaire ne se soit produite. Par

(1) Extrait d'une note communiquée à l'Institut le 2 décembre 1878.

conséquent l'effet respiratoire ne peut être considéré que comme le résultat d'une violente irritation de la membrane interne du cœur réfléchie sur l'appareil moteur de la respiration.

Nous avons vu que cet effet se produisait tout aussi bien après la double section des nerfs dépresseurs : la voie de transmission centripète du réflexe ne se trouve pas dans les nerfs sensibles du cœur. Mais on supprime *l'arrêt immédiat* de la respiration en coupant les deux pneumogastriques à la base du crâne, au-dessus du point où ces nerfs reçoivent les anastomoses des nerfs cervicaux supérieurs; d'où l'on peut conclure que les *nerfs cardiaques suspensifs de la respiration* gagnent les centres nerveux avec les autres nerfs sensibles contenus dans les pneumogastriques eux-mêmes.

Dans un prochain travail nous exposerons les résultats de recherches déjà commencées sur les réflexes respiratoires cardiaques et vasculaires produits par les irritations des nerfs sensibles de l'appareil digestif et des organes abdominaux.

CONCLUSIONS.

I. Réflexes produits sur la respiration, le cœur et les vaisseaux par les ligatures et sections du pneumogastrique et par l'excitation de son bout central.

1. La ligature brusque d'un pneumogastrique, l'autre nerf étant intact ou coupé, provoque une inspiration brusque avec augmentation de l'aspiration pleurale.

2. Il survient en même temps un arrêt ou un ralentissement passager des battements du cœur. Cette modification produit par voie réflexe, et, quand il n'existe qu'un pneumogastrique, elle n'apparaît que si la ligature ou la section n'est pas faite trop rapidement.

3. La ligature ou la section d'un pneumogastrique provoque simultanément un réflexe vaso-constricteur qu'on ne peut mettre en évidence que si le réflexe cardiaque est supprimé par l'atropine ou quelque agent équivalent.

4. L'excitation du bout central d'un pneumogastrique sur un animal sain du reste, provoque un acte expiratoire, précédé d'une brusque inspiration, phénomène de réaction douloureuse: on supprime l'inspiration initiale par la demi-anesthésie. L'acte expiratoire est caractérisé par le resserrement actif des parois qui produit une diminution de l'aspiration pleurale. Il survient en même temps un retrait actif du poumon lui-même, comme on peut s'en convaincre en observant la résistance croissante du poumon à l'insufflation chez un animal curarisé. La retrait actif du poumon, qui tend à exagérer l'aspiration thoracique, contre-balance en partie l'effet du resserrement des parois.

5. *L'arrêt réflexe du cœur* que provoque l'excitation du

bout central du pneumogastrique exige pour se produire que le pneumogastrique opposé soit intact ou du moins que les racines bulbaires du spinal aient été respectées. Le curare abolit ces réflexes avant que les mouvements volontaires de la respiration ne soient supprimés, et que l'excitabilité du bout périphérique du pneumogastrique ne soit abolie, ce qui implique une action primitivement centrale de cet agent. Les anesthésiques, et particulièrement le chloroforme uni à la morphine, suppriment très vite les réflexes modérateurs du cœur.

6. Même après la section des deux pneumogastriques, l'excitation du bout central de l'un des deux nerfs peut être suivie de ralentissement du cœur : mais cet effet ne se produit que comme la conséquence de l'élévation notable de la pression artérielle qui résulte du resserrement réflexe des vaisseaux.

7. *Le réflexe vasculaire* produit par l'excitation centripète du pneumogastrique consiste en un resserrement des vaisseaux qui apparaît 6 ou 7 dixièmes de seconde après le début de l'excitation, mais beaucoup plus tardivement si l'animal est anesthésié.

Ce retard croît ou décroît suivant les mêmes influences qui modifient la durée de l'excitation latente des muscles. Pour bien mettre ce phénomène en évidence il faut supprimer toutes les causes des réflexes cardiaques qui pourraient l'atténuer ou le supprimer.

8. *Chez le chat*, le réflexe vasculaire consiste en un relâchement des vaisseaux avec abaissement de la pression artérielle. Cet effet, identique à celui que produit le nerf dépresseur, n'augmente pas d'intensité quand on excite simultanément le bout central du pneumogastrique et du dépresseur, ou les deux pneumogastriques réunis.

9. Quand on produit le réflexe dépresseur ci-dessus indiqué en excitant le bout central d'un pneumogastrique et en même temps un réflexe vaso-constricteur par l'excitation du bout central d'un nerf sensible, comme le laryngé supérieur, c'est toujours l'effet vaso-constricteur qui prédomine, au point même de supprimer complètement l'effet opposé.

II. — Ligature ou section des branches afférentes au pneumogastrique et excitation de leur bout central.

1. La ligature brusque ou l'excitation d'un nerf laryngé supérieur produit l'arrêt ou le ralentissement réflexe du cœur si l'un des pneumogastriques au moins est intact. Elle provoque aussi une inspiration immédiate suivie ou non d'arrêt de la respiration, et un resserrement réflexe des vaisseaux.

2. L'effet cardiaque est plus manifeste si le pneumogastrique conservé est du même côté que le laryngé supérieur excité. Les anesthésiques et le curare atténuent ou suppriment ce réflexe.

3. L'effet vasculaire constricteur de l'excitation suffit pour produire l'élévation de la pression, même si le cœur présente un certain ralentissement.

4. L'anastomose de Galien contient des filets sensibles provenant de la muqueuse de la trachée et des grosses bronches, peut-être d'une partie de la muqueuse œsophagienne. Cette disposition anatomique, démontrée par la méthode wallérienne, peut être prouvée physiologiquement par les troubles respiratoires et le resserrement vasculaire que provoque l'excitation du bout supérieur du récurrent ou celle du bout supérieur de l'anastomose de Galien.

5. Chaque poumon contient des nerfs sensibles qui se rendent au pneumogastrique correspondant. Sous l'influence des vapeurs irritantes, la respiration s'arrête plus ou moins complètement, les poumons se resserrent, et on peut observer des troubles cardiaques et un abaissement de la pression artérielle qui paraît résulter du resserrement des vaisseaux pulmonaires.

6. Indépendamment des nerfs dépresseurs proprement dits, le cœur possède d'autres filets sensitifs qui cheminent à l'intérieur du pneumogastrique; ces filets provoquent des arrêts réflexes de la respiration quand on irrite la surface interne du cœur.

Il existe donc entre le cœur et le poumon une association nerveuse en vertu de laquelle les irritations provoquées dans l'un de ces appareils réagissent sur les mouvements de l'autre.

XIII

RECHERCHES SUR LA CHALEUR ANIMALE

Par le Dr A. D'ARSONVAL,

Préparateur du cours de médecine au Collège de France.

La chaleur animale peut être étudiée à deux points de vue bien distincts, suivant que l'on en considère la *production* ou la *répartition*.

En considérant la production, on se place à un point de vue absolu qui constitue la *calorimétrie animale*.

La *répartition* de la chaleur produite, ou *thermométrie animale*, constitue le point de vue relatif.

Le jour où Claude Bernard fit la découverte des nerfs vaso-moteurs, l'étude des températures locales fut partout à l'ordre du jour, et la calorimétrie délaissée. On peut dire que l'étude calorimétrique de la chaleur animale est restée presque stationnaire depuis les travaux de Lavoisier, et ceux de ses continuateurs Dulong et Despretz.

L'étude des températures locales se rattache intimement à celle de la circulation. Les effets calorifiques, qui suivent la section du grand sympathique dans l'expérience de Claude Bernard, peuvent s'expliquer par la paralysie des nerfs vaso-moteurs et par les troubles que cette paralysie entraîne dans le cours du sang. C'est ce que virent bien M. Brown-Séquard et Waller. Les effets de la paralysie du grand sympathique expliquent la tendance au nivellement de la température dans la fièvre ; l'action exagérée de ce nerf entraîne la dénivellation de la température dans l'algidité, comme l'a montré M. le professeur Marey, *toutes choses égales du côté de la production de chaleur*. Mais les affections fébriles ne sont pas de simples troubles dans la répartition de la chaleur : tout porte à croire, au contraire, que la production varie. Le thermomètre est impuissant à nous donner la valeur absolue de ce changement ; pour l'obtenir il faut mesurer *directement* la quantité de chaleur dégagée : c'est cette mesure qui constitue la calorimétrie animale.

La suractivité de la circulation qui suit la paralysie du sympathique, bien qu'expliquant physiquement l'élévation de température concomitante, n'a jamais constitué, pour Claude Bernard, le phénomène unique résultant de cette section. L'illustre physiologiste a toujours cru à une action du système nerveux indépendante de la circulation, et qui aurait pour résultat d'amener, par un autre mécanisme, une augmentation dans la production de chaleur dont l'organe paralysé est le siège. Mon maître n'a jamais pu fournir une preuve irréfutable de sa manière de voir : mes recherches de calorimétrie sont nées surtout de ce besoin. C'est Claude Bernard qui m'a poussé à entreprendre ces recherches dont il m'avait montré la nécessité. Je les ai continuées auprès de M. le professeur Marey, qui a mis à ma disposition ses conseils et les ressources de son laboratoire.

Conditions générales des recherches calorimétriques. — Si les physiologistes ont négligé la calorimétrie directe dans l'étude de la chaleur animale, c'est peut-être moins pour en avoir méconnu l'importance que faute de posséder une méthode répondant aux exigences du sujet.

Nous passerons rapidement en revue les méthodes qui ont été employées :

La première en date est due à Lavoisier, c'est celle du *calorimètre de glace*. Lavoisier l'employa avec Laplace pour vérifier son explication de la chaleur animale dont, par un trait de génie, il venait de deviner l'origine.

Cette méthode, considérée comme provisoire par son auteur lui-même, comporte deux causes d'erreurs bien connues :

1° L'animal, maintenu à une température trop basse, ne reste plus dans des conditions physiologiques et se refroidit graduellement; 2° la glace retenant entre ses fragments une quantité d'eau de fusion impossible à évaluer, il reste toujours des doutes sur la quantité fondue. Quoi qu'il en soit, l'essai de Lavoisier et de Laplace doit rester célèbre, surtout pour la conception grandiose qui lui a donné naissance.

Dulong et Despretz reprirent la question par la *méthode des mélanges*. Cette méthode ne permet que des observations de très courte durée et nécessite des corrections trop nombreuses pour qu'on puisse avoir confiance dans le résultat final. De plus, elle crée autour de l'animal une température toujours croissante qui empêche de saisir, par cela même, l'influence qu'exercerait sur la calorification une température ambiante d'une valeur déterminée. Les nombres trouvés par Dulong et Despretz sont le résultat d'une simple coïncidence, comme l'a montré Victor Regnault.

La méthode de M. Hirn, qu'on pourrait appeler méthode par rayonnement, suppose que les conditions extérieures du rayonnement de son appareil ne varient pas d'une expérience à l'autre. D'ailleurs son auteur n'ayant en vue qu'une expérience comparative, n'a jamais voulu en déduire une valeur absolue de la quantité de chaleur dégagée par un être vivant en un temps donné. Il n'a eu pour but que de mesurer la différence du dégagement de calorique suivant que le sujet en expérience exécute un travail ou se trouve, au contraire, à l'état de repos. En un mot, M. Hirn s'est exclusivement occupé du rendement mécanique de la machine animale.

Si la physiologie moderne tend de plus en plus à emprunter aux sciences physico-chimiques leurs méthodes, pour bénéficier de leur exactitude, elle doit souvent leur faire subir de profondes modifications pour se les approprier.

Les recherches physiologiques comportent deux sortes d'exactitudes; 1° une exactitude physique, résultant des appareils employés; 2° une exactitude physiologique, qui dépend des conditions dans lesquelles on place l'animal en expérience. Une expérience n'est valable que lorsqu'elle satisfait à ces deux conditions qui peuvent être parfois contradictoires.

Le but que je me propose est de rechercher les conditions

physiologiques et pathologiques qui modifient la production de chaleur chez les êtres vivants, tout en me plaçant dans des conditions physiques d'une rigueur incontestable.

Une méthode calorimétrique, pour répondre à la double exigence signalée ci-dessus, doit présenter :

1° Comme conditions d'ordre physiologique :

a. — Une composition constante et normale du milieu gazeux où l'animal en expérience est plongé.

b. — Une température absolument constante de ce même milieu pendant toute la durée de l'expérience. Le fait est évident pour les recherches sur l'incubation : on ne peut mener ces recherches à bonne fin qu'avec une température parfaitement réglée.

c. — L'expérience doit pouvoir se faire pendant un temps très long pour qu'on soit sûr d'éliminer soit les causes d'erreur accidentelles, soit les coïncidences heureuses, comme cela a eu lieu pour Dulong et Despretz.

2° Cette même méthode doit présenter comme conditions d'ordre physique :

a. — La certitude de mesurer toute la chaleur dégagée par l'animal.

b. — La certitude de ne mesurer qu'elle.

c. — La possibilité d'enregistrer automatiquement les indications fournies par l'appareil, la méthode graphique constituant, grâce à sa continuité, le plus parfait et le plus impartial des observateurs.

J'ai essayé de réaliser dans un même appareil ces exigences multiples, et, après d'assez longs tâtonnements, je crois avoir approché du but, assez près pour commencer aujourd'hui la publication des résultats auxquels je suis arrivé.

Avant de décrire la méthode dont je me suis servi, et pour la clarté de l'exposition, j'indiquerai le plan d'étude que je me suis tracé. J'ai adopté la conception des phénomènes de la vie telle que Claude Bernard l'a exposée (1) dans ses der-

(1) Claude Bernard. *Phénomènes de la vie commune aux animaux et aux végétaux*.

nières leçons. Comme mon maître, je diviserai l'étude de ces phénomènes en deux ordres :

1° Phénomènes de nutrition ou de synthèse organique;

2° Phénomènes de fonctionnement ou de destruction.

Cette division a l'avantage d'embrasser tous les phénomènes de la vie et constitue, en outre, un excellent plan pour des études de calorimétrie. En effet, aux premiers phénomènes répond une absorption de chaleur; les seconds, au contraire, se caractérisent par un dégagement de calorique.

Les phénomènes de synthèse organique sont les phénomènes vitaux par excellence, ils correspondent à ce que nous appelons faussement l'état de repos des organes; mais il est impossible de séparer d'une manière absolue ces deux phénomènes pour les étudier à part, car ils existent ou se provoquent mutuellement chez l'être vivant.

Nous sommes obligé, pour arriver à notre but, d'user d'artifice et de prendre l'organisme dans les conditions où l'un de ces phénomènes devient physiologiquement prédominant.

Le développement de l'œuf des oiseaux présente, à son summum, la phase de synthèse organique et il nous offre de grandes facilités d'étude. Nous prendrons, en conséquence, le développement de l'œuf, soumis à l'incubation artificielle, comme type des phénomènes du premier ordre. C'est à ce propos que l'on reconnaîtra l'absolue nécessité d'une température constante dans le calorimètre et d'une longue durée (21 jours) dans l'expérience. Aucune des méthodes calorimétriques actuelles ne permettait d'entreprendre une pareille étude.

L'état adulte peut être considéré comme une sorte d'équilibre instable entre les phénomènes de synthèse et ceux de destruction, le poids de l'animal reste à peu près constant; il n'emmagasine pas de forces comme dans la période embryonnaire, il n'en détruit pas outre mesure non plus, il libère simplement les forces de tension contenues dans sa nourriture en les transformant, suivant les besoins de son organisme, et par des mécanismes que nous cherchons à élucider. C'est dans cette période, qui constitue le véritable état physiologique, que l'on peut assimiler l'être vivant à une machine, avec cette différence capitale, toutefois, que cette machine, véritable phénix, détruit et refait constamment ses organes.

C'est ici que nous aurons à étudier toutes les conditions d'ordres physico-chimique et physiologique qui font varier la production de chaleur chez un même animal. Nous aurons à considérer la machine animale, au point de vue de son rendement, comme moteur mécanique, et à reprendre avec un matériel plus perfectionné les notions que nous devons à la sagacité de M. Hirn et de Jules-Robert Mayer.

Pour faire varier les conditions physiques, nous modifierons le milieu cosmique ou *extérieur*. Nous nous adresserons au milieu sanguin ou *intérieur* pour modifier les conditions physiologiques. Nous aurons donc à exposer successivement les modifications calorifiques dues aux variations :

1° De la température ;

2° De la pression ;

3° De la composition gazeuse du milieu extérieur.

Nous modifierons le milieu intérieur :

1° Par la nature de l'alimentation ;

2° Par l'état de jeune ou de digestion ;

3° Par le repos ou l'activité musculaire.

Enfin, pour faire naître la prédominance des phénomènes de destruction, nous aurons recours à l'inanition, d'une part et d'autre part, aux maladies provoquées, telles que la fièvre, la septicémie ou les maladies virulentes.

On voit, par ce court aperçu, combien est vaste le champ à explorer. Je n'ai pas la prétention de suffire à un pareil travail, bien que la méthode graphique permette d'aller infiniment plus vite que la simple observation personnelle. Bien des points spéciaux seront traités avec la collaboration de mes maîtres ou de mes collègues. Je me croirai suffisamment récompensé si la méthode nouvelle que je propose permet aux expérimentateurs d'accumuler de nouveaux faits.

Méthode calorimétrique.

J'ai établi plus haut que, pour répondre aux exigences physiologiques, le calorimètre où est renfermé l'animal doit rester à une température invariable et, de plus, permettre de continuer l'expérience pendant une durée quelconque. Ces deux conditions dominent, en quelque sorte, la construction de l'appareil. Pour satisfaire à la première, il faut que les variations de température, que détermine dans le calorimètre la présence de l'animal, soient à chaque instant compensées par un mécanisme qui donne la mesure de ces changements. Cette délicate fonction est confiée au calorimètre lui-même, qui, par un mécanisme automatique, refroidit son intérieur si l'animal tend à l'échauffer, le réchauffe, au contraire si la réaction tend à le refroidir. Par cette compensation incessante, le calorimètre conserve une température constante, quel que soit le sens de la réaction qui se passe à son intérieur ; nous verrons plus loin par quel mécanisme se fait cette compensation.

Pour permettre une longue durée de l'expérience, le calorimètre ne doit ni céder ni emprunter de calorique au milieu dans lequel il est plongé. Cette condition est facile à réaliser, étant donné que l'appareil possède toujours la même température. Il m'a suffi, en effet, de placer le calorimètre dans une enceinte à température constante ayant exactement le même degré que lui. L'appareil, étant constamment en équilibre de température avec le milieu dans lequel il se trouve plongé, ne peut ni lui céder ni lui emprunter de chaleur.

A l'aide des dispositions dont le détail est donné plus loin on peut compter :

1° *Sur la constance automatique de la température du calorimètre;*

2° *Sur la compensation s'effectuant par un courant liquide entrant à une température fixe et sortant à une température également fixe.*

Tels sont les principes essentiels sur lesquels repose la nouvelle méthode de calorimétrie animale que j'ai employée.

Description des appareils calorimétriques.

Le premier problème à résoudre était de trouver une enceinte à température absolument constante dont le degré pût d'ailleurs être modifié à volonté. Voici la solution qui m'a donné les meilleurs résultats :

Enceinte à température constante.

L'enceinte (fig. 118) où se place le calorimètre est constituée par deux cylindres concentriques limitant deux cavités : l'une centrale, qui contient l'instrument, l'autre annulaire remplie d'eau. Ce matelas liquide distribue régulièrement la chaleur autour de l'enceinte et l'empêche de subir les brusques variations de température provenant du dehors. *J'utilise directement les variations de volume correspondant aux variations de température de cette énorme masse liquide pour régler le passage du gaz combustible qui doit la chauffer.* C'est là ce qui constitue l'originalité en même temps que l'exquise sensibilité de mes appareils à température constante (1).

L'espace annulaire contenant le liquide dilatable communique avec un régulateur de chauffage (fig. 119), placé sur le côté de l'appareil et sous la membrane duquel s'effectuent les variations de volume du matelas liquide, une fois la douille d'emplissage bouchée. Cette membrane constitue la seule portion de paroi qui puisse traduire à l'extérieur les variations de volume du matelas d'eau en les totalisant.

Or, le gaz qui doit aller au brûleur est amené par un tube qui débouche normalement au centre de cette membrane et à une faible distance de sa surface libre, dans l'intérieur d'une boîte métallique d'où il ressort par un autre orifice qui le conduit au brûleur. Tube et membrane constituent de la sorte un robinet très sensible dont le degré d'ouverture est sous la dépendance des variations de volume du matelas d'eau, et qui ne laisse aller au brûleur que la quantité de gaz strictement nécessaire pour compenser les causes de refroidissement (2).

(1) *Voir comptes rendus* de l'Académie des sciences 25 août 1879.

(2) Les régulateurs qu'on emploie habituellement ne peuvent donner un degré d'exactitude comparable à celui qu'on obtient par cette méthode *de réglage direct.* Ces intruments, en effet, sont plongés dans l'enceinte à maintenir constante, à la manière d'un thermomètre. Par conséquent ils ne peuvent régler la température que pour l'endroit fort restreint qu'ils occupent. De plus, la transmission de la chaleur prend un certain temps pour les influencer, ce qui entraîne forcément un retard dans le réglage. Notre disposition supprime tous ces inconvénients en augmentant beaucoup la sensibilité, puisque le volume de l'eau échauffée peut être aussi grand qu'on le désire.

Pour chauffer le matelas liquide, nous nous servons, dans les grands appareils, de la vapeur ou de l'eau comme inter-

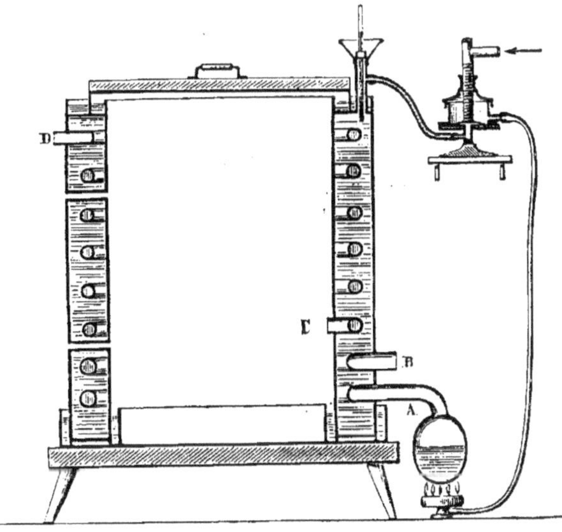

Fig. 118. — Enceinte à température constante. A.B. Serpentin chauffeur où se condense la vapeur fournie par la bouillote. C.D. Serpentin destiné à la ventilation. On voit, sur le côté, le régulateur mis en rapport avec le matelas liquide.

médiaire. Pour cela le fond du cylindre porte un petit serpentin dont les deux bouts A et B ressortent à l'extérieur. Le bout inférieur A est mis en communication avec une bouillotte pleine d'eau que le gaz réduit en vapeur. Cette vapeur se condense dans le serpentin en cédant son calorique au matelas liquide et retombe à l'état liquide dans la bouillotte où elle est vaporisée indéfiniment. Nous évitons ainsi, en chauffant un prolongement extérieur, les dilatations locales qu'amènerait le contact direct de la flamme sur le métal.

L'espace annulaire est traversé par un second serpentin qui s'ouvre d'une part à l'air libre en D, d'autre part dans l'intérieur de l'étuve en C. Il est destiné à ventiler l'étuve en fournissant de l'air qui acquiert par son passage la même température que le matelas liquide.

La partie inférieure du cylindre repose sur un fond métallique doublé de bois. Ce fond présente une rainure circulaire dans laquelle s'engage le corps de l'instrument.

La même disposition existe à la partie supérieure où repose le couvercle. Ces deux rainures, une fois remplies de glycérine, constituent une fermeture hydraulique hermétique qui permet de recueillir les gaz contenus dans l'intérieur de l'étuve pour en faire l'analyse. La figure 118 rend suffisamment compte de ces dispositions.

La paroi de l'étuve porte, en outre, des ouvertures qui sont destinées au passage des différents tubes qui se rendent au calorimètre placé à son centre.

Si l'on veut savoir quelle quantité de chaleur est fournie à l'enceinte pour la maintenir constante, il suffit de mettre la bouillotte en communication avec le bout supérieur B du serpentin et de recueillir l'eau condensée. C'est un excellent moyen pour mesurer l'intensité du rayonnement, j'y reviendrai dans d'autres expériences.

Régulateur de l'enceinte.

Le régulateur est séparé du matelas liquide et peut s'adapter à un réservoir de forme et de capacité quelconques.

Il se compose d'un support en fonte (fig. 119) qui soutient

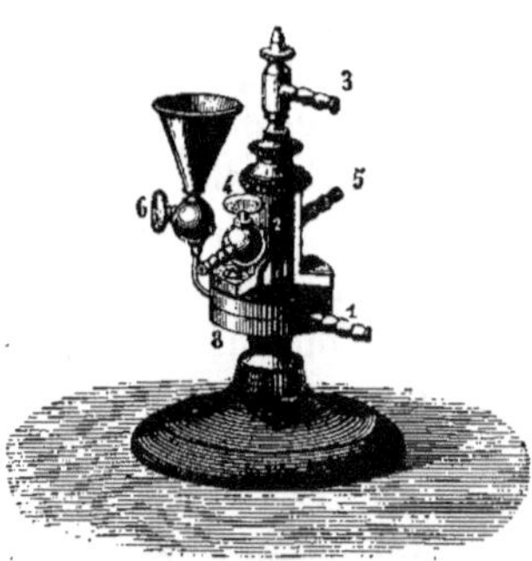

Fig. 119. — Régulateur indépendant.

1. Tubulure mise en rapport avec le liquide dilatable.
2. 3. Tube d'arrivée du gaz à la surface de la membrane.
4. Robinet de sûreté.
5. Tube de sortie du gaz.
6. Robinet à entonnoir pour régler la température.

un disque épais (8) traversé par le canal (1); celui-ci débouche à son centre au-dessous d'une membrane de caoutchouc et va se terminer à un tube à robinet (6) surmonté d'un petit entonnoir. La membrane est maintenue par des vis entre la boîte (2) et le disque. Cette boîte porte le tube (3) d'arrivée du gaz qui débouche au-dessus de la membrane et qui est muni d'un pas de vis permettant de changer sa distance à la membrane. Un contre-écrou sert à le fixer dans la position choisie.

La chambre à gaz porte un robinet (4) dit de sûreté. Le gaz qui est arrivé par les deux tubes (3) et (4) s'échappe par la tubulure opposée au robinet (4) pour aller au brûleur.

Le fonctionnement de l'appareil se comprend à la seule inspection de la figure 119.

La tubulure (1) est mise en rapport avec le réservoir contenant le corps dilatable, par un tube de caoutchouc à parois épaisses et à calibre intérieur très petit. Le tube et l'entonnoir sont préalablement remplis du même liquide pour qu'il ne reste aucune bulle d'air dans l'appareil.

Le gaz arrive par deux robinets, ou au moyen d'une bifurcation, dans les tubes (3) et (4). Lorsque le corps dilatable est plongé dans une grande masse de liquide, on peut se contenter, pour l'arrivée du gaz, du tube (3) seul ; mais quand le réservoir est plongé dans l'air, il n'en est pas de même, le corps dilatable ne prenant pas instantanément la température de l'air qui est chauffé directement.

Lorsqu'on ferme le robinet (6), l'air échauffé cède sa chaleur au liquide dilatable qui alors éteint complètement le gaz. C'est dans ce cas que l'on bifurque la prise de gaz : une partie est amenée au robinet (4) et s'en va directement au brûleur qu'elle a pour fonction de maintenir constamment allumé. On règle l'ouverture de ce robinet de façon que la quantité de gaz qu'il laisse passer soit sensiblement insuffisante à maintenir à elle seule la température du bain liquide ou gazeux, le surplus étant fourni par le tube (3) qui constitue le véritable régulateur.

Tant que le robinet (6) est ouvert, la température s'élève et le liquide régulateur dilaté s'accumule dans l'entonnoir sans agir sur la membrane qui reste éloignée du tube (3) en donnant une large issue au gaz. Lorsqu'on a atteint la température désirée on ferme le robinet (6), le liquide dilaté, n'ayant plus alors de porte de sortie, s'accumule sous la membrane qu'il soulève en la rapprochant du tube (3). L'arrivée du gaz se trouve ainsi réduite.

On voit donc que pour atteindre une température donnée on

n'a qu'à ouvrir le robinet (6), et que pour la maintenir lorsqu'on l'a obtenue, il suffit de fermer ce même robinet.

Il est évident que, quelque haute que soit la température que l'on veut obtenir, le régulateur reste froid, puisqu'il est à distance du foyer, et que, par conséquent, il ne saurait être altéré de ce fait.

En cas d'accident la réparation est d'ailleurs des plus faciles, car il suffit pour cela d'enlever les vis qui retiennent la membrane de caoutchouc, pour pouvoir la changer.

Pour mettre l'appareil en marche, il faut remplir d'eau l'espace annulaire et porter cette eau à 60 ou 70° sans se servir du régulateur. L'air en dissolution dans l'eau se dégage. On laisse refroidir l'appareil jusqu'à la température voulue, et c'est alors que l'on opère la jonction avec le régulateur.

Par cette disposition, la constance de la température dans l'enceinte est complètement assurée. De plus, le même régulateur peut être appliqué à des appareils de forme ou de dimensions quelconques.

Calorimètre.

Trois cas peuvent se présenter dans les recherches de calorimétrie :

1° La réaction dégage de la chaleur, c'est le cas le plus ordinaire ;

2° Il peut y avoir, au contraire, absorption de chaleur ;

3° Le phénomène se produit avec absorption de chaleur suivie d'un dégagement, par exemple dans l'incubation.

Dans chacun de ces cas la disposition de l'appareil se trouve légèrement modifiée.

Je décrirai d'abord le cas le plus ordinaire, celui où l'on a à mesurer un dégagement de chaleur.

Le *calorimètre* est constitué (fig. 120), par une cavité environnée d'eau de toutes parts, dans laquelle se trouve placé l'animal en expérience ; sa construction rappelle beaucoup celle de l'enceinte à température constante qui a été décrite plus haut, un courant d'eau à zéro enlève sans cesse la chaleur dégagée par l'animal.

L'espace annulaire contenu entre les deux parois est traversé par deux serpentins, l'un, S'S, à travers lequel les gaz respirés par l'animal s'échappent après avoir cédé leur chaleur au calorimètre ; l'autre AA' est placé sur le trajet d'un courant d'eau à zéro qu'il ne laisse sortir qu'à une température déterminée après qu'elle a traversé le calorimètre.

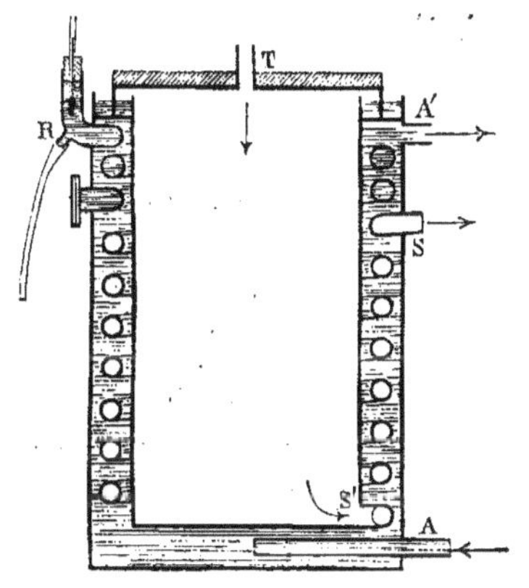

Fig. 120. — Calorimètre à pétrole.

R. Serpentin contenant du pétrole mis en communication avec le régulateur par le tube.

T. Arrivée de l'air destiné à la ventilation de l'espace intérieur où sont placés les animaux.

S.S'. Serpentin servant au départ de cet air et lui enlevant la chaleur qu'il a gagnée.

A. Entrée du liquide réfrigérant.

A'. Sortie du même liquide.

Cet espace est mis en rapport avec l'extérieur par deux tubulures placées a ses extrémités. L'une d'elles A est destinée à l'entrée du liquide compensateur, la seconde A' à sa sortie, après équilibration de température avec le calorimètre.

1er *cas.* — *Mesure d'un dégagement de chaleur.* — Dans ce cas la chaleur cédée au calorimètre lui est enlevée d'une manière continue, par un courant d'eau à zéro, provenant de la fusion de la glace. Cette eau entre à zéro dans le calorimètre et en ressort à la température fixe N. Elle gagne donc N calories par litre écoulé. L'eau écoulée se rend dans un cylindre muni d'un flotteur qui inscrit sur un papier animé d'un mouvement de translation connu les variations de niveau du flotteur. C'est le calorimètre lui-même qui règle automatiquement cet écoulement par le mécanisme suivant : le serpentin supérieur étant rempli exactement d'alcool à la température de l'enceinte, est mis en rapport par le tube R avec le régulateur d'écoulement figure 121.

Ce régulateur diffère du précédent simplement en ce que la membrane, par son soulèvement, au lieu d'arrêter un écoulement le provoque, au contraire, en soulevant une soupape. La surface inférieure de la membrane est mise en rapport avec le serpentin plein de pétrole par le tube (1). La tubulure inférieure du calorimètre étant raccordée avec un vase contenant de l'eau à zéro, la tubulure supérieure de sortie de l'eau, est reliée au tube (3) du régulateur. Enfin, le tube (4) de ce même régulateur est mis en rapport avec le vase qui contient le flotteur.

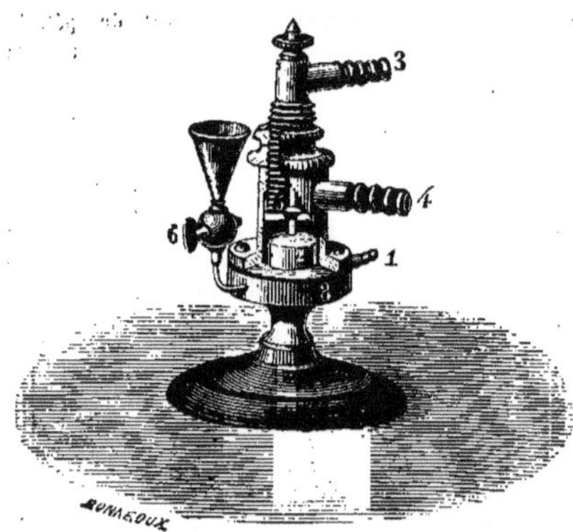

Fig. 121. — Régulateur à soupape.

1. — Tube mis en rapport avec le liquide dilatable.
2. — Masse métallique surmontant la membrane.
3. — Tube d'arrivée du liquide.
4. — Sortie du liquide.
5. — Soupape que soulève la membrane.
6. — Robinet de réglage.

Le fonctionnement de l'appareil est facile à comprendre. L'eau à zéro ne peut traverser le calorimètre qu'autant que la soupape 5 du régulateur, est soulevée par la dilatation du liquide contenu dans le serpentin. Si la température du calorimètre tend à augmenter, cette soupape se soulève et l'eau à zéro entre dans le calorimètre, s'empare de la chaleur dégagée, mais avant de sortir du calorimètre, elle passe sur le serpentin régulateur qui ne la laisse s'échapper qu'autant qu'elle a acquis une température suffisante. Sans cela, en effet, elle refroidirait le serpentin, et la contraction du liquide qui y est contenu fermerait la soupape en supprimant tout écoulement.

L'expérience a prouvé que la soupape ne fonctionne jamais par saccades, lorsque l'appareil est bien purgé d'air, et qu'au contraire, son degré d'ouverture est toujours exactement proportionnel à la quantité de chaleur dégagée en un temps donné.

2e *cas.* — La réaction absorbe de la chaleur.

Le 3e *cas*, constitué par une absorption et un dégagement successifs de chaleur, contient les deux premiers. La méthode à laquelle il a donné naissance est d'ailleurs la plus exacte et celle à laquelle je donne aujourd'hui la préférence. Voici sur quel principe elle est fondée : le calorimètre est, comme toujours, placé dans une enceinte à température constante ; mais, au lieu d'avoir la même température que l'enceinte, il présente sur elle un excès d'environ 10°. Pour maintenir constant cet excès de température, le calorimètre s'envoie à lui-même un courant d'eau à 100°, toujours par le même mécanisme automatique. Cette eau entre à 100° et sort à la température T du calorimètre, après lui avoir cédé (100 — T) calories par litre d'eau écoulé. Cette quantité est nécessairement constante puisque le rayonnement de l'instrument est constant; c'est que j'appelle *la ration d'entretien* du calorimètre. Cela posé, si l'on introduit dans le calorimètre une source de chaleur, la ration d'entretien sera diminuée d'autant par le jeu d'un régulateur. La même action a lieu en sens inverse si, au contraire, la réaction dégage du froid. En un mot, on prend pour abscisse la ration d'entretien, qui représente une droite, et les oscillations de cette ration d'entretien, mises en ordonnées, représentent en grandeur et en direction les variations thermiques dont l'intérieur du calorimètre est le siège.

Pour avoir de l'eau à 100°, je me sers de l'appareil suivant, que la figure 122 et la légende qui l'accompagne, expliquent suffisamment. C'est, comme on le voit, un serpentin chauffé par la vapeur d'eau. Si l'on veut une température plus basse, on remplace l'eau par un liquide bouillant à une température inférieure ; le chloroforme, par exemple. — L'écoulement de l'eau bouillante à travers le calorimètre est réglé par un régulateur placé à la sortie du calorimètre. Il ne présente pas de soupapes et fonctionne comme un régulateur à gaz ordinaire. En effet, dans ce cas, le combustible gazeux est représenté par de l'eau bouillante, là est toute la différence. Il est bien évident qu'au lieu de se servir d'eau à 100°, on peut prendre de l'eau à toute autre température constante obtenue par un régulateur spécial. L'ébullition supprimant ce régulateur, nous lui donnons la préférence pour plus de simplicité.

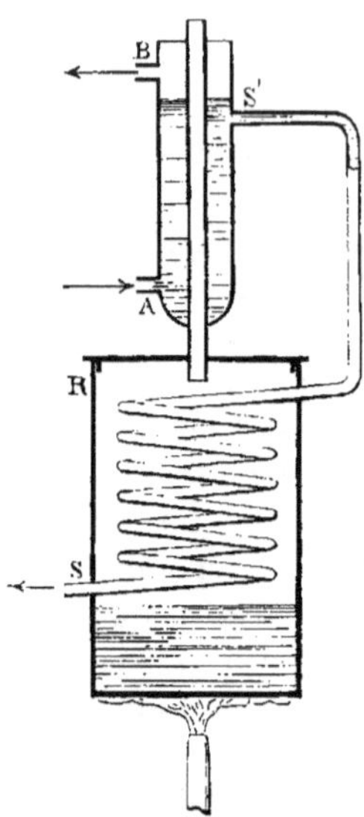

Fig. 122. — Générateur d'eau à 100°.
R. Vase contenant, au fond, de l'eau bouillante.
S.S'. Serpentin plongeant dans la vapeur.
A.B. Réfrigérant condensant la vapeur en excès et la ramenant à l'état liquide dans la vase R.

D'après ce que l'on vient de voir, toutes nos méthodes calorimétriques peuvent se résumer ainsi :

1° Le calorimètre est astreint à une température invariable. Pour cela, il s'envoie à lui-même, automatiquement, un courant liquide qui entre à une température déterminée et qui ne peut sortir qu'après avoir acquis une autre température également fixe ; en un mot, la différence de température du liquide qui traverse le calorimètre doit être, à l'entrée et à la sortie, un nombre constant. Cette délicate fonction est confiée au calorimètre lui-même, qui se trouve muni, à cet effet, d'un régulateur automatique.

2° Le calorimètre se trouve placé dans une enceinte dont la température, *qui est constante*, peut être égale ou supérieure à la sienne.

Le régulateur placé à la sortie du calorimètre peut consister en un simple thermomètre électrique qui fait fonctionner un électro-aimant, écrasant un tube de caoutchouc à travers lequel se fait l'écoulement. J'ai également employé ce moyen qui peut être utile dans certains cas.

Inscription des phases de la production de chaleur.

La mesure de la chaleur dégagée, étant ainsi ramenée à la mesure d'un volume liquide, il est facile d'inscrire les phases correspondantes du dégagement de chaleur. Je ne décrirai pas ici le moyen que j'ai employé : on pourra consulter, à ce sujet, le livre de M. Marey, où se trouvent décrits les procédés d'inscriptions graphiques (1). Les expériences dont il sera question ci-dessous ont été faites en inscrivant les quantités de liquide versées par le calorimètre au moyen de la disposition décrite dans le présent volume, p. 208, fig. 48.

Expérience de contrôle.

Pour contrôler l'exactitude de l'appareil, je lui ai fourni une quantité connue de chaleur, en introduisant un volume déterminé d'eau bouillante dans son intérieur. Voici deux expériences prises parmi un grand nombre: elles ont donné les mêmes résultats :

Température du calorimètre . . . . . . = 32°.
On introduit 1 litre d'eau à. . . . . . . = 43°,5.
Chaleur fournie . . . . = 11^{c},5 calories.
Volume écoulé. . . . . = 349 cent. cub.
Chaleur retrouvée . . . . = 349 × 32 = 11,168 calories.

On a donc retrouvé assez exactement la chaleur introduite dans le calorimètre:

Calories fournies. . . . . = 11,5
Calories retrouvées. . . . . . . = 11,168.

Pour connaitre les phases du refroidissement, j'ai versé un litre d'eau à 100° dans l'intérieur du calorimètre. Le refroidissement avait lieu dans une enceinte à 30° et par rayonnement ; il a mis à peu près 6 heures à s'effectuer. La courbe de la figure 123 indique les phases de ce refroidissement, et sa régularité mathématique montre que la soupape fonctionne d'une manière continue et sans secousses.

De ces diverses expériences de contrôle nous sommes en droit de conclure que notre méthode fournit des résultats dont l'exactitude est plus que suffisante pour les études que nous avons en vue.

L'erreur absolue due à l'appareil reste à peu près constante, et l'erreur relative devient de plus en plus petite à mesure que l'on prolonge davantage l'expérience.

(1) Marey. *La Méthode graphique*, pages 620 et suivantes.

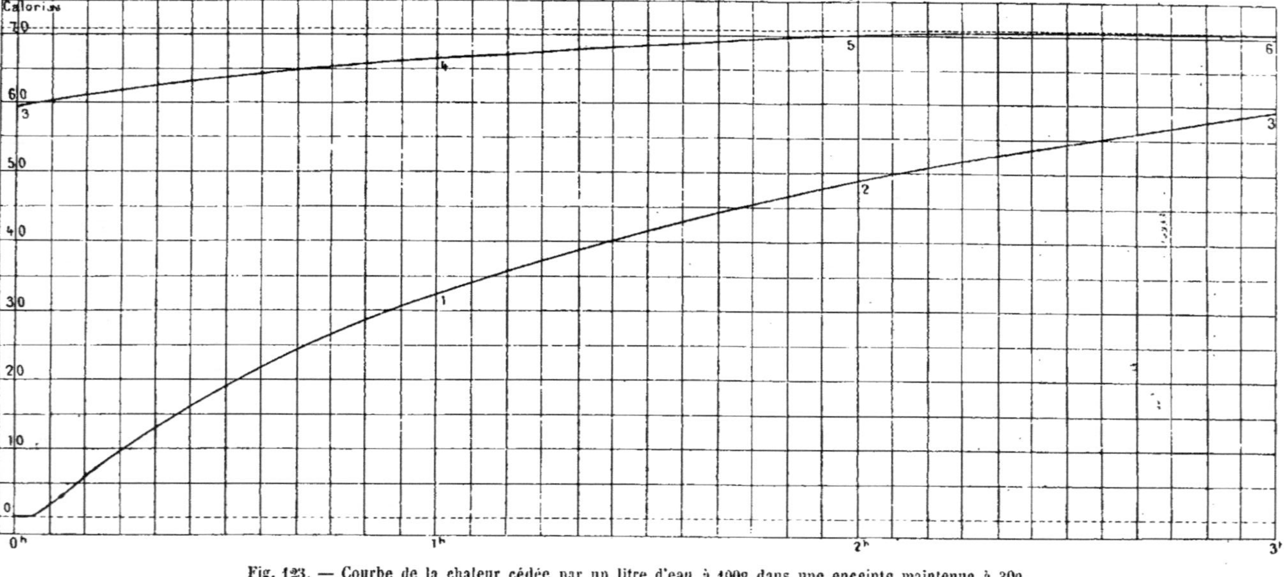

Fig. 123. — Courbe de la chaleur cédée par un litre d'eau à 100° dans une enceinte maintenue à 30°.

Le refroidissement du corps est exprimé en calories; celles-ci se comptent en ordonnées, à raison de $0^m,001$ pour une calorie. Au moment où l'équilibre de corps chaud et de l'enceinte a été atteint, il y a eu 70 calories perdues par le corps : c'est très-sensiblement le chiffre auquel s'arrête l'élévation de la courbe. Les temps sont comptés sur l'axe des abscisses à raison de $0^m,001$ par minute (c'est la vitesse de rotation du cylindre sur lequel la courbe est tracée). Les divisions horaires sont donc espacées de $0^m,06$ en $0^m,06$; le refroidissement du litre d'eau a mis environ 6 heures à se produire

Notre appareil permet, comme on a pu le voir, de faire en même temps l'analyse des gaz de la respiration, et en comparant ces analyses à la chaleur dégagée mesurée directement, nous verrons s'il est possible de tirer de cette comparaison quelques indications sur le mécanisme par lequel se produit la chaleur chez les êtres vivants.

Expériences comparatives faites sur les quantités de chaleur produites par des animaux de différentes espèces.

On considère la production de chaleur comme variable suivant les espèces animales, et, pour une même espèce, on s'accorde à admettre que les petits animaux, à égale température centrale, doivent produire relativement plus de chaleur. En effet chez les petites espèces la déperdition est plus grande, à cause de l'étendue relativement plus grande des surfaces de refroidissement. Cependant on n'a aucune donnée certaine sur la production de chaleur correspondant à un même poids d'animaux d'espèces différentes; la calorimétrie seule peut fournir à cet égard des mesures précises.

La mesure de la température centrale peut à peine donner une présomption en faveur de l'activité de la production de chaleur. Les oiseaux qui ont dans le cloaque une température voisine de 42° centigrades ne sont peut-être pas plus producteurs de chaleur que les mammifères dont la chaleur centrale est moindre d'environ 4°. La haute température des oiseaux peut tenir à la moindre conductibilité de leur plumage, qui constitue pour eux une protection contre les causes de refroidissement plus parfaite que le poil de certains animaux.

Pour faire des expériences rigoureusement comparatives, il faudrait mettre dans le calorimètre des animaux de poids égal, mais d'espèces différentes. Les animaux employés dans les expériences qui vont suivre n'étaient pas de poids rigoureusement égaux, aussi devons-nous tenir compte dans les évaluations de puissance calorifique de ces inégalités de poids.

Nous avons opéré sur cinq espèces différentes d'animaux. Après avoir pesé chacun d'eux et pris la température rectale, nous les avons placés dans le calorimètre inscripteur. Ces animaux ont donné comme poids et températures rectales les valeurs suivantes :

ESPÈCES.	POIDS.	TEMPÉRATURE RECTALE.
Chien	2 k. 700	38°, 2
Poule	1 400	41 6
Cobayes	1 950	38 1
Lapin	1 925	36 7
Chat	3 600	N'a pas été prise.

Les courbes calorigraphiques recueillies sur ces espèces d'animaux sont représentées dans la figure 124.

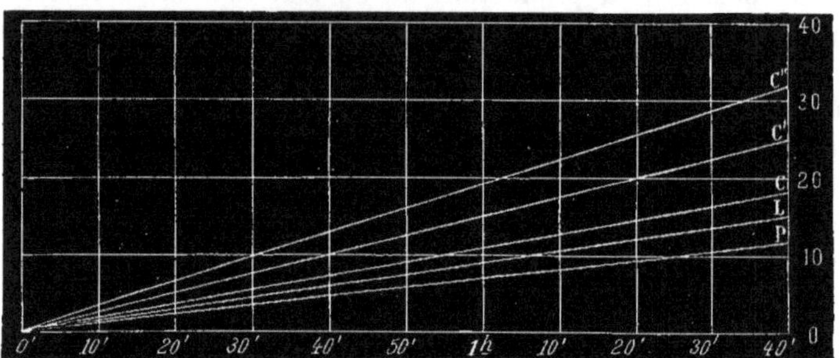

Fig. 124. — Les temps sont comptés sur l'axe des abcisses, à raison de 6 centimètres à l'heure; chaque expérience a duré 1 heure 40 minutes. Les calories se comptent sur l'axe des ordonnées, à raison de 1 millimètre pour une calorie. — P. Courbe calorigraphique de la poule. — L. Courbe du lapin. — C. Courbe du chat. — C'. Chien. — C''. Cobayes.

On voit que la poule a produit moins de chaleur que les autres animaux; son poids, il est vrai, était plus faible, mais, en tenant compte de cette infériorité, on peut conclure que la production de chaleur n'est pas plus grande pour elle que pour le lapin. La haute température du cloaque doit donc s'expliquer par la conservation plus parfaite de la chaleur produite, grâce à l'abri que constitue le plumage.

En comparant la production de chaleur des cobayes à celle des lapins qui représentaient sensiblement le même poids, on voit que les cobayes font, à poids égal, au moins deux fois autant de chaleur que les lapins.

Nous n'ajouterons rien à ces exemples que nous ne donnons que pour montrer une application de la calorigraphie; dans un prochain mémoire seront exposées les conditions qui pour une même espèce font varier la production de chaleur.

XIV

NOTE SUR QUELQUES PHÉNOMÈNES DE LA CIRCULATION INTRA-CARDIAQUE ÉTUDIÉS CHEZ LA GRENOUILLE AVEC UN DOUBLE MYOGRAPHE DU CŒUR.

Par M. FRANÇOIS-FRANCK.

La plupart des expériences sur les modifications de la circulation intra-cardiaque n'ont pu être faites que sur des animaux de grande taille, en introduisant dans les cavités de l'oreillette et du ventricule droits des sondes manométriques. (Chauveau et Marey.)

J'ai cherché à obtenir chez la grenouille l'indication de certaines variations de la circulation dans l'oreillette et dans le ventricule, en explorant simultanément, avec un double myographe, les changements de consistance des parois de ces cavités (1).

Cet appareil, qu'il est facile de construire soi-même, n'est autre que l'ancien myographe du cœur à inscription verticale qu'avait employé M. Marey. J'ai seulement disposé à côté l'un de l'autre, et sur un support commun, deux myographes

(1) M. Nuel, dans sa communication faite en 1873 à l'Académie royale de médecine de Belgique, sur les effets de l'excitation du pneumogastrique chez la grenouille, a donné des résultats obtenus avec deux leviers reposant l'un sur les oreillettes, l'autre sur le ventricule ; c'était donc un double myographe du cœur, mais je n'en ai pas vu de description, et, du reste, il est très vraisemblable que plusieurs physiologistes se sont déjà servi de dispositifs analogues pour l'étude des mouvements du cœur.

analogues s'appliquant l'un sur la masse auriculaire, l'autre sur le ventricule. Cette disposition est représentée sur la figure suivante :

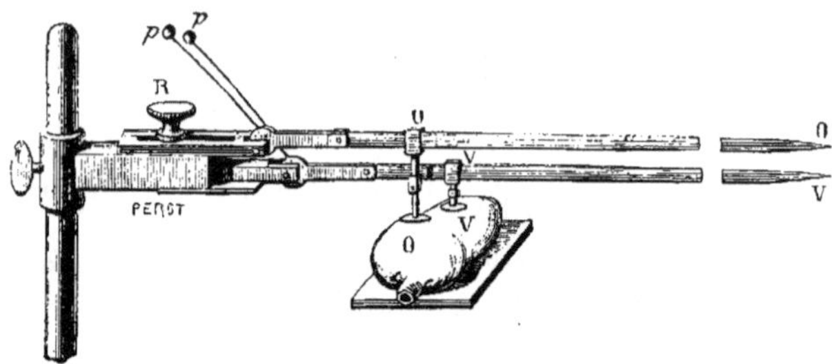

Fig. 125. — Double myographe pour le cœur de la grenouille ou de la tortue.

Les deux leviers O et V reposent l'un sur l'oreillette, l'autre sur le ventricule, par l'intermédiaire de deux petites pièces articulées, très légères, qui se terminent par une plaque étroite en aluminium. En faisant glisser ces deux pièces le long des leviers, on rapproche plus ou moins du centre de rotation le point d'application de la puissance représentée par les parois du cœur. Il est possible de régler la position des leviers l'un par rapport à l'autre, en déplaçant, à l'aide de la vis à pression R, la pièce qui supporte la base du levier de l'oreillette. On supprime plus ou moins complètement la pression qu'exercent les leviers en inclinant à angle variable les petites tiges *p p* qui servent de contrepoids (1).

La seule précaution à indiquer pour l'application de l'instrument consiste à éviter de mettre le levier de l'oreillette sur le trajet du bulbe aortique qui croise la face antérieure de la masse auriculaire.

Dans les tracés fournis par le cœur de la grenouille (fig. 126), on obtient deux lignes dont la supérieure correspond aux pulsations de l'oreillette, l'inférieure à celles du ventricule. Il est facile de reconnaître par la simple superposition si les

(1) M. Lauder Brunton a figuré dans le numéro de janvier 1876 du *Journal of Anatomy and Physiology*, un myographe simple du cœur de la grenouille, dont il fait varier la pression en inclinant plus ou moins une petite pince fixée au talon de l'appareil : le principe du réglage de mon myographe double est identique.

plumes étaient sur le prolongement vertical l'une de l'autre, ou à l'aide des lignes de repère, que la systole de l'oreillette se retrouve sous la forme d'un petit soulèvement présystolique dans les courbes des pulsations du ventricule (1).

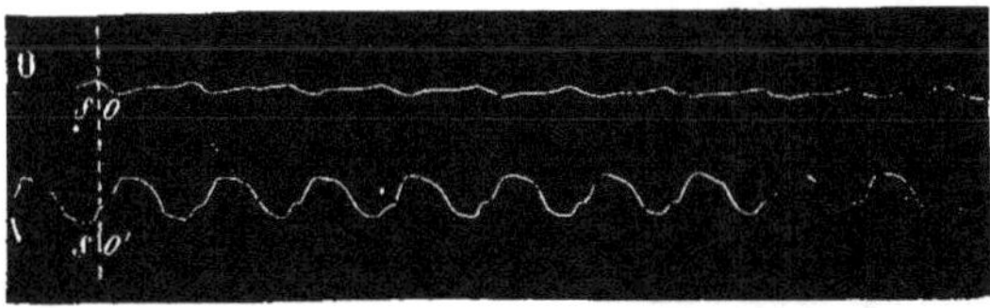

Fig. 126. — Double tracé simultané des pulsations de l'oreillette (O) et du ventricule (V). La systole de l'oreillette S. O. se retrouve en S' O' dans le tracé du ventricule.

La figure précédente montre le double tracé des pulsations de l'oreillette et du ventricule recueilli sur le cœur de la grenouille en place.

On peut provoquer un grand nombre de modifications de la circulation intra-cardiaque et étudier ainsi la façon dont se comportent les mouvements de l'oreillette par rapport à ceux du ventricule, les degrés variables de réplétion ou d'évacuation de chacune de ces cavités, etc. J'indiquerai seulement ici, à titre d'exemples, 1° les modifications de la circulation intra-cardiaque produites par les mouvements généraux; 2° celles qui accompagnent et suivent l'arrêt diastolique du cœur dans le cas d'excitation réflexe du pneumogastrique.

§ I. — Modifications de la circulation intra-cardiaque produite par les mouvements généraux avec effort.

Pendant que s'inscrit le double tracé normal sur une grenouille immobile, n'ayant subi d'autre lésion que la mise à nu du cœur, vient-on à provoquer par un attouchement de

(1) Le fait de la succession des systoles de l'oreillette et du ventricule est bien établi depuis les expériences de cardiographie de MM. Chauveau et Marey sur les grands animaux. J'ai eu moi-même occasion d'inscrire les battements successifs de l'oreillette et du ventricule droits chez une femme atteinte d'ectopie du cœur, examinée à Colmar, en 1877, et dont j'ai donné l'histoire dans le T. III de ces comptes-rendus. Depuis cette époque, des faits analogues ont été publiés en Allemagne; je signalerai le plus récent travail qui me soit parvenu sur cette question: c'est celui de M. Langendorff (de Königsberg). (*Breslauer arztlichen Zeitschriftt*, n° 2, 24 janvier 1880).

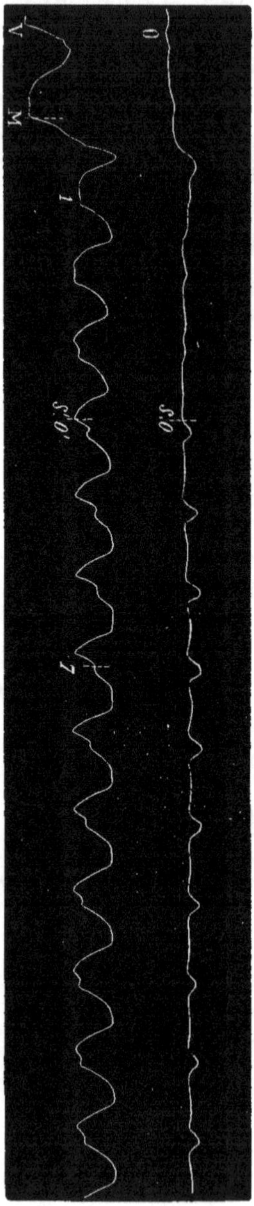

la peau une réaction générale avec contraction violente des muscles des membres et du tronc, on voit se succéder un certain nombre de modifications importantes dont la figure 127 fournit un exemple.

Au moment de l'effort qui s'accompagne d'un soulèvement du tronc, les deux lignes présentent une élévation irrégulière due au soulèvement général. On voit que pendant plusieurs battements, l'oreillette peu gorgée retentit faiblement dans le tracé des pulsations ventriculaires.

Vient ensuite une période pendant laquelle l'importance de la systole de l'oreillette va croissant, aussi bien sur le tracé de la ligne supérieure que sur celui de la ligne inférieure : ce phénomène est dû à ce que l'oreillette recevant une surcharge de sang veineux, envoie à chacune de ses systoles une ondée sanguine de plus en plus volumineuse dans le ventricule. Cet effet s'accentue jusqu'à la systole n° 7, dans l'exemple cité.

A partir de ce moment l'influence des systoles de l'oreillette va décroissant, cette cavité recevant et envoyant une quantité de sang de moins en moins considérable. A la fin du tracé, cette surcharge de la

Fig. 127. — Effets des mouvements généraux avec effort sur la circulation intra-cardiaque. — O. Tracé de l'oreillette. — V. Tracé du ventricule. — A partir des mouvements (M) on voit l'influence des systoles croissantes de l'oreillette S. O. s'accuser davantage dans le tracé ventriculaire S'O'.

circulation intra-cardiaque a disparu et on retrouve dans les deux courbes les caractères du fonctionnement normal (1).

§ II. — Phénomènes intra-cardiaques qui s'observent pendant et après l'arrêt diastolique du coeur produit par voie directe ou réflexe.

Il y a une grande analogie entre les modifications de la circulation intra-cardiaque à la suite de l'arrêt du cœur en diastole et à la suite des efforts violents : c'est que, dans les deux cas, le phénomène dominant consiste dans la réplétion exagérée de l'oreillette droite.

Le fait de la distension de l'oreillette pendant l'arrêt du cœur en diastole, produit par l'excitation directe du bout périphérique du pneumogastrique, a été démontré par l'augmentation de la pression intra-auriculaire.

J'ai observé le même phénomène sur la grenouille, en provoquant l'arrêt réflexe du cœur par le procédé de Goltz, Bernstein, etc., en irritant mécaniquement l'intestin ou le sympathique abdominal. Dans le double tracé ci-joint (fig. 128), on peut voir quel gonflement énorme présente l'oreillette pen-

(1) Ces notions ont un intérêt clinique que je signale en passant : chez l'homme, l'effort violent chasse le sang artériel hors de la poitrine et retient à l'entrée du thorax le sang veineux qui s'accumule sous pression croissante dans les veines voisines de la poitrine. Quand l'effort vient à cesser, cette grande quantité de sang se précipite sous forte pression dans le cœur droit dont la circulation se trouve ainsi surchargée.

Il faut au cœur distendu par l'afflux du sang veineux un certain temps pour rétablir l'équilibre normal de la circulation. On s'explique ainsi le volume croissant des ondées sanguines qui sont lancées dans les artères à la suite de l'effort, fait évident dans les tracés sphygmographiques publiés par M. Marey.

On produit les mêmes effets sur le schéma, en arrêtant, pour un certain temps, la petite circulation; après cet arrêt, le cœur gauche, gorgé de liquide, présente pendant quelques instants cette exagération des effets de l'oreillette. (V. le mémoire de M. Marey, p. 241 du présent volume.)

On comprend de même comment peut se produire très rapidement une dilatation pathologique avec fatigue du cœur, chez les sujets qui ont exécuté, à intervalles trop rapprochés et pendant un certain temps, une série d'efforts violents. Il y a dans cette remarque l'explication d'un certain nombre des cas de « cœur forcé » publiés dans ces dernières années.

(Voir à ce sujet ma communication à la Société de Biologie sur les phénomènes consécutifs à l'effort, 17 mai 1879, et la thèse d'agrégation de M. Pitres sur les Dilatations et Hypertrophies du cœur sans lésions valvulaires. (Paris, 1878.)

dant l'arrêt diastolique du cœur. Le tracé ventriculaire n'offre pas de ligne ascendante correspondant à une réplétion exagérée, mais cela tient à ce que le levier qui déprimait la surface du ventricule était un peu trop chargé.

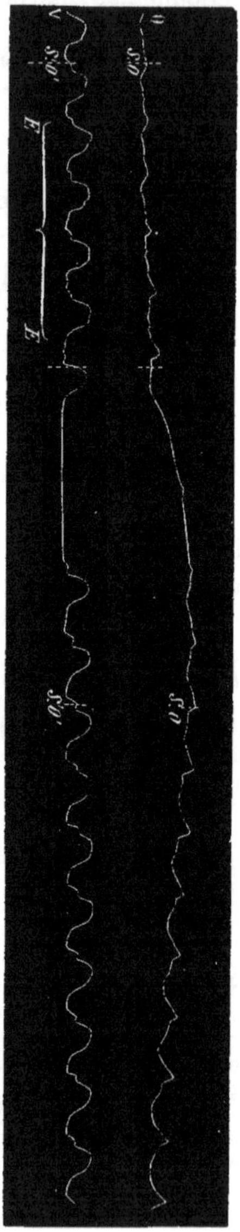

L'importance du gonflement de l'oreillette est subordonnée à la durée de l'arrêt. Ce gonflement résulte de l'afflux du sang veineux revenant de tous les points du corps sans s'écouler par le cœur dont les mouvements sont suspendus.

A la reprise des battements, la succession physiologique des mouvements de l'oreillette et du ventricule apparaît : c'est une systole de l'oreillette qui marque le retour du rythme.

Quant aux modifications de la circulation intra-cardiaque qui font suite à l'arrêt, elles sont tout à fait identiques à celles que nous avons observées tout à l'heure après l'effort : on voit dans le tracé ventriculaire le soulèvement présystolique qui résulte de l'ondée envoyée par la systole de l'oreillette augmenter d'importance pendant les premiers battements qui succèdent à la reprise, puis diminuer graduellement pour revenir à sa valeur initiale.

Fig. 128. — Modifications de la circulation intra-cardiaque pendant et après l'arrêt diastolique du cœur produit par l'irritation abdominale E E. Pendant l'arrêt, l'oreillette (ligne O) présente un gonflement considérable ; à la reprise des battements on voit l'importance que prend la systole de l'oreillette (S. O.) dans le tracé ventriculaire (S'O', ligne V).

XV

RECHERCHES GRAPHIQUES SUR LES MOUVEMENTS SIMPLES ET SUR LES CONVULSIONS PROVOQUÉES PAR LES EXCITATIONS DU CERVEAU.

Par MM. FRANÇOIS-FRANCK et A. PITRES.

Nous donnerons dans ce travail l'exposé sommaire des résultats que nous ont fournies nos premières recherches sur les mouvements produits par les excitations de la zone motrice du cerveau. Ce mémoire comprendra deux chapitres, l'un exclusivement consacré à la technique des expériences, l'autre à l'exposé sommaire d'une partie de nos résultats. Nous bornant à présenter ici un résumé, nous n'aborderons pas la critique des travaux antérieurs : ce point est réservé pour un travail d'ensemble sur la question des fonctions de la zone motrice du cerveau qui sera prochainement publié.

CHAPITRE I

PROCÉDÉS OPÉRATOIRES ET APPAREILS EMPLOYÉS DANS LES EXPÉRIENCES SUR LES EXCITATIONS CORTICALES.

§ I. — **Opération.**

1° *Ouverture du crâne.* — Un chien étant fixé sur la gouttière de Cl. Bernard, la tête est soulevée par un coussin de linge, les oreilles sont ramenées en arrière, les poils coupés au niveau de la région sur laquelle on doit opérer.

On fait une incision sur la ligne médiane, allant jusqu'à l'os et s'étendant de la suture fronto-pariétale à la ligne transversale inter-oculaire. On détache la peau d'un côté, on incise l'aponévrose temporale, et, avec le thermo-cautère, on décolle le muscle temporal dans sa partie antéro-supérieure. Il faut éviter l'hémorrhagie par la temporale profonde antérieure, ou si elle se produit tamponner avec de l'amadou simple ou perchloruré en arrière de l'apophyse orbitaire externe. Quand le muscle temporal est décollé on le renverse en dehors avec une érigne à poids et on rugine la surface osseuse sur laquelle doit être appliquée la couronne de trépan.

Le point au niveau duquel est appliqué le perforateur se trouve d'ordinaire, sur le crâne des chiens de moyenne taille et à tête allongée, un peu en dehors la crête temporale, à 1 travers de doigt en arrière de l'apophyse orbitaire externe et à 1 centimètre en dehors de la ligne médiane.

On a soin que le perforateur déborde à peine de 2 millimètres le niveau de la couronne de trépan, et on commence à entamer l'os presque perpendiculairement à sa surface. Quand la couronne commence à mordre et que sa rainure est tracée presque circulairement, on retire le perforateur et on continue la trépanation en ayant soin de faire agir le trépan surtout sur la partie antéro-supérieure. Il y a en effet une épaisseur d'os beaucoup plus considérable à ce niveau et on risquerait de léser la dure-mère en inclinant le trépan du côté de l'os temporal. Pendant la trépanation, quand les sinus veineux sont ouverts, il est bon d'enlever le trépan pour insinuer avec le pouce un peu de cire à modeler dans la plaie osseuse, afin de boucher les canaux veineux, si le sang s'écoule avec une certaine abondance. On reprend ensuite l'opération en tournant très doucement et en appuyant légèrement. Quand on sent la résistance osseuse manquer et qu'il se produit une certaine mobilité dans l'os, il vaut mieux enlever le trépan et ramener la rondelle osseuse avec une forte pince ou un élévatoire, que de risquer de blesser la dure-mère et le cerveau. La rondelle étant enlevée soit avec le trépan, soit autrement, on fait de nouveau pénétrer de la cire à modeler dans le diploé et on étanche la plaie avec de petits tampons d'amadou.

2° *Excision de la dure-mère.* — La dure-mère forme le fond de la trépanation et ne permet pas encore de savoir si le sillon crucial est bien mis à découvert.

Il faut enlever la dure-mère avec précaution et le procédé suivant nous a donné les meilleurs résultats. Comme cette membrane est le plus souvent soulevée par le liquide céphalo-rachidien, il est facile d'y pratiquer une petite ponction avec la pointe de ciseaux fins. On saisit avec une pince à griffes l'un des bords de l'orifice ainsi obtenu, et, avec des ciseaux courbes introduits doucement au-dessous de ce bord soulevé, on coupe circulairement la dure-mère au niveau de l'orifice osseux. Dans cette partie de l'opération, on doit surtout éviter de blesser le cerveau, ce qui est facile, mais il faut prendre garde d'ouvrir une veine communiquante qui est ordinairement placée dans le sens du diamètre intéro-externe de la trépanation. Dans ce but nous coupons la dure-mère en commençant par la partie antérieure, en suivant le rebord inférieur de l'os et en remontant vers la partie supérieure. On a ainsi un lambeau encore adhérent à la partie supérieure et dont le pédicule contient le tronc veineux à éviter. On rabat ce lambeau vers la ligne médiane, et, préservant le cerveau par une rondelle d'amadou mouillée dans le liquide sous-arachnoïdien, on touche la face profonde de la dure-mère, le long de la veine, avec une pointe de thermo-cautère. Cette précaution suffit en général pour permettre d'enlever complètement le lambeau de dure-mère. Si cependant cette veine donne du sang, le mieux est d'insinuer de petits cones d'amadou au niveau du point qui saigne et de les y maintenir quelque temps.

Jamais nous n'étanchons le liquide sous-arachnoïdien ou le sang avec des éponges; nous nous servons toujours de petits tampons d'amadou.

3° *Détermination des points excitables.*—Quand la dure-mère a été enlevée, on voit, vers la partie moyenne de la trépanation, souvent un peu en avant du diamètre transversal, le sillon intermédiaire du gyrus sigmoïde; ce sillon n'occupe que la partie supérieure et interne de l'orifice et se sépare ordinairement en deux branches à sa partie inférieure. En avant et en arrière se trouvent les régions excitables de l'écorce, mais la région excitable n'est pas entièrement à découvert; pour arriver jusque sur les points dont l'excitation provoque des mouvements dans l'oreille, les yeux et la face, il faut en général agrandir un peu en arrière, avec de fortes pinces coupantes, l'orifice de la couronne de trépan.

Si on veut se contenter de produire des mouvements dans les membres, ce qui a presque toujours été l'objet de nos expériences, la région découverte par le trépan est suffisante : les points dont l'excitation provoque ces mouvements sont situés sur la partie postérieure du gyrus, en arrière du sillon crucial, et vers la région moyenne de la circonvolution postérieure.

Le gyrus sigmoïde ayant été ainsi mis à découvert dans une étendue suffisante, le sang étant bien étanché, on laisse reposer l'animal après avoir constaté par une ou deux excitations légères qu'on provoque les mouvements dans un membre. La plaie est refermée en relevant le muscle temporal et la peau. On réunit avec une pince à pression continue les bords de l'incision cutanée, et on procède aux opérations complémentaires nécessaires pour poursuivre l'expérience (préparation des muscles, etc., etc...).

§ II. — Excitations électriques du cerveau.

1° *Nature des excitations employées.* — Nous nous sommes servi du courant de la pile interrompu par un trembleur animé d'un nombre d'oscillations variées, des courants induits et des décharges du condensateur Micro-Faraday.

a) *Courants galvaniques.* La pile employée était une pile Daniell formée d'éléments du modèle moyen et dont on pouvait prendre avec un collecteur 1, 2, 3 ou 4 éléments. Mais les courants galvaniques ont été employés dans quelques expériences seulement et au point de vue de la comparaison de leurs effets et de ceux que produisent les courants induits : nous y avons renoncé à cause de leur action chimique qui entraîne très-vite l'altération de la substance corticale.

b) *Courants induits.* Les excitations que nous avons employées le plus souvent sont celles que fournit la bobine induite d'un appareil à chariot de Gaiffe, construit sur le modèle de celui de du Bois-Reymond. Le courant d'un nombre variable d'éléments Daniell traversait une série d'appareils : clef de du Bois-Reymond, rhéocorde, signal de M. Deprez, trembleur indépendant de la bobine pouvant donner de 2 à 100 interruptions par seconde, diapason de 30, de 100, de 250 vibrations doubles, bobine inductrice. Suivant le cas, nous lancions le courant dans le trembleur ou dans l'un des diapasons ; le plus ordinairement nous nous contentions du trembleur dont on réglait le nombre de vibrations. La bobine induite, à fil fin, laissait à découvert, au début de chaque expérience la bobine inductrice, et on cherchait, en l'enfonçant graduellement, l'intensité d'excitation minimum capable de provoquer un mouvement dans un groupe de muscles déterminé, particulièrement dans les extenseurs du poignet.

Ces excitations minima suffisaient pour produire des mouvements simples cessant avec l'excitation.

Quand on voulait provoquer un accès d'épilepsie on augmentait l'intensité des courants induits en enfonçant graduellement la bobine secondaire.

S'il s'agissait d'obtenir une seule secousse musculaire avec une seule décharge d'induction, le trembleur était supprimé en serrant la vis de réglage. On produisait une interruption brusque du courant de la pile par des procédés différents, rarement à la main en soulevant un contact, d'ordinaire en utilisant la rotation du cylindre enregistreur pour rompre le courant : une goupille était fixée à l'un des fonds du cylindre, au voisinage de sa circonférence ; à un moment donné de la rotation, cette goupille rencontrait une lame de ressort qu'elle soulevait et déterminait ainsi une rupture du courant. Ce procédé et quelques autres analogues, a été employé depuis longtemps par M. Marey.

Les courants induits, d'un emploi très commode à cause de la simplicité de l'installation, ont cependant ce désavantage qu'on ne peut jamais être renseigné exactement sur leur intensité. Pour fixer plus particulièrement ce point important, nous avons remplacé, dans une série d'expériences, les courants induits par les décharges d'un condensateur de surface connue, chargé par une pile déterminée.

M. Marey, auquel nous avons emprunté le dispositif de ce

procédé d'excitation, a décrit dans son livre de la Méthode graphique l'installation des appareils. La figure schématique suivante fera aisément comprendre la disposition adoptée.

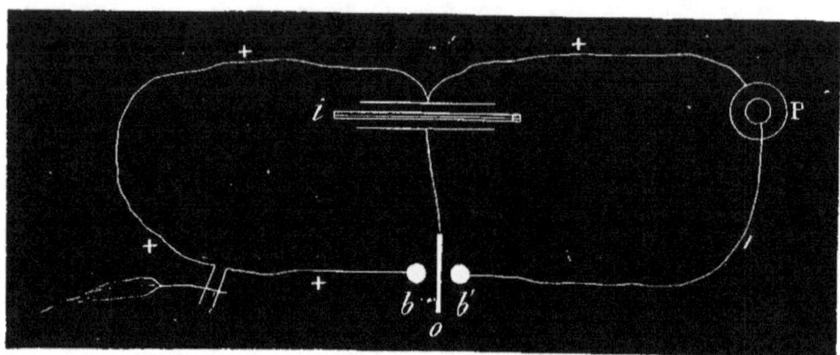

Fig. 129. — Disposition du condensateur et des pièces qui en envoient la décharge dans un nerf. — Le fil se rend à l'armature supérieure d'un condensateur *i*, est tangent à cette armature, puis, continuant son trajet, traverse un excitateur (nerf et muscle) et aboutit à un contact *b*. De l'autre pôle de la pile, part le fil qui aboutit à un autre contact *b'*. La pièce intermédiaire *o*, en rapport tantôt avec le contact *b*, décharge le condensateur dans le nerf, tantôt en rapport avec la borne *b'*, recharge le condensateur. (MAREY. *Méthode graphique*, p. 517.)

Avec cette disposition nous pouvions obtenir à chaque tour du cylindre une excitation unique remplaçant l'excitation simple que produisait une seule secousse d'induction. Mais il était important de pouvoir appliquer au cerveau une série de décharges successives, d'une fréquence variable. Dans ce but l'un de nous a fait construire par M. Gaiffe un interrupteur spécial qui est représenté dans le schéma suivant (fig. 130).

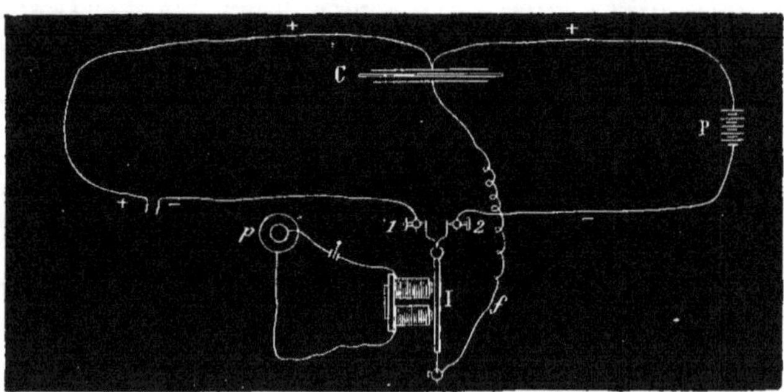

Fig. 130. — Schéma de la disposition du condensateur pour obtenir une série de décharges d'une fréquence variable, à l'aide du trembleur J.

On voit dans la figure 130 que la modification consiste dans l'interposition d'une pièce oscillante I, qui par ses contacts alternatifs avec les bornes 1 et 2, charge et décharge le condensateur, avec une rapidité variable suivant le réglage du trembleur dont elle fait partie. Ce trembleur est lui-même mis en mouvement par une pile P formant un relais dans l'ensemble de l'appareil ; le signal électro-magnétique est placé dans le circuit de cette pile et inscrit la fréquence des décharges de condensateur appliquées au cerveau.

La comparaison des effets produits par les décharges du condensateur et par les courants induits a montré (pour les excitations du cerveau comme pour celles des nerfs et des muscles) qu'il y avait avantage à adopter les premières. En effet, elles ne produisent pas d'altération de la substance nerveuse sensiblement plus rapides que les courants induits, et il est facile d'en mesurer l'intensité en employant un condensateur dont la surface est rapportée à l'unité anglaise (Micro-Faraday), et que l'on charge avec une pile constante (éléments Daniell ou éléments d'une autre nature rapportés à l'unité Daniell). En employant d'une façon générale ce procédé d'excitation, il sera possible d'être renseigné soi-même et de renseigner les lecteurs sur la valeur réelle des excitations employées.

2° *Excitateurs du cerveau.* — Dans les rares circonstances où nous avons employé les courants de pile, nous nous sommes servi d'électrodes en zinc amalgamé montées sous forme de compas à écartement variable.

Nos excitateurs ordinaires, ceux qui ont servi aux excitations induites et aux décharges de condensateur, sont de deux modèles différents : l'un forme un excitateur libre qu'on tient à la main, l'autre un excitateur fixe qui se visse sur le crâne : tous les deux présentent ce caractère important que leurs branches sont à écartement variable et déterminé.

a) *Excitateur libre.* La figure 131 montre la disposition de ce premier excitateur. Il est formé de deux tubes de verre articulés à distance au moyen de la pièce métallique intermédiaire et dont on peut à volonté rapprocher ou écarter les deux extrémités, en les maintenant fixées ensuite au degré d'écartement voulu avec la vis de serrage. Dans chaque tube est engagé et fixé avec un mastic un fil de cuivre ou une baguette de zinc amalgamé, qui dépasse l'extrémité inférieure du tube et se termine par une extrémité mousse. Cette baguette est soudée par sa partie supérieure au contact à cliquet que M. Tatin a appliqué aux différents appareils électriques qu'il a construits.

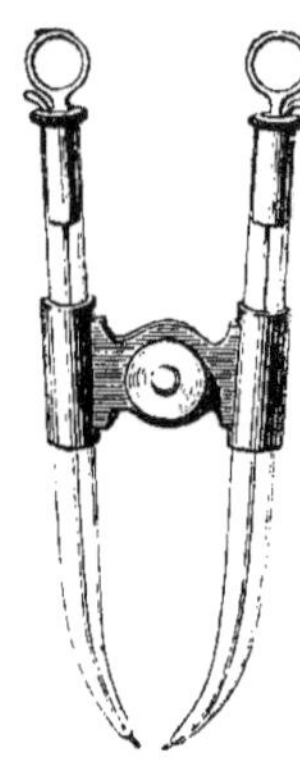

Fig. 131. — Excitateur libre à écartement variable.

b) L'excitateur fixe (fig. 132), est formé d'une tige de soutien P, formant tire-fonds, et qu'on visse dans le crâne, à une certaine distance de la trépanation. Un écrou E assure la fixation de cette tige.

On oriente l'excitateur dans le plan horizontal, à l'aide de la pièce R, qui tourne autour de la tige de soutien, et qu'on fixe dans la position convenable avec la vis située sur le côté. Au moyen de l'articulation en forme de genou V, on peut donner au porte-excitateur une série de positions intermédiaires, le relever, l'incliner, etc. Les branches de l'excitateur peuvent être écartées ou rapprochées avec le bouton D qui fait basculer les tiges, en engrénant avec une demi-roue dentée cachée dans l'épaisseur d'un petit bloc de caoutchouc durci. Enfin, on fait avancer ou reculer les tiges de l'excitateur à l'aide d'une vis de serrage qui les fixe sur le trajet du support horizontal.

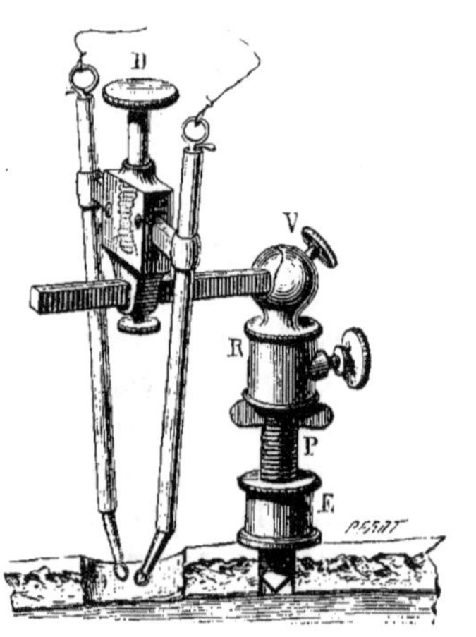

Fig. 132. — Excitateur fixe se vissant au crâne. (Construit par M. Galante.)

§ III. — **Exploration des phénomènes produits par les excitations corticales.**

1° *Préparation des muscles pour la myographie.* — Nous

avons toujours enregistré les mouvements provoqués par l'excitation du cerveau, et, après un certain nombre d'essais, nous nous sommes arrêtés à l'exploration du raccourcissement d'un muscle ou d'un groupe de muscles déterminé.

Nous avions renoncé à l'exploration du gonflement musculaire avec des tambours à air dont la membrane est tendue par un ressort, parce qu'il était très difficile de maintenir l'explorateur sur une masse musculaire sans comprimer la membrane d'une manière exagérée ou sans risquer de la voir se déplacer. Aujourd'hui que M. Marey a fait construire un nouveau myograghe pour l'exploration du gonflement des muscles chez l'homme (1) nous n'éprouvons plus le même embarras, et il est facile d'adapter, avec de légères modifications, ce myographe aux animaux d'une certaine taille.

Mais, à l'époque où nos recherches ont commencé (1877), nous avons dû recourir à un autre moyen qui consiste à détacher un tendon et à le mettre en rapport par un fil inextensible, avec le levier d'un tambour à air, dit tambour manipulateur.

Voici comment l'explorateur était disposé (fig. 133).

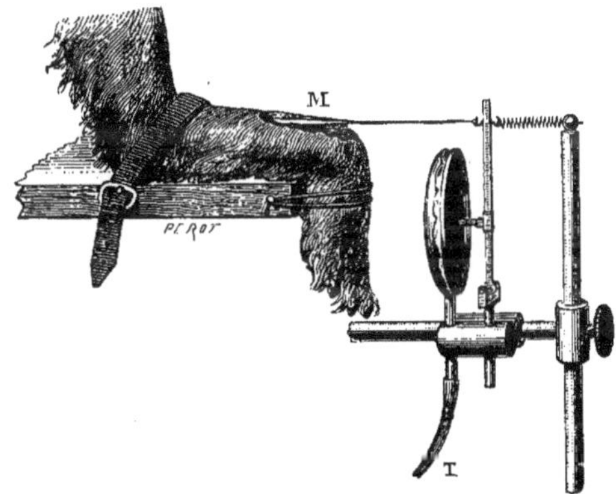

Fig. 133. — Disposition de l'expérience pour l'inscription des mouvements localisés produits par l'excitation du cerveau. — M, muscle dont le tendon, détaché à son insertion, s'attache au levier d'un premier tambour qui transmet, par le tube à air T, les mouvements à un second tambour à levier enregistreur.

(1) Voyez le mémoire de M. Mendelssohn, même volume, p. 142, fig. 28.

Le tendon d'un muscle extenseur du poignet (M) étant détaché et coupé, on le traverse avec une aiguille armée d'un fil et on fait un double nœud : de cette façon la ligature du tendon ne court pas le risque de glisser. Le fil est d'autre part accroché et fixé au levier d'un tambour T, un ressort antagoniste en fil de cuivre enroulé ou formé de fils de caoutchouc, empêchant le levier de venir s'appliquer sur le bord du tambour pendant le raccourcissement du muscle M.

Le tambour est relié par un tube de transmission aussi court que possible (T) à un second tambour inscripteur.

Quand on veut explorer plusieurs mouvements en même temps, il est facile de disposer plusieurs explorateurs semblables et de les réunir à autant de tambours à levier enregistreurs. Il faut observer une précaution indispensable dans ces explorations multiples simultanées : tous les tubes de transmission doivent être rigoureusement de la même longueur et les tambours ne présenter aucune fuite d'air.

Un point très important est que la fixité du membre soit assurée d'une manière absolue. Dans la figure 133 on voit qu'une courroie assujettit le coude de l'animal sur le revers de la gouttière, tandis qu'une corde maintient le poignet en flexion. Quand on opère sur un animal anesthésié, il est plus sûr encore de fixer l'olécrane à la gouttière avec un fort fil de fer traversant l'os et maintenu par une vis à crochet.

Pour le membre postérieur, le moyen de fixation diffère peu, seulement on assujettit la cuisse avec une courroie ou, chez l'animal anesthésié, le calcaneum avec un fil de fer : dans ces conditions ce sont les mouvements du gastro-cnémien qu'on explore.

2° *Préparation de l'œil pour l'examen de l'iris et de la papille.* — Les deux yeux doivent être également éclairés et tous les deux placés en face de la source lumineuse, de façon à ce que, avant toute expérience, les deux pupilles soient de même diamètre. On applique un ophtalmostat à branches articulées aux deux yeux, et la 3e paupière est accrochée avec une serre-fines, ou avec une petite érigne ; en reliant l'une à l'autre par un fil les petites érignes qui tirent chaque membrane clignotante vers la ligne médiane, on peut exercer sur chacune d'elle une traction égale et découvrir complètement le globe de l'œil. Il est quelquefois nécessaire de redresser le globe oculaire que l'animal tourne complètement en bas, dissimulant ainsi la pupille : dans ce but nous pinçons la conjonctive avec une pince à dents de souris et nous maintenons le globe de l'œil relevé en fixant la pince elle-même à un support ou à la tête de l'animal. S'il s'agit de déterminer l'instant du début d'un changement de diamètre de la pupille par rapport à l'excitation du cerveau, nous opérons comme il a été dit dans le mémoire sur les mouvements de l'iris, inséré dans ce volume. Un fil de réticule est tendu verticalement entre les deux branches horizontales de l'ophtalmostat et amené par glissement à être tangent à l'extrémité du diamètre transversal de la pupille. En visant ce réticule on peut déterminer le début d'un resserrement ou d'une dilatation de la pupille par rapport au début des excitations du cerveau. Le début des variations de diamètre de la pupille est inscrit à l'aide des signaux électro-magnétiques de M. Deprez, intercalé sur le trajet d'un courant de pile que l'observateur chargé d'examiner la pupille peut fermer en pressant sur une touche, dès qu'il constate que le rebord pupillaire s'écarte du fil de réticule.

L'examen de la papille et des vaisseaux du fond de l'œil est ordinairement facile à pratiquer, parce que le plus souvent l'action oculaire des excitations corticales s'accuse par une dilatation de l'iris. Cet examen est pratiqué avec l'ophtalmoscope ; l'observateur indique à mesure qu'ils se produisent les changements du fond de l'œil, et on en écrit l'indication sur sa dictée. C'est ainsi que nous avons suivi les variations du diamètre des vaisseaux péripapillaires au début et pendant les phases de l'accès d'épilepsie provoquée.

3° *Étude des phénomènes sécrétoires produits par les excitations corticales.* — Nous avons surtout examiné les modifications de la sécrétion salivaire en inscrivant la courbe de l'écoulement de la salive par le canal de Wharton.

Une canule spéciale, présentant une courbure de grand diamètre, terminée par un renflement olivaire taillé en biseau et munie d'un mandrin (fig. 134) étant introduite dans le canal de Wharton du côté correspondant à l'excitation corticale ou dans le canal de Wharton du côté opposé, est mise en rapport par un petit tube de caoutchouc à parois épaisses avec la

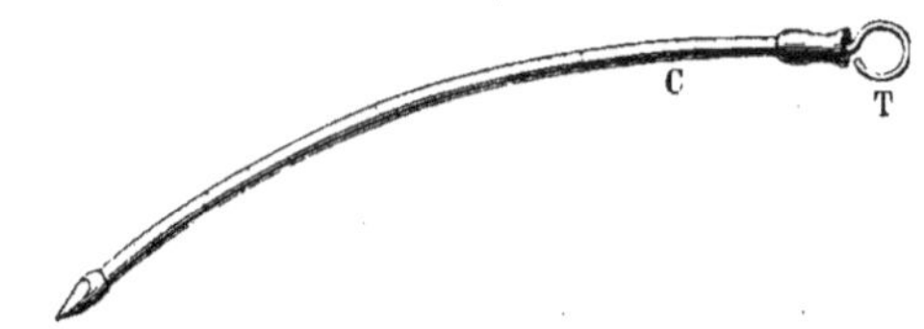

Fig. 134. — Canule à fistule salivaire (C) avec un mandrin courbe (T) qui complète l'olive terminale et facilite l'introduction de la canule.

petite branche d'un réservoir en forme d'U (fig. 135) dont la grosse branche est fermée par un bouchon traversé par un tube. Ce tube est lui-même relié par un tube de caoutchouc, à un tambour à levier inscripteur de grande capacité C'est sous une autre forme l'appareil collecteur et inscripteur que M. le professeur Ranvier a employé depuis longtemps pour étudier l'action sécrétoire et excrétoire des nerfs de la glande sous-maxillaire.

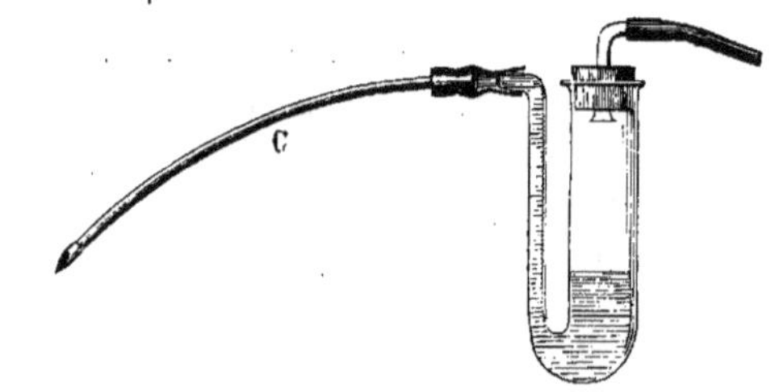

Fig. 135. — Schéma de la disposition employée pour inscrire à distance les phases de l'écoulement de la salive.

En recueillant l'inscription simultanée de l'écoulement salivaire par les deux canaux de Wharton, on peut savoir si la sécrétion s'exagère d'un côté, si cette exagération est plus marquée dans la glande correspondant à l'hémisphère excité ou dans la glande du côté opposé, quelles sont les phases de la salivation par rapport aux phases de l'accès épileptique provoqué par les excitations du cerveau, etc. C'est surtout ce dernier point qui nous a préoccupés.

4° *Inscription des mouvements respiratoires.* — L'exploration des mouvements du thorax ou de l'abdomen nous a paru devoir être laissée de côté dans ce genre d'étude : les excitations corticales produisent en effet des mouvements unilatéraux (ou bilatéraux quand elles sont assez intenses), et ces mouvements, s'étendant aux parois thoraco-abdominales auraient modifié les indications respiratoires que nous avions en vue.

C'est l'examen des variations de la pression intra-thoracique qui a été pratiquée, soit avec une simple sonde en gomme percée d'œillets latéraux et introduite dans la plèvre par une ponction sous-cutanée, oblique, au niveau d'un espace intercostal, soit avec un trocart à hydrocèle, soit avec une canule-trépan fixée à une côte, soit enfin à l'aide d'une ampoule à air introduits dans l'œsophage (procédé de Ceradini-Luciani).

Quel que fût l'appareil employé, on le reliait directement par un tube de caoutchouc au tambour à levier enregistreur, ou indirectement en interposant un manomètre en U, chargé d'eau colorée, sur le trajet du tube de transmission de la pression.

5° *Inscription des variations de la pression artérielle.* — Quand il s'agissait d'obtenir seulement l'indication du sens des variations, sans chercher de mesures absolues, nous nous servions de l'un des manomètres métalliques anéroïdes employés dans le laboratoire et décrit dans le tome III de ces comptes rendus (Voy. *Technique*, p. 329, fig. 148 et 150). Ces manomètres permettant l'inscription à l'aide de la transmission par l'air sont, pour ce genre d'expériences, d'un emploi plus commode, parce qu'on peut facilement inscrire à l'aide du tambour à levier les variations générales et cardiaques de la pression à côté des autres tracés correspondant aux mouvements, à la respiration, etc.; mais pour déterminer la valeur absolue des changements de pression, c'est au manomètre à mercure muni d'un flotteur que nous avons eu recours. (Voy. Description d'un manomètre à mercure modifié. Même volume, note XVI.

Ces différentes explorations (mouvements des membres, changements de diamètre de la pupille, écoulement salivaire, mouvements respiratoires, variations de la pression artérielle), ont été combinées deux à deux, trois à trois, etc., mais dans tous les cas on a recueilli l'inscription des mouvements provoqués dans les membres par les excitations corticales.

Ces mouvements eux-mêmes ont été inscrits en même temps que le signal des excitations du cerveau.

Sur le trajet du courant de la pile était intercalé le signal électro-magnétique de M. Deprez et la plume qui le termine étant amenée au même niveau que celle du tambour à levier inscrivant les mouvements provoqués, on pouvait exactement déterminer soit le retard du début d'un mouvement simple sur une excitation unique, le cylindre étant animé d'une rotation rapide contrôlée par un chronographe, soit la durée des contractions par rapport à la durée des excitations.

CHAPITRE II

EXPÉRIENCES.

En nous servant des procédés qui viennent d'être décrits nous avons cherché à résoudre un certain nombre de questions relatives à l'étude de la physiologie cérébrale. Nous indiquerons brièvement, et sans entrer dans le récit détaillé des expériences, les principaux résultats auxquels nous sommes arrivés.

Les recherches consignées dans ce travail ont eu pour but presque exclusif l'analyse des mouvements provoqués par l'excitation du cerveau. Pour produire ces mouvements, on peut appliquer l'excitation soit sur la substance grise corticale de la zone excito-motrice des circonvolutions, soit sur la substance blanche sous-jacente. De là deux séries distinctes d'expériences et de résultats.

I. — Effets des excitations portant sur la substance grise corticale de la zone excito-motrice (1).

A. — *Mouvements localisés.* — L'excitation électrique de la substance grise corticale peut être faite à l'aide de décharges isolées, ou à l'aide de séries d'excitations plus ou moins rapprochées.

Dans le premier cas, l'excitation électrique isolée provoque, (pourvu qu'elle soit suffisante), une secousse musculaire *simple*. Le tracé recueilli dans ces conditions (A, fig. 136), ressemble, à l'amplitude près, à celui que donne le muscle excité de la même façon, directement ou par l'intermédiaire de son nerf (B, fig. 136); il diffère, par conséquent, très notablement du tracé d'un mouvement obtenu par voie réflexe,

(1) Faits communiqués à la Société de Biologie, décembre 1877.

lequel est toujours modifié par l'influence des centres excito-moteurs.

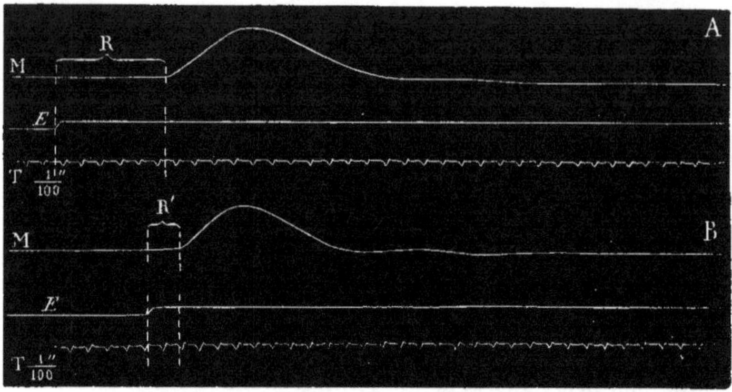

Fig. 136. — A. Secousse musculaire provoquée par une excitation induite unique, appliquée à la zone motrice. (Muscles extenseurs du poignet du chien. Myographe à transmission.) — B. Secousse musculaire provoquée par la même excitation appliquée au nerf moteur. — M. Courbe musculaire. — E. Instant de l'excitation. — T. Temps inscrit par le chronographe (diapason interrupteur 1/100''. — Rotation rapide du cylindre enregistreur).

Les séries de secousses électriques lancées sur l'écorce d'un centre moteur cortical produisent des effets différents, selon qu'elles sont lentes ou rapides. Lentes, elles provoquent des secousses musculaires dissociées (fig. 137) ; rapides, elles

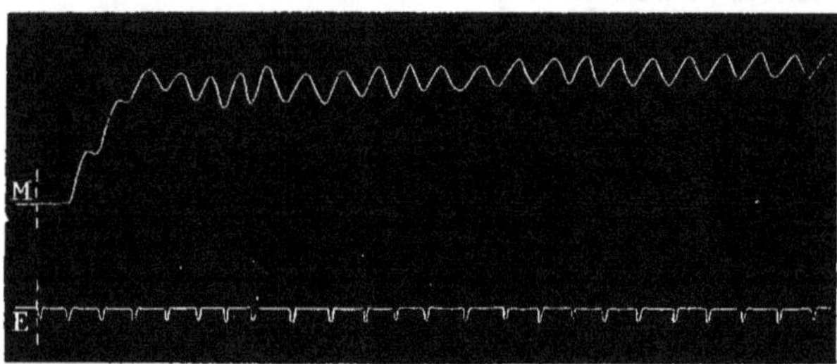

Fig. 137. — Secousses dissociées produites dans les muscles extenseurs du poignet par une série d'excitations induites appliquées à la zone motrice. (Les excitations induites de rupture sont seules suffisantes.) — M. Mouvement. — E. Excitation. — Rotation du cylindre, 42 centimètres en 10''.)

déterminent le tétanos musculaire. Chez le chien, il faut environ 45 excitations par seconde pour amener la fusion complète des secousses (B, fig. 138).

Il n'est pas sans intérêt de noter qu'il faut un nombre égal d'excitations par seconde pour provoquer le tétanos, soit que l'on agisse sur le cerveau, sur le nerf moteur ou sur le muscle, chez un même animal.

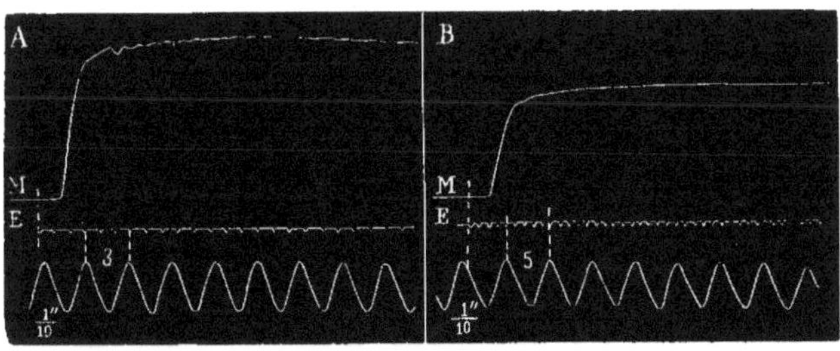

Fig. 138. — Recherche du chiffre de fusion des secousses musculaires produites par les excitations du cerveau. La partie A de la figure montre que les secousses sont encore dissociées avec 30 excitations par seconde; elles sont complètement fusionnées (B) avec 50 excitations. — M, mouvement; E, excitations corticales; 1/10" tracé de diapason de 10 vibrations doubles par seconde.

Lorsqu'au lieu d'employer desexcitations *efficaces*, c'est-à-dire assez énergiques pour qu'une seule secousse électrique détermine sûrement une secousse musculaire, on emploie des excitations d'une intensité un peu moins forte, on observe le phénomène de la *sommation des excitations* (fig. 139).

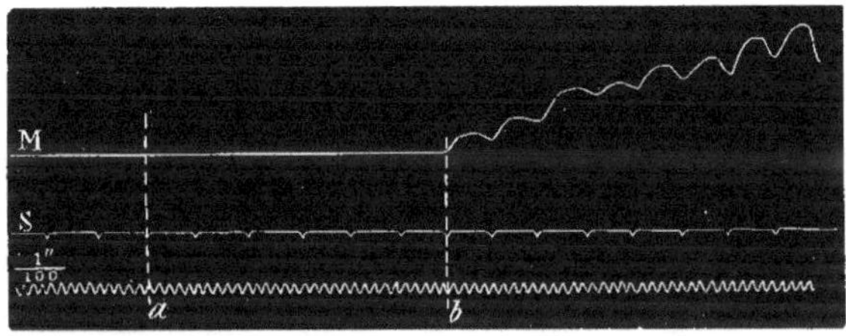

Fig. 139. — Sommation des excitations induites dans l'écorce du cerveau pendant le temps *ab*: 6 excitations doubles (rupture et clôture) sont restées inefficaces; l'effet commence à se produire en *b*.

Les premières excitations, étant chacune insuffisante, ne produisent aucune réaction musculaire; puis, l'application de ces excitations se prolongeant, le muscle donne une série de secousses qui s'inscrivent à un niveau de plus en plus élevé.

B. — Retard des mouvements provoqués par les excitations corticales. — Entre le moment où l'excitation est appliquée à la susbtance corticale et l'instant d'apparition du mouvement dans les muscles qui dépendent du centre excité, il s'écoule un temps facilement appréciable avec les appareils enregistreurs.

La valeur absolue de ce retard ne varie guère, chez les différents animaux de même espèce, que suivant la taille : ainsi chez un chien de moyenne taille le retard du mouvement dans la patte antérieure étant de $\frac{9}{100}$ de seconde sur l'instant de l'excitation du centre cortical correspondant, on retrouvera ce chiffre chez un autre animal de même taille, non anesthésié, dans les mêmes conditions de vigueur, etc. Au contraire, le retard sera plus grand chez un chien de plus forte taille, c'est-à-dire chez lequel il y aura un trajet plus étendu à parcourir dans la moelle et dans les nerfs. On ne peut donc pas fixer, pour le retard des mouvements sur l'excitation du cerveau, de valeur absolue, comme on le fait pour le muscle. Nous pouvons dire cependant que dans nos recherches, qui ont porté sur un grand nombre d'animaux de taille très variable, le plus faible retard observé a été de $\frac{5}{100}$, le plus considérable de $\frac{11}{100}$ de seconde, ces chiffres s'appliquant aux muscles extenseurs du poignet dont on excitait le centre cortical dans l'hémisphère du côté opposé.

Chez un même animal, que l'excitation efficace soit forte ou faible, unique ou multiple, la durée du retard est toujours identique, bien entendu pour une distance égale du centre excité.

Si cette distance augmente, la valeur du temps perdu augmente parallèlement. Ainsi, si on excite *simultanément* avec les mêmes courants induits le centre du membre antérieur et le centre du membre postérieur dans le même hémisphère, on provoque, dans les membres du côté opposé, deux mouvements qui sont successifs : celui du membre antérieur précédant celui du membre postérieur. Citons un exemple de cette expérience, dont l'analyse permet de déterminer la vitesse de transmission dans la moelle des incitations motrices partant du cerveau. Chez un chien de grande taille, dont nous avions excité simultanément, à l'aide d'électrodes dédoublées, les centres corticaux de l'hémisphère droit présidant aux mouvements des deux membres du côté gauche, ces retards furent de $6\frac{1}{2}$/100es de seconde pour le membre antérieur et de 11/100es pour le membre postérieur (fig. 140).

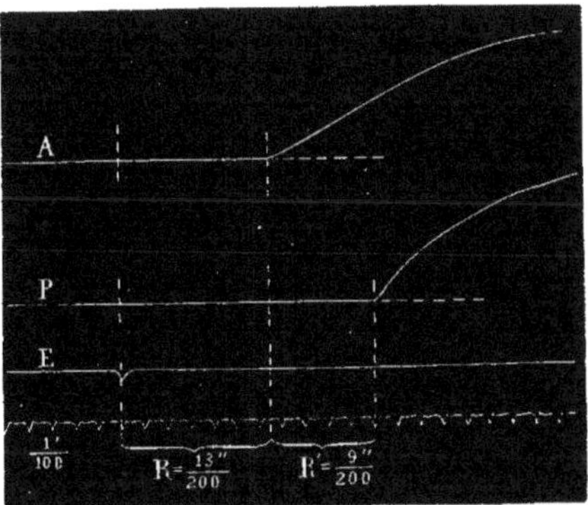

Fig. 140.— Retard comparé du mouvement dans le membre antérieur A et dans le membre postérieur P, sur l'excitation simultanée des centres corticaux pour chacun des deux membres antérieur et postérieur.

Mais ces chiffres expriment des valeurs composées, des totaux, dont il convient de dissocier les éléments. Le retard observé dans le membre antérieur comprend :

a. — Le temps perdu du muscle exploré soit $\frac{1}{100}$ de seconde.

b. — Le temps perdu par la transmission dans le nerf moteur, depuis le renflement cervico-dorsal de la moelle jusqu'au muscle (20 centimètres), soit 1/100e de seconde.

c. — Le temps perdu par la transmission de l'excitation du centre cortical excité au renflement cervico-dorsal de la moelle (26 centimètres), soit 9/200 de seconde.

Le retard observé dans le membre postérieur comprend :

a. — Le temps perdu du muscle exploré, soit 1/100 de seconde.

b. — Le temps employé par la transmission dans le nerf moteur depuis le renflement lombaire jusqu'au muscle (30 centimètres) soit 3/200 de seconde.

c. — Le temps employé par la transmission de l'excitation, du centre cortical excité au renflement lombaire de la moelle, soit 17/200 de seconde.

Mais nous venons de voir que pour arriver jusqu'au milieu du renflement cervico-dorsal, l'excitation corticale avait employé 9/200 de seconde, ce qui donne pour les 40 centimètres de moelle séparant l'origine du plexus brachial de l'origine du sciatique 8/200 de seconde. Un calcul très simple permet de déduire de cette vitesse dans 40 centimètres de moelle la vitesse dans 1 mètre, et on a pour 1 mètre : 1/10 de seconde. Par conséquent *les incitations motrices provenant du cerveau parcourent dans la moelle seulement 10 mètres par seconde.*

C. — Mouvements bilatéraux par excitation simultanée de deux centres corticaux homologues. — Quand on applique, en dédoublant les électrodes induites, des excitations simultanées à deux centres corticaux homologues, on obtient deux mouvements dont les débuts sont synchrones dans les deux membres symétriques correspondant aux centres excités. C'est ce que montre la figure 141 empruntée à une expérience du 27 décembre 1877, dans laquelle nous excitions simultanément les centres corticaux pour les membres antérieurs chez un chien de petite taille.

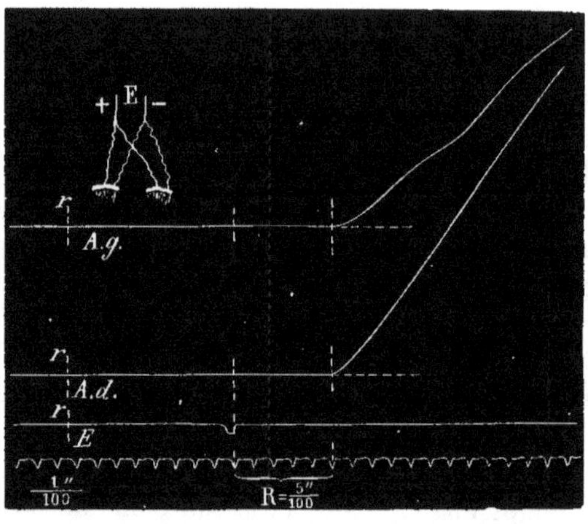

Fig. 141. — Retard identique des mouvements des deux membres antérieurs dont les centres corticaux sont excités simultanément avec des électrodes bifurquées. (Schéma E). Ag, mouvements du membre antérieur gauche ; Ad, mouvements du membre antérieur droit. E. Excitation commune. R, retard identique = 5/100″.

D. — Mouvements bilatéraux par excitation unilatérale (mouvements associés). — Les mouvements provoqués par l'excitation de la zone motrice corticale ne restent pas nécessairement limités aux muscles du côté opposé du corps : si on place, par exemple, les réophores sur le centre du membre antérieur gauche on peut obtenir des secousses musculaires, non seulement dans le membre antérieur du côté gauche, mais encore dans le membre antérieur du côté droit, et quelquefois même dans les quatre membres.

Supposons le cas le plus ordinaire, celui dans lequel les deux membres antérieurs se contractent sous l'influence d'une excitation unilatérale du cerveau : les tracés recueillis sur ces deux membres montrent que leurs mouvements ne sont ni semblables ni synchrones (fig. 141). Si l'excitation est lancée sur l'hémisphère droit, le membre du côté gauche se contracte plus tôt et plus énergiquement que celui du côté droit. Il fournit des secousses simples, susceptibles de se fusionner si les excitations sont assez rapides.

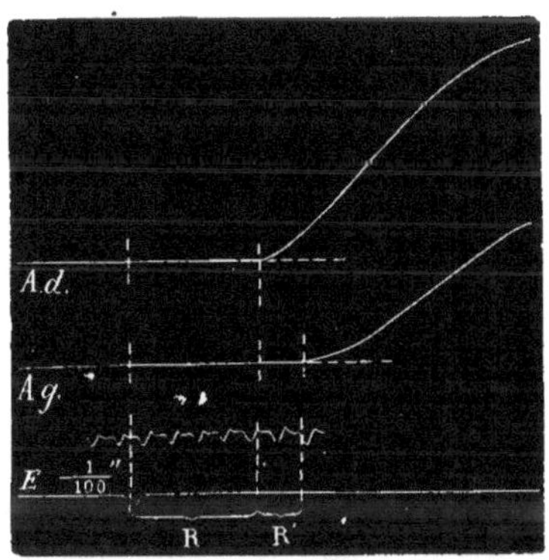

Fig. 141. — Mouvements successifs des deux membres antérieur droit (*A. d.*) et antérieu gauche (*A. g.*) quand on excite seulement le centre cortical commandant au membre antérieur droit. Le retard (R) du mouvement des muscles subordonnés au centre excité est de 10/200es de seconde; celui des muscles situés du même côté que le centre excité est de 13/200es de seconde.

Les muscles du membre du côté droit, au contraire, se contractent plus faiblement et plus tardivement que ceux du côté subordonné au centre excité.

Dans l'expérience à laquelle se rapportent les tracés ci-joints, la durée du temps perdu pour les deux membres antérieurs a été la suivante :

Membre du côté opposé au centre excité = 10/200es de seconde.

Membre du même côté que le centre excité = 13/200es de seconde.

Ces mouvements associés ou généralisés, provoqués par une excitation unilatérale du cerveau, se produisent chez certains animaux sous l'influence des courants les plus légers. On aurait pu penser tout d'abord qu'ils étaient dus à l'ébranlement transmis *mécaniquement* au membre opposé par la contraction brusque des muscles d'un membre, mais la section des nerfs du membre auquel ils seraient ainsi transmis les abolit complètement.

Quelle est donc leur signification physiologique? On peut, pour expliquer leur production, avoir recours à l'une des trois hypothèses suivantes :

a. — On peut supposer que de chaque centre cortical partent des fibres nerveuses destinées à transmettre directement des excitations aux deux côtés du corps.

Mais cette hypothèse est en désaccord avec une foule de faits physiologiques et pathologiques. De plus, si elle était exacte, les mouvements des deux membres devraient être synchrones, comme dans le cas d'excitation simultanée de deux centres corticaux homologues (fig. 140). Or, nous avons constaté une différence notable du retard dans les deux côtés (fig. 141).

b. — On pourrait penser que les centres corticaux des deux côtés du cerveau sont réunis par des fibres commissurales et que l'excitation, appliquée sur un centre, se transmet, d'une part au membre correspondant du côté opposé du corps, et d'autre part au centre cortical du côté opposé du cerveau.

La différence des retards pourrait alors s'expliquer par la longueur différente des deux trajets; mais des expériences directes empêchent d'accepter cette hypothèse. En effet, nous avons constaté l'existence de mouvements bilatéraux par l'excitation d'un hémisphère après la destruction des circonvolutions motrices de l'hémisphère opposé : c'est à l'une des expériences de ce genre qu'est empruntée la figure 141 (19 décembre 1877).

c. — La troisième hypothèse est la plus vraisemblable. Il est probable qu'il existe en dehors du cerveau, dans le bulbe et la moelle, des centres d'association motrice dans lesquels une excitation unilatérale, partant d'un point limité, peut se transmettre au côté opposé du corps ou même se généraliser (1).

C'est par ce mécanisme que se généralisent les contractions réflexes provoquées par une excitation sensitive localisée. Et en réalité nous considérons les mouvements *associés* produits par l'excitation unilatérale du cerveau comme des mouvements réflexes ayant leur origine dans le cerveau, au lieu de l'avoir dans l'excitation des fibres sensitives périphériques. Dans cette hypothèse, les différences dans la valeur des retards et dans la forme des contractions musculaires s'expliquent tout naturellement : les réflexes d'origine cérébrale obéissent aux lois connues qui président à l'extension et à la généralisation des mouvements réflexes d'origine périphérique.

E. — Convulsions épileptiformes (*épilepsie partielle*). — Les expériences dans lesquelles on excite par des courants électriques la zone motrice corticale d'animaux supérieurs (chiens, chats) non anesthésiés, sont très souvent troublées par l'apparition de convulsions épileptiformes plus ou moins intenses et prolongées.

Ces convulsions ont été constatées par MM. Hitzig, Ferrier, et par tous les expérimentateurs qui ont cherché à répéter leurs expériences. Nous avons simplement tenté d'en préciser les caractères en appliquant à leur étude les procédés graphiques.

L'accès convulsif peut être provoqué par des excitations légères prolongées ou par des excitations intenses de courte durée. La facilité avec laquelle on le détermine est très variable: chez certains animaux la moindre excitation est suivie de convulsions violentes; chez d'autres, il faut multiplier les excitations ou augmenter considérablement leur intensité pour obtenir l'épilepsie, sans qu'on puisse déterminer la cause de ces différences.

L'accès peut être *local*, *hémiplégique* ou *généralisé*. L'accès *local* reste limité au groupe musculaire correspondant au centre cortical excité. Si, par exemple, l'excitation a été appli-

(1) Nous ne pensons pas que cette association puisse se faire dans la protubérance, car nous avons retrouvé les mouvements bilatéraux par excitation du centre cortical d'un seul côté, après avoir fait la section antéro-postérieure médiane de la protubérance.

quée sur le centre cortical pour le membre antérieur droit (hémisphère gauche), après la cessation du passage du courant, le membre antérieur droit *seul* est agité de secousses convulsives. Dans la forme *hémiplégique*, tous les muscles volontaires d'un côté du corps sont convulsés; enfin dans la forme *généralisée* les convulsions s'étendent aux quatre membres et aux deux côtés de la face et du cou.

Le début de l'accès est presque toujours local, et si on recueille sur un même cylindre l'inscription des mouvements des quatre membres, on voit que l'extension des convulsions se fait toujours dans le même ordre. Si on excite, par exemple, le centre cortical pour le membre antérieur gauche (hémisphère droit), les convulsions envahissent successivement :

1° Le membre antérieur gauche;

2° Le membre postérieur gauche ;

3° Le membre postérieur droit ;

4° Le membre antérieur droit.

Dans quelques expériences nous avons observé un autre mode de généralisation se faisant d'après la succession suivante :

1° Membre antérieur gauche ;

2° Membre postérieur gauche ;

3° Membres du côté droit.

Il est très vraisemblable que la généralisation des accidents convulsifs se fait d'après les mêmes lois que celle des mouvements associés ou généraux provoqués par les excitations d'un seul côté du cerveau.

Quelle que soit la forme de l'accès, le type des convulsions est toujours le même. Les tracés montrent deux périodes distinctes : l'une tétanique, l'autre clonique.

a. — Période tétanique. — Les muscles qui vont être convulsés entrent en tétanos. Lorsque l'excitation provocatrice est elle-même tétanisante, le muscle reste contracté après que l'excitation a cessé; souvent même, aussitôt après la cessation de l'excitation, le tétanos se renforce (fig. 142 T'). La durée de ce tétanos épileptique est généralement courte. Il est même à noter qu'il n'y a pas de rapport constant entre la durée ou l'intensité du tétanos initial et la durée totale de l'accès.

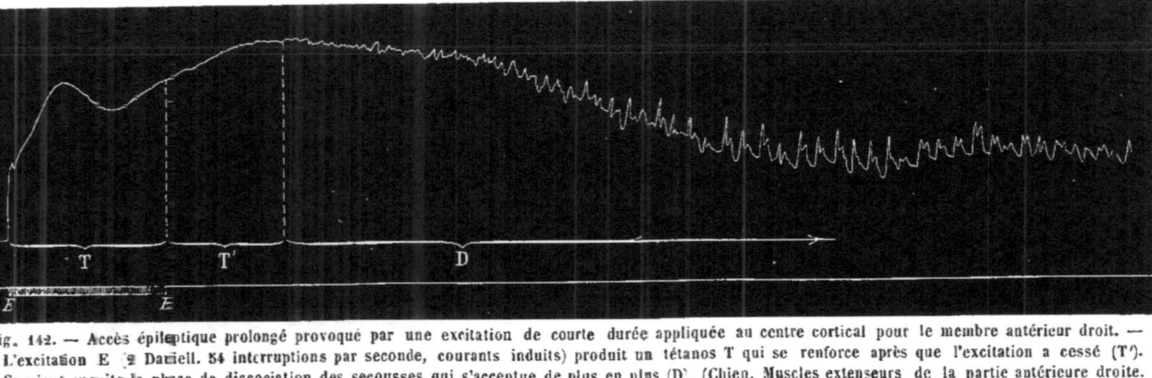

Fig. 142. — Accès épileptique prolongé provoqué par une excitation de courte durée appliquée au centre cortical pour le membre antérieur droit. — L'excitation E (2 Daniell. 54 interruptions par seconde, courants induits) produit un tétanos T qui se renforce après que l'excitation a cessé (T′). Survient ensuite la phase de dissociation des secousses qui s'accentue de plus en plus (D). (Chien. Muscles extenseurs de la partie antérieure droite. Accès localisé.)

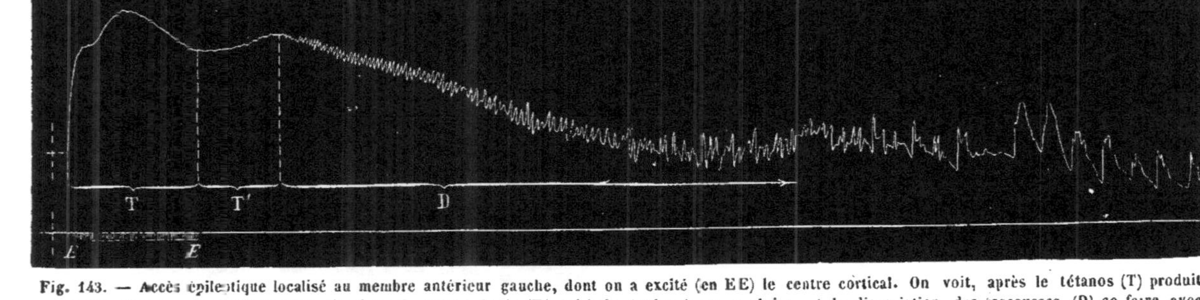

Fig. 143. — Accès épileptique localisé au membre antérieur gauche, dont on a excité (en EE) le centre cortical. On voit, après le tétanos (T) produit par l'excitation, un renforcement tétanique de courte durée (T′, période tonique) se produire, et la dissociation des secousses (D) se faire avec une régularité remarquable : à mesure qu'elles se dissocient davantage, les secousses deviennent de plus en plus amples, le muscle étant de moins en moins rétracté.

b. — *Période clonique.* — Dans cette période, le muscle qui était fortement contracturé, devient le siège de petites secousses (D, fig. 142 et 143), d'abord brèves, serrées, rapides, puis devenant de plus en plus amples et espacées, et présentant quelquefois un véritable rythme. — Nous donnons deux exemples de cette forme d'accès qu'on peut considérer comme type : la figure 142 montre surtout le renforcement de la période tonique après l'excitation corticale, la figure 143 est destinée à mettre en relief la phase de dissociation graduelle.

La durée totale de l'accès est des plus variables: elle est comprise entre quelques secondes et 15 ou 20 minutes, et il n'est pas rare de voir les accès se succéder et provoquer par leur répétition un véritable état de mal épileptique qui entraine la mort de l'animal.

A côté de ce type d'accès épileptique, dans lequel la période tonique fait suite au tétanos provoqué par l'excitation corticale et est elle-même suivie d'une dissociation graduelle des secousses (fig. 142 et 143), il faut placer quelques autres formes d'accès : 1° les accès convulsifs caractérisés par l'absence de période tonique (fig. 144) ; 2° ceux dans lesquels la phase toni-

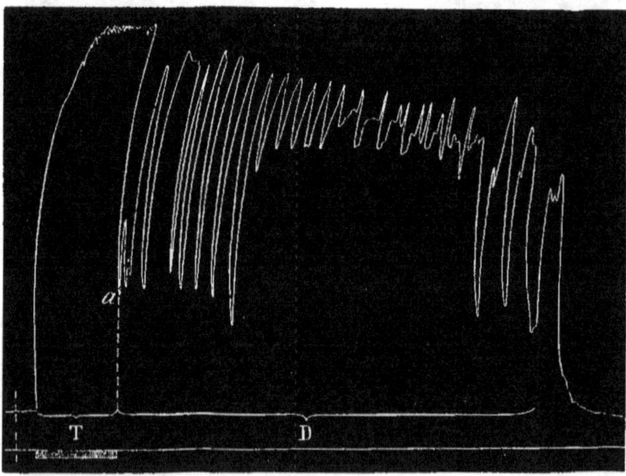

Fig. 144. - Accès épileptique localisé, dans lequel la période tonique consécutive à l'excitation corticale fait défaut. La phase clonique constitue toute l'attaque; elle survient quand les muscles étaient déjà à demi-relâchés (*a*), après la tétanisation incomplète (T) produite par l'excitation corticale.

que est immédiatement suivie d'une période de secousses dissociées, sans transition graduelle (fig. 145). Nous nous contentons de ces exemples, réservant pour un travail spécial sur les épilepsies corticales l'examen des conditions dans lesquelles ces différents types se produisent. Dans le même travail nous exposerons les résultats de nos recherches sur l'état de la circulation, de la respiration, de la pupille, des sécrétions aux différentes phases de l'accès épileptique.

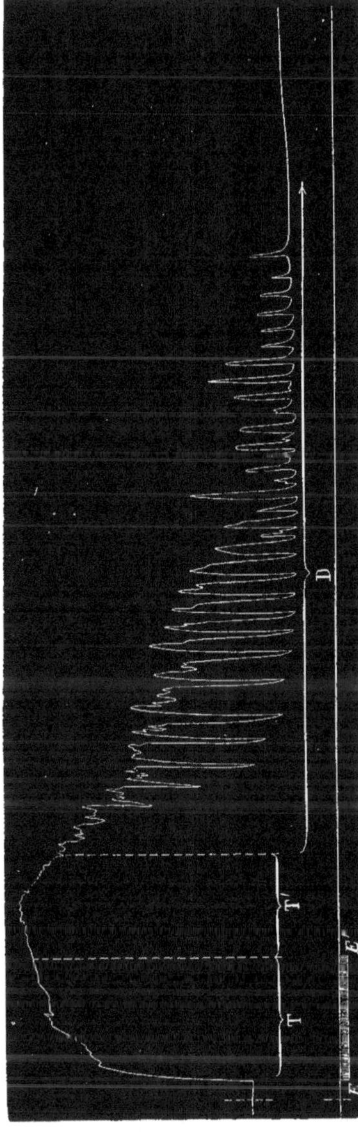

Fig. 145. — Accès épileptique provoqué par l'excitation corticale EE', et dans lequel la phase des grands mouvements (D) arrive sans transition, après la période tonique (T').

II. — Effets des excitations portant sur la substance blanche sous-jacente à la zone motrice corticale.

A. *Topographie du centre ovale. — Fasciculation de la substance blanche.* — La zone motrice corticale est divisée en un certain nombre de départements secondaires fonctionnellement distincts. La substance blanche sous-jacente présente, elle aussi, un nombre égal de régions physiologiquement dissociées.

De chaque centre cortical part un faisceau de fibres blanches qui traverse le centre ovale et plonge dans la capsule interne en conservant dans tout son trajet intra-cérébral son indépendance fonctionnelle.

Si, après avoir exactement déterminé sur la zone motrice d'un chien la topographie des différents centres moteurs corticaux, on enlève des tranches horizontales de plus en plus profondes de l'hémisphère et si l'on excite, après chaque mutilation, les différentes régions de la surface du centre ovale qui a été mise à nu, on peut toujours obtenir, par l'excitation de points suffisamment limités de cette substance blanche, des mouvements partiels, tout à fait semblables à ceux que l'on obtenait au début de l'expérience par l'excitation des différents territoires de la substance grise. Dans la capsule interne elle-même,les faisceaux excitables se *juxtaposent sans se confondre* et l'excitation isolée de ces différents faisceaux provoque des mouvements limités à certains groupes musculaires du côté opposé du corps. Il est à peine utile de dire que, pour obtenir cette dissociation des mouvements par l'excitation de la surface de section horizontale de la capsule interne, il faut localiser l'excitation dans une étendue très restreinte, et que si les électrodes ont plus de 2 à 4 millimètres d'écartement on provoque des mouvements très étendus sans dissociation précise.

B *Effets moteurs produits par les excitations des faisceaux blancs du centre ovale.* — Les faisceaux du centre ovale sous-jacents à la zone motrice corticale sont excitables dans toute leur étendue, mais leur excitabilité n'est pas la même dans tout leur trajet.

Au voisinage des circonvolutions elle est relativement faible : pour la mettre en jeu il faut faire usage de courants plus forts que lorsqu'on agit sur la substance grise. Au niveau de la capsule, au contraire, l'excitabilité augmente considérablement, au point que les courants les plus légers déterminent de violentes contractions musculaires.

Les effets des excitations électriques des faisceaux du centre ovale présentent quelques particularités intéressantes.

Les excitations isolées donnent lieu à de simples secousses musculaires ; les excitations en séries rapides produisent le tétanos musculaire, comme si elles étaient appliquées sur la substance grise elle-même.

C. *Différence du retard des mouvements provoqués par l'excitation de la substance blanche et de l'écorce.* — Le temps perdu est sensiblement différent suivant que l'excitation est appliquée sur la substance grise ou sur la substance blanche sous-jacente.

Il résulte de nos recherches que le retard du mouvement sur le début de l'excitation est notablement réduit quand l'excitation porte sur la substance blanche, si on compare ce retard à celui qui s'observe quand on applique les excitations à l'écorce elle-même.

Ainsi, dans l'expérience de la figure 146 où le retard total est de 6 1/2 centièmes de seconde quand on excite l'écorce du cerveau, ce retard tombe à 4 1/2 centièmes de seconde quand on a enlevé une épaisseur de substance grise de 3 millimètres, pour mettre à nu la coupe des faisceaux blancs du centre ovale.

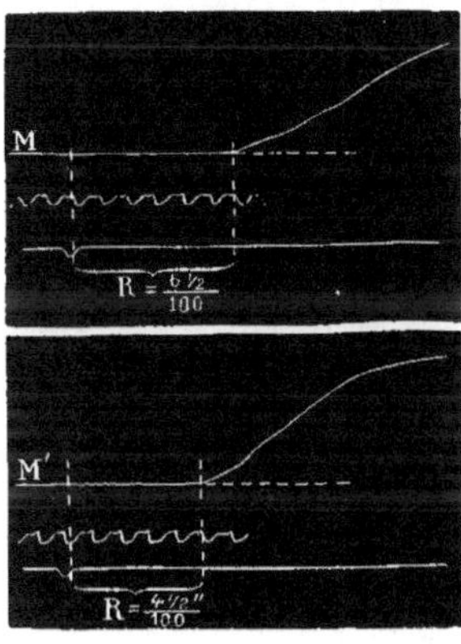

Fig. 146. — Différence du retard des mouvements M et M', suivant qu'on excite la zone motrice (M) ou la substance blanche sous-jacente (M') après ablation de l'écorce. On voit que le retard de 6 1/2 centièmes de seconde, dans le premier cas, se réduit à 4 1/2 centièmes de seconde dans le deuxième cas. — Pour avoir la valeur précise de ces retards, on a tenu compte dans les courbes ci-jointes de la durée de transmission de l'onde aérienne dans le tube, soit 1/200e de seconde.

La diminution du retard, qui est de 2 centièmes de seconde dans le cas cité, est relativement considérable, si on songe que la totalité du retard du mouvement résulte de la transmission dans 40 centimètres de conducteurs nerveux, plus le temps perdu du muscle : ce retard n'était que de 6 1/2 centièmes de seconde. En enlevant une couche nerveuse de quelques millimètres, on le réduit de 1/3 de sa valeur totale.

Par conséquent il faut admettre que la substance grise des circonvolutions *retient* les excitations pendant un temps plus long que les conducteurs formés de tubes nerveux, ce qui est, comme on le sait déjà, une des propriétés de la substance grise de la moelle (Rosenthal, Pflüger etc.).

D. *Absence d'accès convulsifs consécutivement à l'excitation de la substance blanche.* — Nous avons indiqué précédemment que l'excitation de la subtance grise corticale détermine très fréquemment des convulsions épileptiformes. Jamais on n'observe des convulsions semblables consécutivement à l'excitation de la substance blanche, même en appliquant à cette substance des excitations beaucoup plus fortes que celles qui suffisent à déterminer un violent accès épileptique quand on les applique à l'écorce. On peut se rendre compte de cette différence fonctionnelle en examinant la figure 147 qui montre

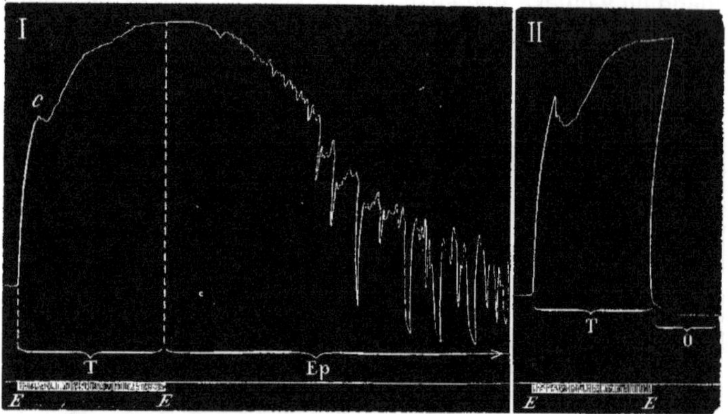

Fig. 147. — Différence des réactions motrices produites par l'excitation faible EE de l'écorce (I) et par l'excitation très-intense EE de la substance blanche (II). On voit que, dans le premier cas, à la suite du tétanos d'excitation T, s'est produit un accès épileptique, E*p*, tandis que, dans le second cas, les muscles sont revenus immédiatement au repos (0), après la tétanisation T provoquée par l'excitation de la substance blanche.

d'une part un accès épileptique provoqué par une excitation très faible appliquée à l'écorce (I), et d'autre part (II) un simple tétanos musculaire, sans aucun mouvement convulsif secondaire, quand on applique sur la substance blanche des décharges induites d'une grande intensité (1).

(1) Nous ferons remarquer, en passant, qu'on a attaché dans ces derniers temps une importance excessive au soulèvement brusque (fig. 147, II), qui marque le

E. *Excitations de la capsule interne.* — L'excitation de la capsule interne donne aussi des résultats différents de celle de la substance grise corticale et de celle de la substance blanche du centre ovale.

Le tétanos capsulaire (fig. 148) présente des caractères tout spéciaux.

Les excitations EE, beaucoup plus fréquentes (60 par seconde) que celles qui suffisent à produire la fusion parfaite des secousses, quand on les applique à l'écorce ou au centre ovale, provoquent ici un tétanos très violent, mais à secousses dissociées.

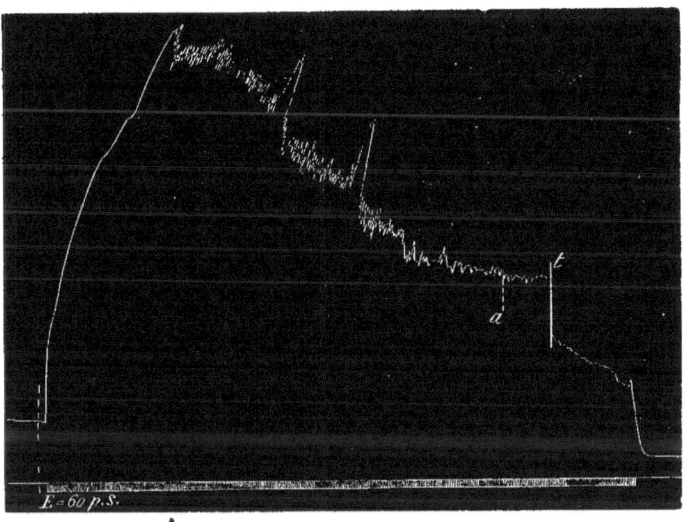

Fig. 148. — Forme spéciale du tétanos produit par l'excitation de la capsule interne. La fusion tend à s'opérer tardivement, à partir du point *a*, à cause de la fatigue. — Le tracé a été interrompu au niveau de la ligne verticale *t* pour montrer que, malgré la durée et l'intensité des excitations, aucune convulsion épileptique ne s'est produite après l'excitation.

Ce n'est vraisemblablement pas à l'action des noyaux gris du corps strié, que l'on doit attribuer l'hyperexcitabilité de la capsule interne. Le corps strié en effet, contrairement à ce

début du tétanos : on a désigné ce soulèvement sous le nom de *contraction initiale*. A notre avis, il n'y a là autre chose qu'un effet de la projection du levier inscripteur brusquement entraîné par le raccourcissement instantané du muscle. Toute autre est l'importance du renforcement terminal du tétanos, sur lequel nous reviendrons dans notre étude d'ensemble des phénomènes tétaniques.

qu'ont avancé quelques auteurs, est inexcitable. Des courants intenses appliqués sur la substance grise du noyau caudé ou du noyau lenticulaire ne provoquent aucune réaction musculaire. Le mouvement ne survient que lorsque l'excitation atteint les fibres blanches de la capsule interne (1).

(1) C'est ce que nous avons observé en circonscrivant soigneusement les excitations à la surface du noyau caudé, après avoir enlevé avec de petits tampons d'amadou le liquide à sa surface. Nous avons vu qu'aucun mouvement ne survenant dans ces conditions de localisation des excitations, il suffisait d'humecter la surface du corps strié pour provoquer immédiatement par son excitation un tétanos violent, ayant tous les caractères du tétanos capsulaire (v. fig. 148). — Il nous a semblé probable dès lors, que quand on a obtenu des mouvements par l'application des électrodes au corps strié, c'est qu'on n'a pas évité la diffusion des excitations à la capsule interne. Du reste on peut faire facilement l'expérience d'une autre façon : on commence par exciter le noyau caudé à distance de la capsule ; aucun mouvement ne se produit. On fait glisser graduellement les électrodes du côté de la capsule interne : quand on arrive à son voisinage, on provoque une véritable explosion de mouvements tétaniques.

CONCLUSIONS.

Nos recherches ont eu pour but l'analyse par la méthode graphique :

1° Des mouvements simples et des accès convulsifs produits par les excitations électriques des régions corticales excitables du cerveau ;

2° Des mouvements produits par l'excitation des faisceaux du centre ovale et de la capsule interne.

I. — *Excitations de la substance grise des circonvolutions motrices.*

1° Les mouvements localisés, produits par les excitations corticales, sont de simples secousses musculaires, des secousses successives arrivant à former un véritable régime régulier, ou des tétanos à secousses plus ou moins fusionnées, suivant que les excitations sont elles-mêmes des décharges uniques d'induction ou de condensateur, des décharges successives espacées ou des décharges rapides.

2° Quand une seule excitation s'est montrée insuffisante à provoquer un mouvement, une série d'excitations semblables suffisamment rapprochées produit des mouvements en s'additionnant dans l'écorce (phénomène de sommation).

3° La valeur du retard du mouvement sur l'instant de l'excitation corticale varie avec la distance du muscle exploré au point excité, chez les animaux de même espèce, non anesthésiés, comparables au point de vue de la vigueur. Chez un même animal, la valeur de ce retard est constante pour un groupe musculaire déterminé, que l'excitation soit forte ou faible.

Quand on inscrit les mouvements de deux groupes musculaires symétriques à droite et à gauche, le retard du mouvement est identique de part et d'autre, si l'excitation porte à la fois sur les centres corticaux homologues d'où dépendent les mouvements.

Quand, au contraire, l'excitation ne portant que sur le centre d'un seul côté, est assez forte pour provoquer des mouvements bilatéraux, le retard est minimum pour les muscles du côté opposé du corps qui sont subordonnés au centre excité; les muscles symétriques, situés du côté de l'hémisphère excité, n'entrent en mouvement que plus tardivement.

Le retard est plus grand pour les muscles plus éloignés du centre : ainsi dans les excitations simultanées de la zone corticale qui commande au membre antérieur d'un côté, et de celle qui commande au membre postérieur de ce même côté, le retard du mouvement du membre postérieur est notablement plus considérable : la différence permet de déterminer la vitesse de transmission, dans la moelle, des excitations motrices d'origine corticale : cette vitesse ne paraît pas dépasser 10 mètres par seconde.

4° Les mouvements associés produits dans les membres symétriques par une excitation unilatérale ne résultent pas de la transmission des excitations à des fibres descendantes directes en même temps qu'à des fibres entrecroisées; ils ne sont pas dus davantage à la mise en jeu de la zone motrice du côté opposé au côté excité : nous pensons qu'on doit les attribuer à l'influence des excitations corticales sur des appareils d'association secondaires, situés dans le névraxe au-dessous de la protubérance.

5° Les accès épileptiques, *hémiplégiques* ou *généralisés* provoqués par les excitations corticales peuvent être *localisés* au membre dépendant du centre excité.

Quand l'accès, qui est toujours localisé au début, se généralise, il suit une extension presque toujours régulière, passant, par exemple, du membre antérieur droit au membre postérieur situé du même côté, puis remontant par le membre postérieur gauche pour atteindre le membre antérieur gauche.

6° Le type ordinaire des accès est le suivant : tétanisation consécutive au tétanos provoqué et présentant un renforcement notable ; dissociation graduelle des secousses, qui deviennent plus amples à mesure qu'elles s'espacent davantage ; quelquefois la phase tonique initiale fait défaut et l'accès est tout entier constitué par des secousses dissociées, parfois rythmées ; dans d'autres cas la phase tonique cesse brusquement et la période des grands mouvements apparaît d'emblée après la période tonique.

II. — *Excitations de la substance blanche.*

1° On retrouve dans le centre ovale une fasciculation qui correspond à la division fonctionnelle de la zone motrice. Cette dissociation des faisceaux blancs du centre ovale se poursuit dans la capsule interne.

2° Les effets moteurs provoqués par l'excitation du centre ovale diffèrent en plusieurs points de ceux que provoque l'excitation corticale : (*a*) il faut, pour produire les mêmes mouvements, des excitations plus fortes, fait déjà connu, (*b*) l'excitabilité des faisceaux blancs augmente, de la surface de section vers la profondeur ; (*c*) le retard des mouvements est notablement moindre pour l'excitation de la substance blanche que pour celle de la substance grise, ce qui s'explique par la résistance physiologique de cette dernière ; (*d*) on ne peut provoquer d'accès épileptique par l'excitation, même très intense, de la substance blanche.

3° Le tétanos produit par l'excitation électrique de la capsule interne est beaucoup plus violent que celui que déterminent les plus fortes excitations du centre ovale ; ce tétanos est remarquable par le renforcement rythmique des secousses musculaires et par la discordance qui existe entre le nombre des excitations et celui des réactions motrices.

4° La substance grise du noyau caudé et celle du noyau lenticulaire du corps strié sont inexcitables par l'électricité ; quand on provoque des mouvements par l'excitation de la région du corps strié, c'est que l'excitation s'est étendue jusqu'à la capsule interne.

XVI

MANOMÈTRE A MERCURE INSCRIPTEUR MODIFIÉ

Par M. FRANÇOIS-FRANCK.

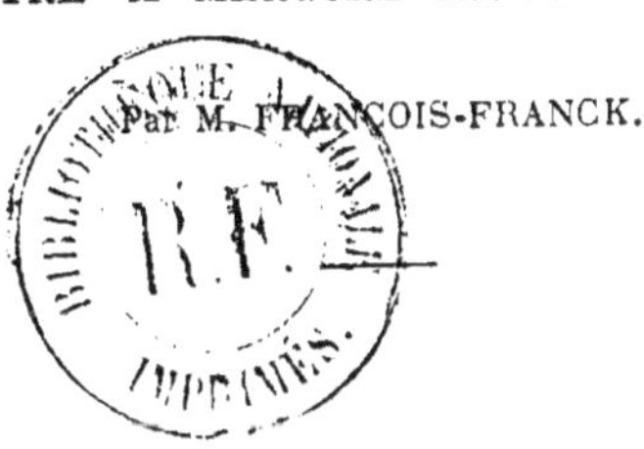

Les modifications qui ont été apportées par M. Galante, constructeur, et par moi au manomètre à mercure inscripteur, sont relatives aux points suivants :

1° *Constance du zéro.* — Le manomètre a été rendu mobile le long de l'échelle graduée, afin d'obtenir une constance absolue du zéro. On a souvent, en effet, des déplacements du zéro, soit qu'on renouvelle le mercure, soit qu'un accident amène la sortie du métal, etc. Nous sommes arrivés à obtenir la fixité du zéro en faisant monter ou descendre le tube en verre au moyen d'un écrou *c* (fig. 149 et 150), qui produit, par l'intermédiaire d'une vis, l'ascension ou l'abaissement de la pièce *s* à laquelle est fixée la courbure du tube. Le même résultat est obtenu dans notre manomètre double, par les déplacements de l'échelle dans le sens vertical à l'aide d'une crémaillère qui engrène avec un pignon.

2° *Fil servant de guide au flotteur.* — Le fil à plomb servant à guider le flotteur, pour en assurer le contact avec le papier de l'enregistreur, ou bien l'archet muni d'un crin, d'un fil, etc., a été remplacé par un cheveu *g* tendu entre deux points fixes et maintenu par un fil de caoutchouc qui s'accroche à l'un des montants de l'appareil. On connait les inconvénients du fil à plomb qui oscille et fait à tout instant varier l'application de

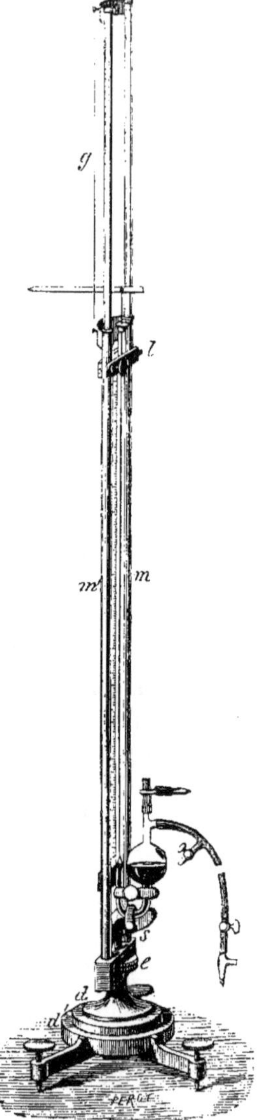

Fig. 149. — Vue d'ensemble du manomètre inscripteur à mercure. M. Galante, constructeur.

la plume sur le papier; les inconvénients de l'archet sont plus grands encore, à cause de l'impossibilité presque absolue de maintenir l'arc et le fil parallèles à la tige du flotteur. Ce défaut de parallélisme entraîne le défaut de contact de la plume aux différents points de sa course. Avec le cheveu tendu parallèlement au flotteur et tangent à la potence qui termine celui-ci, on est assuré que la plume conservera toujours un égal degré de frottement sur le papier.

3° *Disposition du flotteur*. — Le flotteur (*f*) est formé d'une tige d'aluminium bien dressée, ou d'un tube d'acier de petit calibre terminé en bas par un renflement bi-

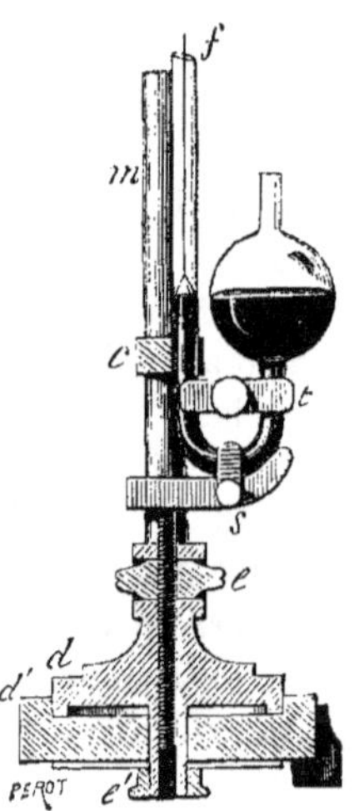

Fig. 150. — Coupe et détail de la partie inférieure du manomètre.

conique du caoutchouc durci, dans la partie supérieure duquel se visse la tige ou le tube. Cette partie terminale plonge par sa pointe dans le ménisque de mercure et ne frotte le long des parois du tube de verre que par une surface étroite, presque linéaire, formée par la base commune aux deux cônes. En haut du tube, la tige du flotteur glisse dans l'orifice central d'un disque de zinc amalgamé, sans frottement appréciable, ou dans un triangle formé de trois crins tendus horizontalement. En réduisant ainsi au minimum les frottements du flotteur, on est assuré de la solidarité entre ses déplacements et ceux du mercure. Dans aucun cas, la partie inférieure ne plonge, quelque brusques et étendus que soient les déplacements.

4° *Rotation du manomètre autour de son axe vertical.* — Quand on veut amener la plume au contact du papier, on approche le manomètre du cylindre enregistreur dressé bien verticalement, et on fait tourner l'ensemble du manomètre autour de son axe vertical, jusqu'à ce que la plume soit appliquée sur le papier par le cheveu *g*. Pour obtenir ce mouvement de rotation on fait tourner le disque *d* dans une rainure pratiquée dans le disque *d'*, et le contact étant obtenu, l'appareil reste en place, fixé par son propre poids.

5° *Forme du tube manométrique.* — Le tube du manomètre n'est autre chose qu'un tube en U, dont la courte branche est munie d'un réservoir en forme de sphéroïde aplati de haut en bas. Cette disposition, adoptée par M. Marey dans les derniers manomètres qu'il a fait construire, présente l'avantage que les changements de niveau dans la longue branche correspondent à la valeur réelle des changements de pression, au lieu de n'en exprimer que la moitié, comme dans le tube en U ordinaire ; on peut, en effet, négliger, vu la grande capacité relative du réservoir, les variations du niveau à son intérieur. Ce réservoir est muni en haut d'une tubulure bifurquée ; la branche verticale laisse échapper l'air quand on charge le manomètre, la branche horizontale reçoit le tube de caoutchouc inextensible amenant au manomètre les variations de la pression artérielle.

Pour éviter les ruptures du tube au niveau de sa courbure, on a fixé les deux branches à une distance constante avec une petite presse à vis *t*, qui pince les deux tubes et qu'on serre avec une vis de rappel placée à sa partie moyenne.

La courbure du tube est elle-même rendue solidaire du talon métallique (*s*), qui l'épouse,à l'aide d'une bride maintenue par une goupille facile à enlever.

A sa partie supérieure, le tube est maintenu par une simple lamelle de cuivre *l*, fixée par un bouton. Il suffit de desserrer ce bouton et d'enlever la goupille de la bride inférieure *s* pour changer le tube, le vider, le nettoyer, et cette facilité d'enlever et de remettre en place le tube du manomètre me paraît constituer un avantage réel, chacun pouvant entretenir et réparer son instrument.

On est enfin assuré de la verticalité de l'ascension du tube, qui glisse entre les deux montants *m m'* en s'engageant dans l'angle ouvert de deux pièces métalliques prises dans la même pièce de cuivre. Suivant les hauteurs probables des variations de la pression dans une expérience, on allonge ou on raccourcit les montants (*m*) du manomètre, en faisant glisser la moitié supérieure de ces montants dans leur moitié inférieure.

C'est sur ce modèle du manomètre simple que nous avons disposé, M. Galante et moi, un double manomètre permettant l'inscription simultanée de la pression directe et de la pression récurrente (bout central et bout périphérique des artères), etc.; de cette façon, la double inscription s'obtient avec toute la commodité et la précision désirables.

Pour rendre l'emploi de l'instrument plus pratique, j'ai fait ajouter à la boîte qui le contient une série de canules de verre à ampoule et à branche latérale, les robinets, tubes en T, le tube de caoutchouc inextensible et un tube de verre de rechange (1).

(1) Pour la description de ces pièces supplémentaires et la manière de préparer le manomètre pour l'expérience, voir la note de technique que j'ai donnée dans le tome III de ces comptes rendus, 1877.

TABLE DES FIGURES

APPAREILS.

SCHÉMAS.

TABLEAUX.

TRACÉS.

CERVEAU (excitations).

CHALEUR ANIMALE.

CŒUR ET POULS.

MUSCLES ET MOUVEMENTS.

RÉFLEXES RESPIRATOIRES DU PNEUMOGASTRIQUE ET DE SES BRANCHES.

RÉFLEXES CARDIAQUES DU PNEUMOGASTRIQUE ET DE SES BRANCHES.

RÉFLEXES VASCULAIRES DU PNEUMOGASTRIQUE ET DE SES BRANCHES.

VAISSEAUX, ÉLASTICITÉ, VOLUME, ETC.

VOL MÉCANIQUE.

TABLE ANALYTIQUE ET ALPHABÉTIQUE

DES MATIÈRES.

A

B

C

D

E

F

G

I

L

M

N

O

P

R

S

T

V

W

Soc. an. d'imp. P. DUPONT, Dr. Paris. (Cl.) 1131 .4.80.

TABLE DES MÉMOIRES

CONTENUS DANS CE VOLUME.

www.ingramcontent.com/pod-product-compliance
Lightning Source LLC
LaVergne TN
LVHW011939220826
846092LV00001B/41